新篇 眼科プラクティス
Practical Ophthalmology

シリーズ監修 大鹿哲郎［筑波大学教授］
シリーズ編集 園田康平［九州大学教授］
近藤峰生［三重大学教授］
稲谷 大［福井大学教授］

17

眼科外来ハンドブック

編集● 大鹿哲郎［筑波大学教授］

JN226101

文光堂

■執筆者一覧 （執筆順）

大鹿哲郎	筑波大学眼科	吉田真人	達洋会 杉田眼科
井上賢治	井上眼科病院	岸本七生	東京慈恵会医科大学眼科
瀬戸寛子	九州大学病院眼科	花田一臣	朝里中央病院眼科
安里 良	安里眼科	園田康平	九州大学眼科
屋宜盛顕	安里眼科	田崎邦治	筑波大学眼科
伴 紀充	慶應義塾大学眼科	海道美奈子	和田眼科医院
盛岡正和	福井大学眼科	福岡詩麻	大宮はまだ眼科西口分院
田中裕一朗	小沢眼科内科病院	上松聖典	長崎大学眼科
寺田裕紀子	宮田眼科東京	林 研	林眼科病院
相馬 睦	獨協医科大学埼玉医療センター眼科	案浦加奈子	原眼科病院
杉浦好美	筑波大学眼科	原 岳	原眼科病院
池田華子	京都大学眼科	片岡恵子	杏林大学眼科
星 崇仁	筑波大学眼科	熊代 俊	熊代眼科医院
白鳥 宙	日本医科大学眼科	平山公美子	大阪公立大学眼科
岡本史樹	日本医科大学眼科	木内 岳	筑波大学眼科
川守田拓志	北里大学医療衛生学部視覚機能療法学	齋藤 瞳	東京大学眼科
石井祐子	井上眼科病院	長谷川優実	筑波大学眼科
宇田川さち子	金沢大学附属病院眼科	中村麻里恵	信州大学眼科
森川翔平	筑波大学眼科	村田敏規	信州大学眼科
森田由香	筑波大学眼科	佐藤新兵	関東労災病院眼科
森本 壮	大阪大学眼科	堀 寛爾	国立障害者リハビリテーションセンター病院眼科
森 隆史	福島県立医科大学眼科	野中隆久	あかしな野中眼科
彦谷明子	浜松医科大学眼科	原 信哉	はら眼科
善本三和子	東京都健康長寿医療センター眼科	柿田哲彦	柿田眼科
寺内 稜	東京慈恵会医科大学眼科	三原 敬	三原眼科医院
加山結万	東京歯科大学市川総合病院眼科	斉之平真弓	鹿児島大学眼科
山口剛史	東京歯科大学市川総合病院眼科	永田竜朗	産業医科大学眼科
内尾英一	福岡大学眼科	横田 聡	神戸アイセンター病院
庄司 純	庄司眼科医院	柏井真理子	柏井眼科医院
内野美樹	ケイシン五反田アイクリニック	丸山耕一	川添丸山眼科
萩本 愛	オリンピア眼科病院	駒井 潔	駒井眼科院
神前あい	オリンピア眼科病院	土至田 宏	順天堂大学医学部附属静岡病院眼科
松尾将人	岐阜大学眼科	平塚義宗	順天堂大学眼科
出田隆一	いでた平成眼科クリニック	加藤圭一	かとう眼科医院
稲垣美保	名古屋市立大学医学部附属みどり市民病院眼科	近藤峰生	三重大学眼科
橋谷 臨	東京女子医科大学眼科	鈴木 聡	鈴木眼科
飯田知弘	東京女子医科大学眼科	納富昭司	九州大学眼科
加藤久美子	三重大学眼科	笠井祐子	京都府立医科大学眼科
平川健吾	日本眼科医療機器協会販売保守委員会	柳田和夫	やなぎだ眼科医院
植木智志	新潟大学眼科	南雲 幹	井上眼科病院
村上智哉	筑波大学眼科	澤 充	澤眼科医院
山本修士	仁眼科医院	鶴岡三惠子	井上眼科病院
井山千草	いやま眼科	子島良平	宮田眼科病院
長谷部 聡	川崎医科大学眼科	鈴木 崇	東邦大学医療センター大森病院眼科
白根雅子	しらね眼科	松島久雄	獨協医科大学埼玉医療センター救命救急センター
月山純子	つきやま眼科クリニック	西村知久	美川眼科医院
柿栖康二	東邦大学医療センター大森病院眼科	田淵仁志	ツカザキ病院眼科
平岡孝浩	筑波大学眼科		

新篇眼科プラクティスシリーズ
序文

　眼科学に数多くの書籍があれど，1992 年から 2009 年まで II 期にわたって刊行された「眼科プラクティスシリーズ」ほど，眼科医の書架を占拠した本はないでしょう．当初は隔月刊で，後に月刊となり，計 131 巻が刊行されました（1992 年からの第 I 期が 101 巻，2005 年からの第 II 期が 30 巻）．1 冊ごとにテーマが設定され，臨床に必要な知識が最新データとともに要領よくまとめられたもので，いわゆるムック本として多くの眼科医に愛されました．足掛け 18 年にわたって刊行された同シリーズは，増え続ける眼科医療情報を，正確かつタイムリーにまとめ，日常臨床にすぐ応用できる形で提供することにより，眼科成書の歴史に名を残すベストセラーとなりました．

　前シリーズ終了から 13 年が経ち，令和時代の眼科に合った形でのプラクティスシリーズ復活を要望する声が寄せられていました．検査器機の進歩，デジタル化とネットワーク化，新たな薬剤の開発，治療法の多様化，再生医療の導入，遠隔診療や AI 診療に向けた動きなど，眼科学の進歩は以前に比べてさらに加速している感があります．情報の新陳代謝が一層活発になった現状を鑑みるに，最新知見を実践的に解説する分冊型シリーズの復刻が期待されるのは，故無きことではないと思われます．

　2020 年に，9 年振りに大改訂を行った「眼科学 第 3 版」を刊行しました．眼科学に関する基本的な知識を網羅した「眼科学 第 3 版」の刊行を受け，編集に携わった大鹿哲郎，園田康平，近藤峰生，稲谷 大の 4 名は，より臨床の現場に即した実際的な知識・技術，最新の情報を扱う「新篇眼科プラクティスシリーズ」の立ち上げを企画しました．前 II シリーズのレガシーを尊重しつつ，かつ時代の要請に応えた編集方針としています．

　新シリーズが目指す特徴の 1 つは，"ビジュアル化"です．正確で詳細な知識の提供も重要ですが，多種の情報が溢れる現代において，わかりやすく記憶に

残るプレゼンテーションをすることも重要です．視覚に訴える紙面作りによって，忙しい臨床の先生方に手に取っていただきやすい教材とし，"読む教科書"であると同時に"視る教科書"を目指しました．

　各巻の編集企画は，原案を複数回の編集会議で繰り返し検討し，徹底的にブラッシュアップしました．執筆は，第一線の現場で臨床に携わっておられる方々にお願いしています．そして，出来上がった校正刷りを元に編集会議でさらに議論し，内容の一層の充実を図りました．

　この新シリーズが，忙しい眼科医および眼科関係者の一助となり，眼科医療に少しでも貢献することを願い，序文と致します．

シリーズ監修　大鹿哲郎
シリーズ編集　園田康平
　　　　　　　近藤峰生
　　　　　　　稲谷　大

「眼科外来ハンドブック」序文

　眼科外来の忙しさは，全科のなかでも有名です．患者数が多いことに加えて，外来で行う自科検査が数多くあり，さらにその合間を縫って外科的処置も外来で行われます．

　仕事に追われる外来の合間に，ちょっとした何かを素早く，短時間で調べたい，と考えることはないでしょうか．診療や処置の手順から，書類の書き方，あるいは法律や届出のこと，薬のこと，リスクマネージメントのことなど，いろいろあります．

　これまで病気について解説した書籍は多くあれども，患者・家族との向き合い方から，外来診察室の配置・構造，診療の進め方，関連法規までを丁寧に解説した本はあまりありません．そこで今回，全国の眼科外来に1冊ずつ置いてもらえるような便覧を作成しようと計画しました．

　臨床医の役割は，単に疾患を診断し治療するだけにとどまりません．日々，患者やその家族と接するなかで，医学的知識や技術に加えて，優れた社会性と深い人間理解が求められます．古来より，良医の条件として「病のみでなく病人をも診る」ことが重視されてきましたが，この言葉の真意は今日においても変わりません．それは，患者の心理状態を十分に配慮し，その人の社会生活全体を視野に入れて疾患に向き合うことを意味します．

　本書の総説では，外来診療における患者と家族の心理状態に焦点を当て，従来の成書では取り上げられることの少なかった視点から解説を試みています．具体的には，ドクターハラスメントやペイシェントハラスメントが生じる背景，待ち時間問題が患者満足度に与える影響，そして同僚や患者から嫌われる医師の特徴などについて，多角的に解説を行っています．これらの問題を深く理解し，適切に対応することは，現代の医療現場において極めて重要です．

　続いて，視覚障害者に配慮した外来のあり方や診察室のセットアップ，診療の進め方から始まり，外来診療の実際，外来で行われる外科的処置などにも触れました．また，臨床眼科学の知識以外にも，医師法や医療法・刑法などの法的な規制，保険診療と混合診療，学校保健，各種職業における視覚基準，リスクマネージメント，医事紛争，臓器移植法，介護保険なども解説しました．これらの分野は，研修ガイドラインや認定試験出題基準にも記載されており，眼科専門医試験で取り上げられることも多くなってきています．

　本書が眼科外来における実用書として活用されることを祈り，序といたします．

2024年11月

筑波大学眼科
大鹿哲郎

目次

17
眼科外来ハンドブック

Ⅲ. 外来処置の手順

総説

外来診療〜転ばぬ先の杖

筑波大学眼科　**大鹿哲郎**

I｜患者はupsetしている

慣れない医療機関を受診した患者や家族が平常心であるわけがなく，通常とは異なる心理状態にある（図1）．初診の場合はなおさらである．「どのドアから入ったらよいのか」「どこに荷物を置いたらよいのか」「どこに座ったらよいのか」といった基本的なことから，「話をちゃんと聞いてもらえるだろうか」「訴えをうまく伝えられるだろうか」「先生は怖くないだろうか」「質問にちゃんと答えられるだろうか」「説明が理解できるだろうか」「悪い病気だったらどうしよう」といった不安まで，さまざまな心配を抱えて診察室にやってくる．

「頭が真っ白」「テンパる」「我を忘れる」などさまざまな表現があるが，人間は冷静さを失うと，普段ならできるであろう適切な判断や行動ができなくなってしまう．感情に支配されて物事が正しく扱えなくなってしまっている状態を「upset（アップセット）」と呼ぶ[1]．upsetとは，「混乱している」「動揺している」「気が動転している」「冷静さを失っている」などの意味である．

医療現場は，我々にとっては日常生活の場であるが，患者・家族にとっては極めて非日常な空間

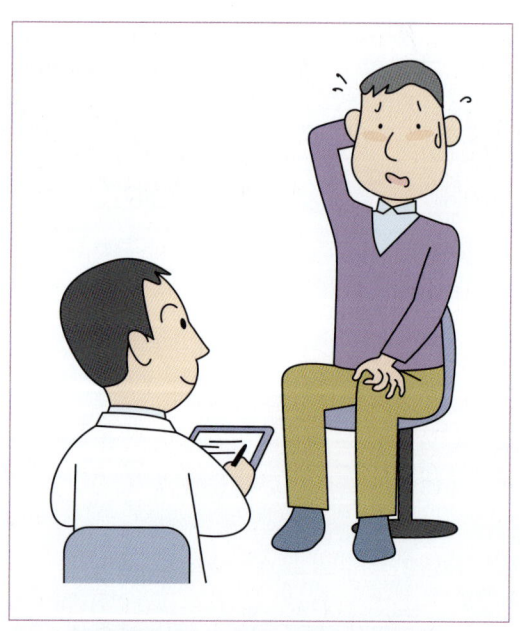

図1｜医療機関を訪れた患者は平常心ではない

である．そのような場でupset状態にある患者に説明しても，言葉がきちんと届いておらず，理解が不十分になっても不思議ではない．その場で返答していても，あとから「やはりやめた」「別の選択にする」「そんなこと聞いていない」ということが生じる．そのような場合，「話が通じない」「意見

● 患者や家族がupset状態にあることを前提にコミュニーションを図る.

がコロコロ変わる」「わがまま」などと患者の性格として否定的にみるのではなく,「upsetしているのだろう」と捉えることで, 改めて冷静にコミュニケーションをとることができる.

Ⅱ｜異国の空港でどう思うか?

　筆者は仕事柄よく外国を訪問するが, 空港での手荷物検査場の作法は国や空港によって大きく異なる. ある空港では鞄をトレイに載せないと怒られるが, ほかの空港ではトレイに載せると怒られる. 鞄と上着とPCを一緒のトレイに入れろと言われたり, 別々にしろと言われたりする. 靴は脱ぐのか脱がないのか, タブレットは取り出すのか取り出さないのか, わからない, というか知らんがな. そこの係員にとってはルーチンで毎日行っている当たり前のことかもしれないが, 旅行者として初めてそこを訪れて, 理不尽に叱責されてはたまったものではない.

　医療機関を訪れる患者にも同じようなことが起きているのだろうなと, いつも思う.「中待合室でお待ちください」とただ口頭で言われても, 初めての患者にはどこが中待合室なのかわからない. 言われた場所と違うところで待っていたら, 怒られる. 質問がたくさんあっても, 検査の人に聞けばよいのか, 診察してくれた先生に聞けばよいのか, ラスボス先生に聞けばよいのか, 迷ってしまう. 変なタイミングで質問してイヤな顔をされる.「次は何番窓口に行ってください」と早口で言われて,「はい」と答えたものの, どこだかわからない.

　患者・家族は, 異国の空港に降り立った旅行者のようなものと考えよう. 言語(専門用語)も, 習慣も, 作法も不案内である. 右通行と左通行を間違えてしまうかもしれない. 握手で手を差し出されているのに, お辞儀をしてしまうかもしれない.

　upset状態で話がしっかり聞けていないことを, 本人が自覚していることは少ない. 言葉のやり取りのみが続き,「大丈夫ですか?」「大丈夫です」「質問ありますか?」「いえ, ありません」という会話が交わされ, 理解が不十分なことに医療者も本人たちも気づかない. 心を込めて長々と説明して, やっとわかってくれたと思っていたら,「ところで, 私の病気は○○ですか」と質問が振り出しに戻ってしまうこともある. そんなときに, 多少ガッカリはしても, 怒ってはいけない. 自分が患者になれば, 同じことは当然起こる. 患者は完全アウェイ状態にある異国人であると考え, 思いやりをもって接しよう.

　医療現場では, すべての患者や家族がupset状態にあるかもしれないことを大前提に, コミュニケーションを図ることが重要である.

Ⅲ｜右を見ても左を見てもハラスメント

　職場や社会におけるハラスメントがよく問題となっている. 広く知られる3大ハラスメントは, パワーハラスメント(パワハラ), セクシャルハラスメント(セクハラ), マタニティハラスメント(マタハラ)だが, それ以外にも「モラハラ」「ロジハラ」「テクハラ」「ジタハラ」「アルハラ」「ハラハラ」など, 新しいハラスメントが次々と俎上に載せられている.

　医療ではこれらに加えて, ドクターハラスメント(ドクハラ)とペイシェントハラスメント(ペイハラ)あるいはカスタマーハラスメント(カスハラ)が大きな問題となっている.

　医療現場には多くの職種や患者が関わり, また各種のストレスが存在する環境であるため, ハラスメントが発生しやすい. すべてのハラスメントは, 民法の「不法行為」に該当しうるため, 常に細心の注意を払う必要がある.

KEY SENTENCE

● 無自覚なドクハラにならないよう，忙しいときほど立ち止まって考えてみよう．

表1｜ドクターハラスメント（ドクハラ）の例

- 患者の訴えを軽視したり，話を遮ったりする
- 患者の理解度を確認せずに専門用語を多用する
- 「このくらい我慢しなさい」など，患者の痛みや苦痛を軽視する発言をする
- 患者の同意なしに不必要な検査や治療を行う
- プライバシーに配慮せず，ほかの患者の前で病状を大声で話す
- 患者の質問に対して不機嫌な態度をとったり，答えを避けたりする
- 患者の年齢や性別，社会的立場などによって差別的な対応をする

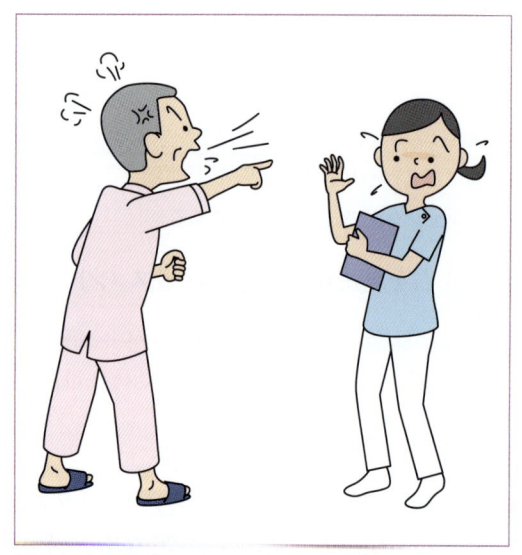

図2｜ペイハラ（モンスターペイシェント）

IV｜ドクハラ〜我が身を振り返ろう

ドクハラは，医師や医療従事者が患者に対して行う不適切な言動や嫌がらせを指す．具体的には，治療方針についての不十分な説明や医療情報の故意の隠蔽，患者の意見を無視する行為，さらには患者の人格を否定するような言動が含まれる．ドクハラの例として，表1のようなものが挙げられる．

これらの行為は，脅し型や告知型，エゴ型など

に分類される．医師と患者の間の情報の非対称性や，パターナリズム的な医療環境，医療社会の閉鎖性，マンパワー不足といった要因が背景に存在する．

かつて「セクハラ」という言葉が全国に広まったことで，セクハラが激減していったことがある．これと同様，ドクハラが皆に認知され，医療従事者が心にとめるようになることによって，ドクハラは減っていくであろう．患者が，あるいは同僚や看護師が，「今のはドクハラではないでしょうか」と指摘する機会が増えれば，医師は自分の発言や言動に注意を払うようになり，また患者中心にものを考えるようになっていくだろう．

医師は，常に「先生」と呼ばれ，頭を下げられ，丁寧に対応され，自分が偉いと勘違いする世界が出来上がる．「患者を診てやっている」「安い料金で治してやっている」という感覚をもつようになってしまう．また，外来が混雑して，休む暇もないほど忙しくなると，次第に心の余裕がなくなっていくこともあろう．医師の心ない一言で，病気の患者は大きく傷つく．忙しいときこそ，仕事が山積して大変なときこそ，無意識の言動でドクハラをしていないかどうか，少し立ち止まって考えてみるのは悪いことではなかろう．

V｜ペイハラ（モンスターペイシェント）

ペイハラは，患者やその家族から医療従事者に対して行われる不適切な言動や嫌がらせを指す．モンスターペイシェントともいう（図2）．身体的な攻撃（暴行や傷害），精神的な攻撃（脅迫や中傷，名誉棄損，屈辱的な言動），威圧的な態度，さらには土下座の要求や継続的・執拗な言動，拘束的な行動（不退去や居座り，長時間の電話や対応），差別的な言動，性的な言動，職員個人への攻撃や要求などが含まれる（表2）．

● ペイハラに対しては，マニュアルを作成して医療スタッフ一人ひとりが理解しておくことが重要である．

わかりやすい例としては，大声を出して怒鳴る，診察順番を繰り上げるように要求する，などがある．また，診療の内容に納得いかないときに，医師に土下座をして謝罪することを要求した例すらある．このような行為は，刑法第223条に定める強要罪に該当することもあるため，厳格に対応する必要がある．

ペイハラとクレームの違いは，「患者の要求を妥当性に照らした場合，社会通念上相当なものであるか否か」である．例えば「○○を買ってきて，買ってこないと訴えるぞ」「今すぐこの場で土下座しないとSNSで拡散するぞ」などのように，患者の要望が社会通念上不相当なものである場合，ペイハラに該当する．

一方で，「待ち時間が長い，どうにかしてくれ」「受付の対応が悪い，なんとかしてくれ」のように，サービスに対して改善を要求する内容はクレームに該当する．医療機関に求められるのは，カスハラとクレームの違いを正確に見極め，適切に対応する姿勢である．

Ⅵ 年々増えるペイハラにどう対応するか？

あるアンケート調査によると，勤務医・開業医ともに7割もの人が，ペイハラの経験があると回答している[2]．この割合は，5年で20%増加しているという．年代別にみると，40代の中堅医師が最も多く（81%），次いで30代が72%経験していた．誰からペイハラを受けたかとの問いには，患者本人からが3割，本人以外（家族，知人・友人，会社同僚など）からも3割であった．患者本人からペイハラを受けたのは20代（59%）が突出して多かった．

ペイハラに対しては，マニュアルを作成して，医療スタッフ一人ひとりがしっかりと理解しておくことが肝要である．

表2｜ペイシェントハラスメント（ペイハラ）の例

- 医療スタッフに対して暴言を吐いたり，威圧的な態度をとる
- 診察や治療の順番を無視して割り込もうとする
- 医療スタッフの私生活に関する不適切な質問や要求をする
- 診察室や待合室で大声を出したり，ほかの患者の迷惑になる行為をする
- 医療スタッフに対して不必要に頻繁な連絡や過度な要求をする
- セクハラ的な言動や不適切な身体的接触を行う
- SNSなどで医療スタッフの個人情報を晒したり，誹謗中傷を行う

1. 病院の方針をあらかじめ患者に周知する

迷惑行為に関する内容やそれに対する病院側の対応について，啓発のポスターや文書などであらかじめ案内しておく．具体的には，次のような内容を掲示する．

- 警察に通報し厳正な対応をする
- 院内の安全確保のために防犯カメラを設置している
- 強制的な退去を促す

2. 職員に対応方法を周知する

ペイハラが起きた際の対応方法や，特定の患者に対する対応方法などの必要事項をマニュアル化しておく．患者とトラブルになったときにスタッフが困惑しないよう，「やってはいけないこと」をハッキリさせておくとスタッフの安心感につながる．

- 土下座してはいけない
- 個人的な連絡先は教えてはいけない
- 一人で対応せず，必ず上司に報告して連携しながら対応する

マニュアルを誰でもすぐに見られるように，置く場所を決めておく．電子カルテを導入していれば，システムの中に保存しておくことも有効である．

院内研修でのロールプレイや，定期的な内容のアップデートは安全管理意識を高める効果があ

KEY SENTENCE

- もともとネガティブな意味をもつ「患者」という言葉に，「様」をつけても丁寧な意味になるとは言い難い．

表3｜患者を診療しないことが正当化される事例

① 患者の迷惑行為
診療・療養等において生じた又は生じている迷惑行為の態様に照らし，診療の基礎となる信頼関係が喪失している場合（※）には，新たな診療を行わないことが正当化される
※診療内容そのものと関係ないクレーム等を繰り返し続ける等

② 医療費不払い
以前に医療費の不払いがあったとしても，そのことのみをもって診療しないことは正当化されない．しかし，支払能力があるにもかかわらず悪意を持ってあえて支払わない場合等には，診療しないことが正当化される．具体的には，保険未加入等医療費の支払い能力が不確定であることのみをもって診療しないことは正当化されないが，医学的な治療を要さない自由診療において支払い能力を有さない患者を診療しないこと等は正当化される．また，特段の理由なく保険診療において自己負担分の未払いが重なっている場合には，悪意のある未払いであることが推定される場合もある

（文献3）より）

り，結果的にハラスメント対策もスムーズに浸透する．

3. 患者と病院側の理解に相違が出ないよう注意する

　病状や治療方針の説明は，一方的に行うのではなく，患者側の疑問や不安を取り除けるようしっかり傾聴しながら行う．また，診察・説明の内容は，速やかにカルテに記載することが，自身を守るためにも重要である．

　通院や入院，治療費に関することなど一般的な内容については，説明に漏れがないよう必要事項をまとめたマニュアルを作成しておき，十二分な情報を患者に提供する．

4. 事件発生のリスクを軽減する

　患者に対する声かけは，周りから見られているという意識を患者にもたせるためにも有効である．声かけといっても難しい内容ではない．「こんにちは，どちらへ行かれますか？」「何かお困りでしょうか？」などでも，十分に効力がある．

　ペイハラを受けた際の対応について，「医師法第19条の応召の義務に違反しないか」と気になるかもしれない．しかし，厚生労働省の通知において「患者の不当な要求等によって診療上必要となる信頼関係が結べていない場合に医師が診療を断ることは，応召義務違反にならない」との解釈が示されている（表3）[3]．

Ⅶ｜患者様 vs. 患者さん

　一時，「患者様」という呼び方がもてはやされたことがある．筆者はこれに強い違和感を覚えたため，「患者様」も「○○様」も，これまでに一切口にしたことがない．あくまで「患者さん」「○○さん」である．

　"患者"というのは「患った者」「病気やけがに対して治療を受ける人」という意味である．すでにネガティブな印象をもった言葉に"様"を付けたからといって，まともな尊敬語あるいは敬語になるはずがなかろう．言語学者の金田一春彦は，「言葉を丁寧な形にしても，けっして丁寧な意味にならない例」として，「患者様」を挙げている[4]．ほかにも，「病人様」「怪我人様」「老人様」など，いくら頑張っても敬うことにならないのである．ホテルやデパートでお客"様"と呼ばれるのとは違い，病院で患者"様"と呼ばれることに居心地の悪さを感じる人も多いだろう．

　2011年の調査では[5]，約7割の医師が「患者様」という呼び方に"違和感がある"と回答している（図3）．また，2007年の患者アンケート（日経メディカル）では，「患者様」をどう思うかという問いに対して，「好感がもてる」と答えたのは6.8%，「もてない」が32.3%，「どちらともいえない」が60.8%であった．

　近年，多くの医療機関で「患者様」という呼び方を見直す動きが広がっている．"様"呼称は医

KEY SENTENCE

● 患者をpatientとclient，どちらで呼ぶべきかは議論がある．

療界における「患者中心の医療」の流れのなかで普及したといえるが，「違和感がある」「よそよそしさと冷たさを感じる」「患者に様をつけるのは日本語としておかしい」などの理由から，「さん」呼称に戻す施設が増えている．

　ただし，患者の個人名を呼ぶときに，山田様や鈴木様などのように，"姓＋様"とするのは間違いではない．2001年11月に厚生労働省健康局国立病院課が出した「国立病院等における医療サービスの質の向上に関する指針」には，『患者の呼称の際，原則として姓（名）に「様」を付する』とある．これは，名前に"様"をつけましょう，ということであり，「患者様」という言い方を求めたものではない．

　近年，「医療もサービス」という考え方が浸透し，カスタマーサティスファクション（CS）が時代のキーワードになってきたという背景もある．「言語習慣を変えると行動習慣も変わり，発想も変わる」という行動心理学の原則もあり，「患者様」と言うことで，本来の医療は患者が中心であるべきことを改めて意識付けさせようとしているのかもしれない．しかし，過度の丁寧語は逆に両者の距離を感じさせることになると思う．

Ⅷ｜patient or client?

　米国の医療従事者の間で，患者のことをpatientと呼ぶか，client（依頼人），あるいはcustomer（お客さん）と呼ぶかという議論がある．customerはあまりに直截的すぎるように思うが，「patient or client」論争は確かに50年前から存在する[6〜8]．

　この論争は，単に言葉の意味論をめぐる問題ではなく，医療提供のあり方にも影響する議論といえる．ラテン語の"耐える（to endure）"を語源とするpatientは，忍耐強く我慢して盲目的に治療

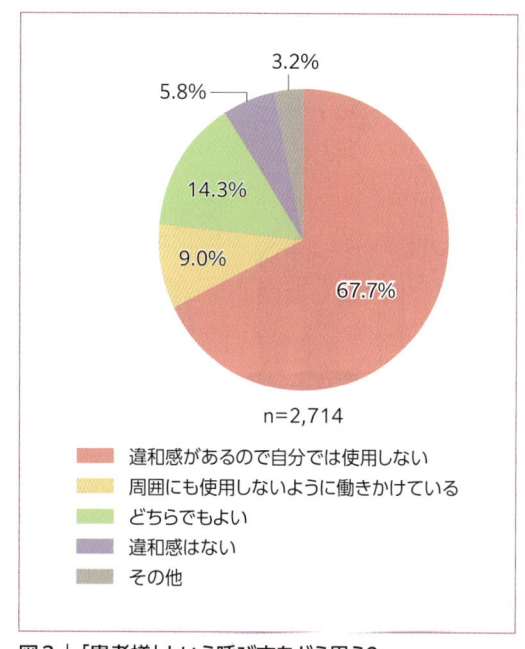

図3｜「患者様」という呼び方をどう思う？

（文献5）より）

に従う患者像を思い起こさせるし，ラテン語の"先生（teacher）"から派生したdoctorは，知識を一方的に与える権力者というイメージを内包する．これらのイメージは，患者自らが理解し，納得して治療行為に協力的に参加していくという，現代型の患者−治療者関係とは一致しない．

　「client」という用語を使うことで，医療従事者は自分がパターナリズムの信奉者でないことを示すことができる，という考え方がある．これは，医師のプロフェッショナリズムや医療倫理の観点からもメリットがあり，より対等で協力的な医療関係を築く助けとなる．また，受療者がある種の消費者意識をもつことで，治療の意思決定に積極的に参加することになり，治療成績の上昇も期待できる．その一方で，「相手は消費者なのだ」という意識をもつことで，医療従事者が，受療者を「助けを求める一人の人間」というよりもむしろ，「より

● よいコミュニケーションは，よい治療結果を生む.

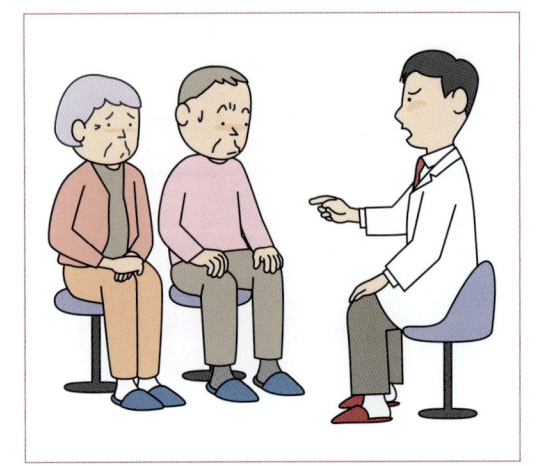

図4｜患者が心を閉ざすような接し方をしてはいけない

良いサービスを求める単なる経済的存在」としてみてしまう恐れが出てこよう.

IX 受療者の意識は?

　では実際に，受療者側はどのように考えているのだろうか．2019年に発表された包括的な文献レビューが興味深い知見を提供している[9]．このレビューでは，関連する33の研究が分析され，そのうち27の研究で「patient」が好まれたと報告している一方，「client」が好まれたとする研究も4件あった．「client」を好む傾向がみられた研究の多くは，米国のメンタルヘルス分野でのものであった.

　この結果は，用語の選好が医療の文脈や専門分野によって異なることを示唆している．「patient」という用語は，一般的な医療環境においてより適切と認識される傾向にある．これに対し，「client」という呼称は，メンタルヘルスカウンセリングや社会福祉サービスなど，より対話的で協働的なアプローチを重視する分野で好まれる傾向がみられる．自費診療を行う美容医療，多焦点眼内レンズ，屈折矯正手術もこの範疇に近く，患者

対応にあたっては「patient」というより「client」的な発想が大いに取り入れられている.

X 米国での医師・患者関係

　わが国ではときに医師が高慢な態度をとり，患者がへりくだる姿をみることがある(図4)．しかし，米国の医師は，とにかくどんな患者に対しても徹底的に低姿勢である[10]．大物教授にくってかかる患者や家族はいても，医師が患者や家族に声を荒らげたり，ぞんざいな口のきき方をしたりしていることは皆無に近い．これは，医療でいう「アート」のなかには患者と接する態度も含まれているからである．優秀な医師になろうとする者は，医療技術のみならず接客技術も磨かなければならない.

　というのも，患者に対する接し方が治癒者としての力量に大きく影響するからである．医師が患者に敬意を払い親身であれば，問診や検査や治療にも患者の協力が得やすく，治療効果も上がる．つまり，思いやりとマナーも治療行為の重要な一部とされる．よいコミュニケーションは，よい治療結果を生むのである.

　さらに，弱者としての患者の立場・病者にありがちな特殊な心理的負担を理解し，何ゆえに弱者としての患者の人権が守られなければならないか，という臨床心理学や医療倫理もしっかりと教育されている．すなわち，「よりよいコミュニケーションのために努力する義務は医師の側に課せられている」という自覚が，医学生の段階から求められている．そして，このように患者の立場に立った患者医師関係が，患者の人種・性別・年齢・社会的地位や貧富によって影響されることがあってはならないということも厳しく教えられている.

XI 傲慢な人は医師として不適格

　米国におけるこのようなマナー重視教育の背景

● 患者満足度の改善を推し進めることは，医療者と患者の信頼関係構築につながる．

には，無視できない現実として訴訟問題があることは確かである．差別されていると感じたら，患者は容赦なく医師を訴える．医療ミスにからむ訴訟でも，「患者が医師を訴えるのは，実は患者がその医師を嫌いだからだ」とはよくいわれることである．よいマナーは，患者に嫌われることを防ぎ，自分の身を守ることにもなる．マナーが悪い医師は訴訟リスクが高いから，病院は雇いたがらない．「訴訟されにくいタイプの医師」を養成することは，高い授業料を取る以上，医学部の義務とさえいえる．傲慢な人は医師としての適性に欠けるといってよいかもしれない．

米国では，学生もインターンもレジデントも，どんなに疲労の極に達していても，患者に対しては常に礼儀正しい．金持ちであろうとアルコール依存のホームレスであろうと "Sir" と呼びかけ，敬語を使う．何よりも，偉い教授たちが率先して，うやうやしく患者へのサービスにこれ努めているのである．無保険者や公的保険の患者の多い一般病棟にこそ，一番偉い教授が配置されるという．これは，医療訴訟を起こす率が最も高いのがこの層の人々である（「保険のせいで不当に差別された」と訴える）からである．

XII 患者満足度により受療行動が変わる

「患者満足度」というと，これまでは "スタッフの接遇" や "待ち時間" などに対する関心が高く，また "病気が治癒すること" が何より重要なポイントだと思われてきた．しかし，患者に「医療機関を変えたいと思ったきっかけを教えてください」というアンケートを行ったところ，**表4**のように「医師の対応・態度が不快だった」「医師から満足な説明が得られない」「医師が自分の話を十分に聞いてくれない」など，医師とのコミュニケーションの善し悪しが非常に大きな影響を与えていた[11]．

表4｜医療機関を変えるきっかけ（患者アンケート）

第1位：待ち時間が長い	34%
第2位：医師の対応・態度が不快だった	27%
第3位：症状が改善しなかった	26%
第4位：自宅や職場が変わり遠くなった	23%
第5位：医師から満足な説明が得られない	21%
第6位：診断結果に疑問を感じた	15%
第7位：治療方針に疑問を感じた	14%
同7位：期待したほどの治療結果が得られなかった	14%
同7位：診察の予約が取りにくい	14%
第10位：医師が自分の話を十分に聞いてくれない	13%

（文献11）より）

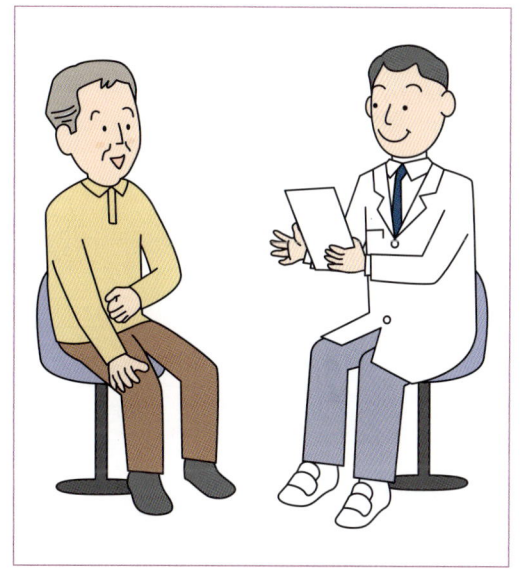

図5｜患者の訴えは丁寧に，受容的態度で聞く
「聞く態度」は患者満足度の重要ポイントである．

医師の「聞く態度」や「説明のわかりやすさ」が，患者の求めるコミュニケーションの重要な点なのである（**図5**）．

医療の質のアウトカム指標としての患者満足度の改善を推し進めることは，患者－医師コミュニケーションを充実させ，その結果として医療者と患者の信頼関係構築を促進することになる．また，「患者満足度」は患者の受療行動に大きな影響を与えることが知られている．高い満足度を提供す

KEY SENTENCE

- 「どれくらい待たなくてはならないのか」を知らせることは，「待ち時間問題」の有効な対応となる．

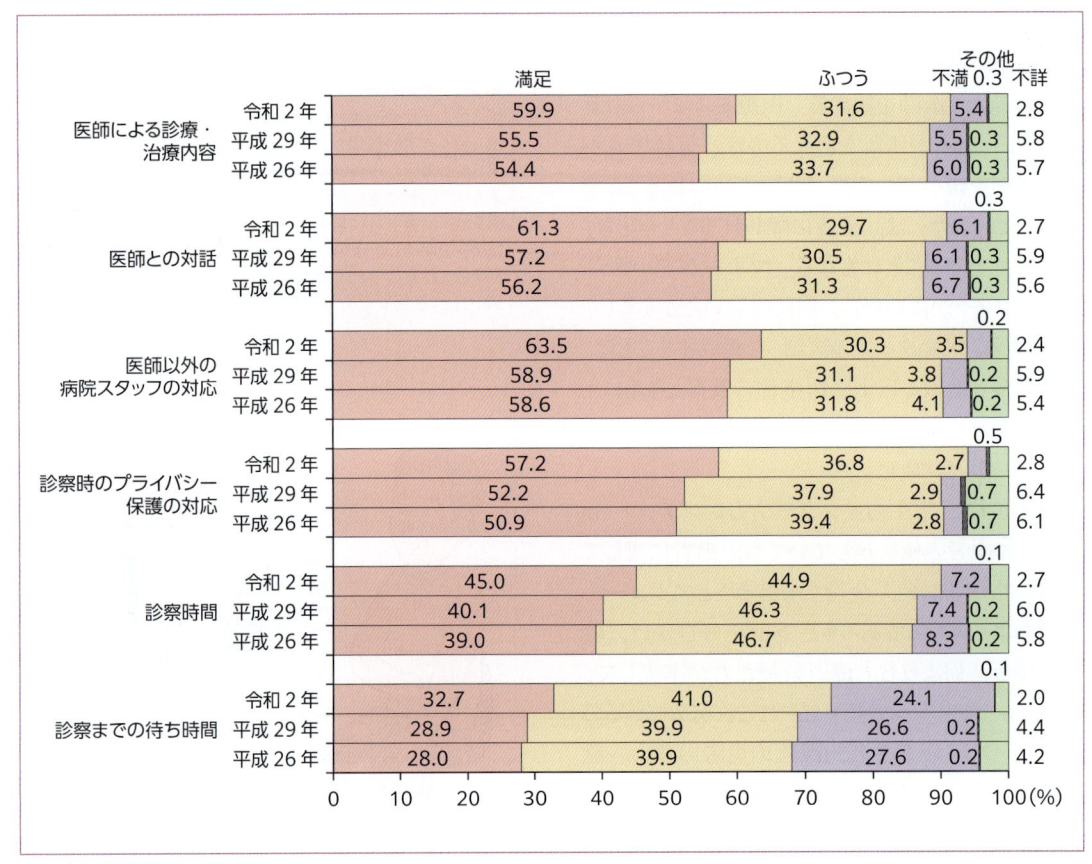

図6｜外来患者の不満割合

(文献12)より)

表5｜待ち時間に対する不満

受付時に自分がどれくらい待つのかわからない‥‥‥‥ 13%
待っているときに自分があとどれくらい待つのか わからない ‥‥‥ 13%
診察順番がどのくらい進んでいるのかわからない ‥‥‥ 10%

る医師や医療機関へは，"継続受診意向"や"口コミ意向"が高まる．逆に，満足度が低い患者は"受診中断"や"SNSへの悪口投稿"という行動を起こし，医療訴訟のリスクが高まる．

XIII｜「待ち時間」問題は相変わらず重要

　厚生労働省の2020年度受療行動調査の概況によると[12)]，外来患者の不満割合の高いものは「待ち時間」が24.1%，次いで「診療時間」7.2%であった(図6)．患者は待っているとき何が不満なのか，ある医療機関での満足度調査で得られた回答のうち，待ち時間に対する不満の理由は表5のようなものであった[13)]．

　したがって，待ち時間に関しては，"どれくらい待たなくてはならないのか"を受け付け時や待っ

● 診察の順番を待つのは仕方ないと思っても，会計や薬局で待たされることには不満をもつ．

ている間に知らせることが有効な対応となる．どれだけ待つのか全くわからなければ，その場にずっといて何もすることができず，自由の奪われた「失われた時間」ということになる．待ち時間がわかれば，その間にほかのことができる「自由時間」に変わるのである．

XIV 待ち時間の心理

飲食店においては，店に入るまでの待ち時間は期待感を高めるが，着席後の待ち時間はイライラを募らせる原因になるといわれている．例えば，客は人気のラーメン店の外で1時間待つことは平気でも，着席後には15分も待てないというのが行列の心理である．あるファミリーレストランでは，客席へ案内してから食事を出せる時間をランチタイムでは8分以内，ディナータイムでは13分以内にしているが，その時間内にオーダーに応えられない場合は，空席があったとしても客席に誘導しないという．これは，顧客の我慢の限界を分析した結果からはじき出された数字とされる．

サービスマネジメントの分野では，待っている人の心理を分析し，待ち時間を苦痛に感じさせない工夫が研究・実践されている．米国の経営コンサルタントのデービッド・マイスターは，待ち時間に関する心理と，それに対応するために顧客が待ち時間を短く感じる8ヵ条の対策を挙げ，経営学者のクリストファー・ラブロックがそれに2つ追加して，待ち時間に関する10の原則を示している[14]．

1. 何もしないで過ごす待ち時間は長く感じる

医療クリニックの待合室に雑誌，テレビ，子ども用のおもちゃなどを置いて気が紛れるようにすることは有効である．ただし，最近ではスマートフォンで時間を潰している患者や家族が多いので，そ

の必要性は減っている．米国のレストランでは，席が空くまでの間に，ウェイティングバーに通して簡単な飲み物を出す（売上増にもなる）．テーマパークでは，列で並んでいる客を飽きさせないために，人気キャラクターや音楽隊が巡回してくる．

2. 本来のサービスの前後に付随する待ち時間は長く感じる

レストランで食事の最後のデザートを待っているときと，食事が終わったあと精算伝票を持ってくるのを待つときや，料金を払うためにレジに並んで待つときの気持ちには大きな違いがある．病院・診療所では，たとえ「3分診療」でも，診察の順番を待つのは仕方ないと思うが，診察が終わったあとの会計や薬局でさらに待たされるのは不満である．

3. 不安があると，待ち時間を長く感じる

レストランで「自分の注文した料理が忘れられているのではないか」という不安を感じると，待ち時間に耐えられなくなる．病院・診療所で診察券を渡してあるのに，いつまでたっても自分の名前が呼ばれないときも同様である．このような際には，事務員が途中で声をかけるだけでも，待っている人の気持ちが休まる．

4. 不確定な待ち時間は長く感じる

今後どのくらい待てばよいのかがわからないと，待ち時間が苦痛である．最近は，電車の駅やバス停で，次の便がどこまで来ているか表示される．スマートフォンでバス会社の運行情報サイトにアクセスすれば，「あと何分」と到着予想時刻がわかる．交差点の歩行者用信号機に，信号が変わるまでの時間が示される．有名観光スポットや人気の店舗に長い待ち行列ができているとき，推定待ち時

KEY SENTENCE

● サービスマネジメントの分野で，待っている人の心理を分析した10の原則がある．

間を示す立て札を出す．

5. 理由がわからない待ち時間は長く感じる

バスがなかなか来ないとき，道路が混んでいるのか，事故があったのか，この便が運休なのかがわからないので，待ち時間が長く感じられる．郵便局や銀行で空いている窓口があるのに，待っている客には無関心に仕事を続けている従業員が見えると，客に不満が募る．

6. 不平等な待ち時間は長く感じる

スーパーマーケットのレジ，高速道路の料金ゲート，空港での入国審査などで，「ほかの列が自分の列よりも早く進んでいる」と感じることはよくある．銀行の窓口やフードコートなどでも実践されているように，整理券を配って先着順を保証してくれれば，安心して待つことができる．スマートフォンや電子掲示板でサービスの進捗状況を知らせてくれれば，待っている間にほかのことができる．

サービスが先着順に行われなくても許容されるのは，次のような場合である．

・緊急性．病院では，救急患者が先に診察される．
・予約のある客が，待っている飛込み客より先にサービスされる．
・短いサービス時間．米国のスーパーマーケットでは，買い物の数が少ない人だけが並ぶことができるエクスプレス・レーンがある．
・高額の料金．飛行機に搭乗するとき，ファーストクラスやビジネスクラスの客がエコノミークラスの客よりも早く呼び込まれる．
・社会的弱者．飛行機に搭乗するとき，障害者，高齢者，妊婦，幼児を連れた人たちが先に呼び込まれる．
・重要な顧客．店の常連，お得意様，大株主，

高額の取引先が優先される．

7. サービスの価値が高いと思えば，長く待つことを厭わない

美味しいレストランで食事をするときは，待ち時間が多少長くても我慢ができる．しかし，急いでいるときに入った「早い，うまい，安い」の牛丼屋で，食事がすぐに運ばれてこないと苛立つ．人気の商品やグッズを手に入れるために，喜んで徹夜で並ぶ人がいる．願書受付の順番が重要な幼稚園では，可愛い孫のために，共働きの両親に代わって祖父母が早朝から列に並ぶ．

8. 独りで待つときは待ち時間を長く感じる

見ず知らずの人たちのなかで待つとき，待ち時間は長く感じられる．友だちと一緒に並んでいれば，その間に世間話もできる．恋人同士なら，一緒に待っていること自体が楽しいことであり，むしろ長く続いてほしいと思うかもしれない．

9. 不快な待ち時間や苦痛を与える待ち時間は長く感じられる

待合室を快適にする工夫が大事である．バス停に屋根を付けて風雨を避けられるようにする．待合室に冷暖房やゆったりくつろげるソファーを入れる．

10. 不慣れな場所で待つときは待ち時間が長く感じられる

何度も行ったことがある場所で待つのは，様子がわかっているので安心である．見知らぬ駅で電車を降りてバスを待っているときなどは不安である．

● 他医を見下したり，知ったかぶりをする医師は他医に嫌われる．

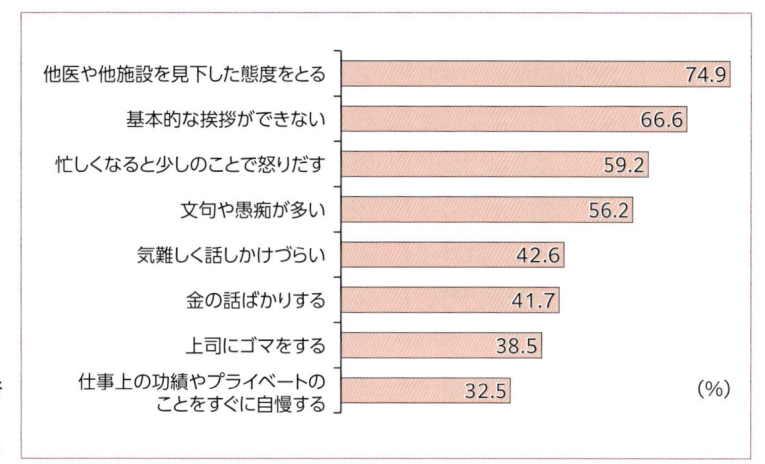

図7｜医者に嫌われる医者（日常行動で）
（文献15）より）

他医や他施設を見下した態度をとる　74.9
基本的な挨拶ができない　66.6
忙しくなると少しのことで怒りだす　59.2
文句や愚痴が多い　56.2
気難しく話しかけづらい　42.6
金の話ばかりする　41.7
上司にゴマをする　38.5
仕事上の功績やプライベートのことをすぐに自慢する　32.5
（%）

XV｜こんな医者が他医に嫌われる

　「こんな医者が嫌われる」問題は，医療における永遠のテーマで，繰り返し論じられている[15]．

　医者に嫌われる医者の原因として，日常行動における言動で最も多かったのは，「他医や他施設を見下した態度をとる」だった（図7）．例えば，紹介を受ける立場の医療機関が，「いつも病状が悪化した患者の尻ぬぐいをさせられる」と前医を見下したり，周りの医療機関を下請け業者のように扱ったりするようなことが挙げられる．また，出身大学や専門医の資格の有無で他人を見下すといった事例もある．「基本的な挨拶ができない」については，「自分は挨拶ができていると思っている医師は多いが，見ていると自分からはしていない．挨拶を返しているだけ」などの指摘がある．

　指導に関する言動としては，「患者の前で叱る，けなす」が最多であった（図8）．医師のプライドを傷つけ，面目を丸つぶれにする言動であるが，それ以上に医師と患者の関係が悪化したり，萎縮医療に陥るなど，患者・医師・組織すべてが損をすることになる．診療の部門（図9）で2番目に挙がっている「患者の前で前医の批判をする」も同様

で，本人がいないところでの批判なだけに，患者を介して本人の耳に入れば余計に問題が生じる．

　診療の場面で最も嫌われるのが「口だけで実力が伴っていない，知ったかぶりをする」であった（図9）．コミュニケーション部門で1位だった「他医の意見に耳を貸さない」も共通する項目である（図10）．典型的な意見は，「化石のような知識を振りかざし，他医の進言には『そういう意見もある』ですましてしまう上司．患者の逸失利益はどれだけかわからない」というものである．こういう医師の下では患者だけでなく，新しい治療に踏み切れない医局全体が不幸である．

XVI｜こんな医者が看護師に嫌われる

　コメディカルとの協力はチーム医療に不可欠である．看護師に嫌われたら仕事に支障が出るのは間違いない．日常行動で看護師が嫌だと感じるのは，「人を見下したような物言いをする」「気分の変化が激しい」で，いずれも約90%もの票を集めている（図11）．「大声を上げる，怒鳴るなど，振る舞いが粗暴」を含めて，医師というより社会人としての基本的なマナーが欠けているといってよい．

　診療面では，医師の無責任さが表れたものが

KEY SENTENCE

● 社会人の基本的マナーに欠ける，無責任な医師は看護師に嫌われる．

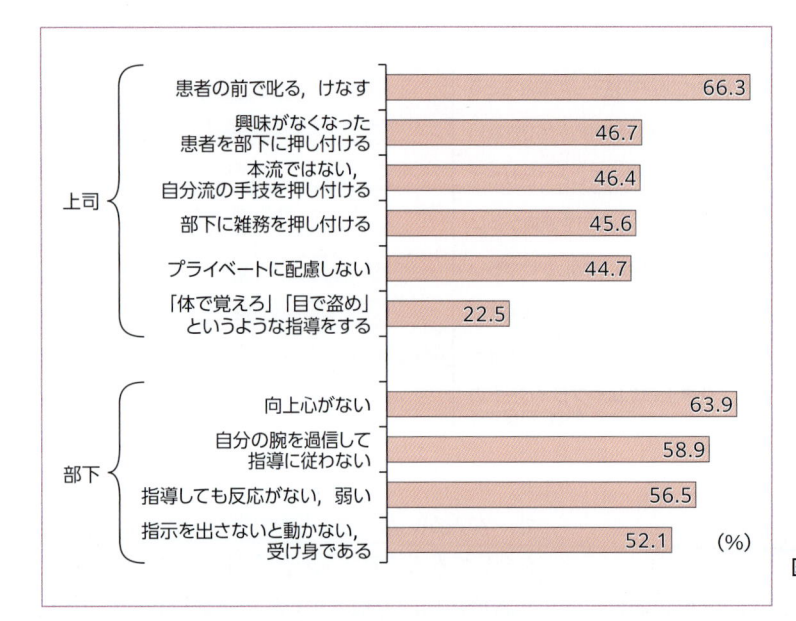

図8｜医者に嫌われる医者(指導で)
(文献15)より）

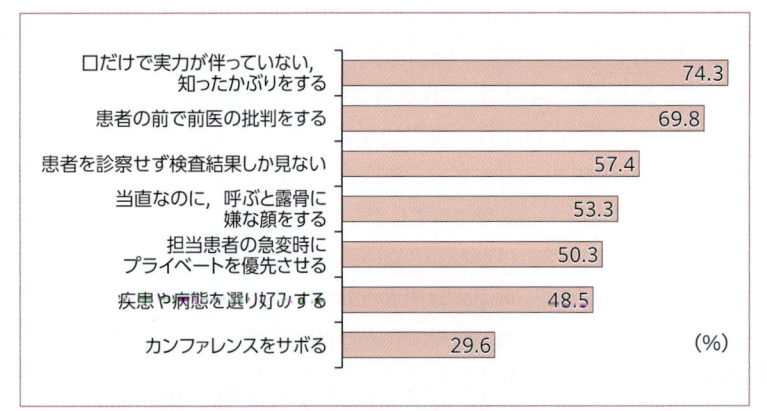

図9｜医者に嫌われる医者(診療で)
(文献15)より）

多い（図12）．夜間や緊急時に呼んだときの医師の無責任な対応には，相当な不満がある．責任感のない言動に続き，コメディカルと連携をもとうとしない態度も嫌われる結果となっている．

看護師としての要望は，まず医師としての責任感をもってほしい，次に，コメディカルのことをパートナーとして尊重してほしいということである．「気分屋」で「差別的」な医師は論外である．お互い気分よく仕事をするための最低条件であろう．

XVII こんな医者が患者に嫌われる

「口調が高圧的」が最も嫌われる医師との回答であった（図13）．具体的には，「早口の説明でわからなくて質問をしたら舌打ちされた」「専門用語ばかりの説明をし，聞くと面倒くさそうな態度をされた」「心配事を伝えたら『聞いたことだけ答えてください』と不機嫌になった」などである．

忙しい診療時間のなかで患者の話に十分傾聴

● 高圧的であったり，専門用語ばかりで親身でない医師は患者に嫌われる．

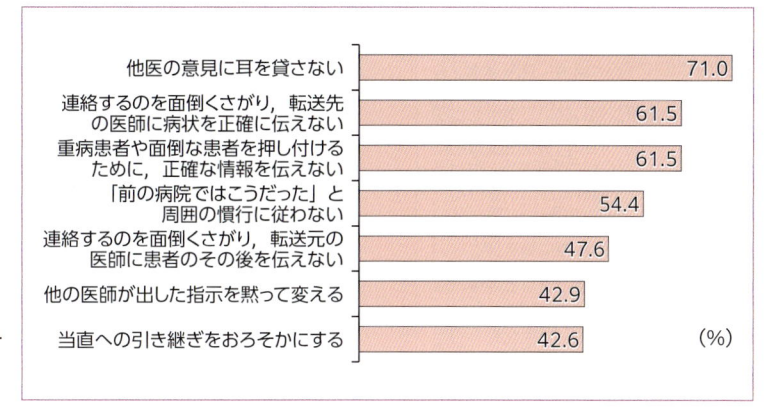

図10｜医者に嫌われる医者（コミュニケーションで）
（文献15）より）

- 他医の意見に耳を貸さない　71.0
- 連絡するのを面倒くさがり，転送先の医師に病状を正確に伝えない　61.5
- 重病患者や面倒な患者を押し付けるために，正確な情報を伝えない　61.5
- 「前の病院ではこうだった」と周囲の慣行に従わない　54.4
- 連絡するのを面倒くさがり，転送元の医師に患者のその後を伝えない　47.6
- 他の医師が出した指示を黙って変える　42.9
- 当直への引き継ぎをおろそかにする　42.6　（%）

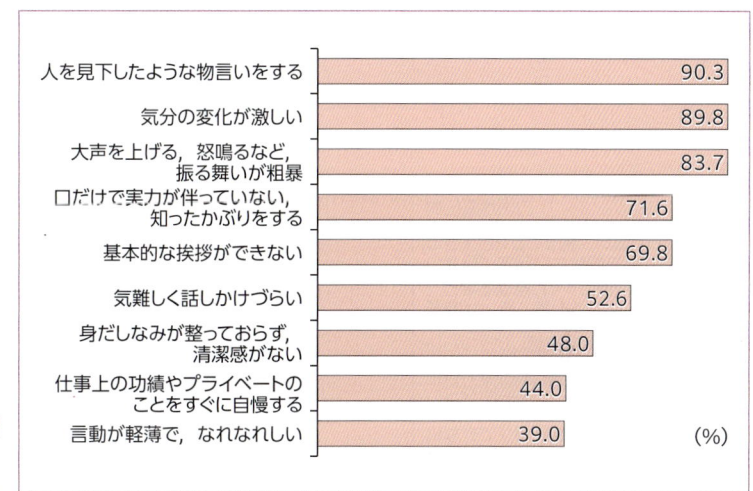

図11｜看護師に嫌われる医師（日常行動で）
（文献15）より）

- 人を見下したような物言いをする　90.3
- 気分の変化が激しい　89.8
- 大声を上げる，怒鳴るなど，振る舞いが粗暴　83.7
- 口だけで実力が伴っていない，知ったかぶりをする　71.6
- 基本的な挨拶ができない　69.8
- 気難しく話しかけづらい　52.6
- 身だしなみが整っておらず，清潔感がない　48.0
- 仕事上の功績やプライベートのことをすぐに自慢する　44.0
- 言動が軽薄で，なれなれしい　39.0　（%）

し，丁寧に説明するのは，ときに難しい．なかには要領の得ない話し方をする患者がいたり，説明をきちんと聞いておらず何回も同じ質問を繰り返す患者もいる．そのようなときに思わず出る一言や態度が，弱い立場で敏感になっている患者に「高圧的」と映ることは想像に難くない．どうしても強い立場に立ってしまう医師として，十分に気をつけたいことである．

XVIII 何より医師の接遇技術の向上が大切

　オーダリングシステムや電子カルテが導入され

た際，医療スタッフが最も喜んだのは，カルテや書類を探したり運んだりする労力が軽減されたことや，患者の待ち時間が短縮されたことではなく，医師の汚い字を解読する必要がなくなったことだという．当の医師自身はそんなことには思いも至らず，入力が面倒で時間がとられる，スケッチを描きにくいと不満を口にするのみであった．判読困難な字のせいで薬局から頻繁に問い合わせがきても，“面倒だなぁ”とブツブツ言うだけで，反省はなく，改めることもない．自分が人に迷惑をかけているなどと考えもせず，つまりこうした問題の当

KEY SENTENCE

▼
● 問題の当事者は問題の存在を意識していない場合がある.

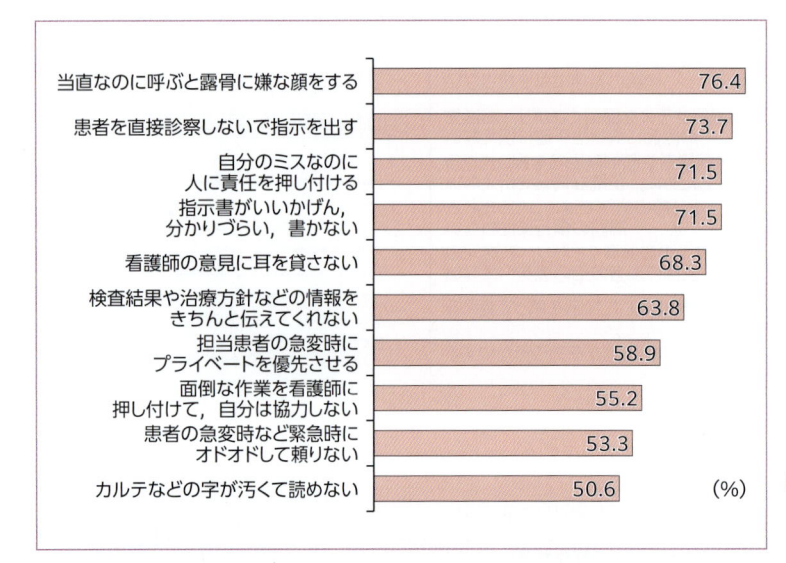

図12｜看護師に嫌われる医師（診療で）

（文献15）より）

グラフ内の項目と数値：
- 当直なのに呼ぶと露骨に嫌な顔をする 76.4
- 患者を直接診察しないで指示を出す 73.7
- 自分のミスなのに人に責任を押し付ける 71.5
- 指示書がいいかげん，分かりづらい，書かない 71.5
- 看護師の意見に耳を貸さない 68.3
- 検査結果や治療方針などの情報をきちんと伝えてくれない 63.8
- 担当患者の急変時にプライベートを優先させる 58.9
- 面倒な作業を看護師に押し付けて，自分は協力しない 55.2
- 患者の急変時など緊急時にオドオドして頼りない 53.3
- カルテなどの字が汚くて読めない 50.6 (%)

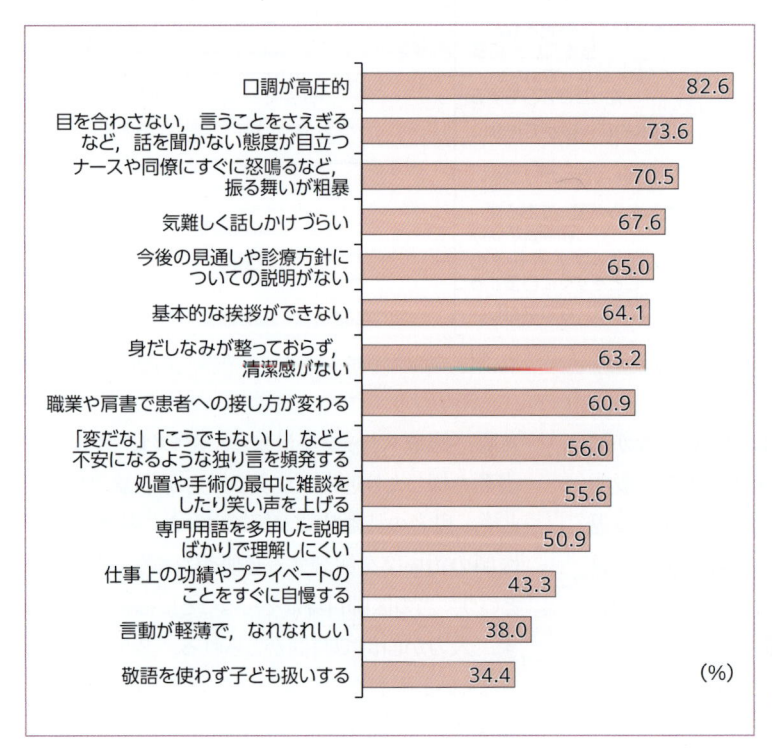

図13｜患者に嫌われる医師

（文献15）より）

グラフ内の項目と数値：
- 口調が高圧的 82.6
- 目を合わさない，言うことをさえぎるなど，話を聞かない態度が目立つ 73.6
- ナースや同僚にすぐに怒鳴るなど，振る舞いが粗暴 70.5
- 気難しく話しかけづらい 67.6
- 今後の見通しや診療方針についての説明がない 65.0
- 基本的な挨拶ができない 64.1
- 身だしなみが整っておらず，清潔感がない 63.2
- 職業や肩書で患者への接し方が変わる 60.9
- 「変だな」「こうでもないし」などと不安になるような独り言を頻発する 56.0
- 処置や手術の最中に雑談をしたり笑い声を上げる 55.6
- 専門用語を多用した説明ばかりで理解しにくい 50.9
- 仕事上の功績やプライベートのことをすぐに自慢する 43.3
- 言動が軽薄で，なれなれしい 38.0
- 敬語を使わず子ども扱いする 34.4 (%)

KEY SENTENCE

● デジタル化の時代であっても，医師の接遇技術は重要であり，患者中心の医療を実践できる環境整備に取り組むべきである.

事者は，その問題の存在を意識していない，あるいは自分と無関係だと捉えていたのである．

　患者等による暴言・暴力が発生する原因にも，医師の態度が関係している．ペイハラが発生する理由として，「患者自身の問題」や「ゆとりのない医療現場」といった要因もあるが，「医師の接遇技術不足」が一番の問題であると指摘されている[16]．長時間待たされた患者に「お待たせしました」の一言もなく，患者を診ずにパソコンの電子カルテを操作して，検査結果だけを伝える医師が少なくない．人工知能（artificial intelligence：AI）による診断補助が行われるようになると，医師が画面をみる時間がさらに増え，患者に向き合う時間が短くなることが懸念される．

　医療現場のデジタル化は業務効率を向上させる一方で，医師と患者のコミュニケーションに新たな課題をもたらす可能性がある．医療の質を向上させるには，技術革新だけでなく，医師の自己認識と患者への配慮が不可欠である．医師は自身の行動が周囲に与える影響を理解し，患者との信頼関係構築に努める必要がある．同時に，医療機関は接遇技術向上のための研修や，患者中心の医療を実践するための環境整備に取り組むべきだろう．これらの努力により，医療の効率化と人間味のあるケアの両立が可能となり，患者満足度の向上と医療スタッフの働きやすさにつながるはずである．

文献

1） 岸　英光監修，藤田菜穂子著：患者さんに信頼される医院の心をつかむ医療コミュニケーション．同文館出版，東京，2014

2） CareNet：ペイシェントハラスメントが5年で20%も増!?どんな対策してる?，2022年2月17日
https://www.carenet.com/news/general/carenet/53851（2024年8月閲覧）

3） 厚生労働省：応招義務をはじめとした診察治療の求めに対する適切な対応の在り方等について．医政発1225第4号，令和元年12月25日

4） 金田一春彦：日本語を反省してみませんか．KADOKAWA，東京，2002

5） 日経メディカル：「患者様」という呼び方はどう思う?，2012年3月2日

6） Pluckham ML：The use of the word "client. Kans Nurse 47：1-2, 1972

7） Shum N：Patients and clients. Med J Aust 150：167, 1989

8） Wing PC：Patient of client? If in doubt, ask. CMAJ 157：287-289, 1997

9） Costa DSJ, et al：Patient, client, consumer, survivor or other alternatives? A scoping review of preferred terms for labelling individuals who access healthcare across settings. BMJ Open 9：e025166, 2019

10） 田中まゆみ：MGHのクリニカル・クラークシップ．貧富の差と訴訟社会．週刊医学界新聞，1999年10月18日

11） メディアコンテンツファクトリー：医療機関受診に関する意識調査報告，2015

12） 厚生労働省：令和2（2020）年受療行動調査の概況，令和4年7月29日
https://www.mhlw.go.jp/toukei/saikin/hw/jyuryo/20/kakutei.html（2024年8月閲覧）

13） 前田　泉：実践!患者満足度アップ．日本評論社，東京，2005

14） 高木英明：待ち時間の心理とサービスシステム．筑波経済月報，2017年4月号：12-17, 2017

15） 日経メディカル：日経メディカル4月号特集連動企画 こんな医者が嫌われる．2006年4月

16） 相澤好治監修，和田耕治編：ストップ！ 病医院の暴言・暴力対策ハンドブック―医療機関における安全で安心な医療環境づくりのために．メジカルビュー社，東京，2008

I. 外来のセットアップ

1. 患者の動線を考慮した眼科施設

井上眼科病院　**井上賢治**

Ⅰ　患者の動線を考慮する

　外来をどのように構築するかについては古くから考えられており，さまざまな観点から検討されているが，患者の外来での迷いも一つの観点として挙げられている[1]．眼科施設の設計にあたりこのような患者の迷いをなくすことが重要で，そのために患者の動線を考慮したほうがよい．患者の動線を考える際は，患者と医療機関双方からの視点を検討する．患者からの視点としては，移動距離を短くする，目的地をわかりやすくする（迷わない），安全であるなどが挙げられる．医療機関からの視点としては，スペースの効率的な利用，スタッフの配置と動線などが挙げられる．同じ医療機関でも病院と診療所では患者動線の考え方が異なる．また，外来と病棟でも患者動線は異なるが，今回は眼科外来での患者の動線のみを検討した．さらに，患者の動線としては検査室内の機器の配置も考慮したほうがよいが，今回は検討しなかった．

Ⅱ　病院での患者動線

　病院の特徴としてスペースが広いので，患者は迷いやすい．初めて訪れた眼科外来では，患者は眼の不調もあり不安が強い．患者の移動距離は短いほうがよいが，病院では複数の診察室とさまざまな検査室があるため，ある程度の移動距離は仕方がない．患者が迷わない，安全であることを優先して考えたほうがよい．患者は職員に問い合わせることなく単独で移動できることで不安が減り，さらに患者を案内する職員の負担も軽減す

る．そのような点を考慮して，2015年に移転して開設した我々の西葛西・井上眼科病院の事例[2]を以下に紹介する．

1. 平面計画（図1）

　西葛西・井上眼科病院は地上4階，地下1階で，延べ床面積は3,438.21 m^2である．外来は1階と2階で，診察室は1階にコンタクトレンズ外来1室と2階に一般外来7室，小児外来2室がある．2022年度の1日あたりの外来患者数は平均390人である．患者が迷わない，安全であることを考慮して，一筆書きの経路とした．具体的には，1階でまず受付と問診を行い，視力や眼圧を測定する．エレベーターで2階に上がり，必要があれば視野検査やOCT検査などを行い，その後医師の診察を受ける．診察後は来院時とは別のエレベーターで1階に下り，会計を済ませ次回予約を取る．すべての患者が基本的には一方向の流れ（一筆書き）となり，また患者が交差することもないので衝突や転倒も起こりづらい．

2. サイン計画（図2）

　患者が迷わないためには，壁面サインを用いた誘導が重要である．眼科外来には眼の見えづらい患者が通院しているので，そのような人にもわかりやすいサインが適している．お茶の水・井上眼科クリニック開院の際に検討した壁面サイン[3]を西葛西・井上眼科病院でも導入した．視認性を考えて背景を濃いグレーにして白文字・UDフォントを使用し，文字の高さは1 mから1 m90 cmまでとした．

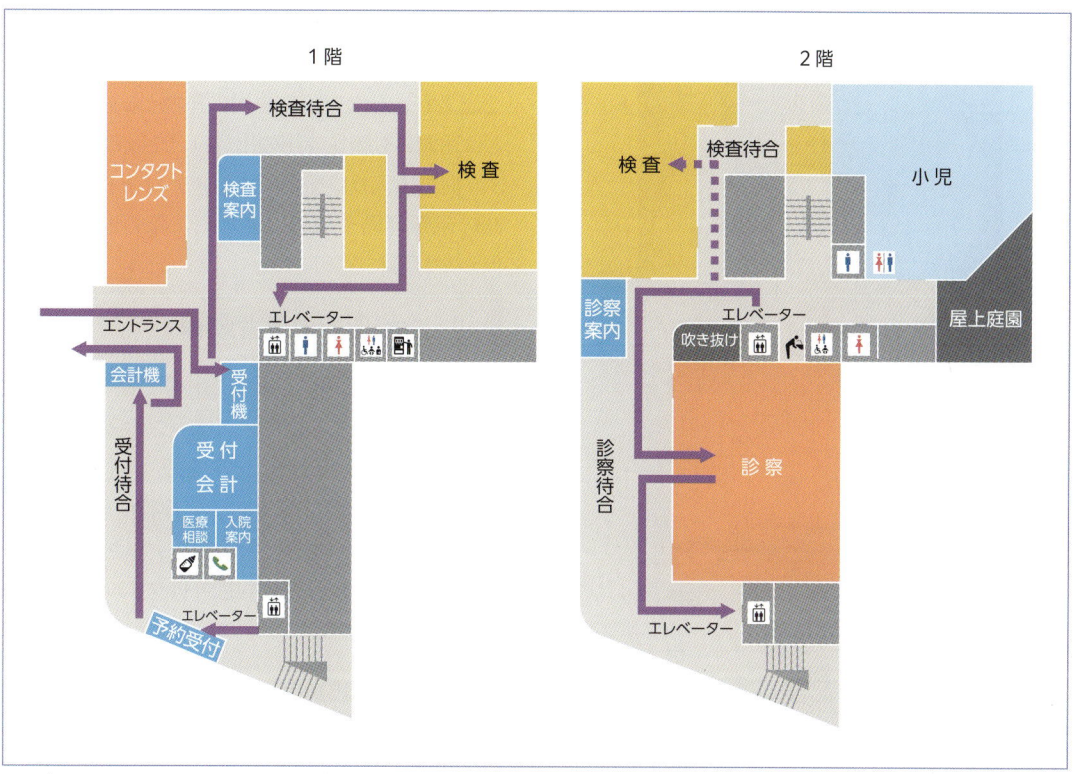

図1｜病院の1階と2階の平面計画（フロアマップ）
患者が迷わない，安全であることを考慮して，一筆書きの経路とした．一般外来，小児眼科外来，コンタクトレンズ外来，入院患者のそれぞれの動線が交わらないよう配置．

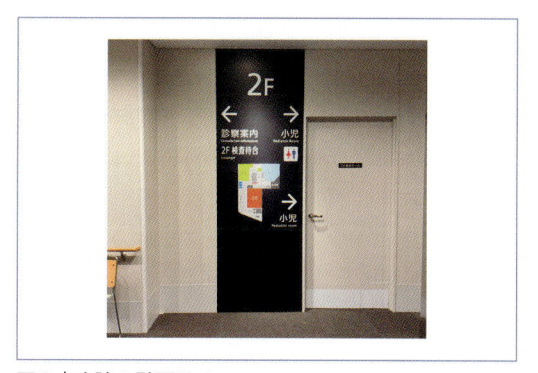

図2｜病院の壁面サイン
視認性を考え，背景は濃いグレーにして，白文字・UDフォントとし，文字の高さは1mから1m90cmまでとした．

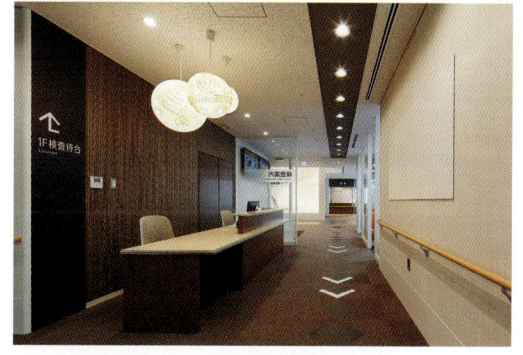

図3｜病院のカウンター上部の和紙オブジェ
カウンター上部には和紙造形作家が製作したオブジェを設置し，位置を確認できるようにした．

3. 職員の配置

　総合受付，検査受付，会計・予約受付にカウンターを設置し，職員が常駐している．ここで患者は次の指示を受けることができる．また，カウンターの上部には和紙造形作家が製作したオブジェを設置して，カウンターの位置を確認できる

ようにした（図3）．

4. 音の利用

　視覚障害者は音を利用して空間を認知している．そこで，入り口を入ってすぐの空間を2階までの吹き抜けとして，そこに和紙造形作家が製作した壁画を設置している（図4）．この場所では音

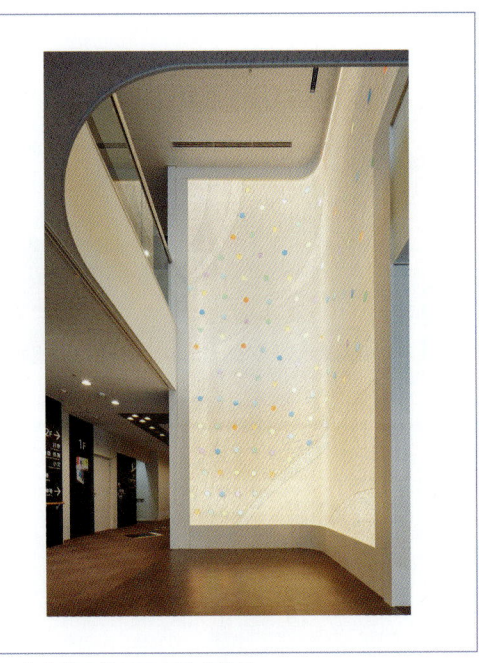

図4｜病院の入り口の吹き抜け
入り口を入ってすぐの空間を2階までの吹き抜けとし，和紙造形作家が製作した壁画を設置．

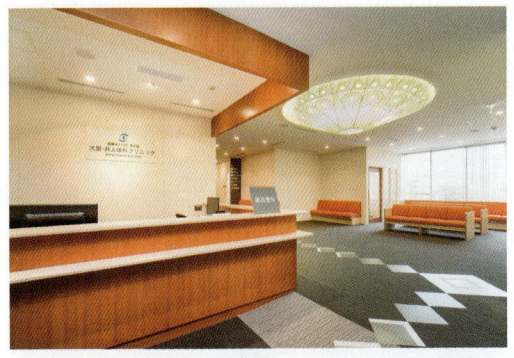

図5｜クリニックの入り口付近
和紙造形作家が製作した作品を受付横の天井から張り出したように設置．

の反響が異なるため，そこが入り口であること，また会計・予約終了後の出口であることを認識できるようにした．

5. 職員の動線

　職員と患者の動線は交差しないほうがよい．衝突回避は当然であるが，さらに患者には職員，特に医師の移動がわからないほうがよい．医師の診察の待ち時間は長く，患者は待合室でイライラしていることも少なくない．医師が診察室から出て

いく様子が患者から見えると，さらにイライラが増強する．そこで，診察室は両側に配置して真ん中を患者が入らない職員専用の領域として，待合室とは逆側にも職員専用の出入り口を設けた．また，2方向に出入り口を設置するメリットとして，火災時の避難経路や患者に襲われた際の逃げ道の確保が挙げられる．

Ⅲ｜診療所での患者動線

　診療所の特徴は，病院に比べてスペースが狭いことである．そのため，スペースの効率的な利用が求められる．患者の動線を短く，移動も最小限に抑えることが重要である．各診療所でさまざまな工夫が行われているが，ここでは2016年に開業した我々の大宮・井上眼科クリニック（図5）の事例を紹介する．

1. 平面計画（図6）

　大宮・井上眼科クリニックはビルの3階に位置し，延べ床面積は375.99 m²である．2022年度の1日あたりの外来患者数は平均95人である．診察室は3室ある．入り口を入ると受付があり，その横に35人が座れる待合室がある．患者は視能訓練士に名前を呼ばれたあとに視力検査室に移動して視力，眼圧を測定する．特殊検査が必要な患者は，検査室の前にある長椅子に座るように指示される．医師の診察を受ける患者は元の待合室に戻る．診察室から診察補助の職員が患者の名前を呼び，患者は診察室に入り，診察を受ける．診察終了後は元の待合室に戻り，受付から名前を呼ばれたら会計を済ませ次回予約を取る．

2. サイン計画

　スペースは狭いので壁面サインは2つしかない．ただし，室名を示す表記は木目の扉の上にダークグレーが背景の白文字で書かれたプレートを貼りつけて，目の不自由な方にもわかりやすいものとした（図7）．

3. 職員の配置

　受付から待合室は隅々まで見ることができる．

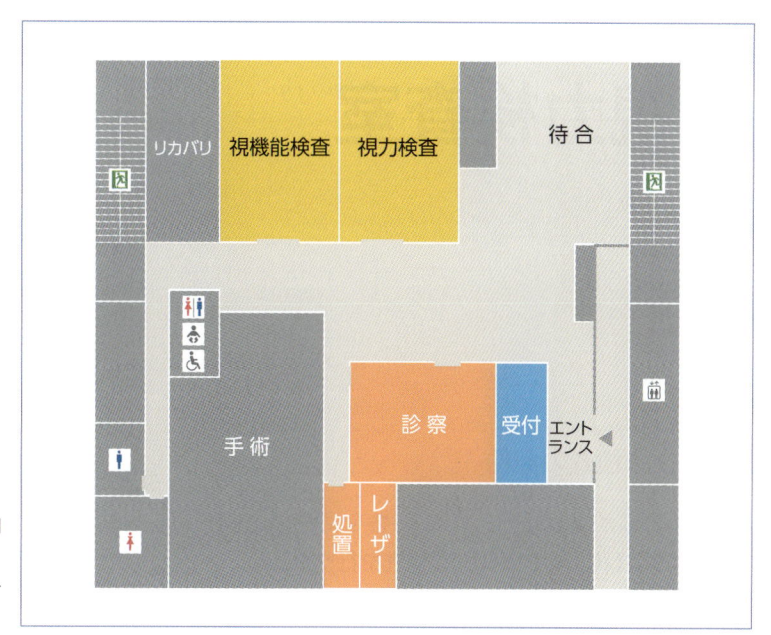

**図6｜クリニックの平面計画（フロ
アマップ）**
受付・検査・診療・手術などの各ゾー
ンを色分け.

検査室前の長椅子にいる患者は，視能訓練士や
診療補助の職員が患者を誘導する際に観察するこ
とができる．診療所では患者に対して常に目が行
き届くことが大切である.

4. 音や光の利用

　和紙造形作家が製作した作品を受付横の天井
から張り出したように設置している（図5）．音の反
響が異なるため，そこが入り口であり，会計・予
約終了後の出口であることを認識できるようにし
た．また天井が明るくなっており，光によっても
出入り口が認識できる.

5. 職員の動線

　職員と患者の動線は交差しないほうがよい．診
察室には出入り口が2ヵ所あり，各々患者用と職
員用の出入り口である．職員の出入り口からは受
付や看護師のいる処置室に裏の通路で通じてお
り，何か問題が発生した際はこの通路を利用して
連絡している.

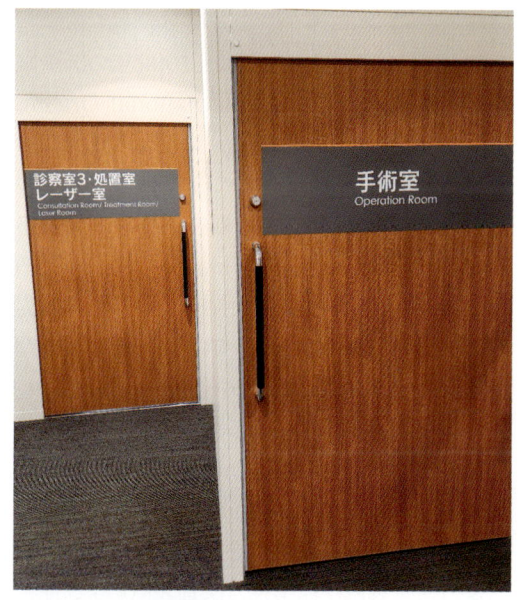

図7｜クリニックの扉のサイン
室名サインは，木目の扉の上にダークグレーを背景とし，
白文字で記載．コントラストをつけた.

文献
1) 長澤　泰ほか：患者の行動と認知を通してみた病院外来の
　考案―Hospital Geographyに関する研究1．日本建築学
　会計画系論文報告集 452：75-84，1993

2) 井上賢治ほか：既存眼科病院の建て替えに伴うユニバーサ
　ルデザインの取り組み 西葛西・井上眼科病院におけるUD
　の取り組みについて―報告―．日本福祉のまちづくり学会
　全国大会（広島）概要集，第17回，2014
3) 井上賢治ほか：ロービジョン者に配慮したクリニックのサイ
　ン計画―ユニバーサルデザインの考え方．福祉のまちづくり
　研究 13：1-13，2011

2. 視力検査室

九州大学病院眼科　**瀬戸寛子**

I｜視力検査の条件

　視力はさまざまな因子によって影響を受けるため，検査時は統一した条件下で検査を行うことが重要である．

1. 視力表

　視力測定に使用する視標は，1909年の国際眼科学会や1981年のISO（International Organization for Standardization）の会議でLandolt環が標準視標として使用されることとなった．視力検査装置の規格としては現在，日本工業規格（Japanese Industrial Standards：JIS）は標準視力検査装置，准標準視力検査装置，特殊視力検査装置の3種類に区分している[1]（**表1**）．標準視力検査装置は遠距離視力検査用に作成され，8方向のLandolt環からなる視標を用い，検査の正確さに重点を置く装置である．准標準視力検査装置はLandolt環とLandolt環以外の視標を一部用い，実用性に重点を置く装置である．特殊視力検査装置は標準視力検査装置および准標準視力検査装置に含められない装置であり，近距離視力検査装置，字ひとつ視力検査装置など

がある[1]．

　視力測定の際に基準となるLandolt環は，太さ1.5 mm，切れ目幅1.5 mm，外形7.5 mmである．この視標を検査距離5 mで見た場合，切れ目はちょうど視角1分となり，これが判別できれば小数視力1.0となる[2]．

2. 視力表の輝度

　視標の輝度に関しては，文部省視力研究班の基準によると，標準視力検査装置では視標周囲の背景輝度500 rlx[*1]，許容差を±150 rlx，准標準視力検査装置では視標面照度は400ないし800 rlxとするとされている[3]．JISの規格では，視力表の輝度は80〜320 cd/m^2[*2]，推奨輝度は200 cd/m^{2}としている[1]．

　輝度の測定は輝度計を用い，視力検査装置の中心，上，下，左および右方向の5ヵ所で視標周辺の白地部分の輝度を測定し，その平均値を求める．

＊1　rlx：面光源から放射される単位面積あたりの光束の量
＊2　cd/m^2：面光源から放射された単位方位角あたりの光束の量

標準視力検査装置	遠距離視力検査用に作成され，8方向のLandolt環からなる視標を用い，検査の正確性に重点を置く装置
准標準視力検査装置	遠距離視力検査用に作成され，Landolt環とLandolt環以外の視標を一部用い，実用性に重点を置く装置
特殊視力検査装置	標準視力検査装置および准標準視力検査装置に含められない装置．近距離視力検査装置，字ひとつ視力検査装置，スクリーニング用視力検査装置，両眼開放視力検査装置，光学式視力検査装置など

表1｜視力検査装置の種類（JIS規格）

（文献1）より）

また，コントラストに関しても条件を満たす必要があり，74％以上とすることが望ましいとされている．測定は輝度計を用い，視力値0.1の視標の黒地部分の上，下，左および右4ヵ所の測定と，同じ視標から上，下，左および右方向に約1 cm離れた視標周辺の白地部分4ヵ所の測定を行う．

コントラストは以下の式によって求める[1]．

> C(コントラスト%)＝$B_w − B_b/B_w + B_b$×100
> B_w：視標周辺の白地部分の輝度測定平均値(cd/m^2)
> B_b：視標の黒字部分の輝度測定平均値(cd/m^2)

3. 検査距離

JISの規格によると，検査距離は被検者の入射瞳から視標までの距離とされている[1]．文部省視力研究班は遠距離での視力検査距離は5 mを標準とし，推奨している[3]．しかしながら，検査室のスペースの関係で検査距離を十分に確保できない場合は，設置距離0.9 mで検査距離5 mと同等の検査を行うことができる[4]視力検査装置もある(図1)．近距離での視力検査は一般的には30 cmで行うこととされている[3]．検査距離を一定に保つために検査表にひもなどがついているものもあるため用いるとよい(図2)．

Ⅱ　視力検査室の環境

1. 室内環境

視力検査を行う室内の明るさは50 lx以上で視標輝度を上回らない照度とすること，また，被検眼の視野内には光源や明るい窓(屋外と通ずる窓)がないのが望ましいとされている[3]．検査室に自然光が入るような環境では，天候や時間帯などによって明るさにばらつきが出るため，自然光が入らない環境にて検査条件をなるべく一定に保つことができる場所で行う．さらに，検査時にレンズの曇りなどを防ぐため，空調の調整が可能な環境であることが望ましい．

また，騒音や雑音などが入らないなるべく静かな環境で，目移りするような掲示物など視界に入らない場所で行う．

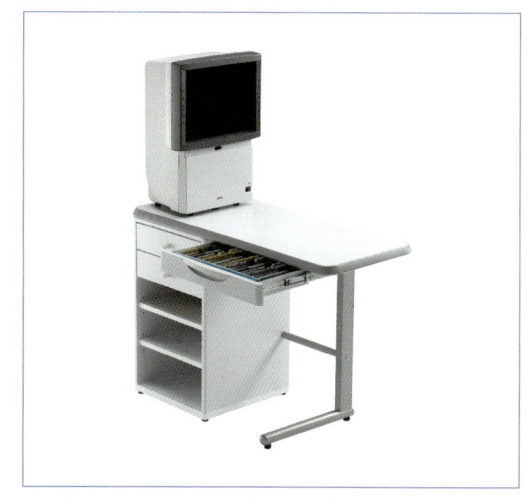

図1｜スペースセイビングチャート(SSC-370, ニデック社)
高精度の大口径凹面鏡を使用しており，屈折光学的に設置距離0.9 mで検査距離5 mの視力測定を実現している．

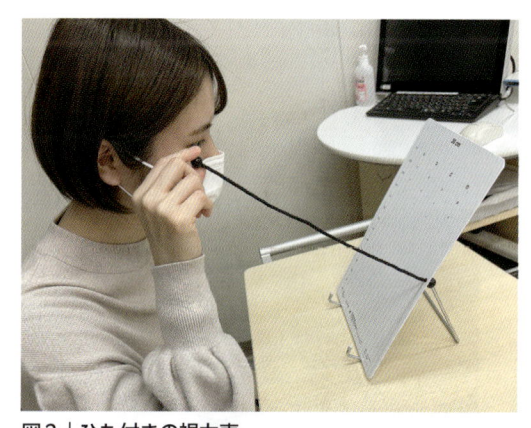

図2｜ひも付きの視力表
ひもがついた視力表を用いることによって検査距離を一定に保つ．

2. 検査機器の配置

効率的に検査を進めるためには，検査機器の配置を工夫する必要がある(図3)．検査を行う順番を考え，検査の流れに沿った機器の配置を行い，無駄な動きをする必要のない動線を確保することが重要である(図4)．また，その際は転倒防止など安全に配慮された機器や椅子の配置，車椅子を含めた動線の確保が必要である．

3. 配線の整備

検査機器やパソコンの配線は，結束バンドなど

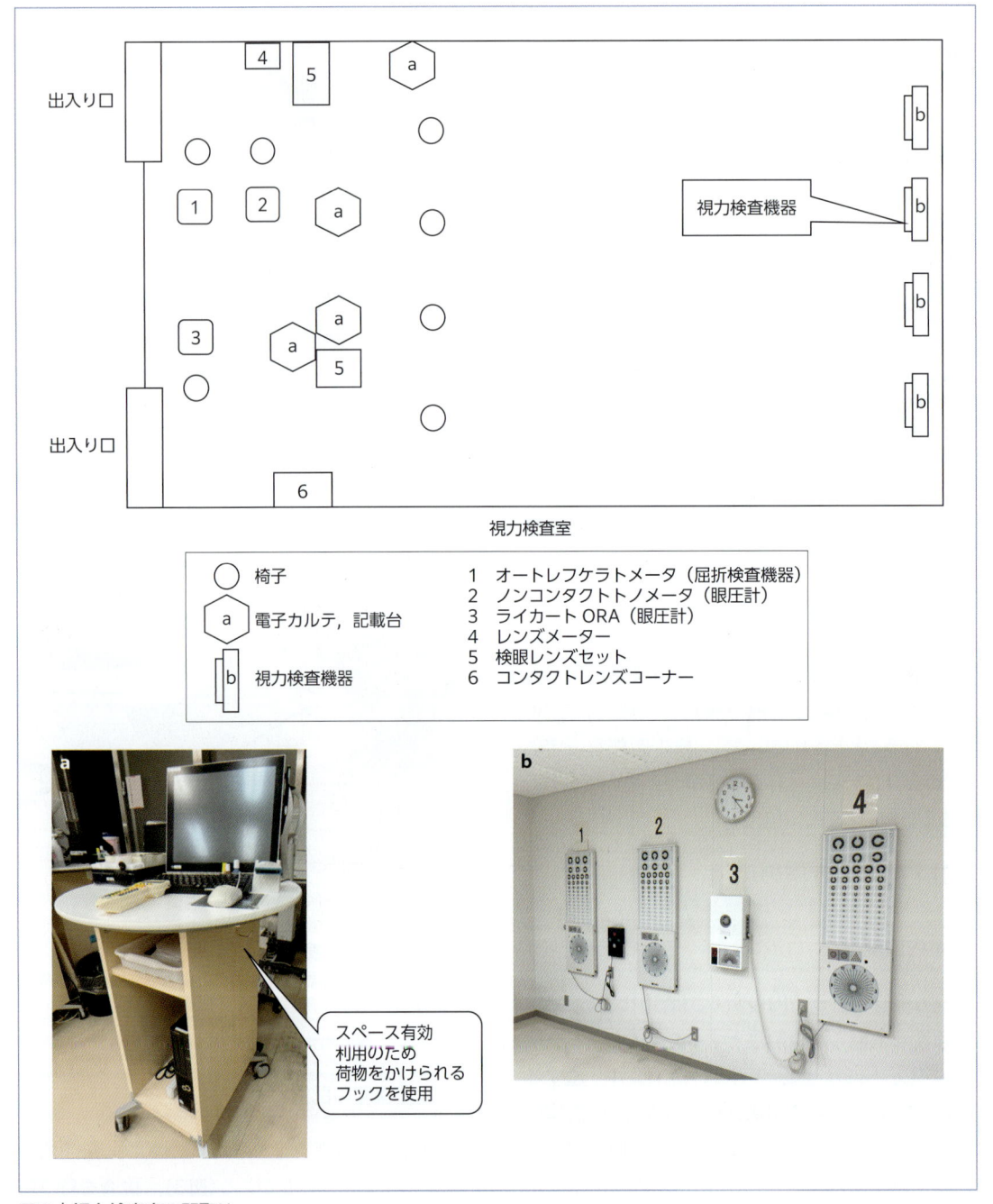

図3｜視力検査室の間取り

a 電子カルテ, 記載台
b 視力検査機器. 患者がどの視力検査機器で検査するか指示しやすいように, 各視力検査機器に番号を振っている.

を利用しなるべく1つにまとめて常に整備しておく. また, 可能であれば床の下に収納したり, 配線収納ボックスなどを利用し, 患者・検者の動線の邪魔にならないように工夫する(図5). 配線がまとまっていないと, 患者・検者含め引っかかりや検査機器トラブルの原因になる.

4. そろえておきたい機器

車椅子など移乗が困難な場合, 手持ち式の屈折検査機器や眼圧計(図6), また昇降式の車椅

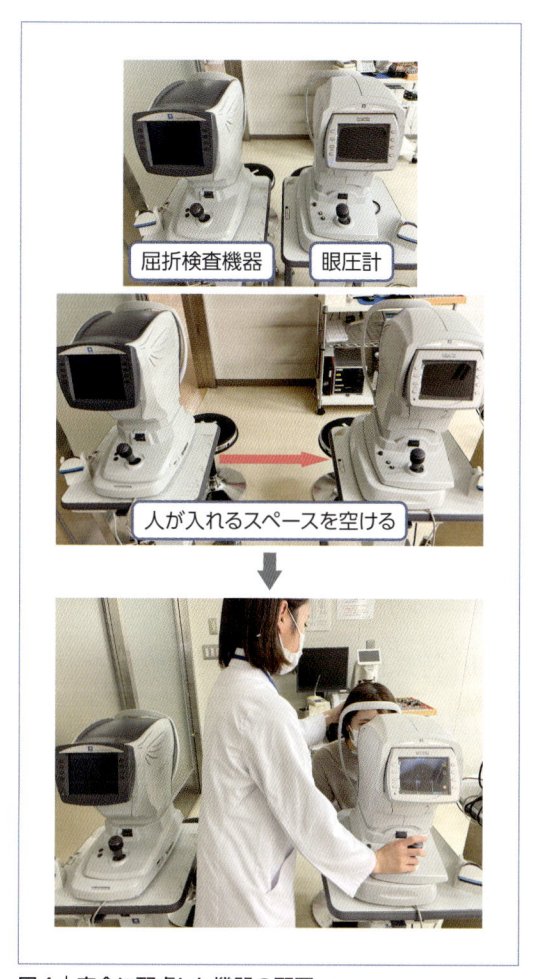

屈折検査機器　眼圧計

人が入れるスペースを空ける

図4｜安全に配慮した機器の配置
検者が介助に入りやすい機器の配置を行う.

子などがあると検査がスムーズに行える. また,
小児や乳幼児の検査でも役立つ.

5. コンタクトレンズコーナー

　　コンタクトレンズ装用前後で視力測定を行うこと
も多いため, 視力検査室内, または近くにコンタ
クトレンズコーナーがあるとよい. コンタクトレン
ズの着脱練習のため, 手洗い場や鏡, レンズケー
スなども必要である.

文献

1）日本工業規格：視力検査装置. JIS T309：1-15, 2002

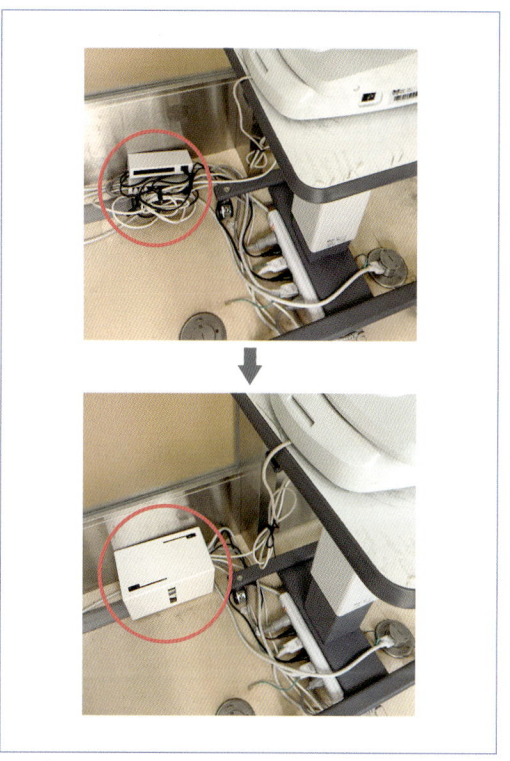

図5｜検査機器の配線
配線収納ボックスなどに収納しておくことにより, 引っかか
りによる転倒や機器トラブルを避ける.

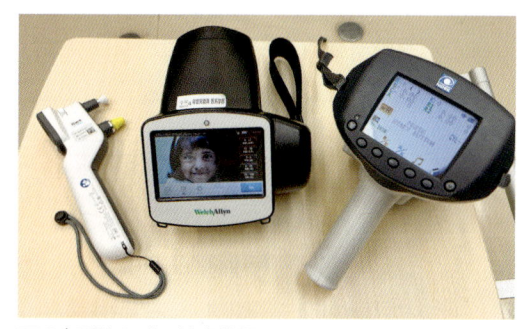

図6｜手持ち式の検査機器
車椅子や移動が困難な場合に手早く検査が可能.

2）魚里　博ほか：第4章 視力検査. 視能学エキスパート視能
　検査学, 和田直子ほか編, 医学書院, 東京, 48-52,
　2018
3）萩原　朗：視力の検査基準について. 日医新報 2085：
　29-34, 1969
4）津村晶子：新しい視力表スペースセイビングチャートの使用
　経験. 眼紀 53：40-44, 2002

I. 外来のセットアップ

3. 特殊検査室

安里眼科　**安里　良**
屋宜盛顕

I 特殊検査室の有効活用（フロアレイアウト）

外来の診療形態，専門性により医療機器の構成要素は異なるが，広角眼底撮影や3次元画像診断装置などパソコンを伴う検査機器が多いなか，省スペースで，患者とスタッフの動線を考慮した配置がなされていなければならない．特殊検査室のみのレイアウトにとらわれず，図1，2のようにフロア全体を考える環境であれば，動線の短縮が見込まれる．診察室，相談室をフロア中央側に配置する回遊動線とすることで，待合室から視力検査，明暗所検査から診察までが左回りで行

き止まりのない動線を確保できる．診察終了後はそれまでの通路は通らず，ダイレクトに会計へ誘うことで，追加検査，外来手術，処置以外は1方向通行が可能で往来が少なくなり，高度視力障害のある方への配慮も可能となる．

II 特殊検査室での工夫

眼科検査の大半を占める視力検査室から，特殊検査機器への振り分け，明所および準暗室（ダウンライトで調光可能）や暗室検査である視野検査や網膜電図への動線，通路幅の確保も考慮することで，ADL機能低下や高度視力・視野障害を呈した方への誘導も行いやすいようにレイアウト

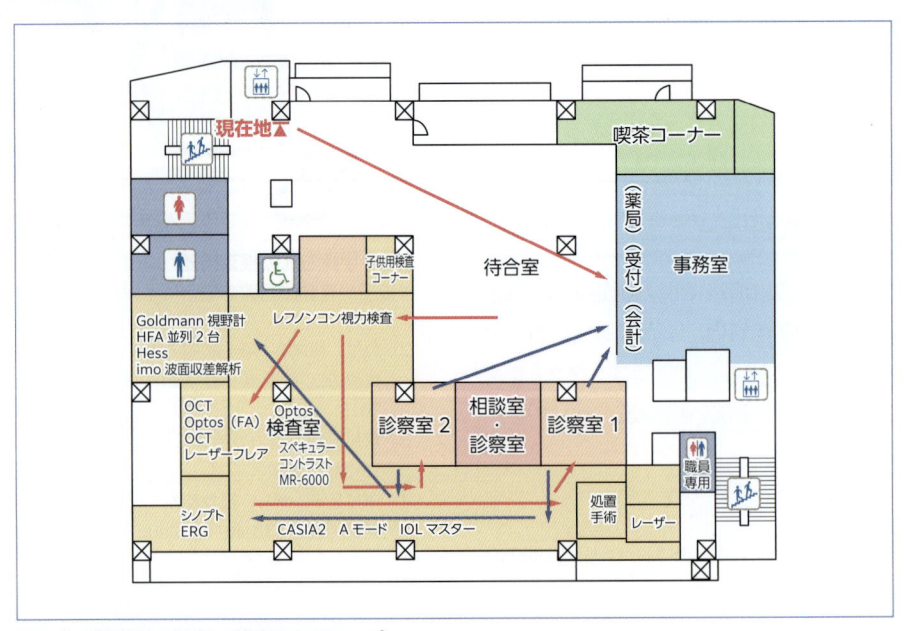

図1｜2階受付・診察・検査フロアマップ
診察室・相談室をフロア中央に配置することで，待合室⇒検査⇒診察⇒会計へと一方通行の動線が可能となる．━━▶：1方向動線，━━▶：追加検査動線

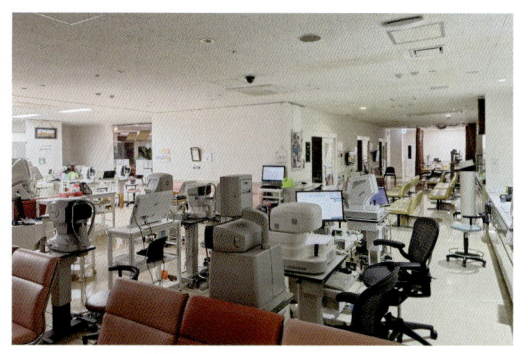

図2｜検査室の様子
写真中央が診察室，相談室．向かって左側待合室から入りレフノンコン視力後，左周りに必要な検査を終え診察室へ案内でき，患者の往来が減る．機器を対面設置することで患者の動線短縮を図る工夫をするとよい．

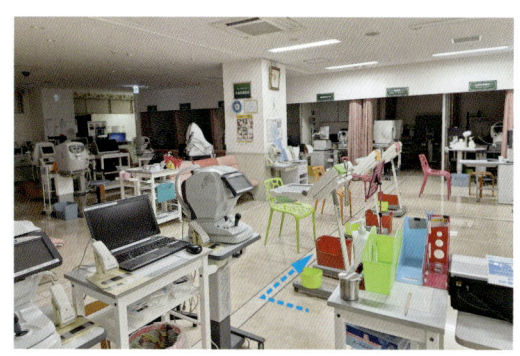

図3｜電源ケーブル，コンセントの埋設
明所検査室では矢印に示すように電源ケーブルコンセントを床下へ埋設し任意の場所に出せるようにすると，床面に露出するケーブルを最小限にできる．歩行，移動領域の安全確保のみでなく埃の温床とならない．トライアルレンズスタンドを用いて省スペースを可能にしている．

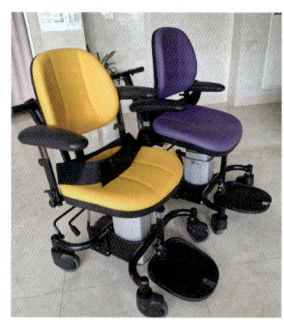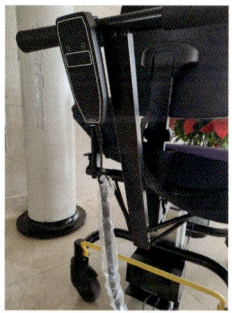

図4｜Rini社のPatient chair Malin4
・色合いが良く背面台座が傾斜可能．後弯症の患者でも前傾姿勢確保が容易．
・電動で台座を上下可能で，診察室・検査室でも患者・介助者の負担を軽減できる．
・輪が独立して360°回転するため，水平移動を含めた全方向移動が可能．

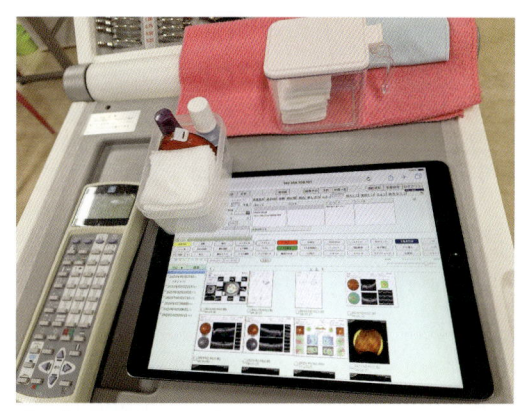

図5｜トライアルレンズスタンド上のレイアウト
タブレット端末で画像閲覧や写真の取り込みなどその場で行える利点がある．

するとよい．図1,3に示すとおり，視力検査のあと，振り返って暗室は右へ，明所下検査は左へ移動する．図3に示す矢印の床下には電源およびLANケーブルが埋設され，機器の設置区域から最短でAC・LANコンセントを出し，暗室もすべて歩行先にケーブルが出ないようにして，埃の温床とならないよう工夫している．

　明所でも測定可能な前眼部画像解析装置やスペキュラーマイクロスコープ，光学式眼軸長測定器，コントラスト感度測定器などの白内障手術の術前検査機器を併設，対面設置することで，移動，検査時間の短縮を促している．この術前検査スペースでの有効なアイテムは眼科用車椅子であ

る．当院では図4に示すRini Ergoteknik AB社のPatient chair Malin4を使用している．特徴としては，電動で台座を上下でき背面台座も傾斜可能，後弯症の患者でも前傾姿勢確保が容易で，診察室・検査室でも患者・介助者の負担軽減となり欠かせないアイテムとなっている．また，4輪が独立して360°回転するため，水平移動を含めた全方向移動が可能である．

1. 明所検査室での工夫

1）視力検査室

　視力検査室の省スペース工夫として，図3,5のように電子カルテ収納庫モニターなどを設置せ

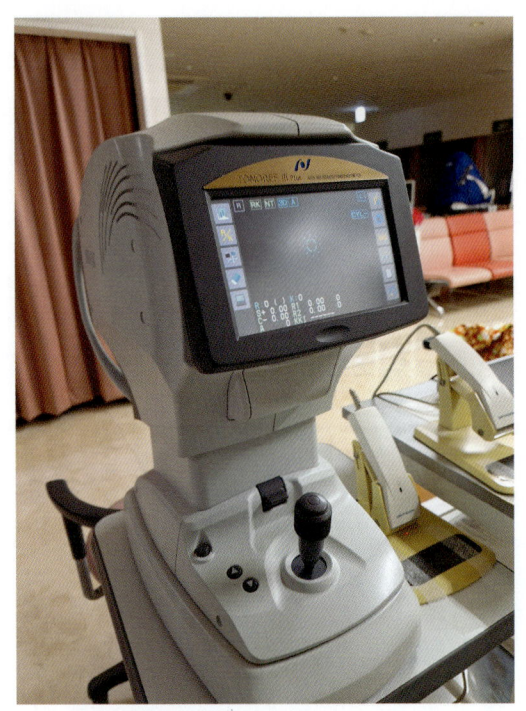

図6｜TONOREF® III Plus(ニデック社)

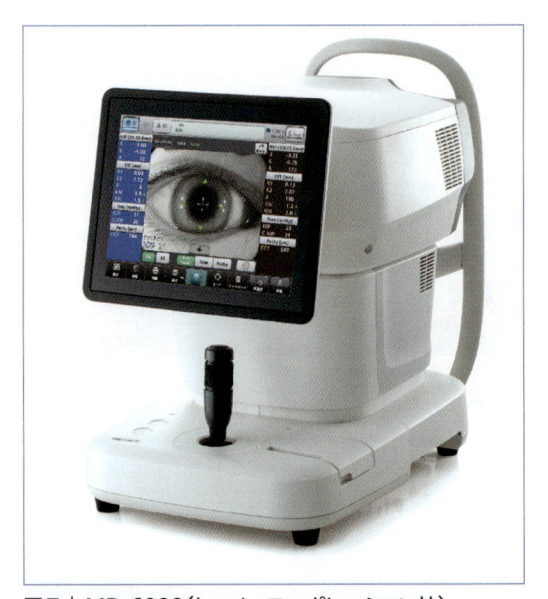

図7｜MR-6000(トーメーコーポレーション社)
定量, スコアで示すことでドライアイ層別診断をサポートすることが可能.

（画像提供：株式会社トーメーコーポレーション）

ず, タブレットを用いてトライアルレンズスタンド上での視力検査およびカルテの書き込みを可能としている.

　電子カルテ(ビーライン社Medius)はwebブラウザシステムのため, タブレットでも外部のインターネットとは別に院内電子カルテ専用で独自のweb回線を用いるなど, セキュリティに気を配れば安全に使用できる. タブレットカルテは患者から離れたモニターで検査結果を閲覧するのではなく, 手元で画像を拡大して閲覧できるので, 省スペースだけでなく, 視力低下を有した方に対する明解な説明にも一役買っている. また, 限られた領域のなかで視力検査に係る機器のスペースを縮小できることで, 患者の椅子を移動がしやすい軽量なものとし, スタンドの下に置くと前述した車椅子を使用する患者の移送もスムーズに行える.

2)ノンコンタクトトノメーター

　非接触型眼圧計で, その簡便さから外来での使用頻度は高く, 感染リスクが少ない. ただし, 低眼圧・高眼圧帯での誤差が大きくなり, 角膜厚の影響も受ける.

　機種によってはニデック社のTONOREF® III

Plus(図6)のように, 角膜厚を測定し, 補正した眼圧値を比較表示するものもある. ファイリングシステムや電子カルテとのデータ共有をすることで, 時系列グラフ化され緑内障の眼圧変動を確認できる.

3)オートレフケラトメーター

　視力検査には必須で, 他覚屈折値および角膜曲率半径を測定する. 状態や目的に合わせ測定領域を2.5〜3.2 mmに可変でき, 他検査との兼用機も充実している.

　レフケラト以外に, ①眼圧測定, ②角膜厚測定, ③角膜形状解析などが付属され, さらにトーメーコーポレーション社のMR-6000(図7)のようにドライアイアプリケーションを搭載した機種もある. TSAS (tear stability analysis system：涙液安定性検査装置) で涙液メニスカス, マイボーム腺, 結膜充血, 瞬きの撮影を施行し, 定量, スコアで示すことで, ドライアイ層別診断をサポートすることが可能となる機種でもある.

4)スペキュラーマイクロスコープ(図8)

　角膜内皮細胞撮影・解析を非接触で簡便に行うことができる.

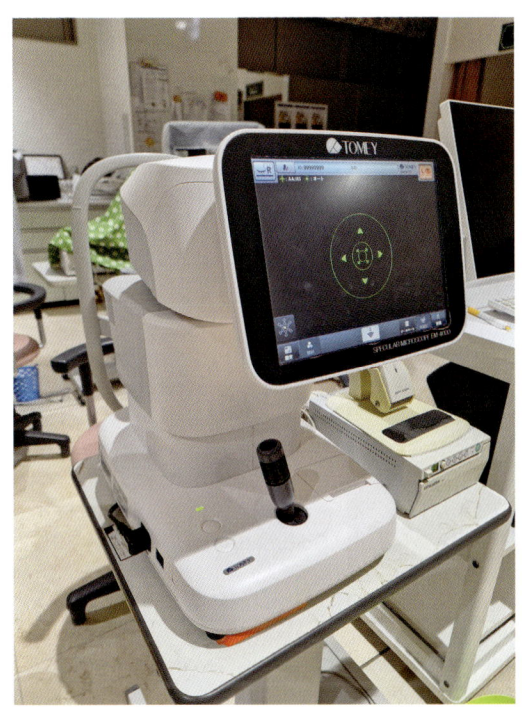

図8｜EM-4000(トーメーコーポレーション社)
当院で使用しているスペキュラーマイクロスコープ.

　撮影方法はオート,セミオートと選択でき,解析に関しても自動解析,マニュアル解析が可能で,中心角膜厚(CCT)や角膜内皮細胞密度(CD)だけでなく,細胞面積のばらつき(CV)が算出される.角膜疾患の評価,手術前の適応および術後経過の評価に使用され,手術を行う施設では欠かせない機器である.

5) 前眼部画像解析装置

　当院では白内障手術に向けた角膜形状,水晶体解析だけではなく,狭隅角スクリーニングアプリケーション(STAR Analysis)を搭載したトーメーコーポレーション社のCASIA2を使用している(図9).本機種は隅角の開大度(AOD500)を360°自動解析し,狭隅角のリスクの高さがnarrow angle indexで数値化される.隅角鏡による診断結果とあわせて隅角の画像がカルテ上に残ることで,スタッフのスキルアップと教育にも活用できる.原発閉塞隅角症(primary angle closure:PAC)の方へ正常眼との比較結果を提供することで,わかりやすいムンテラにも有用である.

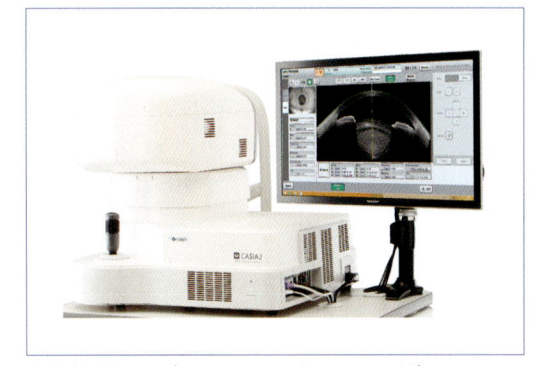

図9｜CASIA2(トーメーコーポレーション社)
(画像提供:株式会社トーメーコーポレーション)

2. 暗所検査室での工夫

1) 視野検査室

　専門性にもよるが,暗室の一番手前に自動視野計を設置することで,患者の入れ替わりに関するスタッフを含めた動線の煩雑さの解消に努めている.高頻度で検査時間が短く入れ替わりの多い自動視野計,動的視野計の順が効率がよい.図10で示すように,当院での使用頻度の低いHessスクリーンやGoldmann視野計を奥に配置し,検査時間が短いクリュートメディカルシステムズ社のアイモ® vifaを一番手前に設置している.当機は「AIZE-Rapid」というオリジナルプログラムを有しており,その特徴は偽陰性,偽陽性,固視監視を検査プロセスから指定し,閾値決定までの視標提示回数を低減することで時間短縮を実現させた.前傾姿勢で,アイパッチで遮閉せずに,両眼開放での検査が可能であるため,自然な環境下,見え方で検査が行われる.視野検査による疲労が軽減されたと,患者・スタッフからの声も多く聞かれる.加えて45 cm×60 cmのコンパクト設計で,通路の一番手前に設置するのに適している.また,覗き込みタイプで外部光を遮断できるため暗室下でなくても検査が可能であるが,ほかの視野計と併用する場合は暗幕カーテンで仕切り,入れ替わり時にほかの暗室効果が損なわれないように工夫している.

　Carl Zeiss Meditec社のハンフリーフィールドアナライザー(HFAⅢ),アイモ® vifaともにビーライン社の自動視野計データファイリングシステム

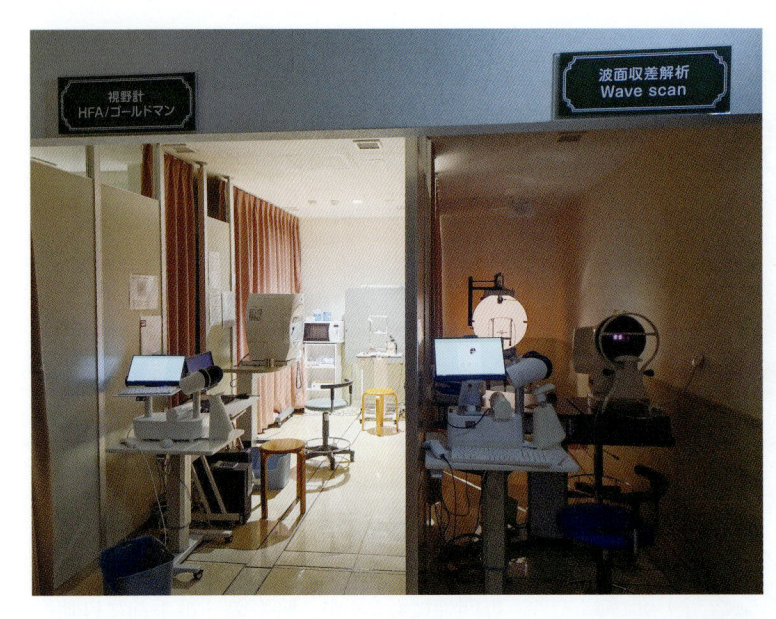

図10｜暗室視野検査室
配線は埋め込まれダウンライトで調光可. 患者入れ替わりの頻度を考え, 短時間で検査可能なアイモ® vifaを一番手前に設置し, 時間を要するGoldmann視野計を奥へ設置している.

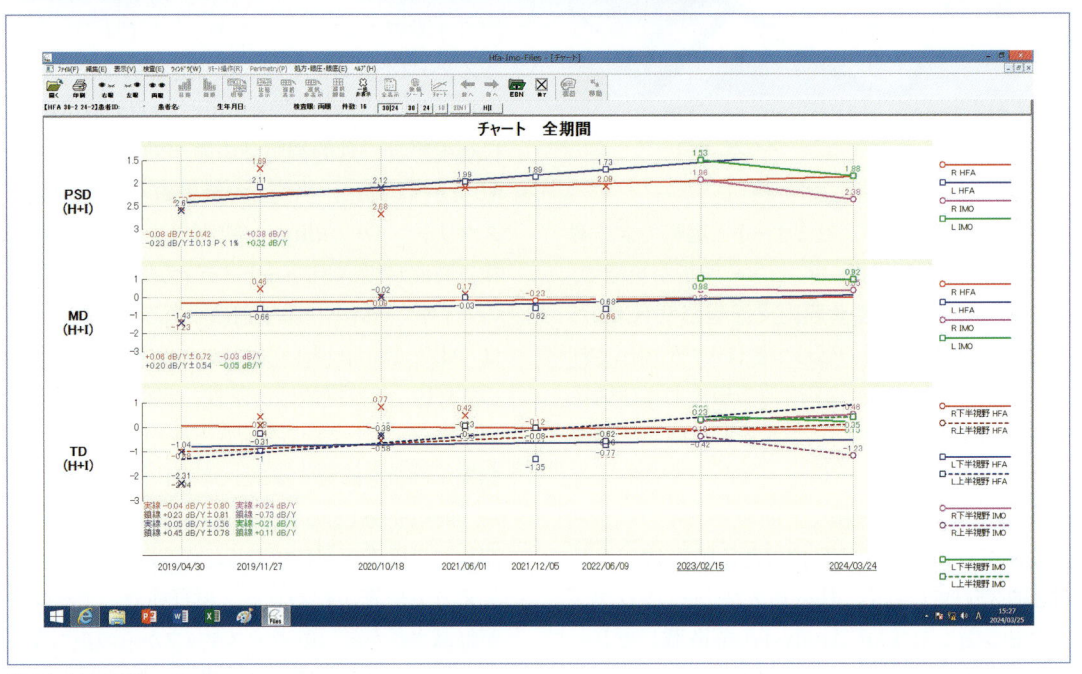

図11｜BeeFilesのチャート
HFAのみでなくアイモ® vifaも時系列で表示される.

（BeeFiles, 旧HfaFiles）（図11）で共有可能である. 視野障害進行の有無をみるため, グレートーンの左右比較やチャートを一画面で時系列に表示することも可能で, 任意ではあるが, 薬剤投与のイベント, 眼圧を入力すると画面に反映され, 緑内障の患者説明に有用である. また, このシステムは視覚障害認定基準の両眼開放エスターマン検査と10-2プログラムの視認点数がそれぞれ計算できる. さらに, 両眼の視野を重ね合わせたイメージ像も追加機能として最新バージョンから閲覧できる. 視野検査, OCTに加え, BeeFilesの機能を活かした結果を閲覧することで, 現状の維持が重要であり点眼コンプライアンスの意識を高めることに結びつき, また, 神経質な方への励み

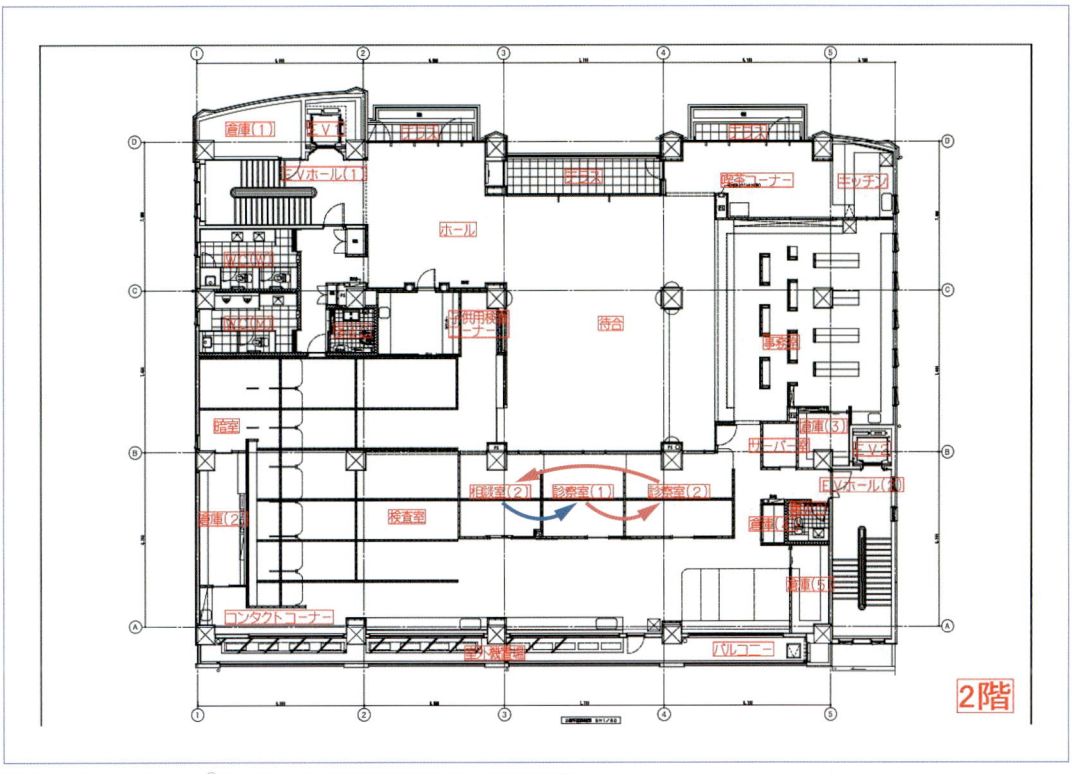

図12｜OCT, Optos® Californiaを隣接させることで動線短縮
重複検査の渋滞緩和が可能.

となる説明につなげていくことができる有用なアイテムであるといえる.

2) OCT, 広角眼底撮影

　緑内障検査で視野検査と同日に行う頻度が高いOCTは隣接していることが望ましいといえる. 同様に, 無散瞳で広角眼底撮影が可能な機器と隣接することによって, 網膜硝子体疾患の患者に対してスムーズな検査動線を確保できるように心がけている.

　OCT, 広角眼底撮影装置は暗室でなくても検査が可能であるが, 図12に示すように視野検査室に隣接して1台設置し, パーテーションを挟んで超広角走査型レーザー検眼鏡（Optos® California, Optos社）を設置している. そして, その両隣にOCT（図13）を置くことで, 緑内障, 網膜硝子体など特殊検査が重複する時間帯の渋滞緩和に努めている. また, LASIK, ICLを施行している当施設では, 近視眼の網膜病変をスクリーニングする目的でも広角眼底撮影の使用頻度は高

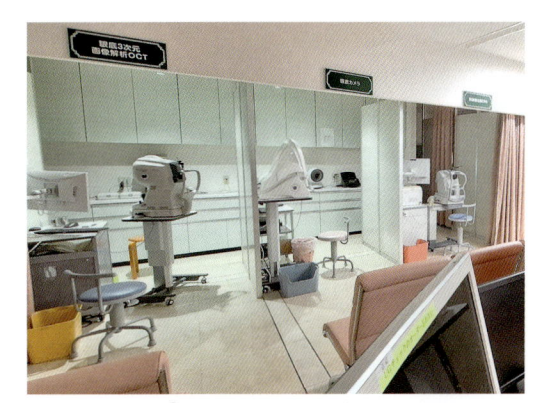

図13｜Optos® Californiaと2台のOCTが隣接

く, 検査室の中央へ設置し, どの待合座椅子からも声かけできるように工夫している.

3) 光学式眼軸長測定検査, 白内障手術支援システム

　光学式眼軸長測定検査器および白内障手術支援システムはCarl Zeiss Meditec社のIOL マスター700およびCALLISTO eyeと, 日本アルコン社のARGOS®およびVERION™を使用している.

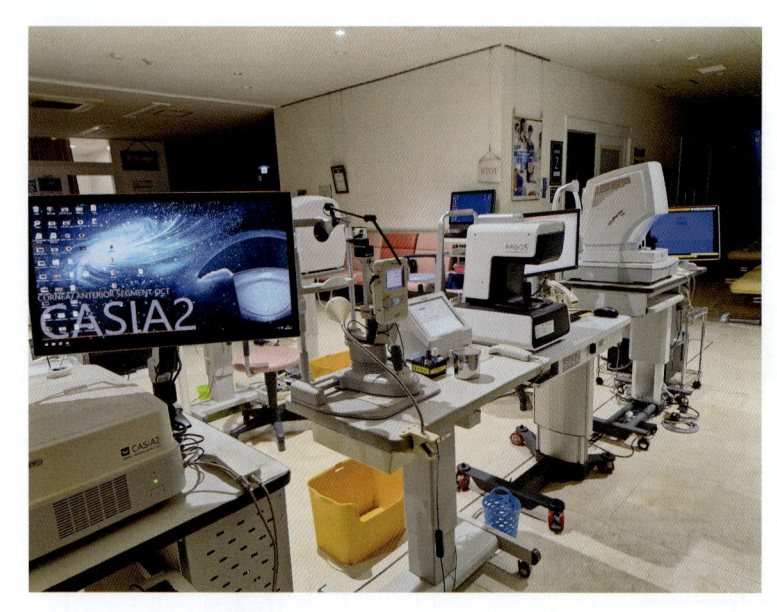

図14｜IOLマスター700と ARGOS®
隣接配置することで, 患者動線の短縮を図る. また, 両機種の特性を比較しながら検査も行いやすい. CASIA2も同じ区画に設定することで, 水晶体再建術の術前検査をスムーズに行える.

これらも暗室でなくても検査が可能であるが, 暗室もしくは準暗室下でダウンライト調光された状態が良い参照画像を得られることもあり, 当院では照明をコントロールできる場所へ設置している（図14）. 光学式眼軸長測定は, スウェプトソースOCTが搭載された機種がほとんどであるが, 高精度で再現性もある測定が容易にできるため, 水晶体再建術に用いる眼内レンズの度数計算目的だけでなく, 超眼軸長眼に対するOCTの緑内障解析の眼軸補正入力値を求める, あるいは屈折矯正手術術前検査, 低濃度アトロピンでの近視抑制治療での経過をみるためなど, 使用頻度は高い. 得られた前眼部画像データは, 水晶体再建術や有水晶体眼内レンズなどに用いる. トーリックIOL, ICLの乱視軸合わせに術前マーキングなしで, ターゲットが顕微鏡術野に表示される. 外来で得た情報を手術室でCALLISTO eye, VERION™で参照解析され仰臥位による回旋も補正対応されるため, その精度は高い. 連続円環状前囊切開（CCC）およびIOLのポジショニングもガイダンスされ, 多焦点眼内レンズのセンタリング確認にも有用である.

I. 外来のセットアップ

4. 診察室（大学病院）①

慶應義塾大学眼科　**伴　紀充**

慶應義塾大学病院眼科の診察室（図1）について概要を述べる．現在の外来は慶應義塾大学病院の新病院移転に際し2018年に移転し，現在の運用になっている．年間の来院者数は初診3,362人，再診52,138人（2023年）で，1日あたり210人程度である．

I｜待合・患者呼び出し用モニター

待合室は外待合（他科と共用）と中待合（図2）の2つに分かれており，予定の検査が終わると患者が中待合に進む流れとなっている．検査および診察は，すべて受診日に割り振られた4ケタの受診番号で案内されるが，視力不良などの理由で番号での案内が難しい場合に限り名前での案内を行っている．診察の順番がくると中待合にある患者呼び出し用モニターに受診番号が表示されると同時に，自動音声での案内が流れる．他科では，外来を離れて待つことができる呼び出しシステムを採用している場合もあるが，眼科は検査のバリエーションが多く管理が難しいため現時点では採用していない．

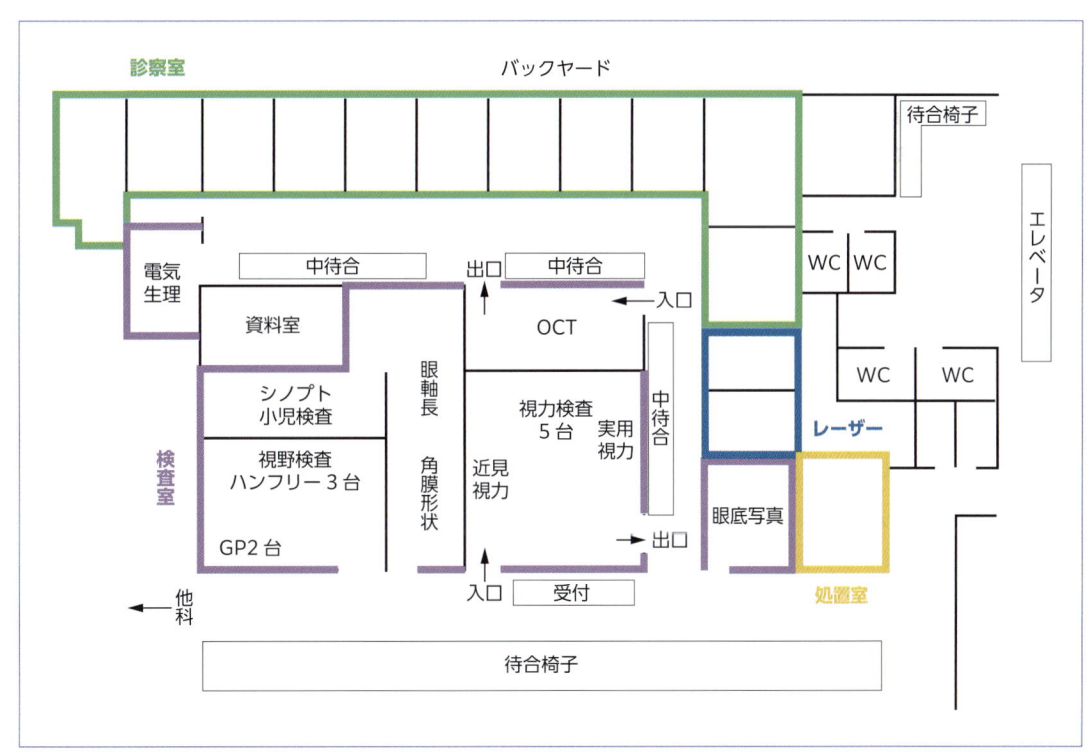

図1｜眼科外来の間取り図

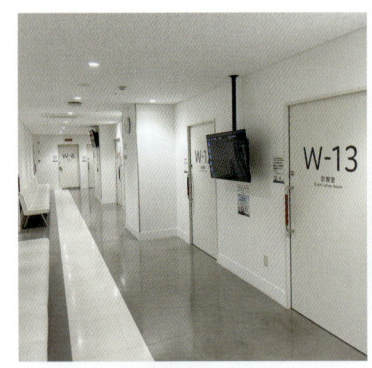

図2｜中待合の様子

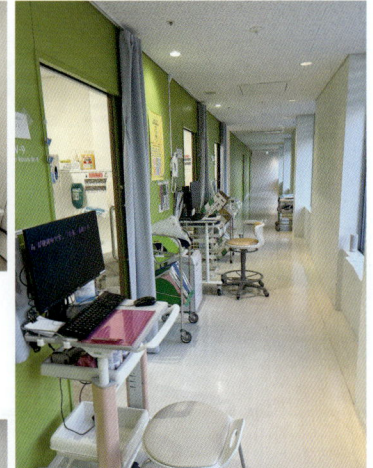

図3｜診察用の基本設備

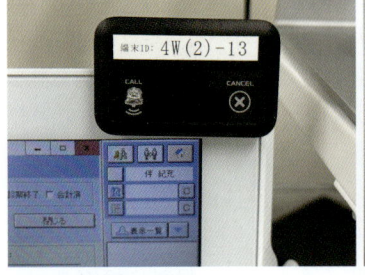

図4｜呼び出しボタン

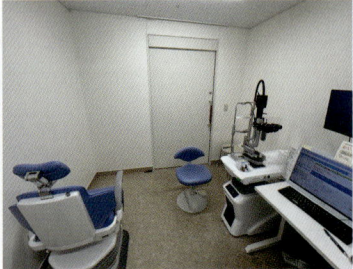

図5｜処置用のリクライニングチェア

図6｜診察室のバックヤードの様子

II｜診察室

　眼科外来は，現在10室の診察室があり（うち2室はレーザー処置室兼用），どの診察室も基本的な設備は同じである（図3）．患者のプライバシー保護のため，診察室の入り口はカーテンではなくスライド式のドアとなっている．診察室の基本設備は患者診察用の椅子（電動式），患者処置用の椅子，細隙灯顕微鏡（電動スライド式），処置用の点眼や清潔綿，診察医師用電子カルテ端末〔医師記載用のメインモニター（タッチペン併用可）とセカンドモニター〕，介助者用ラップトップ電子カルテ端末，双眼倒像鏡，洗面台である．看護師や看護補助者の呼び出しの際は，診察室に備え付けの呼び出しボタン（飲食店で使用する，押すとチャイムが鳴るボタン）（図4）を使用している．導入当初こそ居酒屋みたいとの批判はあったが，導入後は医師が大声で看護師を呼んだり探し回ったりすることもなくなり，好評である．

　当院では，眼底診察は基本的に双眼倒像鏡を使用しており，現在ではすべてワイヤレスタイプを使用しているため，以前のコード式のものに比べて扱いが簡便である．診察室によっては，単眼倒像鏡やハンドスリットを設置してある部屋もある．処置用の椅子は，可動式のリクライニングチェア（図5）を使用しており，双眼倒像鏡による眼底診察，外眼部処置（ステロイドテノン嚢下注射なども含む）の際に活用している．硝子体注射については注射専用の清潔度の高い処置室を使用している（硝子体注射は現在すべて外来で行っている）．

III｜バックヤード

　メインの診察室はバックヤードでつながっており，看護師や看護補助者はバックヤードで待機し，指示に従って処置の準備，処置の介助，患者説明を行う（図6）．各診察室に1人介助者がいることが理想的であるが，平日は6診から最大9診稼働しており，複数の診察室を掛け持ちすることとなるため，前述の呼び出しボタンが活躍する．

5. 診察室（大学病院）②

福井大学眼科　**盛岡正和**

I ｜ 眼科外来の間取り

福井大学医学部附属病院の眼科外来（図1）は建物の2階にあり，1日あたりの外来患者数は120人程度である．基本的には完全予約制であるが，他科からの依頼や予約外で受診する患者もいる．病院に所属している眼科医師は20名で，外来では最大5名が診察を担当している．医師以外に視能訓練士7名，看護師5名，事務員1〜2名で運営している．また，診察を担当しない外回り医師を最大で3名配置しており，初診患者の基本情報（既往歴，アレルギー，服薬歴など）の

入力や，レーザーや抜糸などの処置，術前の説明，入院や全身検査のオーダリングなどを受け持っている（人数はいずれも2023年度）．

待合室（図2），検査室，診察室などを含めた総面積は約430 m²である．検査室に入ると，まずは眼圧測定機器，他覚的屈折測定器などが並んだ明室検査室がある（図3）．視力検査は3列設けてあり，被検者から検査機器までの距離をしっかり5 m確保している．暗室検査室にはOCT 2台，広角眼底カメラ，レーザーフレアメーター，網膜電図などが設置されている（図4）．動的視野検査機器1台と静的視野検査機器3台は，暗室とはド

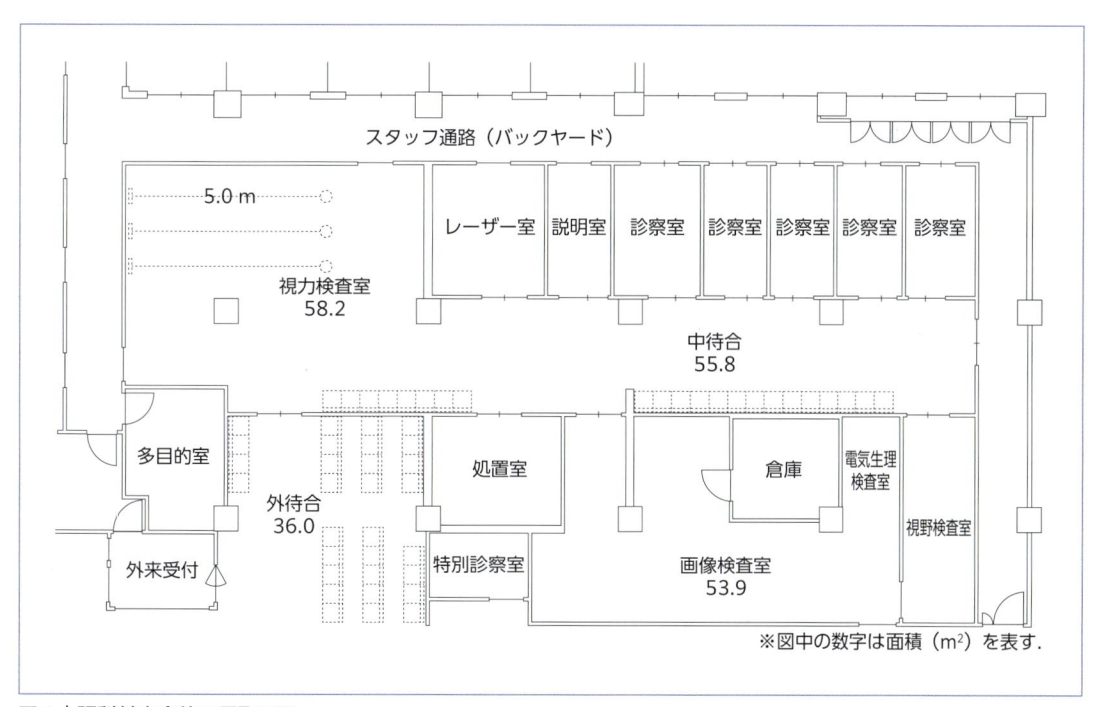

※図中の数字は面積（m²）を表す．

図1｜眼科外来全体の見取り図
診察室が5室並んでおり，説明室やレーザー室とはバックヤードでつながっている．

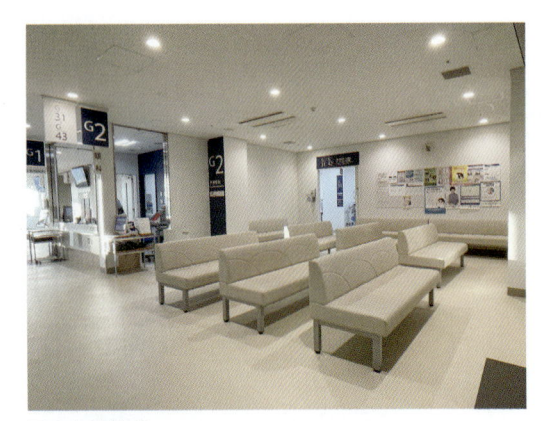

図2｜外待合
受付を済ませた患者は，まず外待合で待機する．

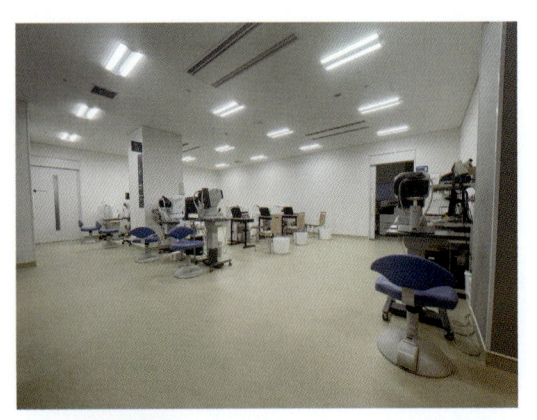

図3｜明室検査室
視力検査，眼圧検査などを行う．

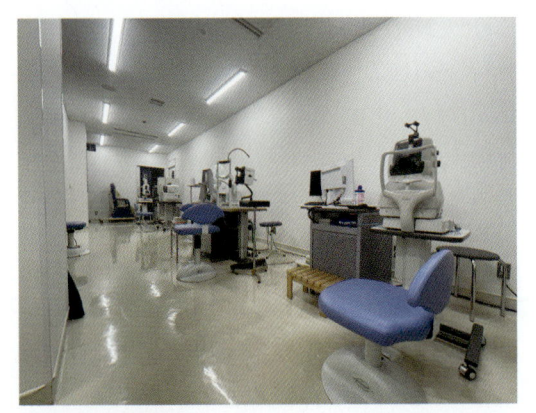

図4｜暗室検査室
OCTや広角眼底カメラなどの機器が置かれている．

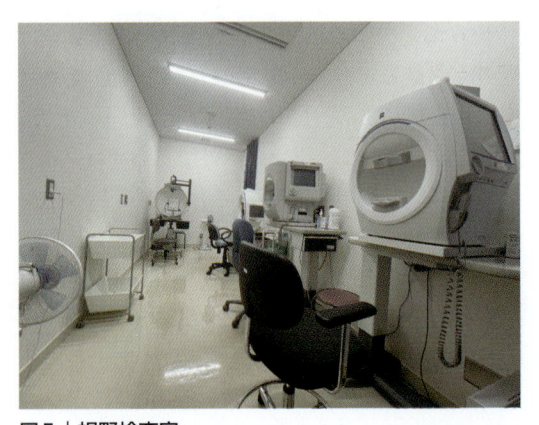

図5｜視野検査室
患者が落ちついて検査を受けられるよう，個室になっている．

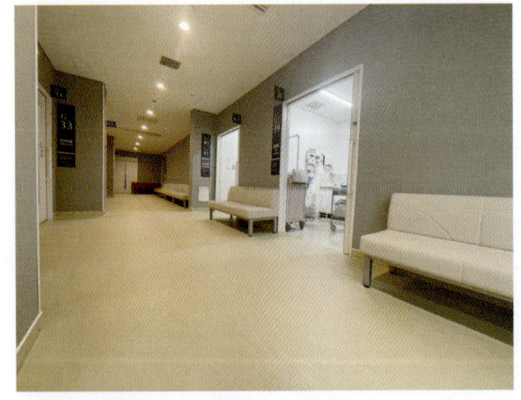

図6｜中待合
検査が済んだ患者が中待合で診察を待つ．

アで隔てられた視野検査室に設置されている（図5）．人の出入りが多い眼底カメラ・OCT周辺と部屋を区切ることで，患者が視野検査に集中しやすいように配慮している．検査がひと通り終わった患者は，診察室前の中待合で待機するように

なっている（図6）．

5つある診察室とレーザー室はバックヤードでつながっている．バックヤードには診察を補助する看護師が待機している．ほかの診察室とつながっていることで，先輩医師に症例の相談をしたり，診察室ごとの混雑状況を把握したりするのに役立っている．

II｜5室の診察室をフル稼働で効率よく

通常の診療で用いる診察室は5室あり，感染疑いの患者などを診察するための特別診察室が1室ある．予診室は設けていない．大学病院の診察室数として決して多くはないが，午前・午後ともに空室のないように診察医師を配置することで，効率よく外来診療が行えるよう工夫している．外来患者が午前・午後に分散され特定の曜日や時

間帯に偏らないので，視能訓練士の人数が限られていても，検査で長い待ち時間が生じることなく外来を運営することができている．診察室を少なくすることは，導入する端末数を少なくすることにもつながり，機器に費やすコストを圧縮する効果も期待できる．

III | 診察室のモニターは5面 必要な情報を即座に把握できる

眼科診察室はモニターが5面ある（図7）．そのうち4面は，①眼科カルテの診療録画面，②眼科カルテの画像ファイリング画面，③眼科カルテの検査値表示画面，④院内共通の電子カルテ（主にオーダリングに使用）に割り振って医師が使用している（図8）．残りの1面は患者に近い位置に置かれ，スリットランプのカメラ映像を表示したり，ファイリングした画像の提示に使ったりしている．

細隙灯顕微鏡が載ったスライディングテーブルには，診察室で使う点眼薬やレンズなどが置かれている（図9）．アプラネーショントノメーターで眼圧を測定する際には，ディスポーザブルのチップを使用し衛生面に配慮している．

IV | Claioの眼科受付票を活用

当院では，IBM社の電子カルテが院内共通で導入されている．処置や処方，入院や手術などのオーダリングはすべて院内共通の電子カルテを用いて行う．一方で，眼科診療ではスリットランプで撮影した画像や眼底カメラ・OCT画像など，特有の画像データを多く取り扱う都合上，専用の画像ファイリングシステムを導入している施設が多い．当院ではファインデックス社のClaioを導入している．眼科診療に関する記載はすべてClaio上で行われる．Claio上の記載は他科の医師でも閲覧することはできるので，脳神経外科医が視野検査結果を確認したり，耳鼻咽喉科医がHess赤緑試験の結果を閲覧したりするのに役立っている．

Claioの機能として，検査指示入力と受付票の出力がある（図10）．患者が外来窓口で受付処理を行うと，名前やIDとともに検査項目が列挙された受付票がプリントアウトされる．当院の眼科外

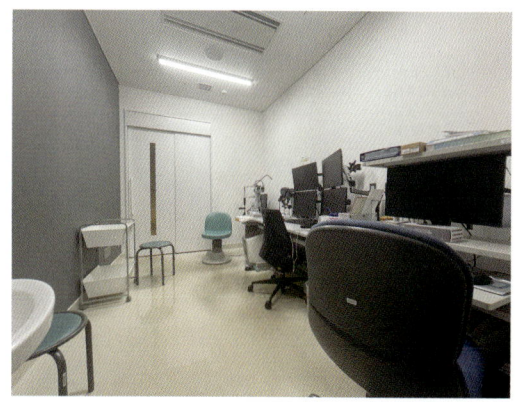

図7 | 診察室
すべての部屋にモニターが5つ備わっており，最も大きな診察室には医療クラークの入力補助端末が設置されている．

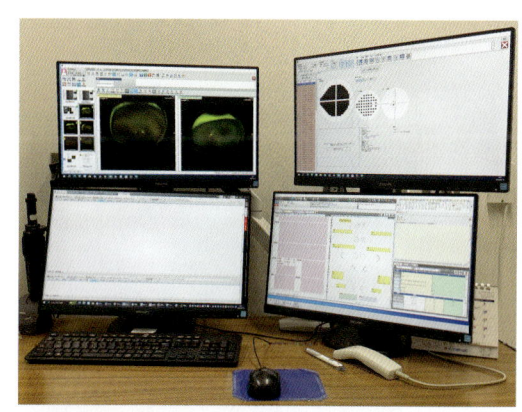

図8 | 医師が使うモニター4面
左上：Claioファイリング画面，右上：Claio視野ビューアー，左下：院内共通のIBM電子カルテ，右下：Claio記載画面．

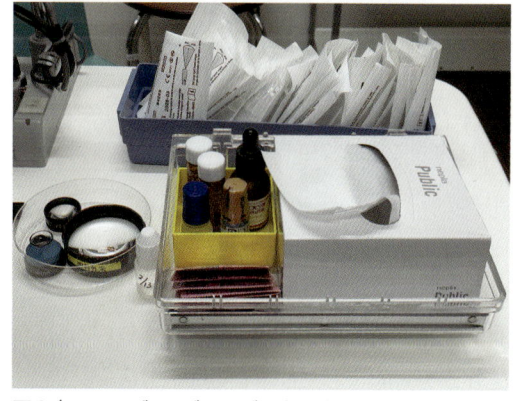

図9 | スライディングテーブル上の小物類
診察室で使う点眼薬やレンズなどが置かれている．

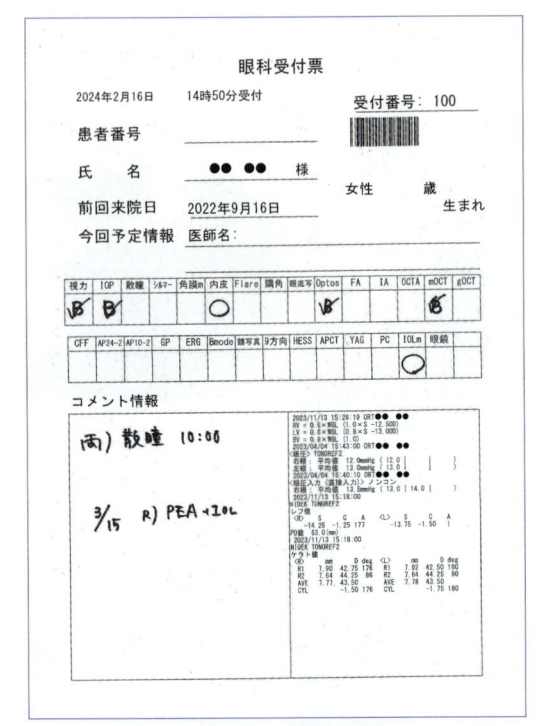

図10｜Claioから出力される眼科受付票

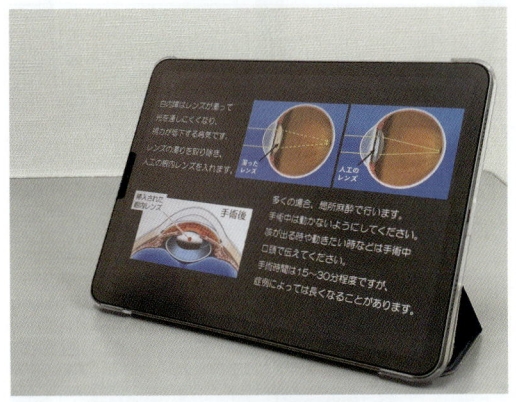

図11｜医局内で作成した手術説明動画
動画視聴後に補足説明を行う.

来では，この受付票をクリアファイルに貼り付けたものを簡易的な紙カルテのようにして運用している．まず，受付済のファイルが検査室の検査待ちボックスに並べられる．視能訓練士はこのファイルをピックアップし，受付票に記された検査項目を確認する．再診患者であれば予定検査項目が記載されているので，その検査を行う．初診患者の場合は，主訴や紹介状の内容から必要と考えられる検査を行い，検査が一通り終わると診察室

の診察可能ボックスにファイルが届くようになっている．

　診察後に追加検査や処置がある場合は，受付票に手書きで追記する．クリニックと違って診察室と検査室の距離が遠いため，視能訓練士に直接オーダーの詳細を伝えることが難しいこともある．その場合でも，受付票に指示の意図や検査時に考慮してほしい点，眼軸長測定時の期待屈折値などを書き添えることで，情報伝達の手段としても活用している．

　診察が終わった患者は，処方箋を受け取り会計窓口に向かう．眼科受付票は診察終了ボックスに入れる．このボックスを看護師がチェックし当日受付患者一覧と突き合わせることで，順番が飛ばされ長時間待たされている患者がいないか，あるいは他科受診が残っており，優先的に診察を受けなければならない患者がいないかなど，全体的な患者動向を把握する手段にもなっている．

Ⅴ｜動画を用いて手術説明

　手術の説明は医局内で自作した説明動画を活用している．白内障手術はもちろん，硝子体手術や緑内障手術についても説明動画を用意している．診察担当医が手術の概要を伝えたあと，細かな内容も含めた説明動画をiPadで見てもらい，最後に外回り医師が質問事項に答えたり，個別の補足事項を付け加えたりしている（図11）．患者が説明動画を見ている間に，外回り医師はカルテのオーダリングや処置を並行して行えるので，効率的に外来業務を進めることができる．手術説明と同意取得を外来で終えることで，入院後に病棟で説明する必要がないようにしている．

Ⅵ｜ロービジョン機器の展示室を常設

　ロービジョン機器展示スペースには，拡大読書器や遮光眼鏡，ルーペなどを豊富に取りそろえている（図12）．ロービジョン患者が実際に手にとって試用することができ，気に入ったものは一時貸し出しを行っている．ロービジョンケアには医学的な情報だけでなく，患者の自宅での生活や職業上の事情などを丁寧に聞き取ることが求められ，

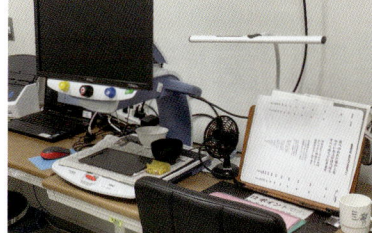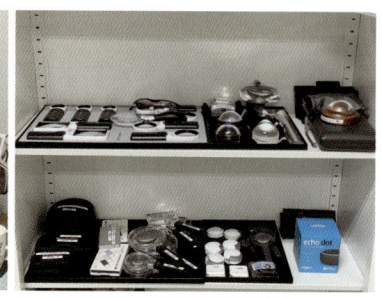

図12｜ロービジョン機器展示スペース
拡大読書器やiPad，スマートスピーカーなどが展示され，試用することができる．

ある程度まとまった時間を要する．そのため，木曜日の午後にロービジョン専門外来を設けている．ここでは視能訓練士や医師が患者とゆっくり相談し，ニーズを聞き出してさまざまな機器を提案できるようにしている．

VII｜硝子体内注射は外来処置室で

抗VEGF薬の硝子体内注射は，すべて外来処置室で行っている（図13）．注射日は火・木・金曜日の午後に設定し，予約制で処置を行っている．症例の増加に伴い年々件数を拡充しており，2024年現在は1日あたり13件程度まで対応可能となった．定期投与やT＆Eレジメンで投与している症例は，予約日に注射を行う．金曜日の午後は同時間帯に黄斑疾患の専門外来を設けることで，PRNレジメンの当日注射にも対応できる．決められた曜日以外でも，緊急で注射が必要な症例には直ちに注射することもできる．

注射前のバイタルサイン確認や誘導，注射後の指導は看護師1人が担当し，医師1人と介助の看護師1人で注射を行う．処置室は手術室並みの清浄度を維持できる空気清浄機を設置し，感染予防に配慮している．注射前の散瞳や注射後の眼帯装着は行わず，初回の注射でなければ処置後の安静時間も設けていない．したがって，患者は短時間の滞在で済むことになり，医療者側の業務削減にもつながっている．

VIII｜外来手術室が近くに

眼科の局所麻酔手術は，眼科外来に隣接された「目の手術室」で行っている．手術ができる部屋が2室あり機器類も2室分設置してあるので，手術は平日の午前・午後とも2室並行して進行できる．

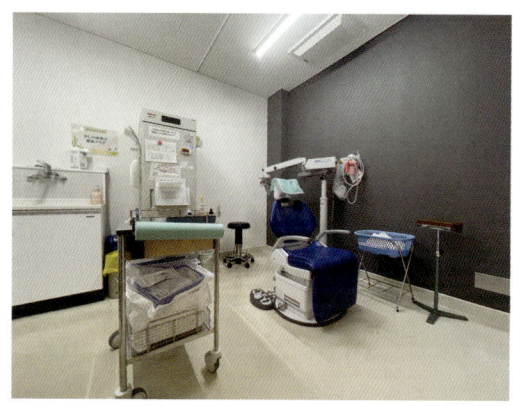

図13｜外来処置室
硝子体内注射もここで行う．

手術予定を効率よく配分することで午後の業務にはゆとりが生まれ，当日の朝来院した緊急症例でも14時頃には執刀開始できる．そのため，規定の勤務時間内に手術が終了しないことはほとんどない．外来からの距離が近いため，日帰り手術の患者が外来と手術室を行き来するのも短時間で済む．

IX｜今後の眼科外来

以上，当院の眼科外来と診察室について概略をまとめた．あくまでも数多くある眼科外来の一つの事例であり，最適な外来施設は診療を行う地域や時代によって異なるだろう．質の高い医療を提供するために，眼科外来のセッティングは更新し続ける必要がある．イメージング技術やAIの進歩によって眼科検査を取り巻く環境が変化すれば，それに対応した眼科外来が求められるだろう．一方で，視機能に制限のある高齢者が多く来院することは変わらない．段差がないことや車椅子でも移動がしやすい環境は，引き続き不可欠であると考えられる．

I. 外来のセットアップ

6. 診察室（眼科病院）

小沢眼科内科病院 田中裕一朗

I 眼科病院の外来

小沢眼科内科病院では，眼科は眼腫瘍と眼窩底骨折を除く広範囲の疾患に対応している．軽症から重症まで県内外から多数の患者が来院し，1日あたりの外来患者数は440人（2023年）である．眼科診察室は8診あり，常時6～8診体制で診療を行っている（図1）．

眼科病院は複数の常勤医のほか非常勤医師も多数在籍しており，各診察室は午前・午後で診察医が変わることも多い．そのため，セットアップには普遍性が高く，誰でもすぐに構造が把握でき，実際に使いやすい診察室の構築が望まれる．また，患者に対しては個人情報の保護，プライバシーの確保に配慮したうえで，本人・家族にわかりやすい説明ができる環境作りに向け試行錯誤している．

II 診察室の外側

1. 診察順番表示システム

病院は患者の個人情報保護に配慮する必要があり，当院では外来待合スペースに患者誘導システムHospision®（富士通ゼネラル社）を導入している．受付番号をもとに診察順番を表示盤に表示することで，診察進行状況を可視化し，安心して診察順番を待つことが可能である．待合の大型総合モニターには各診察室の進行状況，混雑状況，各診察室前の個別モニターには担当医の診察順番，進行状況を掲示している（図2）．診察順番表示の合間にデジタルサイネージで休診，代診などの案内も可能である．

当院ではこの待合時間を有効利用するために，多焦点眼内レンズや眼内コンタクトレンズ（ICL）などのコンテンツで情報発信を行っている．

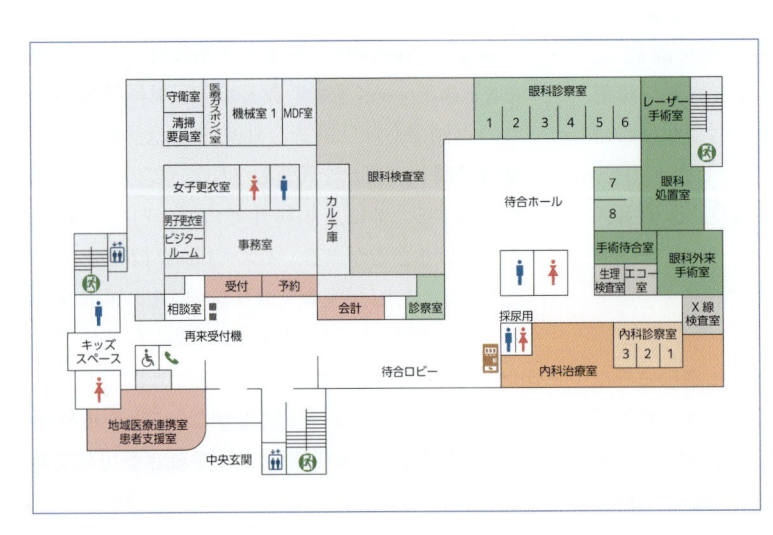

図1｜院内フロアマップ（1階）
眼科診察室は8診あり，常時6～8診が稼働している．

患者も自分の診察順がわかるようになったことで，待ち時間に対する苦情が激減した．富士通社の成長型電子カルテHOPE/EGMAIN-GX（以下，HOPE-GX）とも連携しており，院内の電子カルテのどの端末からも外来状況が把握可能である．

2. ユニバーサルデザイン

眼科は視覚障害者や高齢者の受診が多く，散瞳下では視力が低下するため，診察室の番号がわかりやすいよう入り口扉に大きく番号を表記している．前述の診察順番表示システムも扉の開閉の邪魔にならない最大サイズのものを使用し，見えづらい人でも識別しやすい工夫を行っている（図3）．

III │ 電子カルテの導入

医師法第24条によって，医師は患者を診療したら遅滞なく経過を記録することが義務付けられている．診療録は誰が見ても明確に内容を把握できる必要があるが，超多忙な診療現場で専門用語や略語，記号を多用せず，明瞭で必要十分な情報量の記載を行うことは現実的には不可能である．この問題を解決するためのツールとして，電子カルテ導入が推進されている．電子カルテは，患者本位にわかりやすく，正確に読めるよう医療行為の記録を残すことが可能である．当院では眼科電子カルテとしてファインデックス社の診療記事記載システムC-Note，画像ファイリングシステムClaioを採用し，眼科・内科共通のオーダリングシステムとしてHOPE-GXを導入している．

IV │ 診察の効率化─医療事務員（クラーク）の配置

当院では2001年の移転新築時より，医師を診察業務に特化させるため診療業務を補助する医療事務員（以下，クラーク）を1診あたり1～2名配置している．1名がHOPE-GXで病名・コスト入力，診断書や処方箋の発行，採血・心電図・X線など各種検査のほか手術や入院のオーダー入力，次回指示を行い，患者呼び出しシステムの

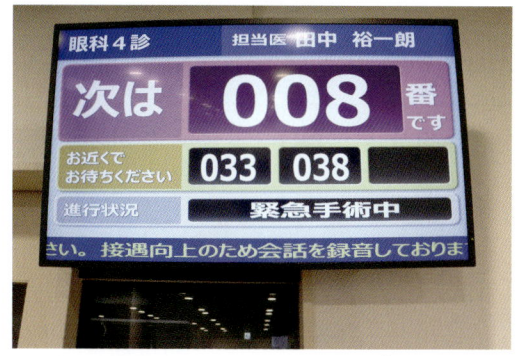

図2｜診察順番表示システム（Hospision®，富士通ゼネラル社）
診察順番と進行状況を表示．画面を切り替えて休診，代診の案内も表示可能．

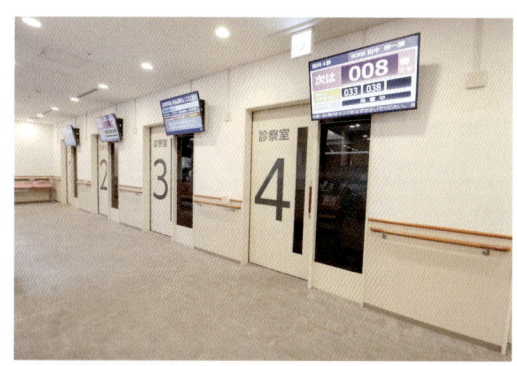

図3｜外来診察室の外側
視覚障害者に配慮して，モニターサイズ，入り口扉の表示を最大限に大きくした．

操作までを行う．ほか1名がC-Noteに患者の主訴や問診内容，医師の説明内容の代行入力を行い，患者の入退室の誘導も同時に行っている（図4，5）．診察以外の業務をクラークに分担してもらうことで，医師は患者に対して十分な時間をかけ診察と病状説明を行うことが可能となる．医師が専門性の高い業務に専念でき効率的な業務運営を行うためには，クラークの導入は不可欠である．

V │ 診察室の基本構造

1. 診察デスク

医師側には電子カルテ（C-Note）の入力用，検査・画像データ（Claio）の表示用の2画面のモニターがあり，横にはクラークが使用するHOPE-GXのオーダリング用のモニターを設置している

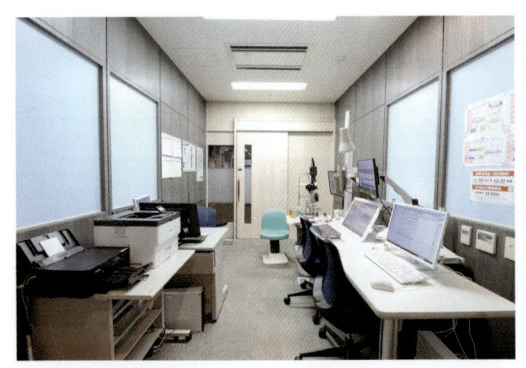

図4｜外来診察室
医師1名，クラーク2名の体制．患者，患者家族が入れるよう奥行きのある設計．

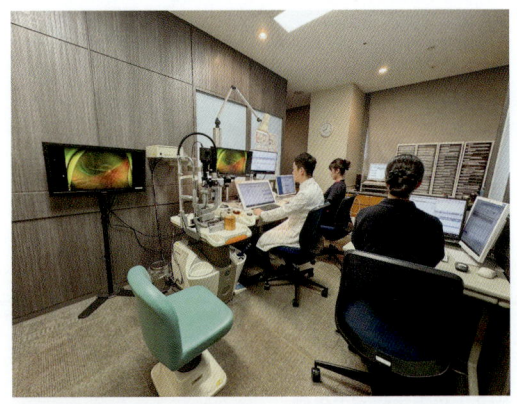

図5｜実際の外来診療風景
医師側には入力用端末のほか，検査結果と画像を表示するモニターを2つ設置している．各々のクラークにも1台ずつモニターを設置し，C-NoteとHOPE-GXの操作を行う．入り口手前には患者と患者家族用モニターも設置している．

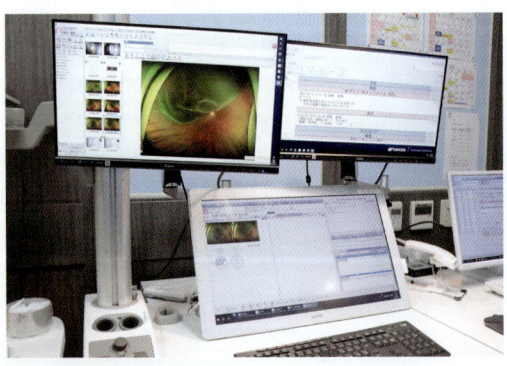

図6｜医師側のモニター
左上のモニターは画像データ，右上は検査結果を表示している．手前は電子カルテ入力用の端末（Wacom社）．自動切り替えを行うことで，1つの端末でC-NoteとHOPE-GX両方の操作が可能．

（図5）．そのため全長170 cm，奥行き64 cmの横長のデスクを特注で採用し，さらに後ろ側にはPC本体やスタンド，ケーブルを設置するためのボードを増設している．各々の端末にキーボードとマウスが必要なため，配線が絡まらないようワイヤレスタイプを採用し，机上が煩雑にならないよう工夫している．オーダリングはクラークが代行するため，医師側の入力端末は1台で主に電子カルテの記載を行う．ディスプレイエミュレーション対応DVIパソコン自動切替器を使用することで，1台のモニター，キーボード，マウスでC-NoteとHOPE-GXの切り替えが可能である（図6）．診察デスク横モニターと入り口扉近くにも別モニターを設置し，画像データを見せながら本人・家族に病状説明を行っている．

2. 椅子

患者用の椅子は電動式で昇降可能なものが必須である．当院ではデスク横のボタンで操作を行っているが，フットスイッチで昇降可能なものも多い．電動式の問題点として，コードが邪魔で患者側にはみ出していると転倒のリスクがある．配線位置には配慮が必要である．

診察用の椅子はキャスター付きで，デザインは人間工学に基づき長時間座っても腰を痛めにくいものが販売されている．張地は耐アルコール・耐次亜塩素酸仕様で汚れが目立ちにくいものが推奨される．

3. 壁

マグネット対応の壁材やシートを用いると，セロテープやマスキングテープを使用せずに文書を壁に簡単に貼付することができる．当院では県内外の医療連携先がわかるよう，医療機関をプロットした地図を自作し，アクリル製のパネルに入れて壁面に設置している（図7）．患者に医療機関の場所を案内する際に重宝している．

VI 診察器具

1. 細隙灯顕微鏡(スリットランプ)

　CCDカメラを接続して画像をファイリングシステムに保存することで，電子カルテに張り付けたり，直接画像上に記載したりすることも可能である．モニター端末に表示し，患者説明に用いることもできる．患者の求めるわかりやすい説明を行ううえで，実際の所見を画像で見せることは大変有意義であり，現代の診療には必須のツールである．撮影用のフットスイッチを足元に置くことで，自力での撮影が可能である．感染対策を考え，アプラネーショントノメーターのプリズムは使用するたびに交換している．未就学児だと椅子を上げても顎台に届かないことも多く，その場合は手持ちのスリットランプを用いる．

2. 眼底検査機器(単眼倒像鏡，双眼倒像鏡)

　充電式のコードレスタイプは診療終了後に充電しておくことで，終日充電なしで使用可能である．双眼倒像鏡もLED搭載でコードレスタイプを採用しており，壁にスタンドを設置したコードタイプと比べ，格段に取り扱いが改善されている(図8)．

3. 各種レンズ

　眼底観察は集光レンズ(14D，20D)，非接触型レンズ(Digital Wide Field®)を用いている．筆者は後極と周辺部の拡大観察が可能な16Dレンズ(倍率3.7倍，最大視野角47°)を好んで主に使用している．さまざまな疾患に対応できるよう，Goldmann三面鏡，隅角鏡(四面鏡)，接触倒像レンズ(Super Quad®160)と，レンズ表面に塗布するスコピゾル眼科用液を完備している(図9)．

4. 各種薬剤

　診察室数が複数のため，全体のコストロス対策として各診察室には散瞳薬，点眼麻酔薬，フローレス眼検査用試験紙のみが標準装備されている(図10)．抗菌薬，縮瞳薬，眼軟膏などは必要時に眼科処置室で行っている．ローズベンガル・リ

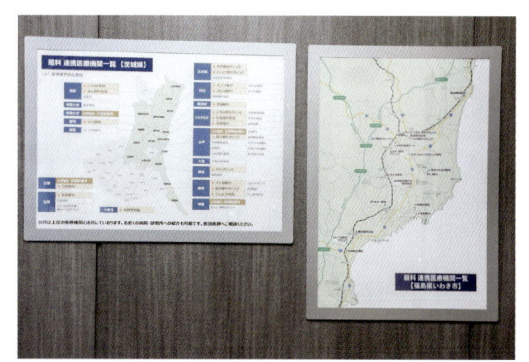

図7｜連携医療機関の一覧
茨城県内と福島県いわき市の医療機関を地図にプロットしている．

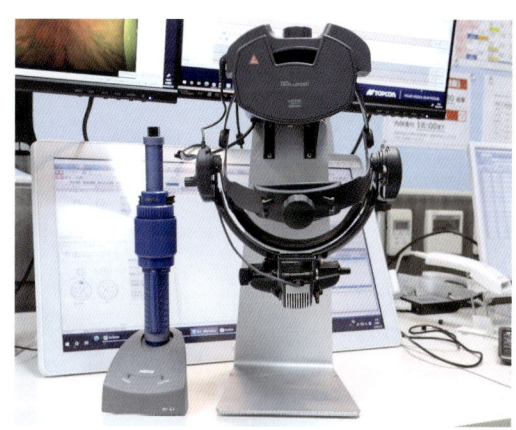

図8｜単眼倒像鏡と双眼倒像鏡
配線が邪魔にならないワイヤレスタイプが必須．

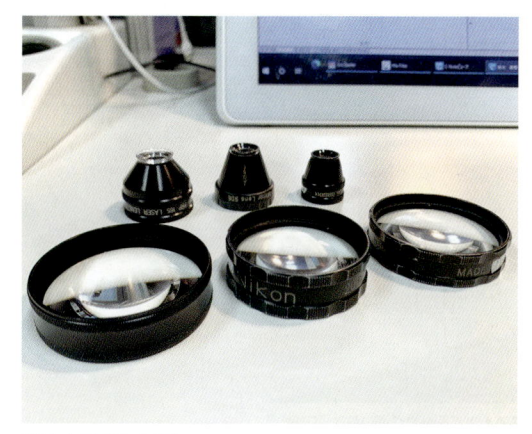

図9｜各種レンズ
診察室ごとに使用する医師が異なるので，代表的なものを配置している．

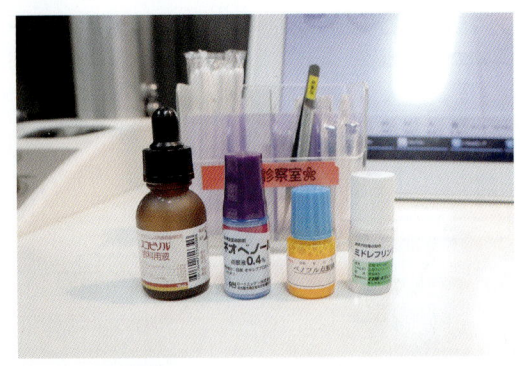

図10｜各種薬剤
各診察室には使用する最小限のみ常備し，開封日時を記載している.

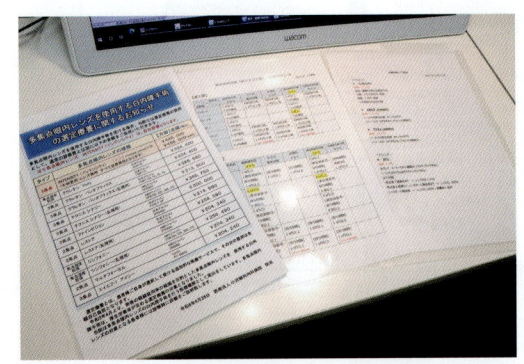

図11｜診察室の引き出しの中
外来診療の説明時に使用頻度の高いものをラミネート加工して自作している.

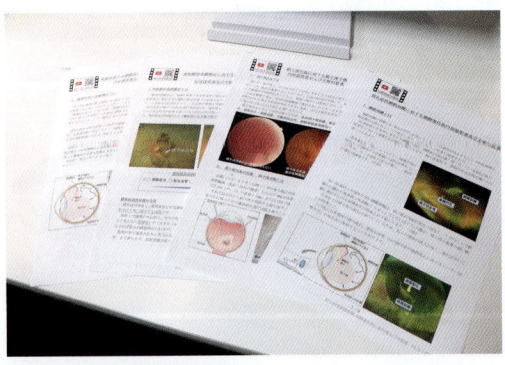

図12｜当院の手術説明書
当院が独自に作成したYouTube動画の二次元コードを貼付. イラストや写真を多用してわかりやすい説明に努めている.

サミングリーン染色試験紙，Schirmer試験紙は使用頻度を考えて診察室には常備していない. 眼表面染色後に使用するカット綿，各種器具の除菌用にアルコール綿は常備している.

5. 処置用器具

スリットランプで行う睫毛抜去，前房穿刺，霰粒腫切開などに対応できるよう，有鈎鑷子，睫毛鑷子，綿棒，注射針(23G，27G)，針捨て容器を常備している.

VII 診察室の引き出しの中

当院は手術に関する説明をすることが多く，患者説明時によく使用するものを別途作成して診察室の引き出しの中にしまっている. 主に下記のようなものを常備している(図11).

- ・抗VEGF薬の薬価，疾患ごとの投与間隔の早見表
- ・多焦点眼内レンズ(選定療養・自費診療含む)の料金表
- ・単焦点眼内レンズの種類と製造範囲の早見表
- ・視覚障害者等級の判定表
- ・医師の診療予定表(3ヵ月先まで)

VIII 患者説明用の資料

1. 疾患説明リーフレット

診察室で医師から直接病名を告げられた場合，患者は気が動転してしまい説明内容が頭に入らないことがある. そのため，代表的な病気に関する概説を院内で作成し，無料配布している. 手術説明書にはYouTube動画の二次元コードを貼付して，帰宅後も自宅で見返せるよう工夫している(図12).

2. 白内障手術のイラスト集

製薬会社から配布されている白内障手術説明用のイラスト集を愛用している. 眼球の模型を用いることもあるが，実際のイラストを見せながら説明したほうが理解されやすい. 多焦点眼内レンズの実際の見え方のイメージやグレア・ハローのシ

ミュレーションもわかりやすく，白内障手術の説明には必携である．

3. 緑内障のパンフレット

緑内障は診断後の継続通院が重要で，点眼のアドヒアランスも問題になりやすい．初回の診断時に緑内障についての説明を行い，点眼継続の必要性を説明したあとに，各医療メーカーが作成している緑内障に関するパンフレット一式を手渡して患者教育に努めている．患者の希望に応じて眼圧の経過がわかる緑内障手帳を渡し，診察日には眼圧値を記載している．

4. 各種手帳

糖尿病網膜症の患者には，日本糖尿病眼学会から配布されている糖尿病眼手帳を渡している．このほかにも当院独自の取り組みで，近視抑制治療中の方に視力，屈折値，眼軸長を記載して視覚的にトレンドで把握することが可能な近視手帳を配布しており，好評を得ている．記載する側の負担になるが，患者の診療放置・中断を防ぎ病気に対する意識づけのためにも有用である．

IX｜外来にあると助かる便利グッズ

1. 電子カルテの音声入力システム

キーボード操作が不慣れな方への補助機能として，音声入力システム「AmiVoice® Ex7 Opht」がある（図13）．Ami Voice®は医療分野における専門用語に特化しており，95%以上の高い音声認識率を誇り，イントネーションやアクセント，話すスピードに影響されないのが特徴である．テンプレートを作成しておくと，キーワードを発音するだけで長文の展開も可能である．新しいワード追加はマニュアルでの登録操作が必要であり，目前に患者がいる場では使用しにくいことや，最終的に誤字脱字がないか校正が必要となるなどの欠点もあるが，問診入力や紹介状の返信，他医師への申し送りなど文章量が多くなる場面で有用

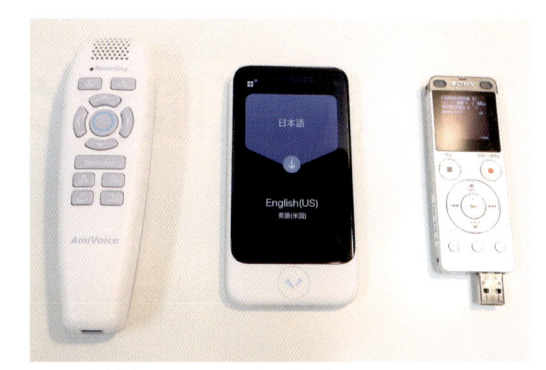

図13｜外来にあると便利なグッズ
左よりAmiVoice® EX7 Opht（アドバンスト・メディア社），AI通訳機POKETALK（ポケトーク社），ボイスレコーダー（ソニー社）．

である．

2. AI通訳機

当院では英語圏のほかにも中国をはじめとするアジア圏の外国人の来院も多い．このような場面に対応できるよう，AI通訳機（図13）を外来全体で2台常備している．言語を選択後，ボタンを押しながら話すことで自動的に外国語に変換され発声される．翻訳の方向を選択すると相手方の発声がそのまま日本語に変換されるため，双方向の会話が可能である．74言語に対応しており，来院する患者のほぼ全国籍に対応可能である．難解な専門用語は誤変換されるが，結膜炎や白内障など一般的な眼疾患の説明は問題なく変換される．筆者のつたない英語で話すよりAI通訳機を使用したほうが，患者にも断然理解されやすい．

3. ボイスレコーダー

患者からの暴言・暴力から医療従事者を守る目的で，各診察室にボイスレコーダー（図13）を設置している．始業時に録音を開始し，終日問題なければ終業時に全消去を行っている．録音を行っていることは，待合の診察順番表示システムとデジタルサイネージにてあらかじめ通知を実施している．

I. 外来のセットアップ

7. 診察室（眼科クリニック）

宮田眼科東京　**寺田裕紀子**

I｜クリニックにおける診察室セッティングの最低条件

　眼科は他科と異なり診察に用いる機器が多いことから，診察室が窮屈になりがちである．しかし，診察室設計時に最低限守るべきことは，患者が不快に感じる空間であってはならないということ，患者と医療スタッフの安全を確保することである．入室した患者に圧迫感を与えないような機器配

置，清潔感のある色調，常に整理整頓する，などは当たり前ではあるが留意を要する．安全という観点からは，基本的なバリアフリー設計だけでなく，視機能が低下している患者でも速やかに非常口へ移動できるかどうかを熟慮した設計を採用すべきだろう．また，なかなか起こることではないが，患者やその付き添い者から医療スタッフに何らかの攻撃があった場合に備えることも大切である（図1）．

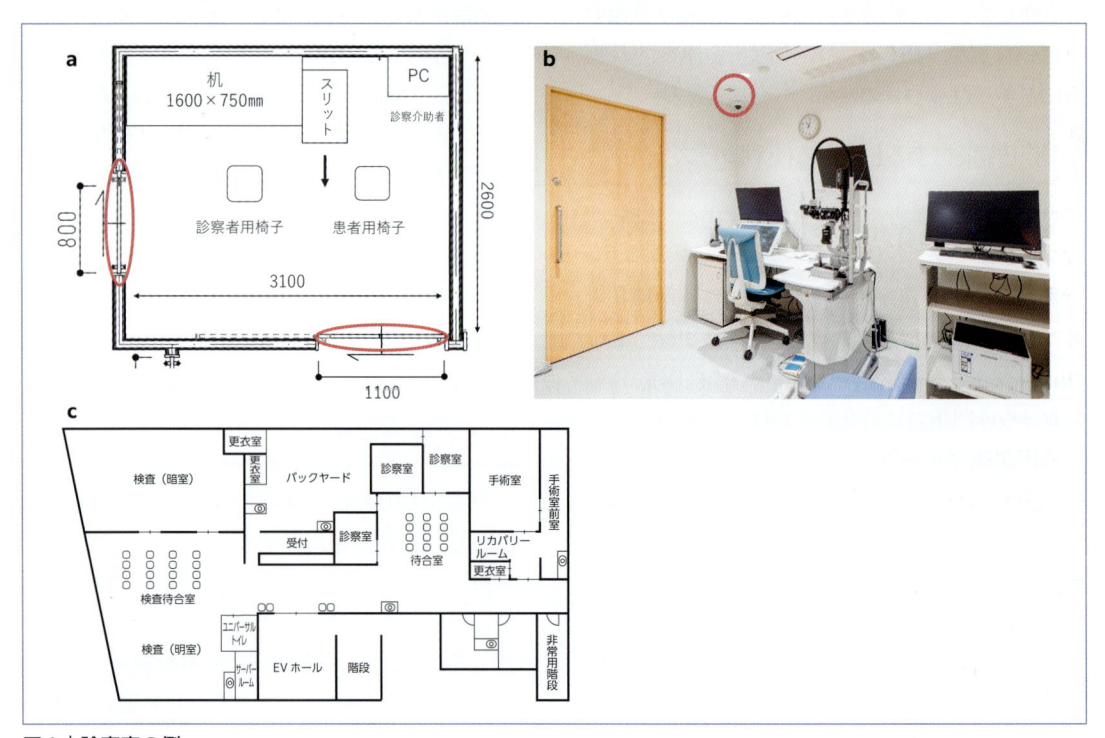

図1｜診察室の例
a 患者用の出入り口だけでなく，バックヤードにつながる出入り口がある（◯）．業務上の利便性だけでなく，緊急時の逃げ道としても考慮した．
b 診察室に防犯カメラ（◯）も設置している．
c 眼科クリニックの見取り図

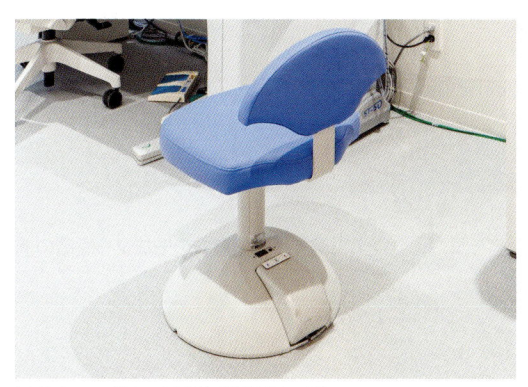

図2｜コードレス電動昇降椅子の例
充電式のバッテリータイプの昇降椅子. 患者の足元にコードがなく, より安全である.

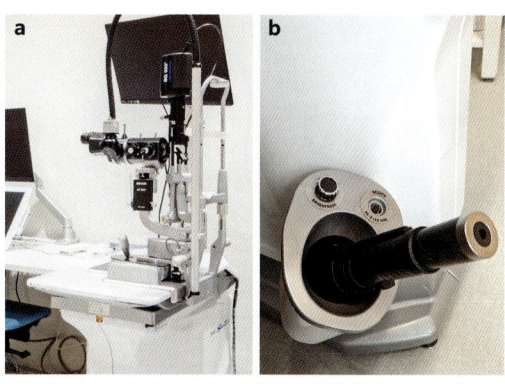

図3｜スライド式テーブル（a）と照明連動式スコープホルダー（b）
a 収納されているときは照明オン, テーブルがスライドされ出てくると照明オフになるよう設定可能.
b 単眼倒像鏡を入れると照明オン, 取り出すと照明オフになるよう設定可能.

II｜眼科クリニックの内装・照明のポイント

　診察室の広さは各クリニックの総床面積や建物の柱の位置などさまざまな事情に影響され, 診察室数を何室にするかによっても変わってくるだろう. 必ず配置すべきもので, ある程度のスペースを要するのは, 細隙灯顕微鏡, 医師の机と椅子, 患者と付き添い者の椅子, 患者の荷物置き場である. 設置するモニターの数は電子カルテの種類にもよるが, 医師が操作する電子カルテのほかにオプションとして患者への説明用モニター, 診察介助者用の電子カルテがあり, これらの配置を考えて診察室の広さを決定する. 診察介助者を置くかどうかは人的資源や経済的な問題次第だが, 医師一人ですべてこなすよりも診察の効率が上がるのは間違いない.

　設計の段階で, 壁面の電源コンセントは実際に必要な数より多く設置することを勧める. 将来レイアウト変更や新しく増やす機器があるかもしれず, また, 空気清浄機や加湿器などの家電を置く可能性もある. 過剰なタコ足配線予防に, 双眼倒像鏡, 単眼倒像鏡, 電動昇降椅子などはバッテリー式を導入することも有効で, 配線を減らすと患者の足元の安全対策にもつながる（図2）.

　眼科診察室の照明は調光機能付きが一般的になっているが, 調光の仕方には手動切り替え型と,

細隙灯顕微鏡のスライドテーブル一体型がある（図3）. 日本産業規格（Japanese Industrial Standards：JIS）の照度基準によると, 各科共通の診察室は500 lx, 皮膚などの肉眼による視診や注射時は1,000 lx, 眼科診察室の暗転には0〜75 lxが推奨されている.

III｜電子カルテ, モニター

　近年では電子カルテを利用しているクリニックも増えている. 電子カルテの操作にはある程度の慣れが必要だが, 紙カルテのような保管場所は不要で, 手書きより記録が整然とし誰もが読める文字であることをはじめ多くのメリットがあり, 将来的には地域連携での活用も期待される. レセプトコンピュータ（通称レセコン）と電子カルテが一体型のもの, 別のものがあり, 各クリニックのスタイルや人員数で最適と考えられるものを選択する.

　眼科検査データは画像ファイルが多いが, 電子カルテ導入によりモニターに検査結果を表示して説明することが可能となる（図4）. 表示画像の大きさも自由に変更できるので, 患者の視機能に応じて写真などを拡大できる. 電子カルテで検査データを管理することで, 検査結果を印刷して紹介状に同封する・患者自身に渡すなどの作業に要する時間も大きく短縮されるという利点もある.

　電子カルテにはセキュリティー対策やサーバー

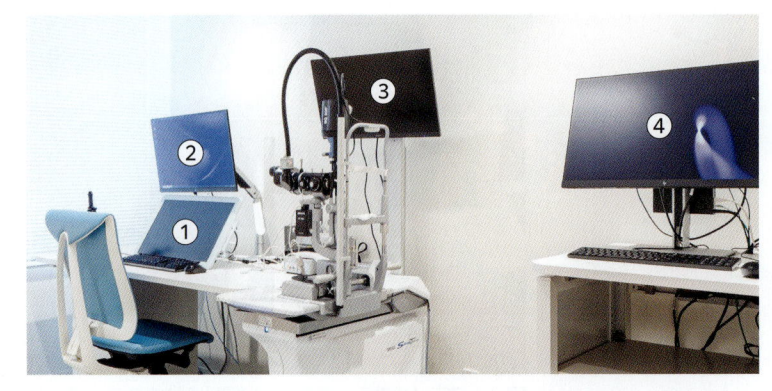

図4｜診察室でのモニター設置の例
①電子カルテ用
②眼科検査データ表示用
③患者説明用
④診察介助者用

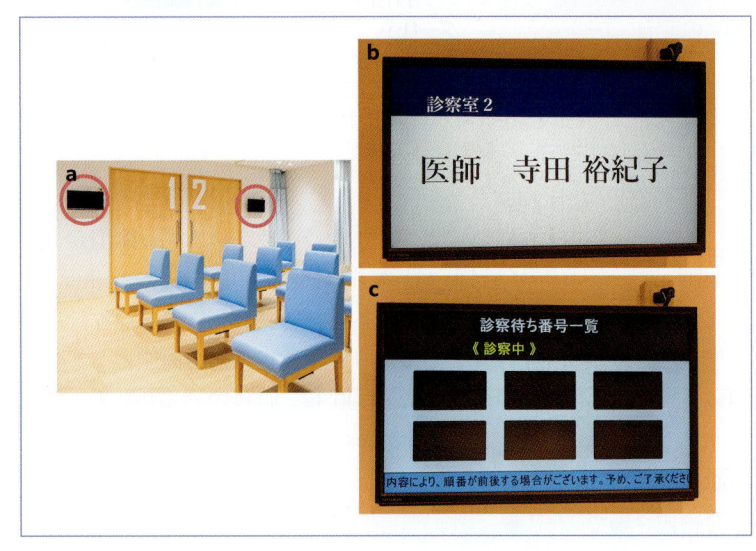

図5｜診察室のモニター
a 入り口のモニター（**◉**）
b 医師名の表示
c 電子カルテと連動した診察待ち番号の表示

ダウン時の対応が不可欠であり，診療中に突然電子カルテが使えなくなった場合どのように動くか事前にマニュアル化しておく．医師もスタッフもすべての再診患者の情報を記憶しておくことは不可能なので，短時間でのトラブル解消が困難と予測された時点で，速やかに院内待機中の患者とその後に来院する患者に説明し，その日のうちに診察・治療すべき状態か，後日に過去の記録と比較して診察したほうがよいのか，丁寧な問診のうえに判断する必要がある．電子カルテが使用できないときの診察記録，処方箋は手書きとなるため，それらのベースも常に用意しておき，後日復旧したら電子カルテに取り込む．

Ⅳ 診察待ち時間対策〜デジタルサイネージの利用

待ち時間対策が課題の眼科クリニックは多いと思われ，検査や会計処理の効率化など根本的な対策のほかに，待ち時間の「暇つぶし」も対策を練る必要がある．最近は自分のスマートフォンで動画を見て待っている患者もいるが，散瞳しているとスマートフォンの小さな画面は見づらくなるので，大きなモニターを設置しデジタルサイネージを活用することも一つの手である．天気予報や季節に関する情報のほか，疾患の啓蒙，散瞳時の注意など従来紙ポスターで掲示していたものも自由に表示できる．

また，診察室の入り口にもモニターを設置すると，医師の名前と診察待ち番号が交互に出るようなシステムを導入することができる．診察順が番号通りでなかった場合にトラブルが起きないような配慮は必要だが，自分が呼ばれる順番をある程度予測できるほうが落ち着いて待っていただけるかもしれない（図5）．

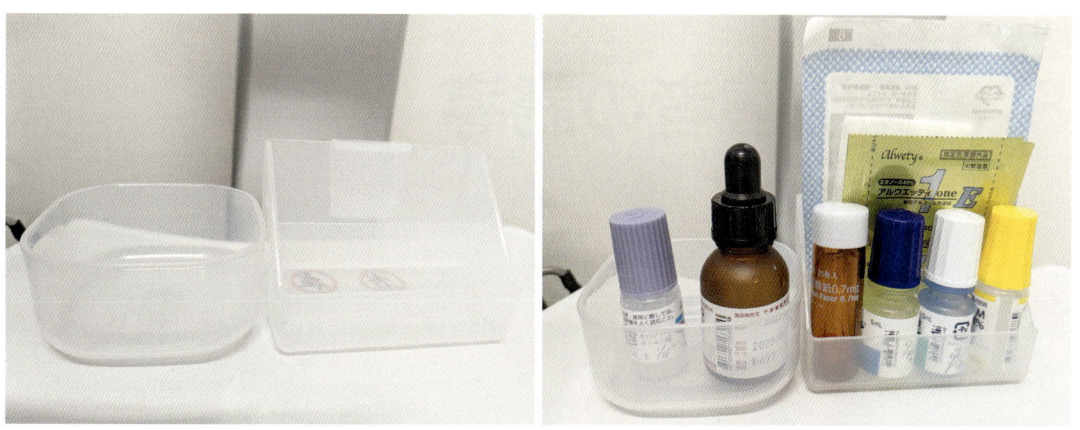

図6｜点眼薬入れの例
プラスチックケースの小物入れ（左），調味料入れ（右）の裏に両面テープを貼付して固定している．

　眼科では視機能が低下している患者が多いことを考慮し，モニターに表示されるイラスト・文字はできるだけわかりやすく大きくし，診察待ち番号の一覧も大きめに表示する．

V 診察室で使用する物品の準備

　診療開始前には実際に診察で使う物を準備していく．睫毛鑷子，マイボーム腺圧迫鑷子といった日々洗浄・滅菌して使う道具のほか，散瞳薬や麻酔などの点眼，綿棒，脱脂綿，消毒綿，ティッシュペーパーなどのさまざまな消耗品が必要になる．特に点眼薬のような小さな物は散らかりやすく，配置・収納には100円ショップで購入できる小物入れなどが便利である（図6）．

　患者用の荷物置き場には，脱衣所で使われる籠，飲食店などによくある荷物入れが活用できる（図7）．眼鏡置き場は専用の商品もあるが，必ずしも高価なものである必要はなく，何かの空き箱やトレーをテーブルに固定して利用してもよいだろう（図8）．

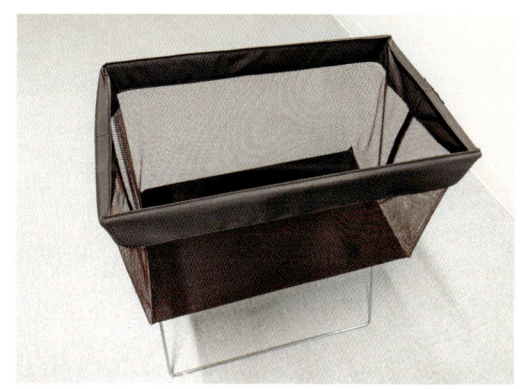

図7｜荷物入れ

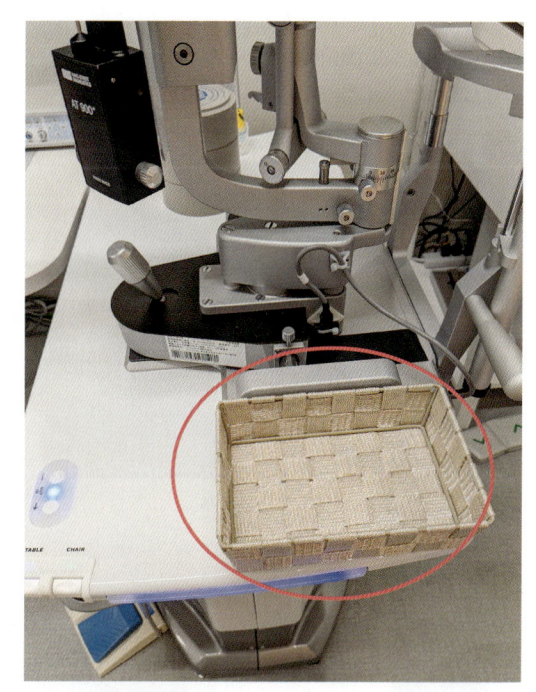

図8｜眼鏡置き場

I. 外来のセットアップ

8. 視覚障害者の誘導

獨協医科大学埼玉医療センター眼科 **相馬 睦**

視覚障害によって生じた日常生活上の困難の一つに移動の問題がある．何らかの眼疾患をもつ眼科受診者の視機能は多様で，年齢を問わず，移動の支援（＝誘導）を必要とする人は多い．安心して安全な診療を受けるためには医師や看護師，視能訓練士のみならず眼科スタッフ全員に誘導の心得（必要に応じて手助けする心構えと技術）があることが望ましい．また，院内環境の整備も重要である．

I 移動の方法と誘導の基本

最初に，患者本人に普段の移動の方法を尋ね，どのような歩き方をしているのかを確認することが大事である．「手引き」で完全な誘導が必要かどうか，「先導のみ」の誘導で移動可能かどうかなどを確認し，患者の希望に沿った形で誘導を行う．

まずは，それぞれの移動の方法および誘導の基本を知っておきたい．

1. 手引き（図1）

視覚障害者を誘導する基本の形を「手引き」という．誘導する人とともに安全に，そして効率的に歩く方法である．視覚障害者は利き手（誘導されたいほうの腕）を90度に曲げ，誘導する人の肘の上あたりにつかまり，半歩後ろを歩く．視覚障害者安全つえ（白杖）を使用している場合は，白杖を使わないほうの手で誘導を行う．誘導を受けるのが，右側がよいか左側がよいかは本人に確認する．誘導する手もつかまる手も脇をしっかり締めることがポイントで，腕の位置が固定されると，お互いの動きが正確に伝わりやすくなる．誘導する人と視覚障害者の身長差が大きい場合は，肩や手首につかまる形でもよい．また，歩く速さも個人差が大きいため，移動しながら速すぎたり遅

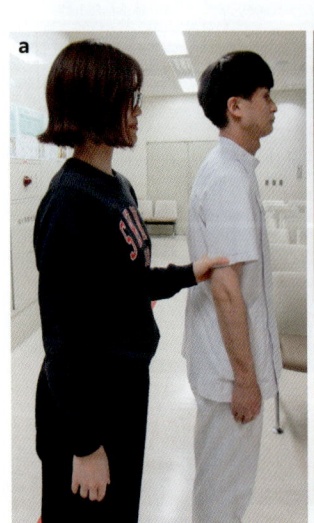
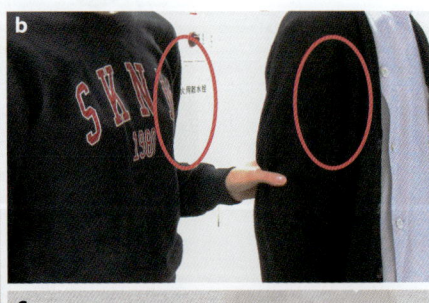
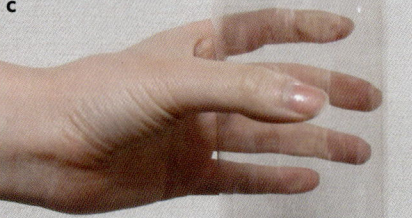

図1｜手引き：視覚障害者を誘導する基本の形
a 視覚障害者は肘のあたり※につかまり，半歩後ろを歩く．
b 誘導する手もされる手も，脇をしっかり締めることがポイント．
c 親指と残りの4本の指で腕を挟むようにつかむ．
※誘導者と視覚障害者の身長差により肩に手を置く（誘導する人に比べて視覚障害者が大きい場合），手首を握る（子どもを誘導するなど視覚障害者が小さい場合）など，つかむ場所は臨機応変に．

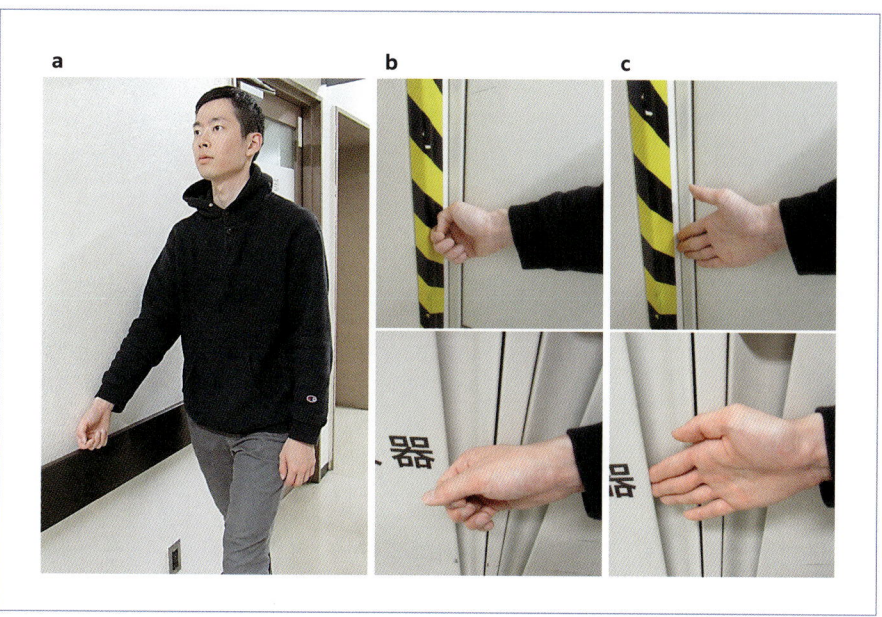

図2｜伝い歩き：屋内を安全に歩く方法
a 伝う手は前方に伸ばす（前方の変化をより早く発見）.
b 伝う手は軽く握り手の甲を壁や手すりにつける（指先のけがの防止）.
c 指を伸ばしていることの弊害として，つき指をする，指を挟むなどの危険がある.

すぎたりしていないかを確認して調節することが必要になる.

「手引き」による誘導の基本の形は，視覚に障害があるからといって心得のある人ばかりではないので，この形にこだわらず安全な誘導を心がける.

2. 先導のみ

移動に不安はあっても，「ゆっくり前を歩いてもらえればついて行けます」と先導のみを希望される場合もある. その場合も歩く速さを確認しながら，後述する「声かけ」で安全に移動できるように誘導を行う.

3. 伝い歩き（図2）

「伝い歩き」は屋内を安全に歩く方法で，壁や手すりを手で伝って移動する.

前方の変化により早く気がつけるように，壁や手すりを伝う手は前方に伸ばして身体より前に出すようにする. また，軽く握るように指を曲げておく. これは，突き指したり挟まったりするなどの指先のけがを防ぐためである.

通い慣れた眼科であれば，見えづらさが増しても記憶を頼りに動ける患者は多い. 外来の待ち時間でのトイレなどへのちょっとした移動時にも，「伝い歩き」で安全に移動できれば患者本人の自由度が増す. 自宅でも使用できる方法なので次に挙げる「防御姿勢」とあわせ，必要に応じて患者へ紹介したい.

4. 防御姿勢（図3）

移動時に障害物を発見し，顔や身体をぶつけないようにするための，手による防御の方法がある.

「上部防御」は腰より上にある障害物から顔や身体を守るときに使う. 肩の高さで片腕の肘を曲げ，手のひらは進行方向に向ける. 構えた指先は反対側の肩の前に位置するよう意識する.

「下部防御」は腰のあたりの高さの障害物を発見する. 肘を伸ばした形で片方の腕を身体の中央に下ろす. 身体との間は15〜20 cmほどあけ，進行方向には手の甲を向ける.

床に落としたものを拾うときや検査機器の前の椅子に座る場合（上部防御），机に近づくとき（下

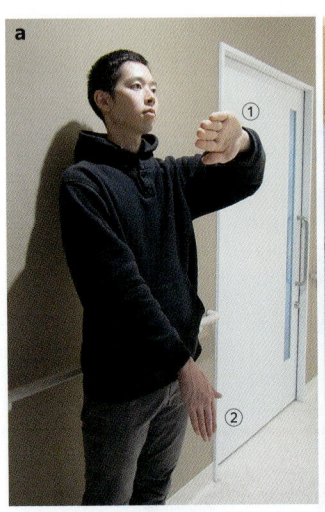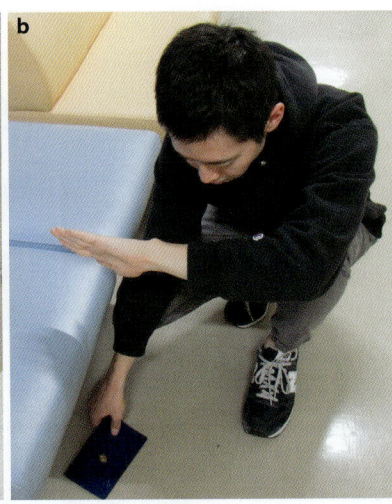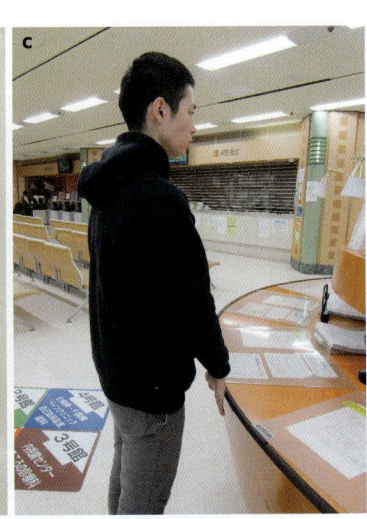

図3｜防御姿勢
上半身を守る上部防御と下半身を守る下部防御があり，必要に応じて組み合わせて使う．
a①上部防御：肩の高さで片腕の肘を曲げて顔から肩までのあたりで構える．手のひらを進行方向に向ける．手のひらが
　最初に物に触れるように，曲げた肘は90度より内側に入らないようにする．
　②下部防御：片腕を身体の前中心あたりに下げ，構える．手の甲を進行方向に向ける．
b 上部防御の例：物を拾う．
c 下部防御の例：机に近づく．

表1｜誘導時にやってはいけないこと

● 後ろから肩などを押す
● 腕や手をつかむ，引っ張る
● 白杖をつかむ，引っ張る
● 腰を抱える，肩を抱く
● 両手をつかむ
● 何もない空間に一人にする　　など
視覚に障害をもつ人が，怖い，嫌だと思ったときはいつでも誘導を中止できる状態にしておくことが大切

部防御）など患者に防御姿勢を使用してもらえる
場面は多い．

外来の移動時に接触しそうな場面では，スタッフが危険な部分に手を添えるなど注意が必要だが，患者にも防御姿勢を使用してもらうことでさらに安全性の向上が期待できる．

Ⅱ｜誘導時の心得

誘導は，第一に安全であること，第二に効率がよいこと，第三に見た目（格好）が良いことが求められる．そして，視覚障害者側の意思でいつでも誘導を中止できることが大切である．誘導時の注意事項や声かけの仕方，知っておきたい工夫など「誘導時の心得」を紹介する．

1. やってはいけないこと（表1）

誘導時の注意事項として避けたいことを挙げる．
1）後ろから肩などを押す
見えづらい患者を前に立たせて後ろから押すように移動することは，前方にあるかもしれない危険の発見が遅れる可能性があり，安全面に問題がある．視覚障害者にとっては非常に怖さを感じる状態でもある．原則として誘導する側が視覚障害者の前に位置し，移動する際の前方への不安を軽減し安全を確保する．
2）腕や手・白杖をつかむ，引っ張る
腕や手をつかまれると，視覚障害者側の意思で誘導を中止することが困難となるため不可である．また，視覚障害者の目の代わりである白杖をつかんだり引っ張ったりすることも，状況の把握の妨げになり危険である．
3）腰を抱える，肩を抱く
視覚障害以外に問題がない場合は，身体を拘束するような誘導を避ける．通常の介護・看護の感覚で行う腰や肩を抱えるような誘導は，視覚の

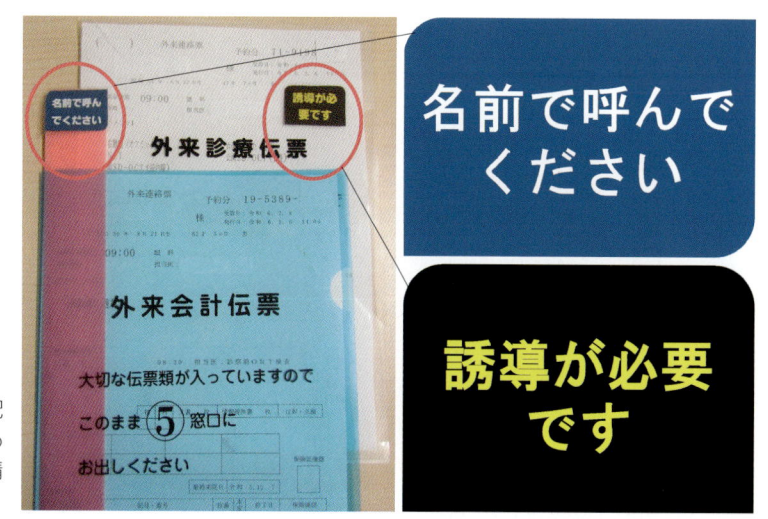

図4｜情報の共有
ファイルへの表示の例. 誘導など配慮の必要を確認し次第, 病院にいる間にかかわるすべてのスタッフが情報共有できるよう工夫する.

みに問題がある患者には不快感を与えることがあるので, 注意が必要である.

4）両手をつかむ

　患者と向かい合って両手をとる形で, 誘導する側が後ろ向きで移動する方法をとる場面が病院内では少なくない. 歩き始めの幼児を歩かせる様子を連想させ, この誘導にショックを受ける視覚障害者がいるという理由で控えたほうがよいとされる. しかし, 狭所を通過する場合など, 誘導に慣れない者同士では有効な方法でもある. 患者に了承を得たうえで必要に応じて使いたい. 「狭いので両手をとらせていただきます」と声をかけ, 「肩の幅には何もありません」と狭い場所を通り, 次の動作に移るまでの短い間両手をとることに, 患者の協力を得る. 気になる場合は, 患者に誘導する人の両方の手首や腕をつかんでもらい, 誘導する側は患者の両手を支える程度にして, 危険な場合にはすぐにサポートできるよう準備しておく.

5）何もない空間に一人にする

　誘導の途中に患者を何もないところで一人にすることは, 危険であり患者を不安にさせる. 必ず壁や手すりなど安定したところにつかまってもらい, 「椅子を用意して, すぐ戻ります」など, 何のためにどれくらいの間そばを離れるのかを伝えるようにする.

2. 声かけ

　見えづらさの程度にかかわらず, 普段からどの患者にも「あちら」「こちら」といった指示語（こそあど言葉）は使わず, 「右側」「左側」「前」「後ろ」など具体的な説明や声かけを心がけておきたい. また, 声かけのタイミングは, 「椅子に座るときは患者本人が椅子に触れられる近さで声かけをする」「段差や階段などがあるときは止まってから声かけを行う」といったように, 次の動作に入る直前に行う.

　視覚障害を周りに知られたくない患者もあり, 声かけや誘導は必要以上に目立つことなく自然に行う.

3. 情報の共有（図4）

　外来での患者の呼び出しの際, 個人情報保護の関係で, 名前ではなく番号での呼び出しや表示のみで順番を知らせることが増えているが, 視覚障害者には気がつきにくい場合がある. 受付や問診時などに, 声による名前での呼び出しや誘導が必要なことがわかった早い時点から, スタッフ間で情報を共有できるようにする. カルテやファイルにどのスタッフが見てもわかりやすい表示を行うなど, 見えづらさへの配慮を受けやすくする工夫が必要である.

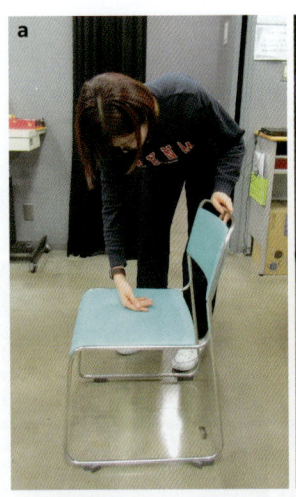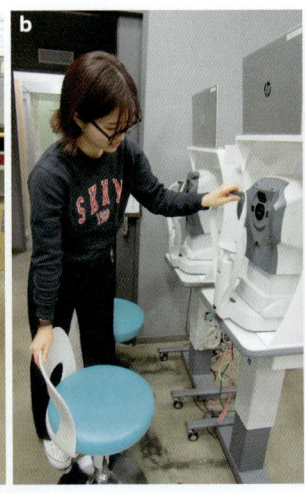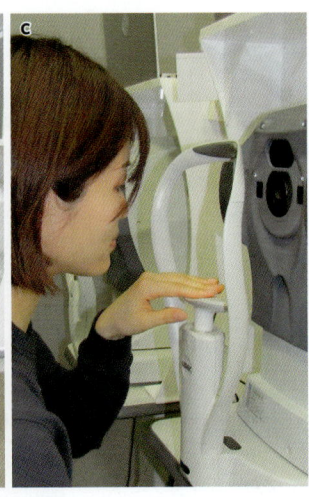

図5｜眼科診療でよくある誘導場面
a 椅子へ：背もたれと座面の位置を確かめてから着席する.
b 検査機器や診察台へ：機器の位置と椅子の位置を確認してから着席する.
c 顎台に顔をのせる：手で顎台を確認してから顔をのせる.
慣れていない人や高齢者には一連の動きを一度に説明せず，動作ごとに分けて声かけしていくよう心がける. それぞれの動作が完了するまで見守る.

Ⅲ 眼科診療でよくある移動と誘導

　眼科診療でよくあるのは，椅子への誘導や，検査機器や診察台などの前へ着席し，さらに顎台へ顔をのせる動作である（図5）.

　目的の椅子にできるだけ近づき患者の手を背もたれと座面に導き，確認後に座ってもらう. キャスターがついた椅子や回転する椅子は，患者が確認した位置や向きから動かないように椅子を押さえる介助を行う. 機器ののった台の前の椅子に腰かけるときは，機器と椅子（背もたれや座面）を確認してから着席する. 動きを見守り，患者の顔や身体がぶつかりそうな場所は手を添えるなどして，直接ぶつからないように保護する. しっかり着席してから，顎台を確認し，顔をのせてもらう.

　患者には高齢者も多いので，椅子に誘導してから着席し，顎台に顔をのせるまでの一連の動きを一度に説明すると混乱を招き，座り損ねたり顔をぶつけてしまったりすることがある. 様子を見ながらせかすことなく，一つ一つの動作ごとに説明・声かけし，確実に終了できていることを確認してから次の動作を説明したい.

　眼科外来におけるさまざまな場面ごとに注意したい点を以下に挙げる.

1. 待合室

　受付での手続き，あるいは検査や診察室への呼び入れのために名前（あるいは番号）を呼んだときの患者の様子を観察する. どこで呼ばれたかわからずあたりを見回す，待っていた場所から椅子などを伝いながら出てくる，ほかの人にぶつかりそうになるなど，見えづらそうな様子がある場合は近くまで行き，誘導が必要かどうか声かけをして確認する.

　声かけにも気がつかない場合は，正面から名前を呼び直したり，腕や肩に触れるなどして声かけをし直す（基本的に身体に触れることは好ましくないので，驚かせないよう注意が必要）.

2. 検査室

　視能訓練士など検査担当者は，患者を呼ぶ前に患者情報の確認を行う. 当日の検査オーダーの内容だけでなく，病名や過去の視力，視野のデータを見直し，誘導が必要どうかをあらかじめ想定することも必要である. 視機能の低下は日常生活のさまざまな活動を制限するが，視力低下はもち

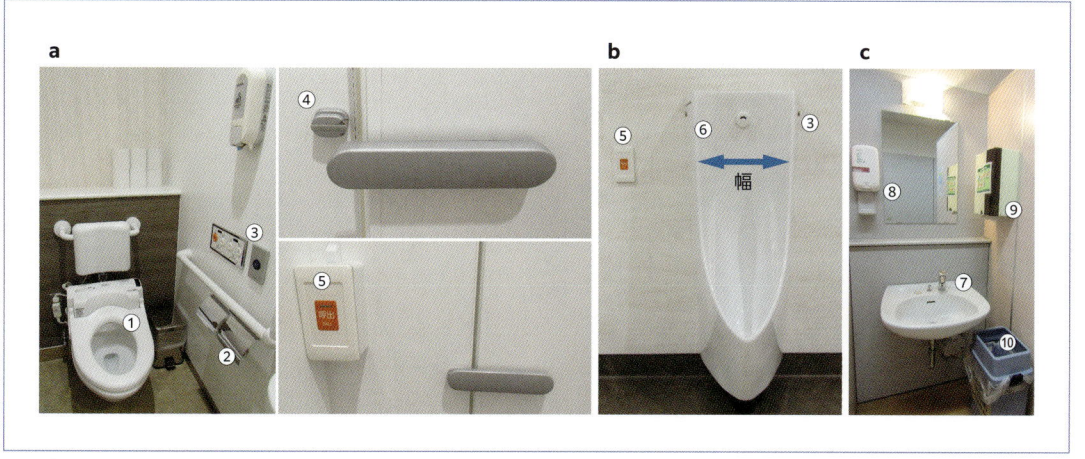

図6｜トイレの誘導時の確認事項
a 洋式トイレ：①便器の向き（ふたの有無と状態），②ペーパーの位置，③流し方（水洗レバーやボタンの位置），④鍵（開閉の仕方：必要に応じて触って練習），⑤非常ブザーのある場合は知らせておく.
b 男性用の小便器：⑥便器の形状（幅・距離）.
c 洗面台：⑦蛇口の場所と形状，使い方，⑧石けんの位置と使い方，⑨紙タオルやハンドドライヤーの位置と使い方，⑩ごみ箱の位置.

ろんのこと視野の異常は移動への影響が大きい．特に求心性の視野狭窄など周辺の視野異常は周りの状況が把握しづらくなり，下方の視野欠損は足元の確認が難しくなる．患者の動きに注意し，必要に応じた手助けができるよう準備する．

3. 診察室

院内の明るい場所では問題のない患者でも，半暗室や暗室になっていることが多い眼科の診察室などでは誘導が必要な場合がある．視機能の障害のされ方と程度によっては，場面による支援が必要であり，網膜色素変性など夜盲の可能性がある患者には注意がいる．また，散瞳している患者は見え方が通常と異なることもあり，転倒など危険防止に十分注意する必要がある．

4. 会計

昨今，電光掲示板への表示で会計準備ができたことを知らせる病院も多い．見えづらさがあることを会計担当に伝え，声による呼び出しや誘導を行うほか，自動精算機を導入している場合は機械の操作説明を行ったり，対面による会計が受けられるよう配慮する．

5. トイレ（図6a, b）

トイレへの誘導は，同性のスタッフが担当するなど気兼ねなく誘導を受けられるように配慮する．多機能トイレを利用するか一般用にするか，男性の場合は洋式の個室がよいか小便器の利用を希望するか確認する．患者が触って確認することも考慮し，誘導したトイレが清潔であることを確かめて伝える．

洋式トイレは，個室内の便座の向き，ペーパーの位置，水の流し方，鍵のかけ方，必要に応じて汚物入れの位置と使い方を伝える．特に水の流し方はいろいろで，立ち上がれば自動で流れるものもあるので伝え忘れに注意する．便器については ふたの有無と状態（開いているか閉まっているか）を伝えることも忘れないようにしたい．初めての場所で不安がある場合は，便器に腰かけた状態で物の位置や使用方法を確認することも提案してみる．緊急呼び出しボタンがあればその位置も伝えるようにする．

男性用の小便器は，中央に立つ形で便器の両側に手を導き，さわって幅を確認し，立ち位置を決め，流し方を伝える．

男女ともトイレ使用後にどこで待つか，待ち合

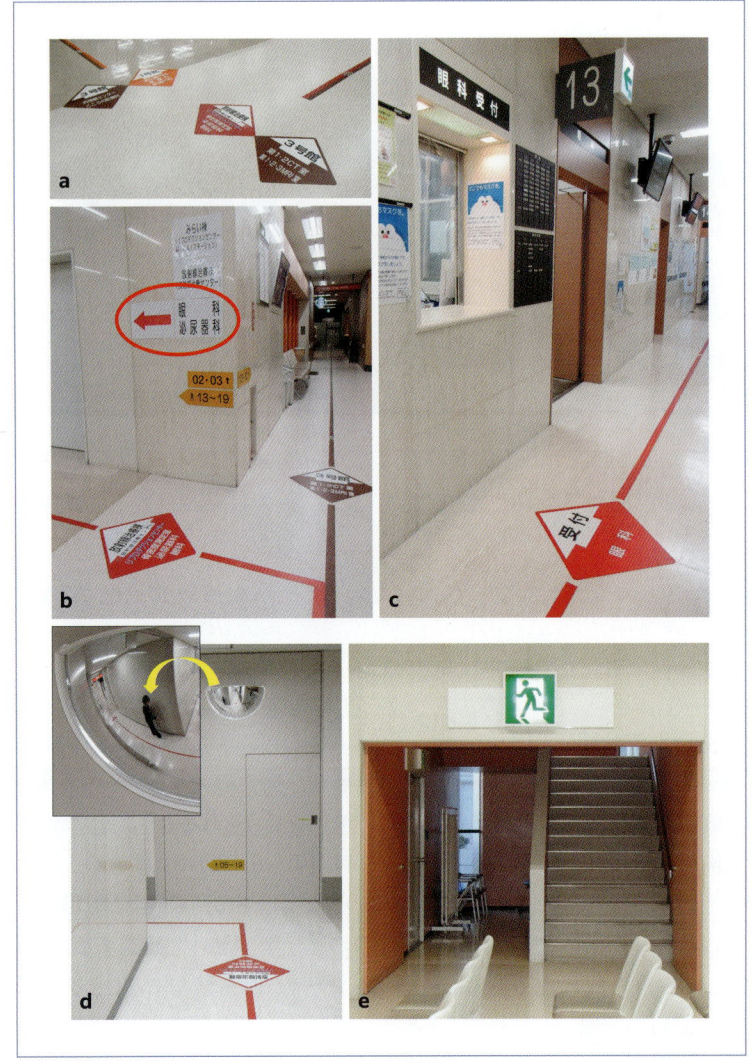

図7｜わかりやすく見やすい表示
a 足元表示と床ラインの例. 各診療科を色分けしたラインで案内する.
b 視線の高さの表示の例. コントラストのはっきりした大きめの表示を自然に視線のいく高さに置く.
c 赤ラインに従っていくと眼科につく.
d 広角ミラーの例. 見通しが悪い曲がり角での出会い頭の衝突を防止できる. また, 視覚が使える場合は患者自身が, あるいは視覚に問題がない周りの人(誘導する人を含む)が目視で確認し, 注意できる.
e 通常より大きな非常口の表示の例(縦44 cm×横44 cm, ライトの表示で暗くても見える).

わせ場所をあらかじめ決めておくと安心である.

6. 手洗い場(図6c)

　トイレ使用の際は, あわせて手を洗う場所の説明を行う. 使用するトイレと手洗い場の位置関係, そして蛇口の場所と形状, 石けん(あれば紙タオルやハンドドライヤー, ごみ箱など)の位置と使い方を確認する. 水も石けんも自動で出るのか操作する必要があるのかなど伝え, 希望があれば実際に使ってみる.

▌Ⅳ｜環境整備

　患者が一人でも安全に移動できるように, 院内環境の整備は重要である.

　待合室・検査室・診察室など各部屋は整理整頓し, 特に通路や廊下には歩行の妨げとなるものは置かない. 電気コードなどの配線は邪魔にならないようまとめておく.

　また, 表示の拡大やコントラストの強調など視認性を高める工夫(図7)は大切で, 見えづらさをもつ患者ばかりではなく, 来院するすべての人の移動のストレスの軽減につながる.

文献

- Hill E, et al：Orientation and mobility techniques：A guide for the practitioner. American Foundation for the Blind, 1976
- Jacobson WH：The Art and Science of Teaching Orientation and Mobility to Persons with Visual Impairments, 2nd edition. AFB Press, 2013

9. 外来処置室

筑波大学眼科　**杉浦好美**

I | 安全に処置を行うための設備

近年，抗血管内皮増殖因子 (VEGF) の適応疾患や種類が増え，外来で硝子体注射を行う機会が増加している．硝子体注射は，眼内炎のリスクを考慮し手術室で行う施設もあるが，年間数千件の注射を行う施設では外来処置室で行うことが一般的である．また，外来処置室での処置には硝子体注射だけではなく，霰粒腫の切開，瞼の注射，外眼の縫合や抜糸，緑内障のニードリング処置，涙道内視鏡なども含まれる．これらの処置を効率的かつ安全に行うことが重要である．

1. 空気の清浄度

病院の手術室や病室などの空気の清浄度に関して，以前は米国連邦規格や米国航空宇宙局 (NASA) 規格に基づいた，1立方フィートあたりの0.5 μm以上の粒子数を表現する方法が広く用いられていた (一般手術室でクラス10,000，バイオクリーン手術室でクラス100)．しかし，現在わが国の医療現場で正式に適用されている清浄度分類は，『病院設備設計ガイドライン (空調設備編)』[1] に示されるように，時間あたりの換気回数やフィルター効率でクラス分けされている (**表1**)．各施設の事情にもよるが，可能であればクラスⅢ以上の清浄度が望ましいだろう．

2. 処置室の構造, 配置

処置室は清浄度だけではなく，高齢患者が多いことも考慮し安全性の確保が重要である．当院

表1 | 病院の清浄度クラスと換気条件

クラス	名称	該当室	換気量(回/h)	外気量(回/h)	室圧	フィルター効率
Ⅰ	高度清潔区域	バイオクリーン手術室 易感染患者用病室	— 15	5 2	陽圧	99.97%
Ⅱ	清潔区域	一般手術室	15	3	陽圧	98%以上
Ⅲ	準清潔区域	未熟児室 血管造影室 手術手洗いコーナー 集中治療室 分娩室	10 15 6 6 6	3 3 2 2 2	陽圧	95%以上
Ⅳ	一般清潔区域	一般病室 材料部 手術部回復室	6 6 6	2 2 2	等圧	90%以上
Ⅴ	汚染管理区域	RI管理区域 感染症用隔離病室	6 12	全排気 2	陰圧	90%以上
	拡散防止区域	汚物処理室 患者用便所	10	—	陰圧	—

(文献1)より)

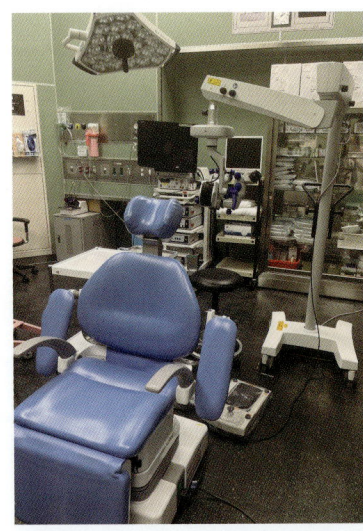
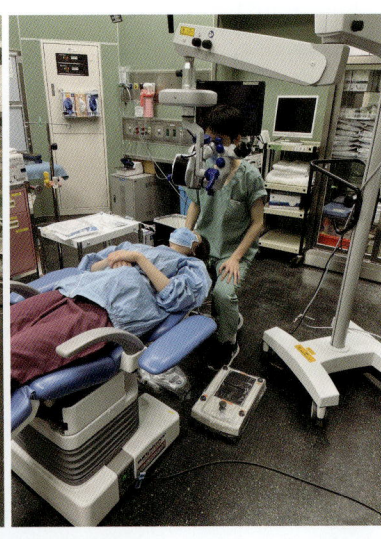

図1｜電動の椅子型処置台
患者の安全や利便性を考慮し，電動の椅子型処置台を使用している．また，必要に応じて顕微鏡も使えるよう設置している．

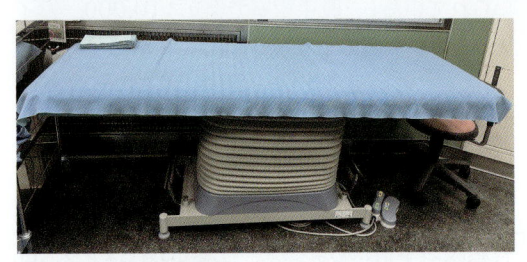

図2｜ベッド型の処置台
小児を抑制して診察する際は，高さの調節が可能なベッド型の処置台が適している．

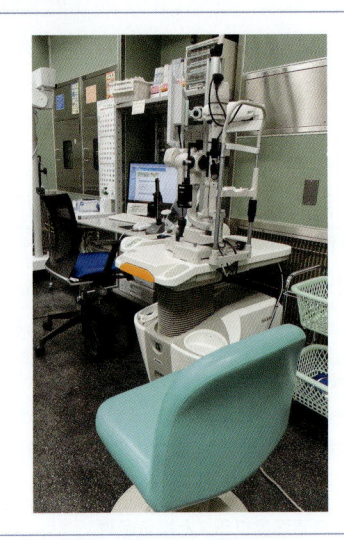

図3｜細隙灯顕微鏡や倒像鏡の配置
処置台の近くに診察用の細隙灯顕微鏡や倒像鏡を配置しておくと便利である．

では手術室の隣のフロアに眼科処置室があり，多くの処置を行っている．大学病院の処置室の一例として参考までに紹介したい．

患者の安全や利便性を考慮し，当院では電動の椅子型処置台を使用している（図1）．小児を抑制して診察する場合は，ベッド型の処置台（高さが調節可能なもの）が望ましい（図2）．そして患者の足元，動線にコードなどがこないように注意して配置する必要がある．

処置台の横には細隙灯顕微鏡や倒像鏡を配置し，必要に応じて処置前後で診察できるようにしておくと便利である（図3）．

3. 安全性を考慮した処置室の設備

処置時に患者が急変した場合に備え，酸素（図4a），血圧計やパルスオキシメーター（図4b），救急カート（図4c）などを整えておくことが重要である．また，抗VEGF薬などの高価な薬品を一定

数処置室に保管する場合は，鍵のかかる保管庫で管理する必要がある（図5）．

II 効率よく処置を行うための工夫

昨今の抗VEGF硝子体注射件数の増加に伴い，1日あたりの処置件数が多くなっている施設が増えている．効率的かつ安全に行うための工夫の例を紹介する．

当院では処置室に日替わりで医師を配置し，その日の処置を専門で行っている．外来医が診察の合間に処置室に移動して処置をするのは効率が

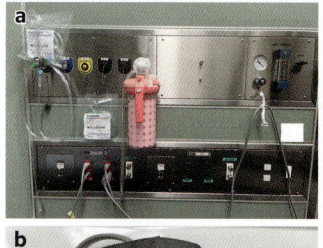

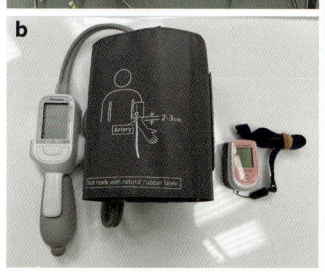

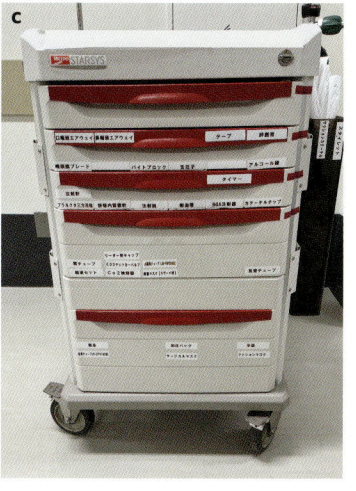

図4｜急変に備えた設備
a 緊急時に対応できるよう, 酸素や吸引などの配管を整えている.
b 患者が急変した際すぐに対応できるよう, 血圧計やパルスオキシメーター
は近くに準備しておく.
c 急変時に必要な救急カートは, すぐ取りに行けるように場所を確認しておく
とよい.

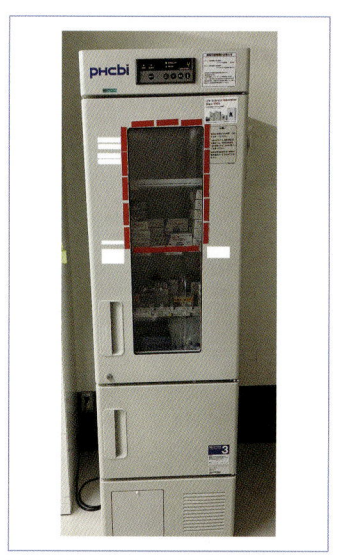

図5｜鍵のかかる保管庫
高価な薬品を処置室に保管する場合
は, 鍵のかかる保管庫で管理する必
要がある.

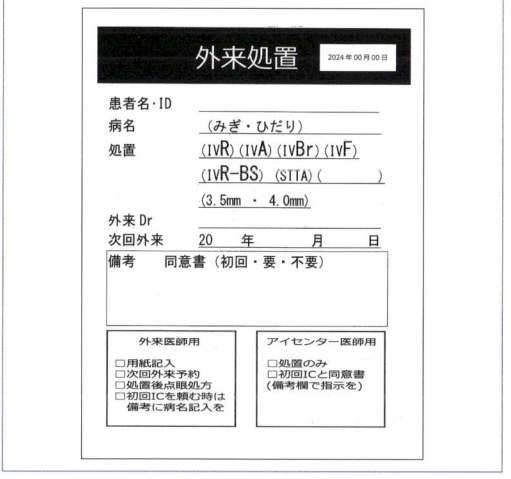

図6｜当院で使用している注射用の処置箋
外来医が責任をもって左右や薬剤の種類, 注射部位を記
載し, それに基づいて処置担当が処置を行う.

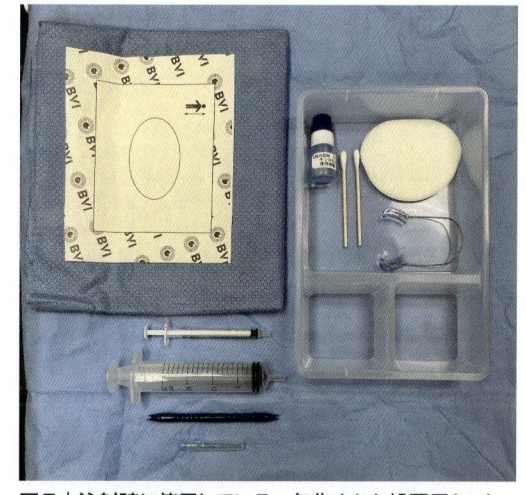

図7｜注射時に使用している一包化された処置用セット
これを用いて効率よく処置を行っている.

悪いため, 外来医は責任をもって処置箋(図6)を
作成し, それに基づいて処置担当の医師が処置
を行う. 現在認可されている抗VEGF薬は6種類
(2024年6月現在)あり, その他ステロイドなども
合わせると選択肢が多い. また「右眼」「左眼」の
確認,「有水晶体」か「眼内レンズ挿入眼」かによっ
ても投与方法が異なる. これらを間違えるリスク

を減らすため, 医師, 介助する看護師で処置箋
を確認しながら行っている. また, 硝子体注射に
関しては専用の一包化されたセット(図7)を作成
することで, 効率よく処置を行っている.

文献

1) 病院設備設計ガイドライン(空調設備編)HEAS-02-2022,
日本医療福祉設備協会, 東京, 2022

I. 外来のセットアップ

10. 常備薬

京都大学眼科　**池田華子**

I 診察室で使用する薬剤

　当院では，各診察台のトレーの中に図1の薬剤，ガーゼ，綿棒，アルコール綿などをそろえている．開封した点眼薬は，1日で廃棄している．ヒドロキシエチルセルロース（スコピゾル®）は開封日を瓶に書き入れ，1ヵ月で廃棄している．使用頻度の低い点眼薬は処置室に置き，必要時に共用している（「III. 処置室に常備する薬剤」参照）．

II 検査室で使用する薬剤

　検査室で使用する薬剤を表1に示す．眼底血管造影時には，検査後のアナフィラキシーショックにも対応できるよう，ルートを確保し30分かけ

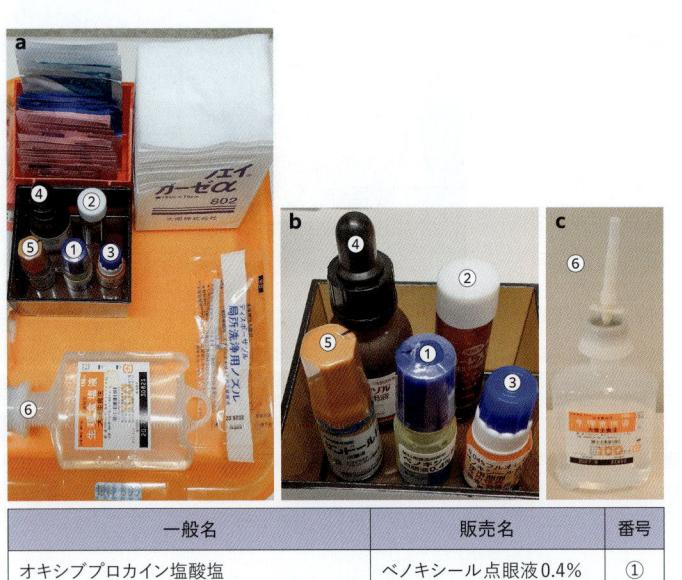

一般名	販売名	番号
オキシブプロカイン塩酸塩	ベノキシール点眼液0.4%	①
フルオレセインナトリウム	フローレス眼検査用試験紙 0.7 mg	②
オキシブプロカイン塩酸塩，フルオレセインナトリウム	院内製剤	③
ヒドロキシエチルセルロース・ホウ酸・無機塩類配合剤	スコピゾル眼科用液	④
トロピカミド・フェニレフリン塩酸塩	サンドールP点眼液	⑤
塩化ナトリウム	大塚生食注100 mL	⑥

図1│診察台にそろえている薬剤
a 各診察台に置いているトレー．写真中の番号は表と対応している．
b 点眼薬ボックスの拡大．
c 眼の洗浄時には生理食塩液に局所洗浄用ノズルをつけて使用している．

て生理食塩液100 mLを落としている．検査室には，「IV．緊急対応薬」に示す緊急カートを設置している．

III 処置室に常備する薬剤

看護師，検査員などに使用を指示する点眼・軟膏類（使用頻度が低く各診察室共用で使用するものも含む）を表2に示す．院内製剤として生理食塩液を5 mLずつ点眼瓶に分注した生食点眼液は，看護師が患者に点眼指導，点眼手技確認を行う際に使用している．また，院内製剤4%塩化ナトリウム点眼液は，水疱性角膜症の浮腫軽減目的で，患者が持ち帰れるように準備している．表3には，眼圧上昇時に用いる点滴製剤，処置室で行う処置に用いる薬剤，消毒剤，麻酔薬などを示す．

院内製剤など冷所保存の薬剤は，処置室に保冷庫を設置しその中で保存している．

IV 緊急対応薬

緊急カート（図2）内には表4の薬剤を常備し，造影検査を行う検査室内に配置している．未使用時にはテープを張り付けてあり，使用時にすぐにわかるよう，また補充ができるように工夫されている．ひと月に一度，看護師が期限や本数などをチェックしている．1年に一度，救急医による実地講習を実施している．

V 院内製剤

当院では，『病院薬局製剤事例集（日本病院薬剤師会監修）』に基づき，下記の薬剤を院内製剤として調製し，外来に常備している．

1. フルオレセイン添加オキシブプロカイン点眼液5 mL

用途：診察時角膜染色用
作成法：フルオレサイト静注500 mgをフルオレセインの最終濃度が0.04%になるようにオキシブ

表1｜検査室で使用する薬剤

一般名	販売名
塩化ナトリウム	大塚生食注100 mL
フルオレセイン	フルオレサイト静注500 mg
インドシアニングリーン	オフサグリーン静注用25 mg
オキシブプロカイン塩酸塩	ベノキシール点眼液0.4%

プロカイン塩酸塩点眼液0.4%（ベノキシール®）に添加し，よく混合したあと，無菌点眼容器に5 mLずつ分注する．冷所保存，使用期限4週間．

2. 低濃度（0.125%）ピロカルピン点眼液5 mL

用途：副交感神経過敏性の有無の検討
作成法：ピロカルピン塩酸塩（サンピロ®点眼液）2%を，ピロカルピン塩酸塩の最終濃度が0.125%となるように生理食塩液で希釈し，0.22 μmフィルターを通して無菌点眼容器に5 mLずつ分注する．冷所保存，使用期限3ヵ月．

3. 4%塩化ナトリウム点眼液5 mL

用途：水疱性角膜症の角膜浮腫軽減
作成法：10%塩化ナトリウム注射液を，塩化ナトリウムの最終濃度が4%になるように注射用水で希釈し，0.22 μmフィルターを通して無菌点眼容器に5 mLずつ分注する．冷所保存，使用期限3ヵ月．

4. 生食点眼液5 mL

生理食塩液を無菌点眼容器に5 mLずつ分注し，冷所保存．

5. 1%サイプレジン液2 mL，眼科用キシロカイン点眼液5 mL

いずれも販売されている製剤は一瓶の容量が大きく，4%キシロカイン点眼液はそのままの容器では点眼できないことから，無菌点眼容器に5 mLずつ分注し，冷所保存している．

表2 | 処置室に常備している点眼・軟膏類

一般名	販売名	用途
トロピカミド・フェニレフリン塩酸塩	サンドールP点眼液	散瞳
フェニレフリン塩酸塩	ネオシネジンコーワ5%点眼液	散瞳
トロピカミド	ミドリンM点眼液0.4%	散瞳
ピロカルピン塩酸塩	サンピロ点眼液2%	縮瞳
アプラクロニジン塩酸塩	アイオピジンUD点眼液1%	処置時眼圧下降
ピロカルピン塩酸塩	〈院内製剤〉 0.125%ピロカルピン点眼液5 mL	副交感神経過敏性確認
シクロペントラート塩酸塩	〈院内製剤〉 1%サイプレジン液2 mL	調節麻痺
オフロキサシン	オフロキサシン眼軟膏0.3%「ニットー」	抗菌
レボフロキサシン水和物	レボフロキサシン点眼液1.5%	抗菌
塩化ナトリウム	〈院内製剤〉 生食点眼液5 mL	点眼手技確認
塩化ナトリウム	〈院内製剤〉 4%塩化ナトリウム点眼液5 mL	治療持ち帰り用

表3 | 処置室に常備している薬剤

一般名	販売名	用途
アセタゾラミドナトリウム	ダイアモックス注射用500 mg	眼圧下降
D-マンニトール	20%マンニットール注射液	眼圧下降
ポビドンヨード	ポピヨドンガーグル7%	含嗽
ポビドンヨード	ポピラール消毒液10%	消毒
ポビドンヨード	スワブスティックポビドンヨードM	皮膚消毒
リドカイン塩酸塩・アドレナリン	キシロカイン注射液「1%」エピレナミン(1:100,000)含有	麻酔
リドカイン塩酸塩	キシロカイン注ポリアンプ2%	麻酔
キシロカイン	〈院内製剤〉 眼科用キシロカイン点眼液5 mL	点眼麻酔
トリアムシノロンアセトニド	マキュエイド眼注用40 mg	テノン嚢下・硝子体内投与
トリアムシノロンアセトニド	ケナコルト−A筋注用関節腔内用水懸注40 mg/1 mL	マキュエイド代替
デキサメタゾンリン酸エステルナトリウム	デキサート注射液1.65 mg	抗炎症
塩化ナトリウム	生理食塩液PL「フソー」	涙洗等
注射用水	注射用水PL「フソ 」	溶液希釈・調剤等
眼内灌流・洗浄液	オペガードMA眼灌流液	前房形成等

表4｜緊急カート内の薬剤

一般名	販売名	容量	常備数
アトロピン硫酸塩水和物	アトロピン注0.05%シリンジ「テルモ」	0.05% 1 mL	5筒
アドレナリン	アドレナリン注0.1%シリンジ「テルモ」	0.1% 1 mL	5筒
アミオダロン塩酸塩	アミオダロン塩酸塩静注150 mg「TE」	150 mg 3 mL	3 A
ドパミン塩酸塩	イノバン注0.3%シリンジ	0.3% 50 mL	1筒
塩化ナトリウム	大塚生食注（注射用・ソフトバック）	500 mL	2袋
塩化ナトリウム	大塚生食注	50 mL	1 V
精製ブドウ糖	大塚糖液5%	5% 500 mL	1袋
グルコン酸カルシウム水和物	カルチコール注射液8.5%	8.5% 5 mL	4 A
塩化ナトリウム	生理食塩液PL「フソー」	20 mL	3 A
ジアゼパム	セルシン注射液10 mg	10 mg 2 mL	2 A
メチルプレドニゾロンコハク酸エステルナトリウム	ソル・メドロール静注用125 mg	125 mg	1 V
ニカルジピン塩酸塩	ニカルジピン塩酸塩注射液2 mg	2 mg 2 mL	2 A
硝酸イソソルビド	ニトロール注5 mgシリンジ	5 mg 10 mL	1筒
ニトログリセリン	ニトロペン舌下錠0.3 mg	0.3 mg	1錠
ノルアドレナリン	ノルアドリナリン注1 mg	0.1% 1 mL	3 A
フルマゼニル	フルマゼニル静注0.5 mgシリンジ「テルモ」	0.5 mg 5 mL	1筒
ブドウ糖注射液	ブドウ糖注5% PL「フソー」	5% 100 mL	1 V
ブドウ糖注射液	ブドウ糖注5% PL「フソー」	5% 20 mL	2 A
ブドウ糖注射液	ブドウ糖注50% PL「フソー」	50% 20 mL	2 A
クロルフェニラミンマレイン酸塩	ポララミン注5 mg	0.5% 1 mL	1 A
ニトログリセリン	ミオコールスプレー0.3 mg	0.65% 7.2 g	1缶
ミダゾラム	ミダゾラム注10 mg「サンド」	10 mg 2 mL	2 A
炭酸水素ナトリウム	メイロン静注8.4%	8.4% 20 mL	3 A
リドカイン	リドカイン静注用2%シリンジ「テルモ」	2% 5 mL	3筒
ベラパミル塩酸塩	ワソラン静注5 mg	0.25% 2 mL	2 A

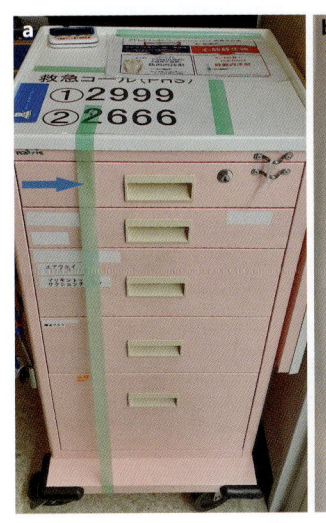
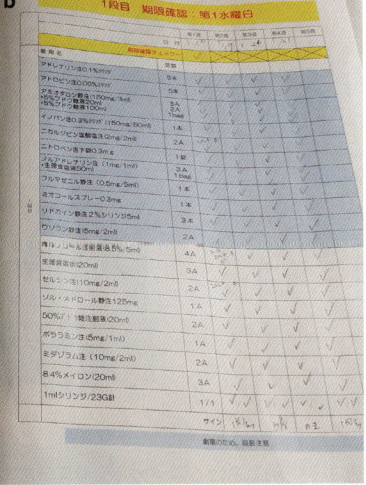

図2｜緊急カート

a 緊急カート内には**表4**の薬剤を常備している．緊急カート使用時に直ちに補充ができるように，カートにはテープ（➡）が貼り付けしてあり，使用したことがすぐにわかるようになっている．

b チェック表．薬剤の期限や本数のほか，機器の動作確認も含め毎月看護師がチェックしている．

11. 眼科電子カルテ

筑波大学眼科　**星　崇仁**

I 電子カルテシステムの構成

電子カルテはクリニック，病院ともに，眼科診療を行う多くの施設で導入されている．眼科診療では，視力・眼圧をはじめ眼底写真やOCTなど，他科にない特有の検査が多く，効率的な診療を行うには，それらのデータを整理して電子カルテに記録・表示することができる眼科部門システムが必要となる．眼科クリニックでは，レセプトシステムや受付・予約システムなどと眼科部門システ

ムとをあわせて，電子カルテシステムを構築する（図1）．病院では，院内で導入している病院共通の電子カルテシステム（hospital information system：HIS）と眼科部門システムとを連携させてシステムを構築する必要がある（図2）．

電子カルテシステムの選定は，診療施設の規模，患者・スタッフの動線，導入・メンテナンス費用，病院においてはHISとの連動性などを勘案し，実際にシステムを利用する医師，視能訓練士，看護師，クラーク，その他のスタッフとともに使い

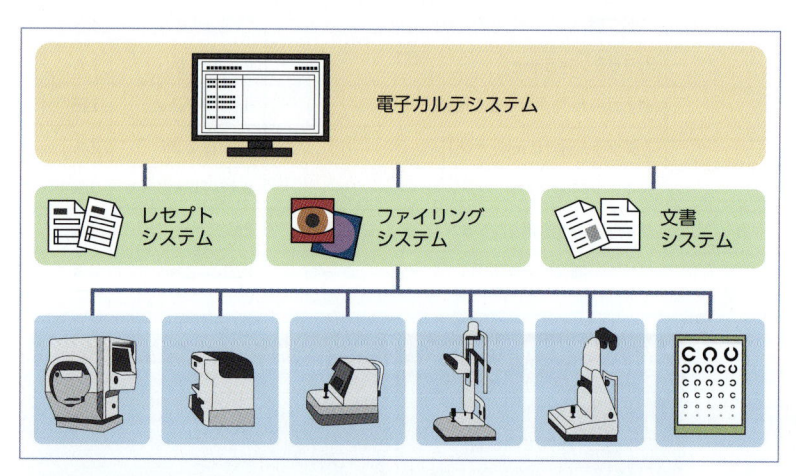

図1｜クリニックにおける電子カルテシステムの構成例

図2｜病院における電子カルテシステムの構成例

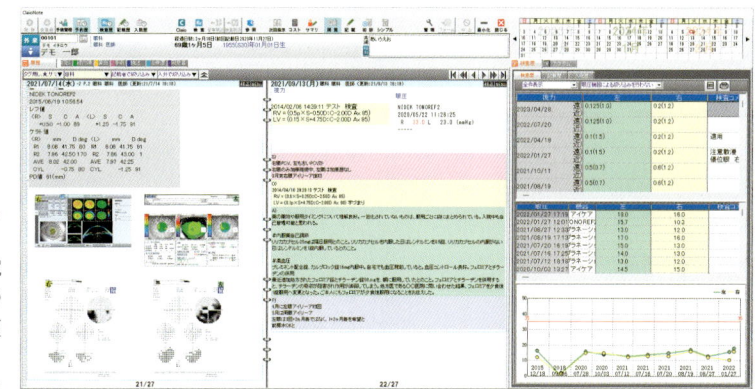

図3｜カルテ記載画面（C-Note, ファインデックス社）
見開き形式で紙カルテに近い感覚での記録が可能. カルテの任意の位置に検査画像やシェーマ, 検査値の貼り付けができる.
（画像提供：株式会社ファインデックス）

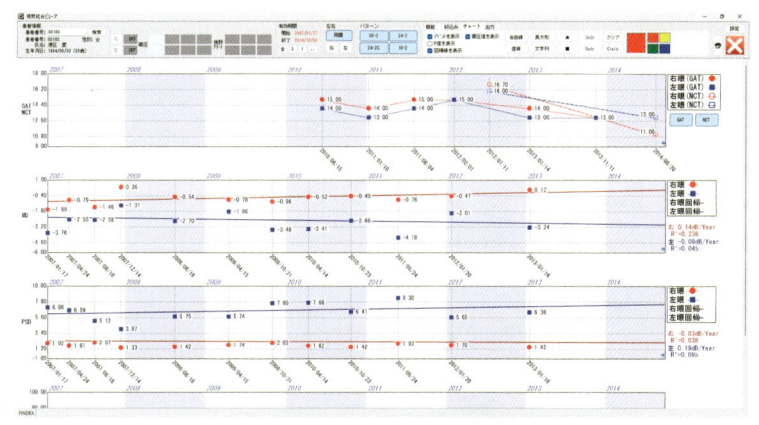

図4｜眼圧・視野感度のチャート表示（Claio, ファインデックス社）
眼圧や視野感度の数値データをグラフ表示することで, 治療方針を的確に決定することができる.
（画像提供：株式会社ファインデックス）

勝手を検証したうえで行うことが大切である.

　以下に, 代表的な眼科電子カルテメーカーのシステムと特徴を概説し, 利用の際に知っておきたい主な機能について解説を加える.

1. ファインデックス社

　診療記事記載システム（C-Note）と画像ファイリングシステム（Claio）を中心に眼科部門システムを構成する. 眼科以外に, 耳鼻咽喉科・頭頸部外科や周産期医療向けの画像ファイリングシステムを有し, 総合病院の部門システムとしても実績がある. 紙カルテのような記録・閲覧方式を採用し, 眼底写真, OCT, 視野検査などの画像データをシンプルな操作で任意の位置に貼り付け可能であるため, 見読性が高く, 診察医の臨床推論や治療決定の過程が読み取りやすい（図3）.

　眼科検査の時系列表示は, 電子カルテの大きなメリットの一つである. 視力, 眼圧, 視野感度のグラフ表示（図4）や, 眼底写真, OCT画像,

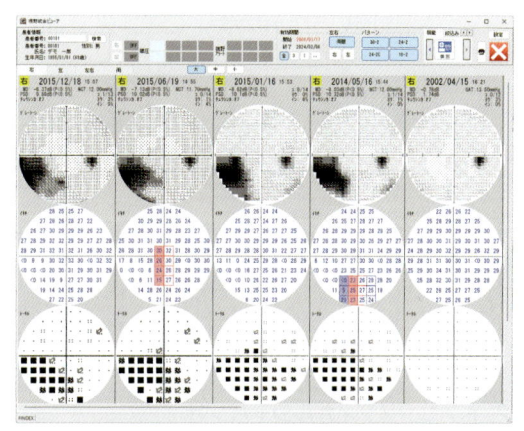

図5｜視野統合ビューアによる視野検査の一覧表示（Claio, ファインデックス社）
視野検査結果を時系列で一覧表示することで, 視野障害の変化を理解しやすい.
（画像提供：株式会社ファインデックス）

視野検査の時系列表示（図5）により, 病期の進行や治療による効果を的確に捉えることができる. 診療で頻繁に用いる機能であり, 操作や表示方法は確認しておきたい.

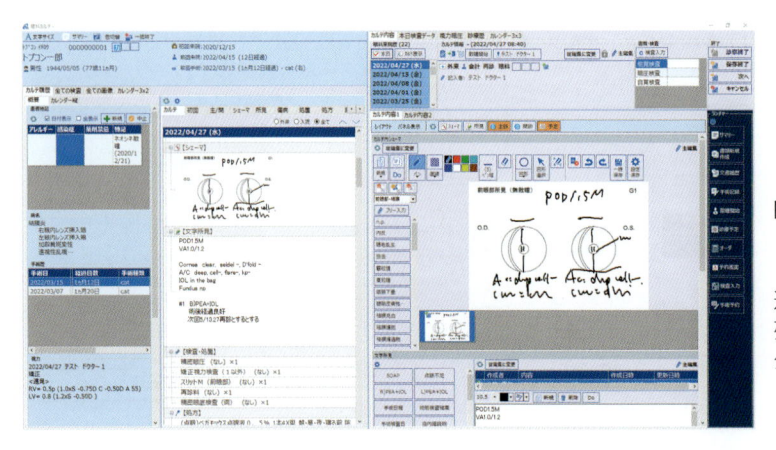

図6｜カルテ記載画面（IMAGEnet eカルテ，トプコンメディカルジャパン社）

過去カルテの履歴と当日カルテを並列に表示．所見やシェーマをドラッグ＆ドロップで複製できる．

（画像提供：株式会社トプコンメディカルジャパン）

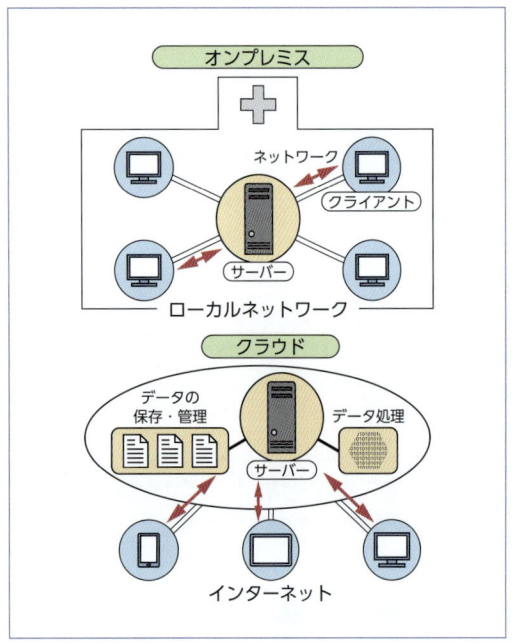

図7｜電子カルテシステムの形態

クラウド型では院内サーバーの故障によるデータ消失リスクを回避できる．

図8｜受診票（IMAGEnet eカルテ，トプコンメディカルジャパン社）

印刷した受診票の運用により，効率的なID入力が可能で，患者取り違え防止に役立つ．

（画像提供：株式会社トプコンメディカルジャパン）

2. トプコンメディカルジャパン社

眼科医療機器メーカーであり，眼科専用電子カルテシステム（IMAGEnet eカルテ）とファイリングシステム（IMAGEnet）を提供している（図6）．電子カルテのシステム形態としてオンプレミス型とクラウド型があり（図7），クリニック向けにクラウド型のシステムを提供している．クラウド型では，データサーバーを施設内に設置する必要はなく，インターネット回線を利用してクラウドサーバーで

データを管理できる．サーバーの定期的な買い替えやメンテナンスが不要であり，患者データを国内のデータセンターに保存することで，気象災害や地震によるデータの消失を防ぐことができるというメリットもあり，今後，クラウドサービスの提供が増加すると予想される．

患者は屈折検査にはじまり，視力，眼圧，その他検査を受けたあとに診察を受けることになり，その都度，検査機器や電子カルテへの患者IDの入力が必要である．印刷した受診票（図8）を運用

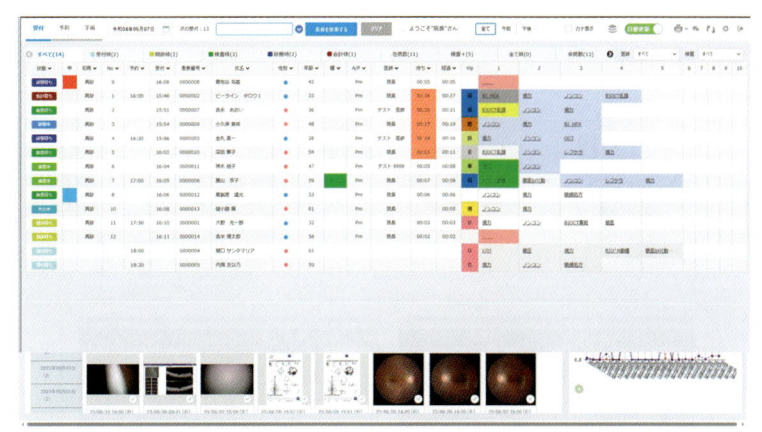

図9｜患者一覧画面（MediusCL，ビーライン社）
検査の予定が容易に把握でき，実施状況は検査機器と連動して変更される．
（画像提供：株式会社ビーライン）

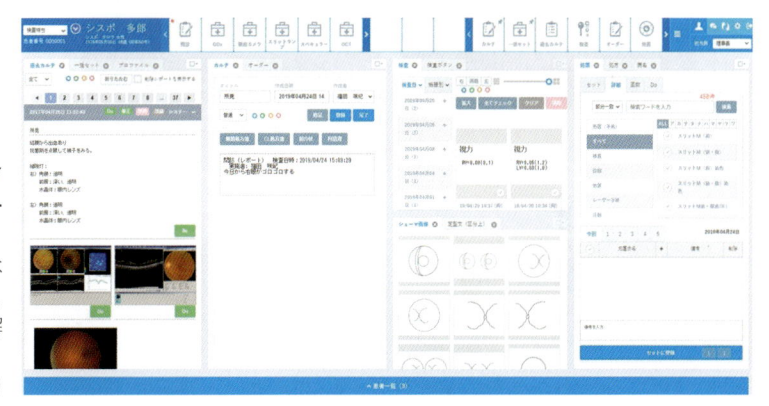

図10｜電子カルテ操作画面のレイアウト例（MediusCL，ビーライン社）
カルテ記載，処方入力，病名登録などを一つの画面で行うことができ，画面の切り替えに伴う煩雑さから解放される．
（画像提供：株式会社ビーライン）

することにより，検査入力時やカルテ起動時にバーコードを読み取ることでスムーズなID入力ができ，患者の取り違え防止にも役立つ．

3. ビーライン社

　眼科に特化した電子カルテシステム（MediusCL）を提供する．一般的なwebブラウザ（Microsoft Edge, Google Chrome, Safariなど）で作動するシステムで，クライアント端末ごとにアプリケーションをインストールする必要がないため，ビューワーソフトの追加コストを要せず，端末の増設がしやすい．

　眼科外来では，患者ごとに予定されている検査が異なり，検査の種類も多い．スムーズな診療を行うためには，患者の状態（問診待ち，検査待ち，会計待ち），待ち時間，実施予定・済みの検査（オーダー）などが一目で把握できる患者一覧表示機能（図9）が重要であり，電子カルテによって得られるのメリットの一つといえる．

　電子カルテでは，診察所見の記載や検査所見の入力のみならず，処方入力，病名登録，次回検査オーダーなどさまざまな操作を行う．この際，それぞれ別の操作ウィンドウを開いて入力を行うことは面倒であるため，一つの画面で多くの操作が可能な機能についても検討したい（図10）．操作画面のレイアウトは，使用者IDによって個別に設定可能で，自身の診療スタイルに合ったカスタマイズにより，効率的な診療に役立てることができる．

4. ニデック社

　ファイリングシステム（NAVIS®-AZU）を提供する医療機器メーカーであり，同社の眼底カメラやOCTで撮影した画像を，ビューア連携により電子カルテ上で解析・閲覧できる（図11）．特にOCTのボリュームスキャンは，スクロールで連続的に断層像を閲覧することによって病変の広がりを確認したり，解析ツールを用いて網膜厚や病変サイ

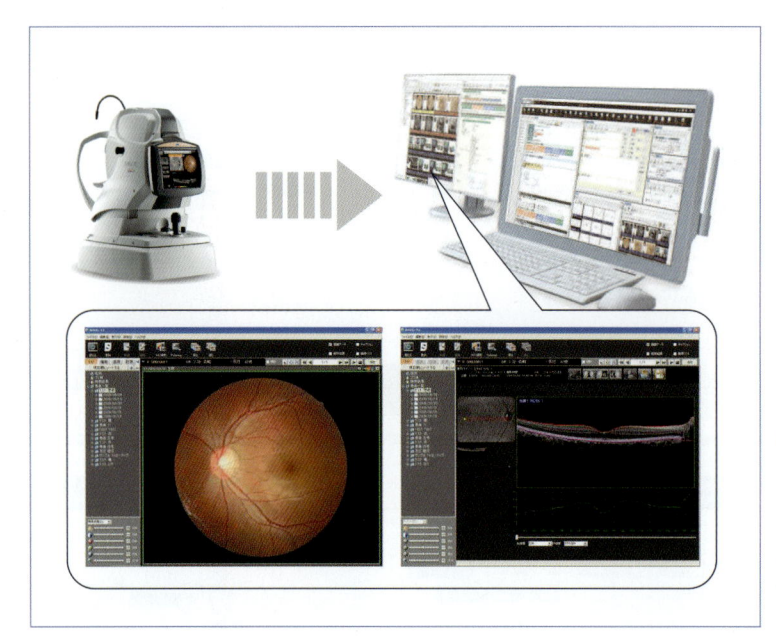

図11｜ファイリングシステムと検査機器との連携（NAVIS®-AZU，ニデック社）
ファイリングシステム上でビューアを用いて検査画像を閲覧することで，十分な情報を得ることができる．
（画像提供：ニデック株式会社）

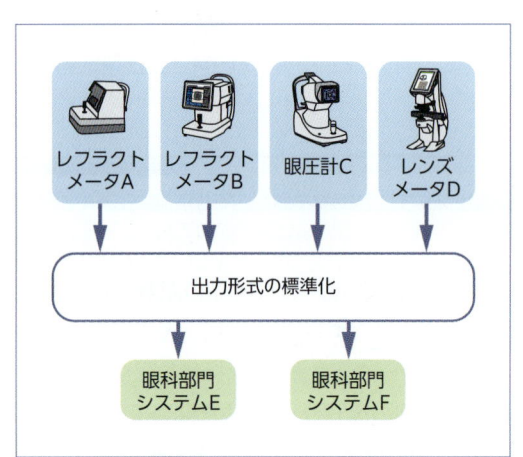

図12｜眼科検査機器からの出力データの標準化
機種の異なる検査機器でも標準化した出力形式で眼科部門システムへデータを転送することができる

表1｜眼科検査機器出力データ共通仕様

JOIA Std.01	レフケラトメーター，眼圧計，レンズメーター
JOIA Std.02	眼底画像
JOIA Std.03	眼軸長，角膜厚み，IOLパワー計算
JOIA Std.04	スペキュラーマイクロスコープ
JOAI Std.05	OCT（光干渉断層計）
JOAI Std.010	緑内障サマリ

ズを評価することで，臨床判断に重要な情報を得ることができる．

　眼科の診療録ではシェーマが多用されるが，正確な記載のためにはタッチペンの使用感も重要な要素である．筆圧感知タブレットを使用することで手書きの感覚に近い使用感が得られ，病変の細かい表現が可能である．

Ⅱ｜眼科医療情報の標準化

　レフケラトメーターや眼圧計，眼底カメラ，OCTなどの眼科検査機器で得られたデータをファ

イリングシステムに出力する際，各社，各機種で出力形式が異なるため，それぞれ個別の連携プログラムが必要であった．出力形式を標準化することで，どの検査機器・ファイリングシステム間でも統一した連携プログラムの利用が可能となり（図12），開発コストの低減につながる．眼科医療情報の標準化は，一般社団法人日本眼科医療機器協会（Japan Ophthalmic Instruments Association：JOIA）が中心となって作業を行い，現在までに6つの共通仕様を策定している（表1）．

　今後は，HISと眼科部門システムの連携方式の標準化や，スムーズな地域連携に向けた医療情報の標準化も，よりいっそう進むと思われる．

Ⅱ. 診療の手順

Ⅱ. 診療の手順

1.医療面接・問診

日本医科大学眼科 **白鳥　宙**
岡本史樹

Ⅰ｜医療面接の役割

医療面接の役割は大きく分けて，①患者理解のための情報収集，②信頼関係（ラポール）の形成，③患者教育と治療への動機付け，の3つがある（表1）．従来の"問診"という言葉は上記の①の役割の意味しか含まない．以前の一方的な説明で済んでいた時代と異なり，現在は患者意識が高まり，医療者が正しい医療面接の技法を身につけることが求められている．

Ⅱ｜医療面接の基本的な流れ

医療面接の基本は，傾聴⇒受容⇒共感である．いつもこの流れを意識して医療面接を行うことが非常に大切である．間違っても，医療面接の最初から尋問⇒評価⇒説得という態度で患者を不必要に緊張させ，必要な情報収集や良好な医師・患者関係の構築を阻害してはならない（図1）．最初は患者の時間と考え，（途中で言いたいことがあっても）医療者はできるだけ口を挟まず，患者の話したいことを黙って聞くこと，これが"傾聴"である．また，（たとえ医学的につじつまが合わなくても）患者の訴えをそのまま受け入れる態度を示し（受容），患者の話を決して否定せず支持的な態度を示すことが（共感），まずは大切である．

Ⅲ｜医師のとるべき態度

まずは，ごく一般的な円滑な人間関係をつくれるよう，挨拶をすること，敬語を使うことが基本である．そして，患者に対して身体を向け，目を合わせ，礼儀正しい態度をとること，身だしなみを

表1｜医療面接の役割

①患者理解のための情報収集
②信頼関係（ラポール）の形成
③患者教育と治療への動機付け

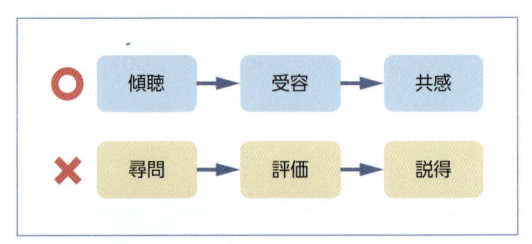

図1｜医療面接の基本

整えておくことなど，非言語的コミュニケーションも，医師が患者にとって信頼に足る人物であることを示すうえで重要である．

そのうえで，患者コミュニケーションにおいて医療者のとる態度は，共感的態度，理解的態度，支持的態度，評価的態度，解釈的態度，調査的態度，逃避的態度の7つに大別される（表2）．基本的に医療面接では，共感的態度，理解的態度，支持的態度が望ましいとされている．もちろん，患者との信頼関係ができたうえで評価や解釈を述べたり，調査的質問をしたりすることはあるが，そのときも理解的態度，支持的態度をもって接するようにしなければならない．逃避的態度は禁忌である．

Ⅳ｜質問法

医療面接の質問法は，患者がどれだけ自由に話せるかという点から，自由質問法，重点的質問法，中立的質問法，多項目質問法，直接質問法

共感的態度	患者の苦痛などに共感する
理解的態度	患者の立場に立って理解を示す
支持的態度	患者の考えや行動を認めて支持する
評価的態度	患者の考えや行動について，医療者が適不適・善悪を判断する
解釈的態度	患者の訴えについて，あいまいなままに勝手に解釈する
調査的態度	信頼関係が十分でないのに，私的なことを根掘り葉掘り聞く
逃避的態度	患者の不安を受け止めず，対話を避けようとする

表2｜医療面接における医療者の態度

自由質問法	話を全く制限せず，患者が自由に話せる質問法
重点的質問法	話のジャンルを絞り，その内容については自由に話せる質問法
中立的質問法	医療者の考えや意見を入れず，話を促す質問法
多項目質問法	選択肢のなかから選ばせる質問法
直接質問法	YesかNoかの答えを求める質問法

表3｜医療面接の質問法

の5つに大別され（**表3**），この順に自由度が小さくなる．問診では自由度の大きい質問から小さい質問へ順番に尋ねることが原則である．まずは自由度の大きい受動的な質問で問題の全体像を正しく捉えてから，自由度の小さい能動的な質問で患者本人が表現できない隠れた面を引き出していく．患者の訴えや症状を一緒に整理していくという姿勢で臨むことが大切である．**図2**に具体例を示す．

V｜眼疾患の問診のポイント

問診は，身体の不調を訴えて来院した患者と医師の最初の交点であり，診療方針と診断を決めるための重要なスタートラインである．やみくもに一通りの検査をするのではなく，問診から疾患を想起・除外し，病変部位の見当をつけて，診断に必要な検査の目的と優先順位を明確にすることが必要である．また，診療を進めながら必要に応じて，問診⇒検査⇒問診⇒検査と繰り返すことも必要である．初診時に行うべき問診内容とカルテ記載の注意点について下記に示す．また，眼疾患の問診のポイントについて**表4**にまとめた．

1. 主訴

主訴とは，患者が訴える最も困っている症状の

ことである．原則的に，患者が自由に話したとおりにカルテに記載する．しかし，患者が主訴を的確に表現できない場合には，医師が具体的な質問を行い，患者の主訴を聞き出す必要がある．例えば，患者が「眼がワシャワシャしていて違和感がある」と表現したときに，症状は痛みや異物感などの感覚的なものなのか，見え方の問題なのか，その確認が必要である．また，症状が生じているのは片眼なのか両眼なのか，片眼であれば左右どちらかも聴取する．眼と表現していても，眼球ではなく眼瞼の症状の場合もある．これらを患者から聴取して，適切な表現でカルテに記載することが必要である．

2. 現病歴

現病歴とは，現在問題となっている症状の，発症から現在までの経過をまとめたものである．すなわち，いつから，どのように始まり，どのように経過してきたかなど，主訴に関連したストーリーを肉づけする情報で，病歴の核をなすものである．例えば，同じ「左眼が見えない」という主訴でも，「2年前から左眼がかすんで見えづらくなり，徐々に悪化して現在ではほとんど物が見えなくなった」というのと「2時間前に，テレビを見ていて突然，左眼が真っ暗になって見えなくなった」というので

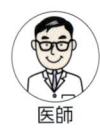
医師

今日はどんなことで来られましたか?〈自由質問法〉

ここのところ眼が痛むようになって.単なる疲れかとも思っていましたが,涙も出て,眼がかすむようになってきたものですから….

患者

そうですか.
いくつかお困りのことがあるようですから,まず眼の痛みについて詳しく教えてください.〈重点的質問法〉

4,5日前から,特に夕方にひどいのですが,眼が痛むようになりました.市販の薬を買って様子を見ていましたが,あまりよくならないので今日来ました.

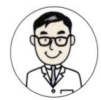
そうですか.〈中立的質問法〉

周りの人が脳腫瘍じゃないかって言うので,私も気になって….

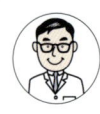
なるほど,脳腫瘍が心配なのですね.〈中立的質問法〉

そうなんです.素人考えで申し訳ないのですが.

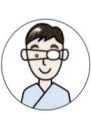

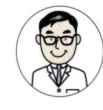
もう少し眼の痛みについてお話を聞いてもよろしいですか?

はい.

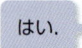

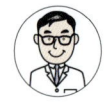
眼の痛みはどのような痛みですか?眼の表面がゴロゴロするとか,チクチクするとか,奥がズーンとするとか.〈多項目質問法〉

眼の奥がズーンとする痛みですかね….何というか….

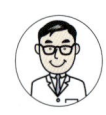
鈍い痛みですか,それとも鋭い痛みですか?〈多項目質問法〉

どちらかというと鈍い痛みです.

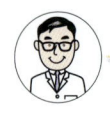
眼が痛むときに眼のかすみが悪くなりますか?〈直接質問法〉

特別,眼が痛むときにかすみがひどくなるということはありません.

（後略）

図2｜質問法の具体例

は, 全く別の病気が想起され, そのあとに行う検査や治療のスケジュールも全く異なってくる. より複雑な病歴になればなるほど, 適切な現病歴の聴取には, 医師の患者の訴えをよく聞く態度や, 適切な質問ができる技術が要求される.

3. 既往歴

　過去に罹患したことのある眼疾患のほか, 事故

主訴：患者が訴える最も困っている症状
〈見え方の異常に関する症状〉 ・視力低下（急激な視力低下，緩徐な視力低下） ・視野異常や暗点（急速に進行するもの，緩徐に進行するもの） ・飛蚊症　・光視症　・虹視症　・羞明　・変視症 ・複視（単眼性，両眼性）　・夜盲　・色覚障害 〈感覚的な症状〉 ・眼痛　・異物感　・掻痒感　・乾燥感　・眼精疲労 〈外見的な症状，その他〉 ・充血　・発赤　・眼脂　・流涙 ・眼瞼下垂　・眼瞼腫脹　・結膜腫脹 ・眼球突出　・眼球陥凹　・眼位異常　・眼振 ・開瞼障害　・閉瞼障害　・白色瞳孔　　など
現病歴：症状の発症から現在までの経過のまとめ
・どこに（片眼 or 両眼）　・いつから　・どのような ・突然なのか，徐々に進行してきたのか ・発症に関連するエピソードはあるか（外傷歴や発熱など） ・経過とともに増悪しているか軽快しているか ・症状は連続的なのか間欠的なのか ・どのようなときに出現（重症化）するか ・随伴する症状はあるか　　など
既往歴：これまでに罹患したことのある疾病
・眼疾患　・事故や外傷 ・糖尿病，高血圧，自己免疫疾患，神経疾患，耳鼻科疾患などの全身疾患 　（他科受診状況，薬歴，手術歴，アレルギー歴などを含む）　　など
家族歴：家族または親族の病歴
・遺伝性や家族集積性がある疾患に関して，家系内の罹患者の有無

表4｜眼疾患の問診のポイント

や外傷歴，全身疾患の有無についても聴取する．特に，糖尿病，高血圧，リウマチ・膠原病などの自己免疫疾患，神経疾患，耳鼻科疾患などは，眼合併症を生じる可能性があり重要である．他科受診状況，薬歴，手術歴，薬剤アレルギーなどのアレルギーの既往も既往歴に含まれる．

4. 家族歴

遺伝性がある疾患を疑う場合には，その病名や疾患に関係する症状をもつ家族および親族がいるかを尋ねる必要がある．カルテに記載する際には，できるだけ詳細に家系図を作成して，家族の検査歴や診断などを記載する．遺伝病に関する問診は，高度なプライバシーへの配慮が必要であり，疑わしい疾患がある程度はっきりした段階で行う．

VI その他の注意

近年では，ドクターハラスメントやペイシェントハラスメントといった言葉もあるように，医師と患者の関係におけるハラスメントが問題となるケースもある．さらに，SNSやインターネットの普及も，医師と患者の関係にさまざまな影響を及ぼしている．よく「コミュニケーションは心が大切であり，小手先の技術は役に立たない」といわれるが，医療面接は，医療者と患者の心をつなぐための技術であるといえる．医師と患者との関係が良好であるためには，医療面接の最初からの良好なコミュニケーションがとても重要であることを，心して臨むことが大切である．

2. 屈折検査

北里大学医療衛生学部視覚機能療法学　**川守田拓志**

Ⅰ　他覚屈折検査の手順

　他覚屈折検査は，自覚検査の時間短縮および客観的判断のためにも重要な検査となる．大別するとオートレフラクトケラトメータおよび検影法があり，各々手順と注意点について述べる．

1. オートレフラクトケラトメータの計測手順と注意事項

　オートレフラクトケラトメータ（図1）は，患者が転倒しないように注意深く誘導し，眼屈折値を計測する旨の説明をしっかりと行う．また，頭位固定を行い，顎を奥までしっかりと置き，頭位が傾かないように注意する（図2）．次にアライメントといって，正確な測定となるよう機器の中心合わせを行う（図3）．マイヤーリングがはっきりと見えるようフォーカスをしっかりと合わせる（図3）．頭位固定とアライメントをしっかりと行わなかった場合，屈折値が遠視側にシフトしたり，乱視の増加や乱視軸の変化が起きたりする．数回軽い瞬きを促し，その後目を大きく開けてもらいそのまま瞬きを我慢させて計測する．力を入れた強い瞬きをしたり，計測のタイミングが遅れると，涙液の破綻が起こり，データの大きな変動や乱視の増加，乱視軸の変化につながる．マイヤーリングの乱れを確認することで，涙液の破綻の様子や角膜の状態，さらに瞳孔径の大きさや正円か否かの状態把握ができ，その後の視力・屈折検査など視機能への影響をおおよそ推測することに利用できる（図4）．
　他覚屈折検査結果を確認するときには，球面屈折力と円柱屈折力，軸の安定性，左右の屈折差，

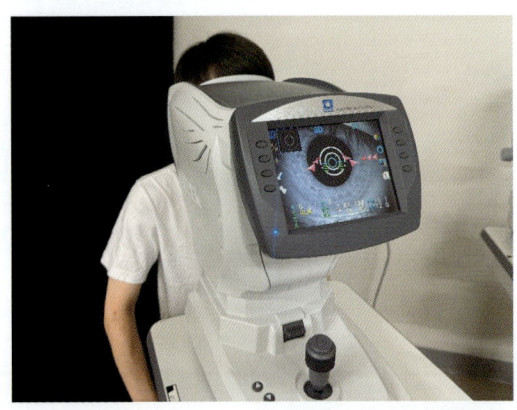

図1｜オートレフケラトメータ ARK-1a（ニデック社）

眼球全体の円柱屈折力と角膜乱視度数の差，信頼係数の値を確認するとよい．

2. 検影法の測定手順と注意事項

　検影法は，検影器と板付きレンズを使い（図5），両眼開放下で自覚屈折値に近い値を得ることができる．小児や寝たきりの方でオートレフラクトケラトメータが計測しにくい症例や，身体症状症（心因性視能障害）や自閉スペクトラム症などで自覚屈折検査の信頼が低い症例で有用である．眼鏡やコンタクトレンズ装用下で計測すると，眼鏡あるいはコンタクトレンズの屈折力が合っているか確認することもできる（オーバースキア）．
　多くの場合，半暗室下で開散光かつ検査距離50 cmで実施される．この条件の場合，光をスキャニングした方向に対して光影が同方向に動く場合を同行とし，逆方向に動く場合は逆行という（図6）．光影の動きがなく，明るい場合は中和であり，眼屈折力は−2.00 Dである．同行の場合，−2.00

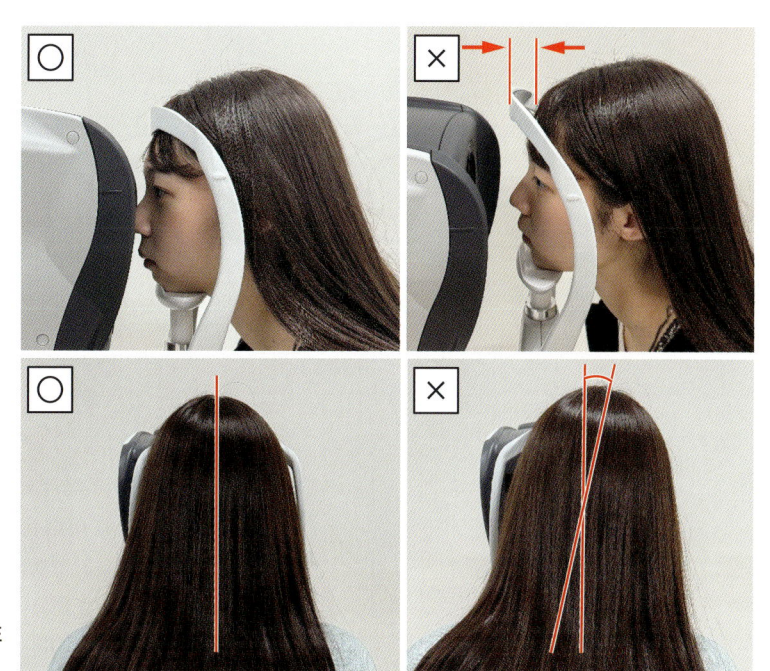

図2｜オートレフケラトメータの注意事項

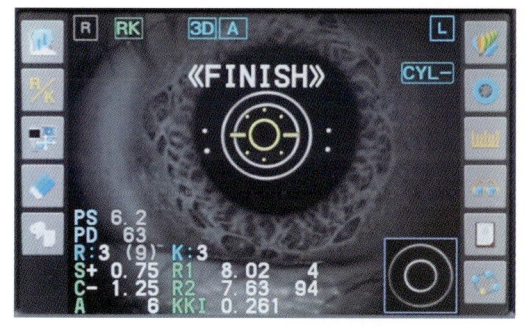

図3｜オートレフケラトメータの表示画面とアライメント

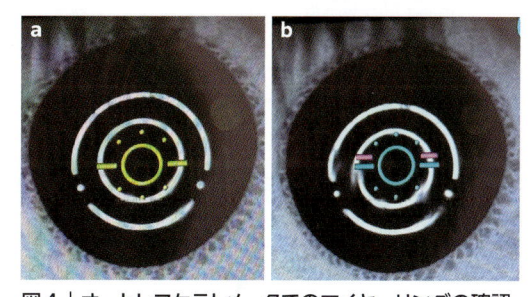

図4｜オートレフケラトメータでのマイヤーリングの確認
a 正常な状態.
b 涙液が破綻し，マイヤーリングが乱れた状態.

Dよりも眼屈折力はプラス側の値であり，中和するまでプラスのレンズを付加していく．逆行の場合は，－2.00 Dよりもマイナスの値であり，中和するまでマイナスレンズを付加する（図7）．これら中和したレンズに－2.00 Dを加えると眼屈折力となる．例えば－1.00 Dのレンズで中和した場合は，－3.00 Dとなる．検影器のスリーブを動かし，長収束光や平行光であれば上記と同様の対応であるが，短収束光の場合，光影の動きが逆になる．中和点は－2.00 Dである点は同じであるが，同行の場合は－2.00 Dよりもマイナス側の屈折力であり，逆行の場合は－2.00 Dよりもプラス側の眼屈折力となる．また，検査距離を眼前50 cmとした場合はD＝1/fにより－2.00 Dを加えるが，

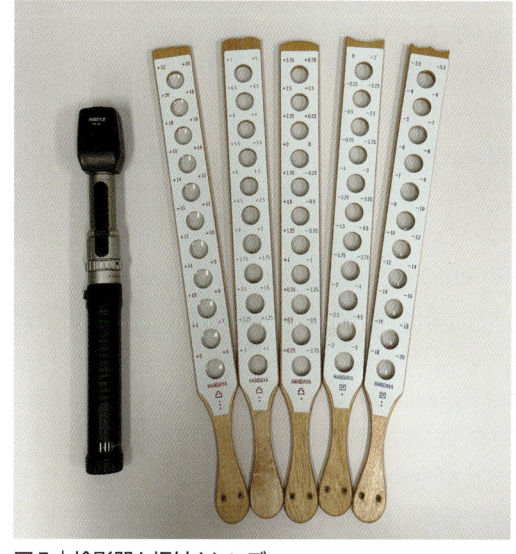

図5｜検影器と板付きレンズ

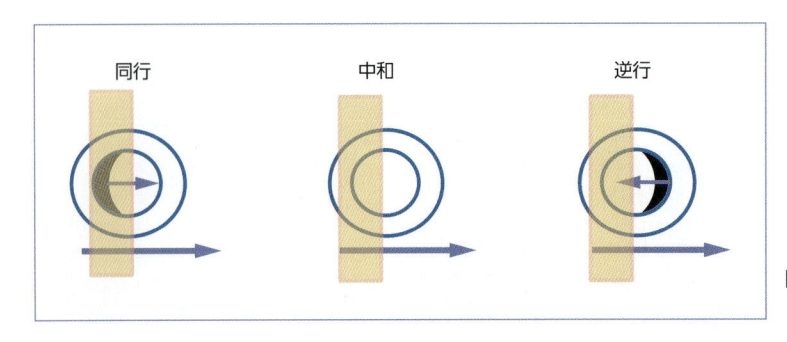

図6 | 検影法における同行と逆行, 中和

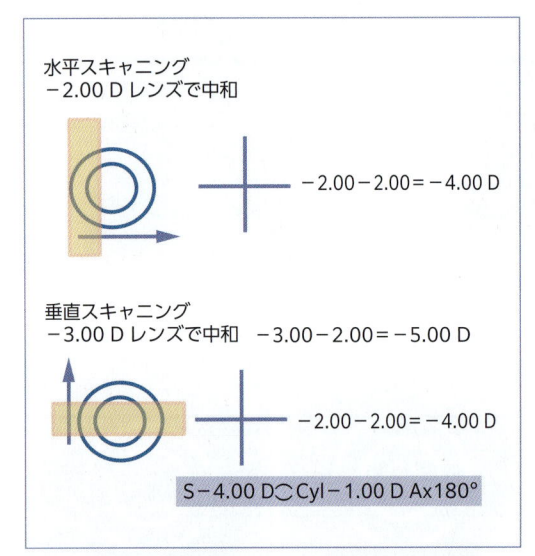

図7 | スキャニングとパワークロスによる屈折力表記

眼前100 cmの場合は−1.00 Dを加える.

　手順としては, 検査前に眼屈折検査である旨と, 近方ではなく遠方を見ることを説明する. 顔の一部や髪を固視すると調節が介入するため, 検者は視線や調節を誘導するものはないか配慮する必要がある. 患者の右眼を計測するときには検者は右眼で計測し, できるだけ患者の視線方向に遮るものがないようにする. 次に裸眼の状態で水平方向にスキャニングを行い, 開散光かつ検査距離眼前50 cmで同行ならプラスレンズ, 逆行ならマイナスレンズを加え, 中和の場合はレンズ付加が不要となる. 続けて垂直方向にスキャニングを行い, 水平方向同様に眼屈折力を得る. その後, パワークロスを書き, SC表記に変換して記載する(図7). 斜乱視の場合は, 水平スキャニングにて光影の動きが斜めになるためにその動きに対して平行にスキャニングし, またその直交方向でもスキャニング

を行い, 眼屈折力を導く.

　検査室は, 瞳孔径を大きくして, 光影を見やすくする目的で半暗室となっていることも多いが, 検査に慣れた場合は, 明室にして視力・屈折検査と似た環境で実施するとよい. 垂直方向のスキャニングは光影が見えにくいことも多いため, 患者に目を大きく開けてもらい, 患者と検者の視線の高さを合わせると見やすくなる. 強度近視眼では眼軸が長く, 反射光が減衰して光影が暗く見えにくいため, 検影器の照明光量を若干上げるとよい. 乱視軸を細かく計測したい場合は, 検眼枠をかけさせ, 短収束光にして検査を行う.

　また, 検査距離を50 cmなどに固定する静的検影法と, 検者が距離を変えて中和点を探す動的検影法がある.

II 自覚屈折検査の手順

1. レンズ交換法

　オートレフラクトケラトメータや検影法の結果を参考に, 自覚球面屈折力レンズと円柱屈折力レンズを用いるレンズ交換法にて自覚屈折検査を行う. 調節力のある成人における他覚屈折値と自覚屈折値の差の平均は約0.4 Dであるため[1], オートレフラクトケラトメータの+0.50 Dの球面屈折力レンズを使うことは自覚屈折値に近くなることを指し, 調節の影響を考慮したければ標準偏差を踏まえてオートレフの+1.50 Dでほぼカバーできることになる(表1)[2].

　また, オートレフラクトケラトメータによる他覚の乱視軸は, 円柱屈折度数が小さい場合は軸のばらつきが大きくなることが知られており, その場

表1｜非調節麻痺下における屈折値の精度
他覚屈折検査と自覚屈折検査の差における一致性の比較結果を示す.
（文献2）より改変）

測定方法の比較	年齢	n	他覚と自覚SEの差（Mean±SD）	95%信頼限界
Auto Ref ARK-700A − SA	21.6±2.7	192	−0.44±0.54	±1.06（−1.50〜+0.61）
検影法 − SA	21.6±2.7	192	−0.02±0.33	±0.65（−0.67〜+0.63）

SA：自覚屈折値, SE：等価球面値(S+C/2)

合, 自覚屈折の結果を重視する. 自覚円柱屈折力の度数と軸の決定は, 以下のクロスシリンダ法と乱視表を用いた方法がある.

1) クロスシリンダによる方法

クロスシリンダ法で用いられるクロスシリンダレンズは, パワークロス表記において, ある経線がプラスの屈折力, 直交する方向にマイナスの屈折力を有するレンズである. このレンズのマイナス円柱レンズの軸と中間軸に注目しながら検査を行う（図8）. このレンズは, 乱視がある眼において, 片方の焦線をプラス側に, もう一方の焦線をマイナス側に動かすことができる. このクロスシリンダを回転させて, 焦線を近づけた状態と離した状態のどちらが見やすいかを問い, 屈折力や軸を決定していく（図9）. クロスシリンダの種類は±0.25 D, ±0.50 D, ±1.00 Dなどがあり, SC表記は覚えるか換算して, 検眼枠に入っている等価球面屈折力レンズに加えたり減じたりしながら乱視を矯正する（例えば±0.25 DであればS＋0.25 D⌒Cyl−0.50 D）. 乱視が矯正された状態でクロスシリンダを振ると, 比較したときに差がなくなるため, そこを終了点とする. クロスシリンダを振っているときに使用する視標は等価球面屈折力レンズ装用下の視力（以下, 等価球面視力）の行の1段か2段上, あるいはクロスシリンダ用の点群視標がよい.

手順として, まずは最小錯乱円を網膜上に置くために, 球面屈折力レンズで最大の視力がでて, かつ最もプラス寄りのレンズを決定する. このときに等価球面視力が1.0以上と良好であれば乱視が小さく, 視力不良であれば乱視が大きい可能性がある. 等価球面視力と乱視の関係は既報にあり, 目安として1.00 Dの乱視を超えると等価球面視力が1.0を下回る[3]. 次にクロスシリンダを回転さ

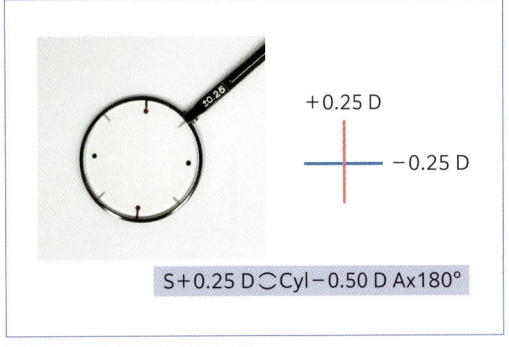

S+0.25 D⌒Cyl−0.50 D Ax180°

図8｜クロスシリンダレンズ

せ, マイナス円柱レンズの軸を180度方向と90度方向で比較し, さらに45度と135度方向で比較し, 見やすい方向を仮軸としてレンズを入れる. クロスシリンダの中間軸を円柱レンズの仮軸に合わせて回転させ, 見やすいと答えたほうに5度か10度回転させ, 見え方が変わらなくなるまで繰り返す. 最後に球面屈折力レンズが近視の過矯正, 遠視の低矯正になっていないかを確認するために, プラス球面屈折力レンズを加えて近視は最高視力がでる最弱度の球面屈折力レンズを, 遠視は最強度の球面屈折力レンズを加えて視力を計測する.

2) 乱視表による方法

乱視表による方法では, 視力検査の下方にある乱視表を用いる. 原理としては等価球面屈折力レンズ装用下では最小錯乱円が網膜にあり, まずは球面屈折力レンズで前焦線, 後焦線をプラス側に移動させ, 後焦線を網膜に移動させる. その後前焦線を網膜に移動させるよう円柱レンズを漸増して矯正する（図10）.

手順としては, 等価球面視力より乱視量を予想し, その乱視量の半分の球面屈折力レンズを加えて雲霧を行う（例えば円柱屈折力が−1.00 Dと予

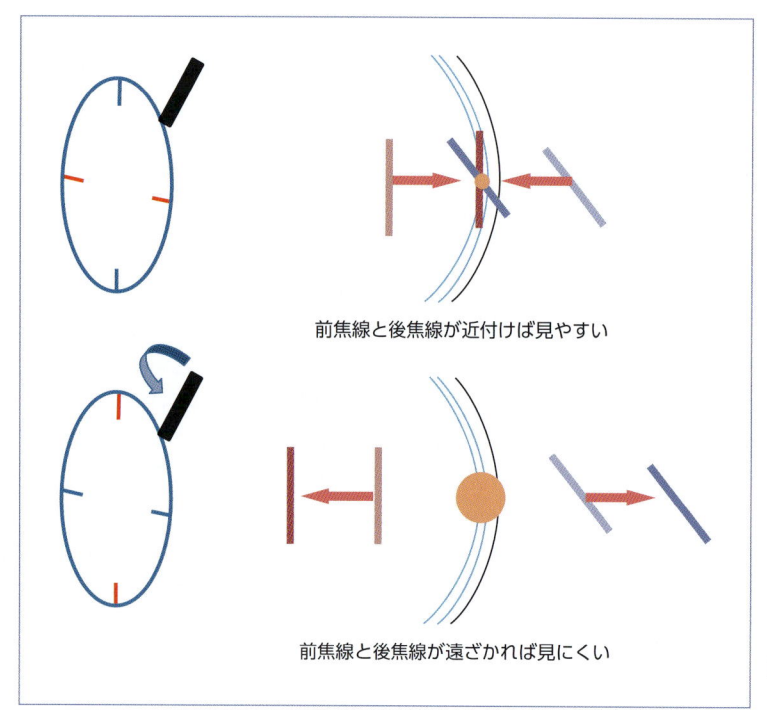

前焦線と後焦線が近付けば見やすい

前焦線と後焦線が遠ざかれば見にくい

図9｜クロスシリンダレンズによる乱視矯正の原理

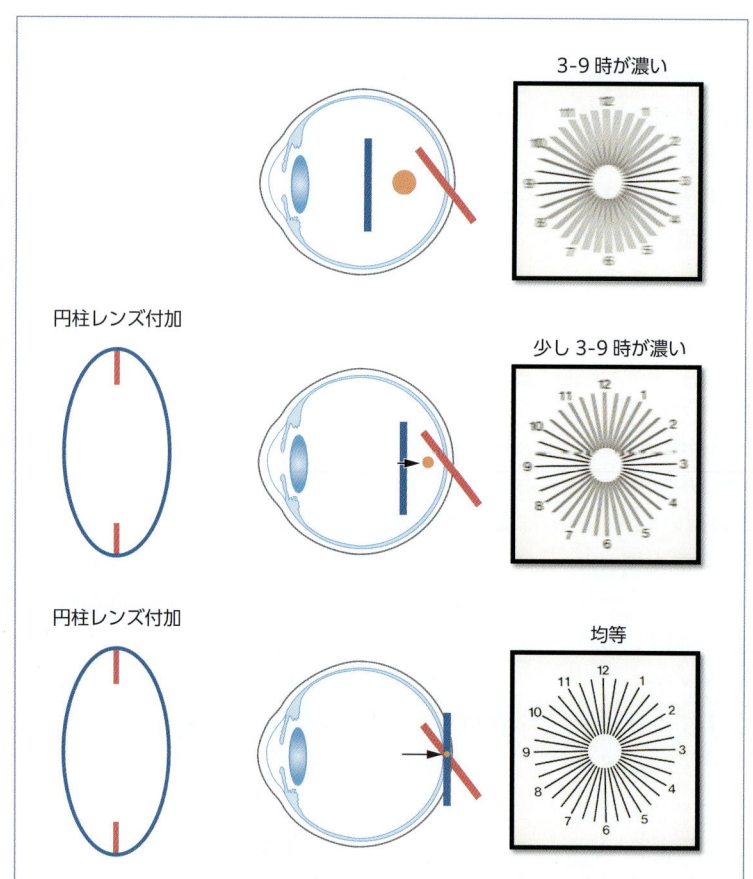

3-9 時が濃い

円柱レンズ付加

少し 3-9 時が濃い

円柱レンズ付加

均等

図10｜乱視表による乱視矯正の原理

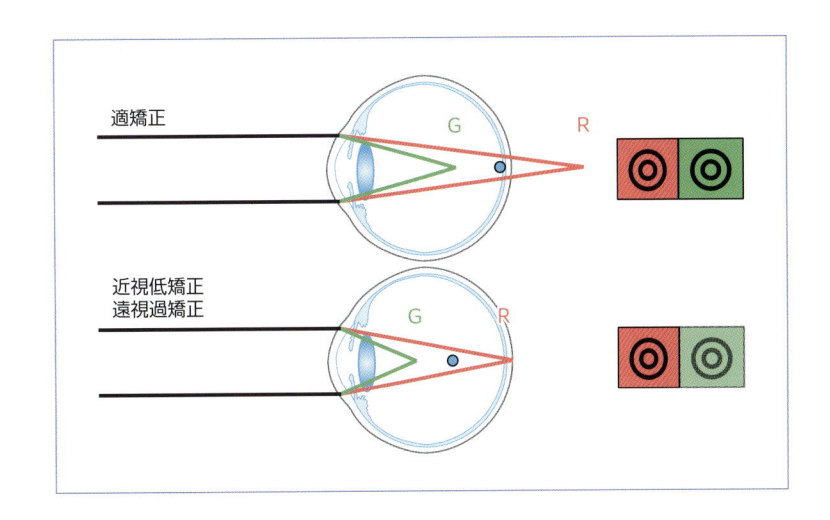

図11｜2色テストの原理

想された場合，球面屈折力は＋0.50 Dを加える）．次に乱視表で濃く見える方向を確認し，その方向と直交する方向にレンズパワーを加える（例えば3時－9時の縦方向が濃いと回答した場合は，マイナス円柱屈折力レンズの軸は90度）．円柱屈折力レンズを漸増して加え，乱視表の線が均等になったら終了する．漸増する円柱屈折力レンズは，雲霧した球面屈折力レンズの－2倍までとし，その値を超えるようであれば再度雲霧して円柱屈折力レンズを加えることを繰り返す．最後に視力を確認し，かつクロスシリンダの方法の最後で記述したように近視の過矯正，遠視の低矯正になっていないか球面屈折力レンズを確認して乱視矯正を終了する．視力が出ない場合，多くは網膜よりも前方に結像点がある．したがって，マイナスの球面屈折力レンズを入れ，網膜上に結像点を動かして視力を計測する．あるいは雲霧を行い，乱視が残っていないか，軸がずれていないかを確認するとよい．

3）2色（赤緑）テスト

2色（赤緑）テストは，赤地に黒図形の視標と，緑地に黒図形の視標のどちらが濃いか，あるいは均等かを聞き，球面屈折力の微調整を目的とする．特に調節が介入している状態になっていないか，近視の低矯正や遠視の過矯正になっていないか，屈折矯正手術において適矯正となっているか，な

どを確認するために行う．原理としては，色収差を利用しており，波長の長い赤色と，赤色よりも波長の短い緑色の視標を用いる（図11）．仮に赤地の黒が緑地の黒より濃いと網膜より前方，つまり近視の低矯正か遠視の過矯正状態になっていることになる．均等の場合は適矯正を示す．

手順としては，上述の球面屈折力レンズと円柱屈折力レンズによる矯正が終わっている状態で赤緑視標を見せ，どちらの黒視標が濃く見えるか聞く．詳細に結像状態を確認するためにはレンズを漸増しながら各々どちらが濃いか聞き，すべて記載するとよい．この方法は，屈折矯正手術の術前検査や眼鏡・コンタクトレンズの度数調整の際に有用である．乱視等はしっかりと矯正しておき，赤緑視標の光源が劣化していないか注意する．また色順応や調節介入に配慮し，どちらかの視標に長い時間着目させ続けないようにする．

文献

1) Zadnik K, et al：The repeatability of measurement of the ocular components. Inves Ophthalmo Vis Sci 33：2325-2333, 1992
2) Jorge J, et al：Retinoscopy/autorefraction：which is the best starting point for a noncycloplegic refraction? Optom Vis Sci 82：64-68, 2005
3) Hoshikawa R, et al：Prediction of distance visual acuity in presbyopic astigmatic subjects. Sci Rep 11：6958, 2021

3. 視力検査

井上眼科病院　**石井祐子**

Ⅰ　視力検査の基礎知識

　視力は視機能を評価するアウトカムとして，眼科診療の最も基本的かつ重要な指標である．誰が行っても再現性のある値となることが理想だが，視力検査は，患者の「見える」「見えない」の応答を頼りに限界（閾値）を数値化する心理物理学的測定法であるため，検査を行う環境，視標の種類，視標提示時間，疲労，協力性などのさまざまなアーチファクトの影響を受けて変化する．

1. 視力の種類（最小分離閾，最小視認閾，最小可読閾，副尺視力）

　視力には4つの種類がある（表1）．眼科臨床で最も一般的なものは2点または2線を識別できる最小分離閾であるが，点の有無を聞く森実式ドットカードなどは最小視認閾である．視標を変えると閾値も異なってくる．

2. 視標に求められる条件とLandolt環

　1843年，キュヒラー（Küchler）が視標に必要な3つの条件として，①誰もが理解できる，②視角以外に違いがない，③前後の視標サイズの差が等しいを挙げたが，当時使用されていた視力表は視標に文字を用いており，条件を満たすものは

なかった．

　1862年，スネレン（Snellen）が最小視角1分を標準とする方式を発表後，視角1分説を視力の単位とすることが広く認められた．その後，1888年にランドルト（Landolt）が発表したLandolt環（図1）は，キュヒラーの3条件と視角1分説を初めて満たしたものであった[1]．当時，国ごとに視力表，視力の表記が異なっていたため，国際的な基準が求められ，1909年にイタリアで開かれた第11回国際眼科学会で，国際的な標準視標としてLandolt環が採用され（図2），その後わが国で広まり定着した[2]．

3. 視力表

　わが国では，国際眼科学会の決定に準拠した「万国式試視力表」が1910年から多く発表され，さまざまな視力表が使用されていたが，1964年に文部省科学研究費総合視力研究班が視力検査に関した基準化を行い，視力表を「標準視力検査装置」「准標準視力検査装置」「特殊視力検査装置」に大別し，それぞれの規格，実施基準などを定めた[2]．眼科臨床などで，視力を正確に評価する視力表は「標準視力検査装置」であり，視標はLandolt環のみで，5つの視標のうち3つの正答をもって視力値とする．検診などで用いる「准標

最小分離閾（minimum separable）	2点または2線を識別できる	20〜30″
最小視認閾（minimum visible）	1点または1線を視認可能な大きさ	4〜30″
最小可読閾（minimum legible）	判読できる文字サイズ	30〜40″
副尺視力（vernier acuity）	2線または3点が1線になる	2〜10″

表1｜視力の種類
視力は形態覚の鋭敏さを表すものであるが，見分ける視標の図形や背景を変えると視角が異なってくる．

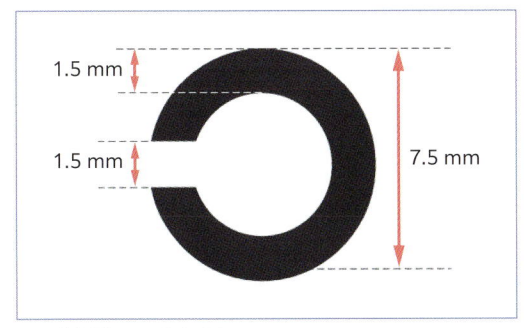

図1｜標準Landolt環

準視力検査装置」は実用性を重視し，ひらがな，カタカナなどの視標を含んでよいが，異常の見逃しを避けるために5つの視標のうち4つの正答で視力値とするなどの細則が定められている．

4. 検査条件，環境

　視力を測る検査室の環境（照度，輝度，距離），視力を測り決定する視力表や視標は，正確性が求められるため，JIS T 7309，ISO 8596，8597により製品の性能が規定されているが，かなり幅をもった規定となっていることがわかる．例えば，視力表の白い背景の輝度は，「白色光源で2,500〜7,000 Kの色温度範囲にある光を使用しなければならない」とされているが，色度図で見ると図3のようになり，言葉で例えると「朝焼け，夕焼けの空の色」（電球色）から「やや青みのあるLEDヘッドライトの色」までとなる．規定に収まっていれば問題ないということではなく，それぞれのクリニックにおいて，視力測定に適切な条件，環境であるか，確認する必要があると考える．

II｜視力検査の方法

1. 原則，片眼ずつ測定するが，両眼での測定にも意味がある

　視力を測定する際には，片眼を遮閉して一眼ずつ行う．どちらの眼から行うという決まりはないが，疾患などで視力に左右差がある場合などは症状を勘案し，どちらの眼から測定するか患者本人の希望などを聞いて行ってもよい．通常の外来検査では片眼ずつ測定を行うが，日常での見え方を知る

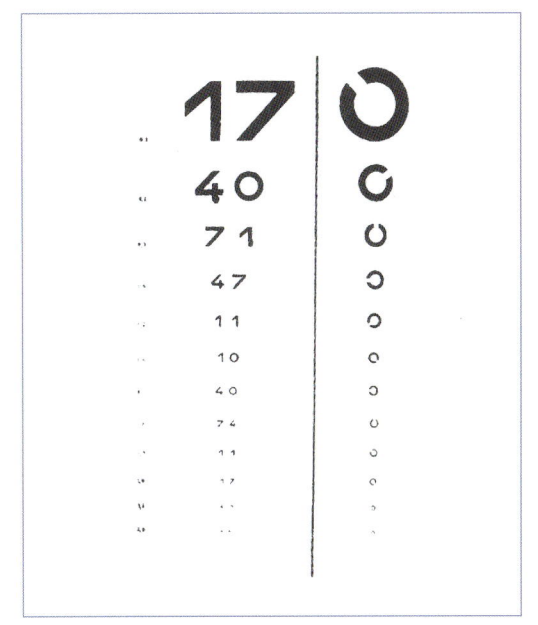

図2｜1909年採択され，発表された国際視力表
Landolt環とともに，比較実験によって寸法を決めた数字視標が並記されている．
（文献2）より）

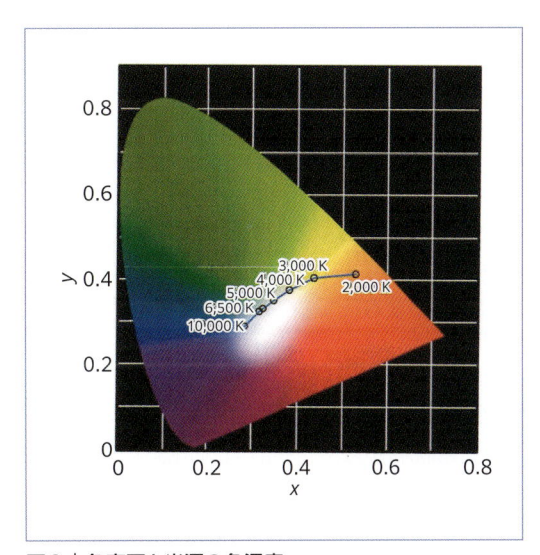

図3｜色度図と光源の色温度
光源や物体の色を色度座標(x, y)で表す．色度図上の曲線を黒体軌跡といい，光源の（相関）色温度〔単位：K（ケルビン）〕を示すのに用いる．色度図でみると2,500〜7,000 Kはかなり幅の広い色温度であることがわかる．
（文献3）より）

ために両眼での視力を測定することも有用である．両眼視力は，加算効果だけでなく，瞳孔の縮瞳による収差の減少により，片眼での視力より1〜2段階向上することが多い[4]が，斜位近視などで

433134113214334144332143212434111321421242312121131

図4｜1～4の乱数
1～4を上下左右の4方向とすると,重複が多いことがわかる. 視標をバラバラに出すことは, 必ず1つ前と違う向きを出すことではない.

は両眼視力が低下することもある.

2. 遮閉に何を用いるか

外来で視力を測定する際は, 検眼枠を装用させ, 検査を行わない眼のレンズホルダーに黒い遮閉板を挿入することがほとんどである. 黒い遮閉板を用いると, 瞳孔がやや散大して収差が増加し, 結像状態が近視寄りに変化する. すりガラスや, 遠方がぼやける凸レンズ, オクルアレンズ (東海光学社) などで遮閉する場合は, 網膜照度が裸眼と大きく変わらず瞳孔の散大がほとんど生じないため, 両眼視下に近い状態で測定が可能である[4].

集団健診などで, 遮眼子や手のひら, ハンカチなどで片眼遮閉をする場合は, 遮閉眼を圧迫しないよう注意する. 遮眼子は被検者が手で持って1眼を遮閉するが, 本人は隠しているつもりでも両眼で見てしまっていることもあるため, 遮閉されているかどうか, 検者が注意, 確認しながら検査を行う.

3. はっきり見えなくても答えてもらい, 正答数をカウントする

視力検査は, 心理物理学的測定法の上下法を簡便にしたものといえる. 眼科検査では, はっきり見える状態からスタートして, 見えない視標が出た時点で折り返し, 見える・見えないのうち, 見える割合が過半数となる値を視力値とする. 実際の測定の際には, 患者の応答に対して, 正解・不正解を伝えず, 「はい」「わかりました」「ありがとうございます」などと応じ, 正答数を数えていくとよい.

4. 視標提示の方法

視標提示については, 「正確に測定するために, 一つひとつ指示すべき」とされている. これは, 答えるべき視標を指示棒で指し示し, 見間違わない

よう配慮することを意味していると考えられる. 現在では, 指示棒で示すことはほとんど行われておらず, バックライトの明滅により視標提示を行うことがほとんどであるが, 視野異常のある症例では, 次の視標が離れていると見失ってしまい, 見つけるのに苦労することがあるため, 「1つ右に移ります」などと声かけをしながら隣接した視標に移動していくとよい. 単一視標を用いて, 視線移動せず, 同じ位置で提示する方法も有用である.

5. 視標の方向の提示

検査を行う際に視能訓練士は, 意識して上下左右の方向をランダムに提示していると思われる. 図4に, 4方向を1～4の数字に置き換えて乱数表を作ってみた結果を示すが, 同じ数字の連続も多くあり, 真のランダムは連続も含むことがわかる. 視力検査を行う際, 1つの視標を提示したあとに, 必ず今答えた方向と違う方向が提示されるとすると, 次の選択肢が狭まってしまうため, 同じ視標が連続することもあると伝えて, 時には方向を連続させて視標提示を行うとよい.

6. 視標提示時間

視標の提示時間は3秒以内ではない. 規定では「応答を3秒間待たなければならない. 小児ではさらに長い時間を要する」とされ, 視標提示時間の上限については規定されていない. 1999年に大阪大学が行った研究では, 白内障, 糖尿病網膜症, 加齢黄斑変性といった疾患のある群では, 時間を無制限にしたほうが良好な視力となっていることが示され, 提示時間の上限設定を提案しているが, 現在も規定は見直されていない[5].

7. 検査中は眼を細めないようにしてもらう

視力検査時に眼を細めると, 瞳孔の上下が眼瞼で覆われ, 縮瞳と同様に焦点深度が深くなり,

大きく見開いて測定した視力と異なった結果となる．眼を細める程度により焦点深度も変化するため，視力も不安定となる[6]．屈折異常があるにもかかわらず眼鏡を装用していない症例や，度が適切でない眼鏡を長期間装用している症例では，眼を細めて見る習慣がついてしまっていることがあり，検査時に瞼裂を大きく見開くよう注意・声かけをしても，協力が得られにくいこともある．しかしながら，検査中は視標を見ている眼の状態を観察し，適宜注意すべきである．

8. 検査中の頭位

視力検査時は，顔を視力表に向けて正面視で行うことが望ましい．視標を見るとき，顎を下げて上目遣いで見たり，顎を上げて下方視にて見たりすると，眼を細めるのと同様に焦点深度が深くなり，視力が変動してしまう恐れがある．ただし，眼位性の眼振がある症例では，安静位となる視方向での視力を測定する必要があるため，頭位を自由に変えて見やすい視方向で視力を測定する．同様に，眼筋麻痺で正中位がとれない眼，眼振阻止症候群（nystagmus blockage syndrome），周辺残存視野での視力測定なども頭位を変えて測定してよい．頭位を大きく変えて視力を測る場合，検眼枠に挿入した遮閉板では周囲が大きく空いていて反対眼から視標が見えてしまうため，ガーゼやアイパッチなどで隙間なく遮閉して行う．患者の手のひらなどで遮閉を行う場合は，指の隙間から見えないように，ティッシュなどを挟んで隠してもらうか，上から検者の手で覆うなど工夫する．

9. 低視力の測定法

5 mの距離で0.1の視標の切れ目がわからない場合，0.1の単独視標を検者が持って，少しずつ近づいていき，視認できた距離で視力を換算する．据え置きの視力表しかない場合は，少しずつ視力表に近づいてもらい，0.1視標の切れ目が視認できた距離から換算を行う（**表2**）．しかしながら，この方法は距離が変化するため屈折異常の影響を受ける可能性がある．

表2 | 0.1以下の視力（距離からの換算）

4 m	0.08
3 m	0.06
2 m	0.04
1 m	0.02
50 cm	0.01

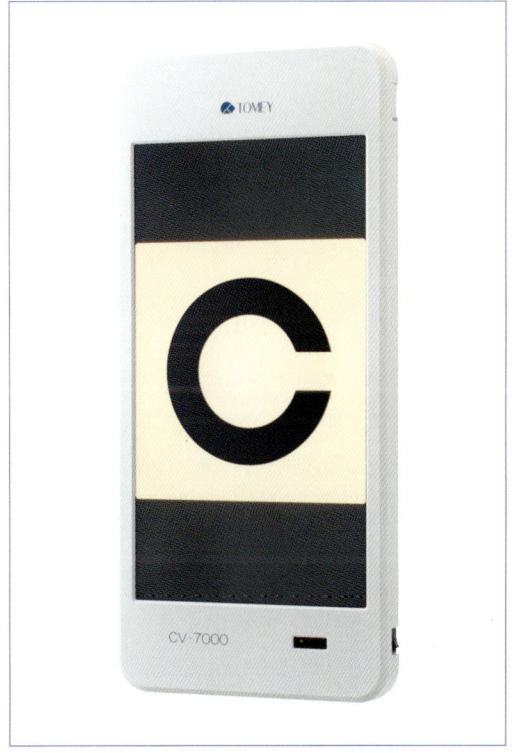

図5 | 0.03まで測れる視力表（CV7000，トーメーコーポレーション社）
（画像提供：トーメーコポレーション社）

近年，5 mの距離に0.03前後までの低視力視標を提示できる視力表もあるので，それを用いて距離を変えずに測定することも可能となっている（**図5**）．視力が0.01未満の場合，眼前に検者の指を提示して指の数を答えてもらう指数弁を行い，少しずつ遠ざけて視認可能な距離を求め，「30 cm/c.f.」などと略称を用いて記載する．指数がわからない場合は，眼前で検者の手のひらを上下，もしくは左右にゆっくり動かし，動きの方向を答えてもらう手動弁を測定する．手動弁もわからない場合は，光覚弁を検査する．まずは明室でペンライトの光を耳側方向から瞳孔に入射させて

表3 | 0.01以下の視力

指数弁	counting fingers（c.f.） numerus digitorum（n.d.） fingerzahl（FZ）	検者の指の数を答えてもらう
手動弁	hand motion（h.m.） motus manus（m.m.） handbewegung（HB）	検者の手のひらの動きの方向を答えてもらう
光覚弁	light perception（l.p.） light sense（l.s.） sensus luminis（s.l.） lichtsinn（LS）	明室，暗室でペンライトの光がわかるか確認する

光がわかるか聞き，わからなければ暗室でも確認する（表3）．

指数弁，手動弁，光覚弁の検査は，反対眼をすき間なく遮閉して行う．

Ⅲ　その他の留意事項

・視力検査の直前まで行っていた近方視の調節が緩解せず，遠方での視力が低下することがある．待合室でのスマートフォンの使用や読書の状況などを確認し，しばらく時間をおいて検査する．

・詐盲（疾病利得）に注意：事故などにより保険金や補償を受ける，身体障害者手帳，障害年金の取得，それ以外にも疾患によって何らかの利得を得られる場合などに，実際より見えにくいと主張する症例がまれにある．見破ることは難しいが，検査時以外の行動や移動の様子を観察し，記録を残すようにする．視覚誘発電位（visual evoked potential：VEP）など患者の応答によらない他覚的視力検査も検討する．

・小児症例では読み分け困難の視覚特性に配慮し，字ひとつ視力を測定するが，高齢者，発達障害，高次脳機能障害，視野障害がある場合でも，混み合いのない単一視標のほうが見やすいケースもある．

・眼瞼けいれんの症例では，検査中に自身では開瞼できないことがある．本人または検者の指などで開瞼して検査した場合，その旨を記載する．

・5つの視標のうち2つ正答でp（パーシャル）をつけてカルテに記載するクリニックもあるが，公的な書類に視力を記載するときにはpは使えな

いため，1つ下の視力とする（例：0.5 p ⇒ 0.4）．

・身体障害者手帳，補装具の申請，障害年金の書類には，指数弁は0.01，手動弁と光覚弁は0と記載する．

Ⅳ　視力検査の限界

視力は眼科診療において，患者の視機能を理解するための最も基本的なデータであるが，患者の見え方の全体を的確に表すものではない．明室において，高コントラストの視力表を用いて測る視力は，視覚全体のうちの高コントラスト，高周波領域の閾値を示しているに過ぎず，薄暮，夜間といった環境や，薄い色や背景がある状態，視対象が動いているといったさまざまな条件下で感じる見えにくさについて知ることはできない．視力検査の結果は良好でも日常での見えにくさを訴える場合には，ほかのさまざまな検査データとあわせて，一人ひとりの見え方，見えにくさを理解，把握するよう努めなくてはならない．

文献

1) de Jong PTVM：A history of visual acuity testing and optotypes. Eye 38：13-24, 2024

2) 大島祐之：視力検査の基準化について．照明学会誌 49：73-84, 1965

3) 岩永敏秀：照明用光源の測光，測色技術．応用物理 80：271-276, 2011

4) 魚里　博：両眼視力と単眼視力．日視能訓練士協誌 35：61-66, 2006

5) 川端智香ほか：視力測定における視標の提示時間について．日視能訓練士協誌 27：235-240, 1999

6) 原田政美：視能訓練士と屈折異常．日視能訓練士協誌 12：93-100, 1984

金沢大学附属病院眼科　**宇田川さち子**

Advanced Techniques

ETDRSと対数視力(logMAR)

我々が日常臨床で使用している「視力値」は小数視力であり，臨床で使用されている字づまり視力表では，0.1〜2.0の各視標が等間隔に並んでいる．しかしながら，小数視力は視角の逆数を視力値として算出しているため，実際には各視標の大きさの比率は等間隔ではない．小数視力は，最小分離閾（最小視角，minimum angle of resolution：MAR）の逆数であり，視力の順序を表現する順序尺度に過ぎない[1]．例えば，小数視力が0.1から0.3に変化したことと，0.4から1.2に変化したことを比べて，同じ3倍の視力の変化ということはできない．これに対し，小数視力の対数をとったものを対数視力といい，視標の大きさ

の比率が一定（等比配列）になっている（**図1**）．

最小視角の対数がlogMAR（logarithm minimum angle of resolution）値とされ[2]，これを利用したlogMAR視力検査表が存在する．小数視力での0.1から0.3の間が細分化されているので（**図1**），ロービジョン患者の視力評価にも有用といわれている．

小数視力は最小視角の逆数を小数で表した数値であり，同じ行に並んでいる視標の過半数が判読可能かにより視力値を決定している．それに対し，ETDRSチャートはlogMARに基づいた視力表であり，Early Treatment Diabetic Retinopathy Studyが正式採用したことで有名になった[3]．視標の大きさが等差級

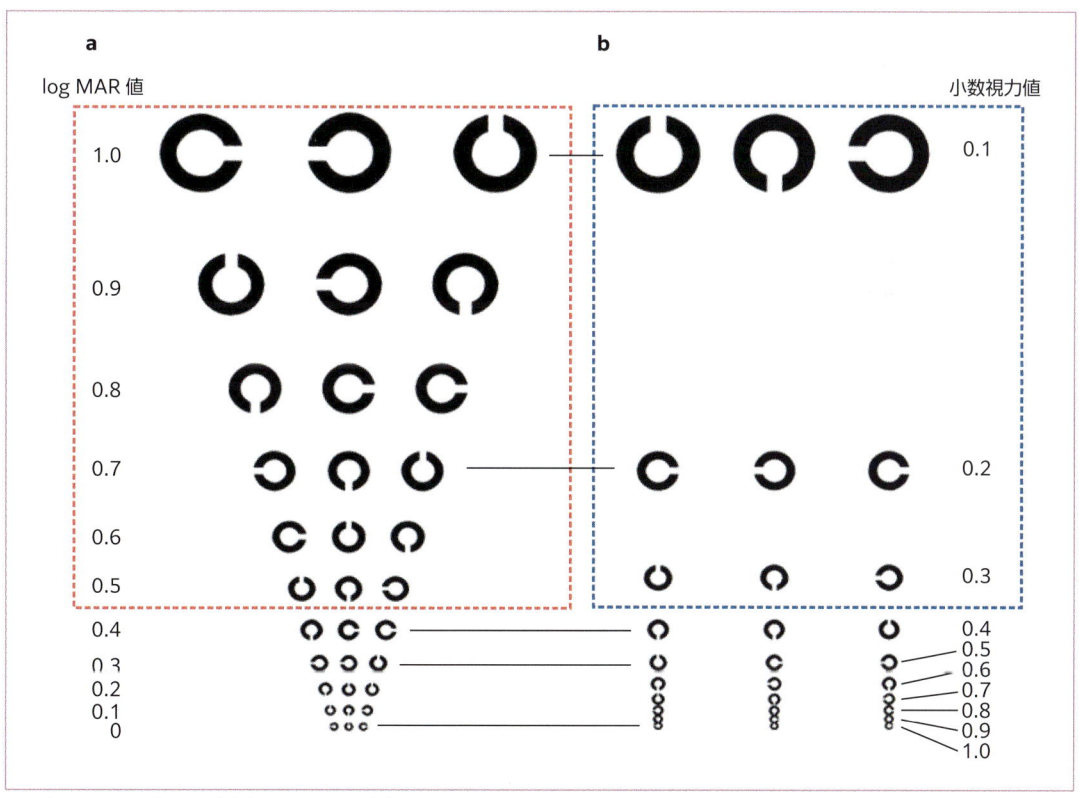

図1｜対数視力表（Bailey）（a）と小数視力表（b）
対数視力表は各視標の大きさの比率が一定になるように算出されている（等比配列）．小数視力での0.1から0.3の間が細分化されている（❚‾❚枠内，❚‾❚枠内）．

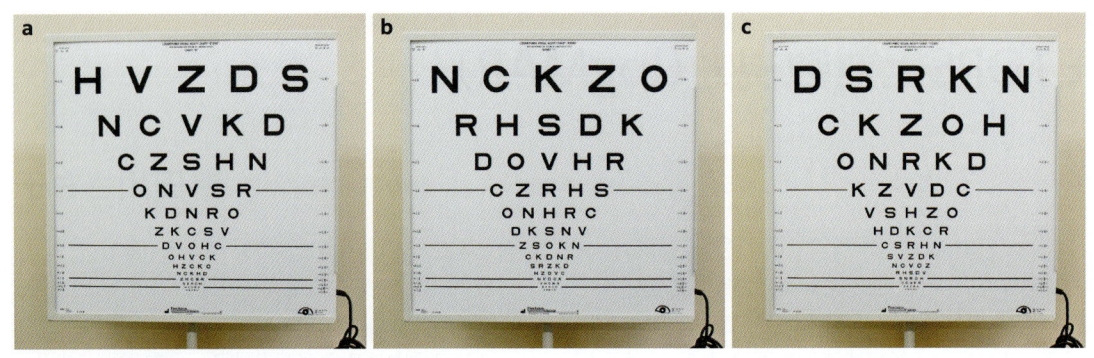

図2｜ETDRSチャート（プレシジョン・ビジョン社）
アルファベットからなる視標（Sloan文字）であるCHART R（屈折矯正，**a**），CHART 1（右眼検査用，**b**），CHART 2（左眼検査用，**c**）の3部に分かれており，適宜，CHARTを差し替えて検査を行う.

表1｜小数視力，対数視力，logMAR，ETDRS可読文字数

小数視力	対数視力	logMAR	ETDRS可読文字数
0.1	−1.0	1.0	35
0.125	−0.9	0.9	40
0.16	−0.8	0.8	45
0.2	−0.7	0.7	50
0.25	−0.6	0.6	55
0.32	−0.5	0.5	60
0.4	−0.4	0.4	65
0.5	−0.3	0.3	70
0.63	−0.2	0.2	75
0.8	−0.1	0.1	80
1.0	0	0	85
1.25	0.1	−0.1	90
1.6	0.2	−0.2	95
2.0	0.3	−0.3	100

配列に変化するように視標1文字に0.02 logMARが付与されており，その可読文字数にて視力を評価する. 可読文字数5文字の増加にて視力の1段階の改善と判定される. 国内で入手できるETDRSチャート（プレシジョン・ビジョン社，**図2**）は，検査環境が暗室（検査距離4 m）となるため，日常の臨床で使用するのはやや難しく，治験や研究目的で使用する施設が多いと思われる. ETDRSに使用されている視標には，アルファベットからなる視標（Sloan文字），数字が記載されている視標（Sloan文字），Landolt環が使用されている視標の3種がある. さらに，各チャートはCHART R（屈折矯正用），CHART 1（右眼検査用），CHART 2（左眼検査用）の3部に分かれている.

表1に小数視力，対数視力，logMAR，ETDRS可読文字数の一覧を示す[4].

文献

1) 大鹿哲郎ほか：オキュラー・サイエンス 眼科臨床医のための基礎医学と実際統計学. 医学書院，東京，1995
2) 関谷善文：視力検査. 眼科医と視能訓練士のためのスキルアップ，眼科診療プラクティス特大号，久保田伸枝ほか編. 文光堂，東京，72-76，2002
3) 前田直之：視力の臨床2 log MAR視力とETDRSチャート. 神眼18：272-276，2001
4) 柏井　聡：付録1 視覚障害の定義と標準視力検査. 眼科用語集 第6版. 日本眼科学会用語委員会，524-527，2017

Advanced Techniques

その他の視機能検査

筑波大学眼科　**森川翔平**

さまざまな視機能の重要性

　視機能とは，外界からの光の情報を眼球を経て脳で情報処理を行ったうえで，どのように物が見えているかというもので，視力検査に代表される形態覚のほか，コントランスト感度，変視，不等像視，立体視，色覚，視野などが含まれる．近年眼科医療は目覚ましい発展を遂げており，視力だけでなく前述した視機能を検査することで，より良い治療適応や治療後アウトカムを得ることができる．したがって，より高度の視機能検査方法を知ることは重要である．

コントラスト感度

　コントラスト感度は形態覚全体を表す指標であり，輪郭のはっきりしない，濃淡を変化させた縞模様を視標として，それを認識するために必要なコントラストを測定するものである．コントラストとは，白黒の濃淡や明暗の比のことであり，（最大輝度−最小輝度）/（最大輝度+最小輝度）で計算され，それを％で示すことが多い．通常の視力検査表は白い背景に黒い視標で，コントラストは90％以上と定められている．しかし，日常生活でこのようなコントラストは少なく，道路上の標識や階段の段差など，濃淡や輪郭がはっきりしないものが多い．このように，コントラスト感度は視力に比べて視覚の質をより鋭敏に反映するものと考えられる．

　現在，コントラスト感度の測定機器や視標にはさまざまなものがあるが，ここでは代表的なCSV-1000（Vector Vision社）を用いた測定法について述べる．CSV-1000は測定方法の違いより縞視標コントラスト感度，文字コントラスト感度，低コントラスト視力の3種類の視標があり，測定距離は8フィート（約2.5 m）とし，完全矯正下で測定する．

　縞視標コントラスト感度検査は**図1**のような視標を用いる．これはAからDのサンプル視標があり，下にいくほど空間周波数が高くなる．各サンプル視標の

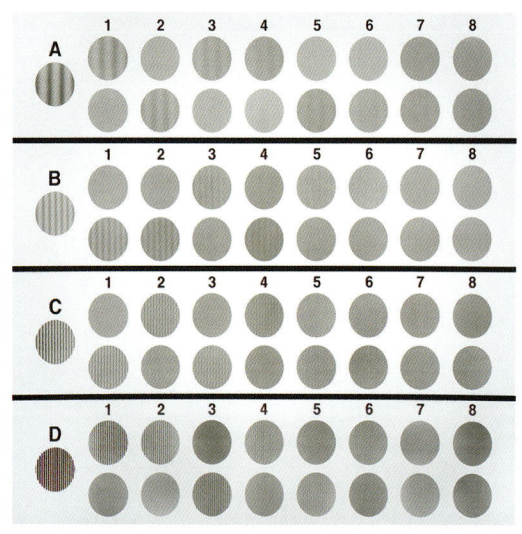

図1｜縞視標コントラスト感度検査（CSV-1000，Vector Vi-
sion社）

（画像提供：株式会社ニコンソリューションズ）

右側に1から8までの縞視標が並んでおり，上下どちらかに縞視標，もう一方に単色視標が配列されている．右にいくほどコントラストが低くなる．まずAのサンプル視標を用いて，1から順に上下の円どちらに縞視標があるかを被検者に答えてもらい，認識できなくなるところまでカウントする．同様にB，C，Dと行うことで，各空間周波数のコントラスト感度が判別する．記録用紙（**図2**）には各視標ごとにt（top）とb（bottom）の正解が記載されており，判別できたところにプロットする．サンプル視標しか見えない場合はサンプル視標を示すAからDのアルファベットにプロットし，サンプルも見えなければ0にプロットする．プロットを結んで折れ線グラフにする．記録用紙には年代別に正常範囲がグレーの範囲で表記されている．統計解析に用いる際はコントラスト感度の対数値を用いる．

　文字コントラスト感度検査は，3文字ずつ8段階のコントラストで書かれている24文字からなる視標を用いる（**図3**）．視標の大きさはすべて同じであることが特徴である．左上のCZKが高コントラストで，右

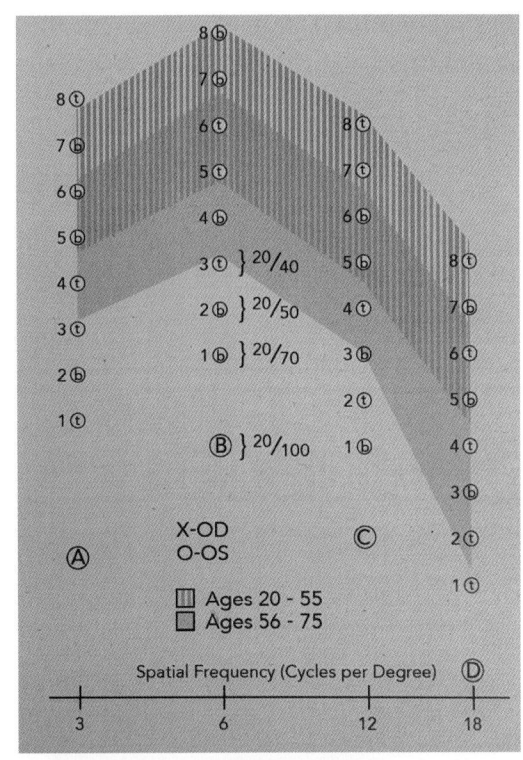

図2｜縞視標コントラスト感度検査の記録用紙

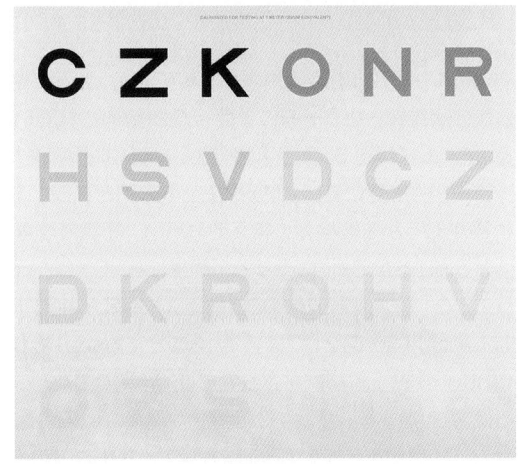

図3｜文字コントラスト感度検査
（画像提供：株式会社ニコンソリューションズ）

下のZCDが低コントラストであり，左上より順に答えてもらい，可視個数を記録する．

　低コントラスト視力検査はETDRSチャートと呼ばれるlogMAR視標を用いる（**図4**）．オリジナルのETDRSチャートはコントラスト100%であるが，低コントラスト視力視標では10%を用いる．logMAR視

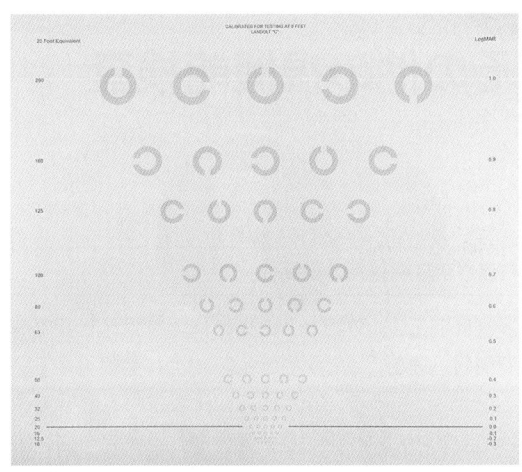

図4｜低コントラスト視力検査
（画像提供：株式会社ニコンソリューションズ）

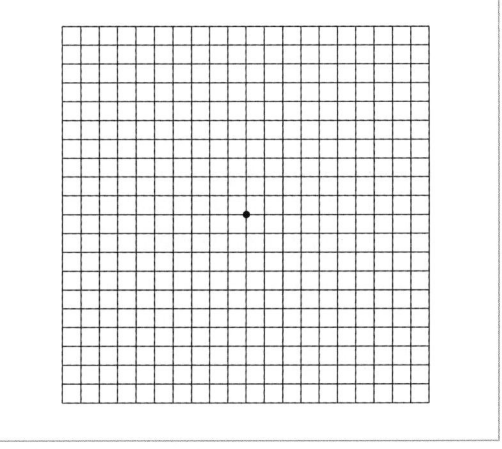

図5｜Amslerチャート検査
（文献1）より）

力表と同様に，可視文字数からlogMAR値を計算する．コントラストがすべて同じであることが特徴である．

変視

　物体の形状が歪んで見えることを変視もしくは歪視と呼ぶ．変視のメカニズムは不明なことが多いが，視細胞の配列が乱されることで起こるとされている．変視の検査としては定性的検査のAmslerチャートと定量的検査のM-CHARTS™がある．

　Amslerチャートは中心視野20°×20°に1°おきに引かれた碁盤の目から構成される（**図5**）．具体的には，黒背景に白で5 mm幅の格子状の線が描かれた10

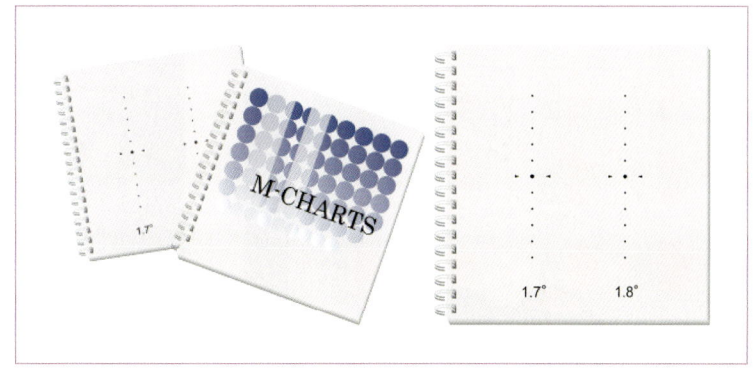

図6｜M-CHARTS™検査
（画像提供：株式会社イナミ）

cm四方の正方形を，検査距離30 cm，完全矯正下で患者に中心を固視させ，線の歪みを患者に記入してもらう．簡便に変視や中心暗点を検出することができる一方，定量的評価ではない．

M-CHARTS™は視覚0.1°から2.0°まで0.1°刻みに間隔を変えた19種類の点線から構成される（**図6**）．点線の全長は前述したAmslerチャートと同じ視角20°である．検査距離30 cm，完全矯正下で患者に中心を固視させ，間隔の狭い点線から徐々に広い点線を提示し，歪みの自覚がなくなったときの点線の視角をもって変視量とする．測定は検査視標を縦方向と横方向の2種類でそれぞれ行い，縦と横の変視量を別々に求める．黄斑円孔など中心暗点を伴う症例では，2本線のタイプを用いる．矯正視力0.2以下の症例では，検査表そのものが見えづらくなるため評価が不安定になることに留意する必要がある．

不等像視

不等像視とは，左右眼で物の大きさが異なって見える現象である．物体が大きく見えれば大視症，小さく見えれば小視症となる．屈折系が原因で網膜像に影響することや，網膜視細胞配列の乱れにより生じる．網膜視細胞配列が均一に収縮して密になると，視中枢での空間的対応に乱れが生じ，対象が大きく見える大視症となり，網膜が膨張することで視細胞配列が疎になると小視症を呈するといわれている．

定量評価にはNew Aniseikonia Testが用いられる（**図7**）．赤緑分離により両眼を分離し，左右眼に大きさの異なる半円図形を別々に見させて，両眼で感じる大きさが同じであるときの半円の大きさの違いから不等像視を測定する．検査距離40 cm，完全矯正下で，患眼に赤フィルター，健眼に緑フィルターを装用して行う．

立体視

立体視は，両眼を用いたときに初めて得られる両眼視機能の最も高度な機能である．

立体視検査にはさまざまなものがあり，静的検査と動的検査に分けられる．静的検査はノートブック型に代表される，Titmus stereo test，TNO stereo test，Randot® stereotest，New Stereo Test，Lang stereotest，Frisby stereotestなどがある．動的検査は視標が動く検査法であり，3Dマルチビジョンテスターや三杆法などがある．また，視機能検査としての精度は落ちるが，より日常での実用的な立体視を検査する方法として，輪通し，two-pencil testがある．本稿では静的検査のTitmus stereo testとTNO stereo testに的を絞って解説する．

▶Titmus stereo test

Titmus stereo testは偏光フィルターにより両眼を分離し，両眼視差をもたせた像を見て立体視を検出する．視標には直交する偏光フィルターのそれぞれに両眼に相当する視差をつけた2枚の絵が描かれてある．被検者は両眼に投影された視差のある2枚の絵を融像することにより立体視が得られ，その最小視差を測定することができる．

ノートブックのなかには，フライテスト，アニマルテスト，サークルテストが含まれる（**図8**）．まずフライテストで大まかな立体視があることを確認し，次にアニマルテスト，最後にサークルテストを行う．各々が正解したときに対応した視差があり，立体視が定量的に評価できる．

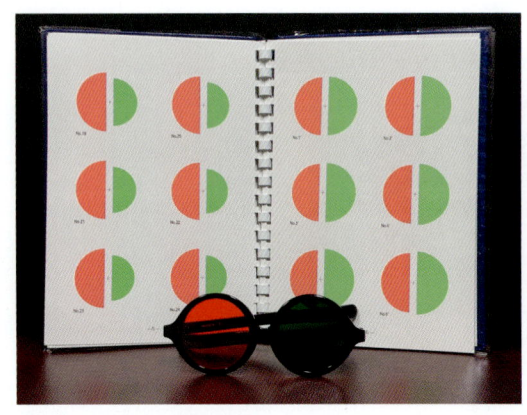

図7｜New Aniseikonia Test

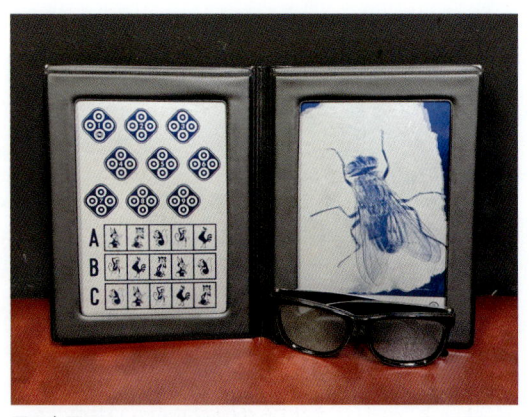

図8｜Titmus stereo test

（文献2）より）

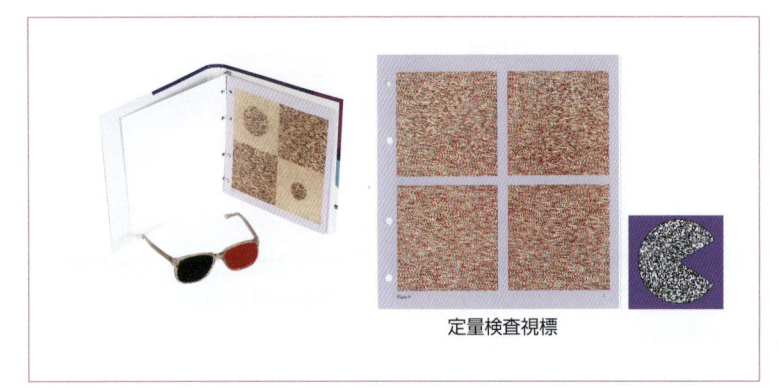

定量検査視標

図9｜TNO stereo test

（画像提供：株式会社JFCセールスプラン）

▶TNO stereo test

　TNO stereo testは，視差をつけた1対の絵を互いに補色の関係にある赤緑に分けて描き，被検者は赤緑レンズで左右眼を分離し，検査距離40 cm，完全矯正下で検査を行う（**図9**）．赤緑のランダムドットのなかの扇形の切れ込みを答えさせることにより，立体視が定量的に評価できる．

文献

1) ALL ABOUT VISION：Amsler Grid：Macular Degeneration Test（Screening）
https://www.allaboutvision.com/conditions/amsler-grid.htm（2024年4月閲覧）
2) Stereo Optical：Original Stereo Fly Stereotest
https://www.stereooptical.com/products/stereotests-color-tests/original-stereo-fly/（2024年4月閲覧）

4. 乳幼児の視力検査

筑波大学眼科　**森田由香**

Ⅰ｜乳幼児における視力検査の特徴

　乳幼児の視力は，生後から3歳までに急速に発達し，6〜8歳頃までにほぼ完成する(図1).

　そのため，乳幼児における視力検査は，年齢別に検査方法が異なり，個人の成長・発達に応じて行われる(表1).種々の報告による小児の正常視力を示す(図2).検査方法によって結果が異なるため，視力検査の数値はあくまで参考値として考える(表2).

　小児の視力検査は患児を身構えさせることなく，

　テンポよく進めていく必要がある.検査を行う環境は，静かで落ち着いた場所でないと集中して検査を行うことができない.体調不良や待ち時間が長すぎるなども検査結果に大きく影響する.事前にカルテの確認を行い，検査の優先順位を考えながら，やる気を引き出す声かけを行うことも大切である(表3).

Ⅱ｜乳幼児の視力検査方法

1. 瞬目反射

　光刺激により，まぶしがる反応(瞬目反射)がみられる場合，光覚があることが確認できる(図3).

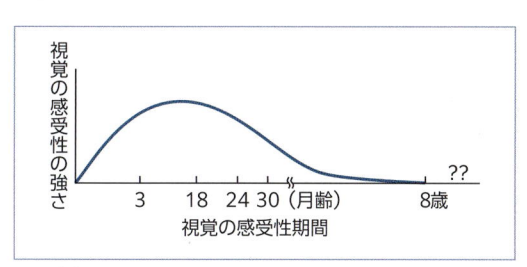

図1｜視覚の感受性期間
視力は生後から3歳までに急激に発達する.
（文献1)より改変）

表1｜年齢別の視力検査方法

年齢	検査方法
2歳未満	瞬目反射, 固視・追視, 嫌悪反射, OKN, PL法
2歳	森実式ドットカード, 絵視標
3〜6歳	字ひとつ視標, Landolt環
6歳以上	字づまり視標・Landolt環

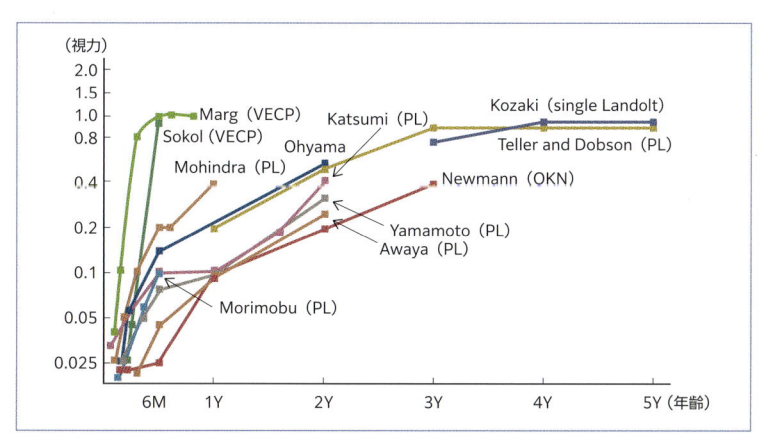

図2｜種々の報告による小児の正常視力

（文献2)を改変）

表2｜小児の正常視力

年齢	視力
3ヵ月	0.05
1歳	0.1〜0.2
2歳	0.3〜0.5
3歳	0.5〜0.8
6歳	1.0

検査方法により視力は異なること，個人差が大きいことから，この正常視力は一つの目安である.

表3｜小児の視力検査のポイント

- 落ち着いて気の散らない環境で検査する
- 優先順位を考え，素早く行う
- 検査方法を記載する（どの検査を行ったか，距離など）
- 検査状況を記載する（集中できた，反応に左右差があるかなど）
- やる気のでる，楽しい声かけを

検査時間が長引かないように，事前に患児の状態をカルテで確認し，優先順位を考えて行う. ゲーム感覚で楽しく検査ができるように声をかけ，間違っているなど否定的な言葉はかけない.

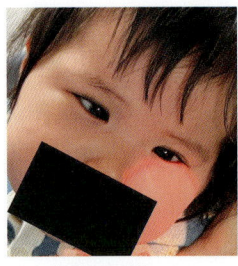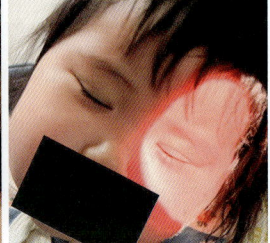

図3｜瞬目反射
光刺激により閉瞼すれば，光覚があると確認できる.

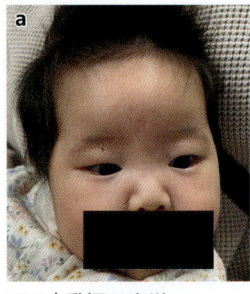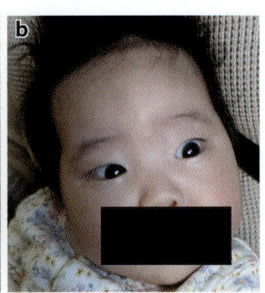

図4｜乳児の光覚
a 明室で起きている乳児.
b 消灯により驚いたように大きく眼を見開き，周囲を見渡すようなそぶりをしていれば，光覚があると確認できる.

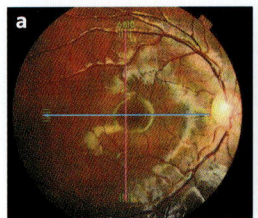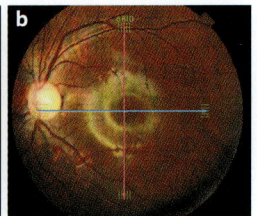

図5｜固視
a 右眼. 中心窩以外の網膜で固視している，偏心固視. 弱視が疑われる.
b 左眼. 中心窩で固視している中心固視.

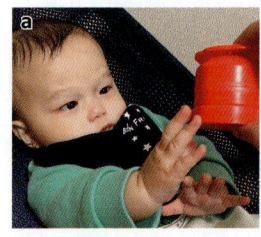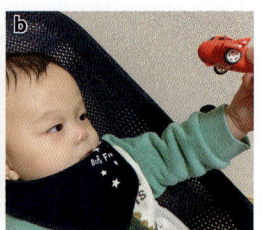

図6｜固視・追視
a 音の出ないおもちゃをしっかり固視して，手を伸ばす.
b おもちゃを動かすことで，視線がおもちゃを追う追視を確認できる.

また，明室で急に暗くしたときの児の様子を観察することも有効である. 光覚がある場合，急に暗くなると何かを探すように大きく眼を見開く様子が確認できる（図4）.

2. 固視・追視

　正常な固視とは，視標の像を中心窩で捉え，角膜反射像がほぼ瞳孔中心で安定している中心固視（central fixation）である. 一方，中心窩以外の網膜部位で固視を行っている場合は偏心固視（eccentric fixation）という（図5）. 偏心固視の場合，弱視の存在が考えられる[1].

　固視・追視は生後2ヵ月頃から可能である. ペンライトで光を当てて検査を行い，角膜反射の位置，安定性を確認する. ペンライトだと眩しくて嫌がる場合は，眼の前で音の出ない原色のおもちゃを動かし，反応をみる. おもちゃをうまく捉えて固視ができているか，おもちゃをゆっくりと動かしたときに同じ方向へ眼や頭が動くかを確認する（図6）. 固視が不良で眼振があっても追視ができていれば，手動弁以上の視力はあると考える.

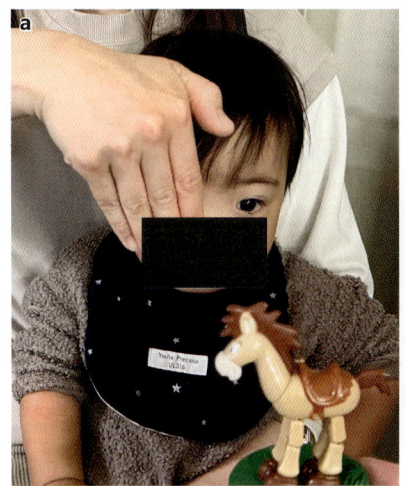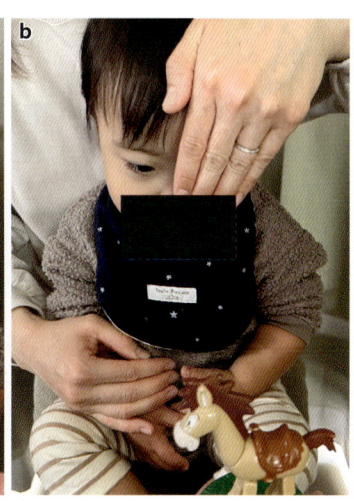

図7｜嫌悪反射
患児に気づかれないように，集中しておもちゃなどを見ているときに上からすっと手で片眼を隠す．横から隠すと隠されていることに気づいてしまい，どちらの眼も嫌がるという結果になってしまう．
a おもちゃをしっかり見ているときに，右眼を遮閉しても気づかない．
b 左眼を遮閉すると，じっと下をみつめて反応がなくなる．右眼の嫌悪反射陽性と判断する．

3. 嫌悪反射

　片眼ずつ隠したときの左右差を確認する．片眼に強い弱視がある場合，非弱視眼を隠した際に手をはねのける，または視線をじっと下に落として反応がなくなるといった嫌悪反射がみられ，弱視眼を隠した際には反応がない．しかし，小児は片眼を隠されること自体を嫌がることが多く，判断が難しい場合がある．子どもが熱心におもちゃなどで遊んでいるとき，本人に気づかれないよう大人の手をそっと上から差し入れて片眼を隠すと反応がわかりやすい（図7）．1，2歳の場合は家で集中しておもちゃで遊んでいるときに保護者の手で試してもらうのもよい．

4. 視運動性眼振 (optokinetic nystagmus：OKN)

　OKNは，電車のなかでぼんやりと車窓から景色を眺めているときに，風景を追う遅い眼球運動（緩徐相）と，リセットのため緩徐相とは逆向きの速い眼球運動（急速相）が繰り返される生理的で反射的な眼球運動である．生後2ヵ月頃より有効な方法であり，成人でも詐病の疑いがある場合に使用できる．OKNドラムは，縦縞模様を手動で回転させて眼振を誘発させる簡便な検査方法である（図8）．検査のときは，縦縞模様をしっかり見ることができるよう，回転ドラムを速く回しすぎないよう注意する．

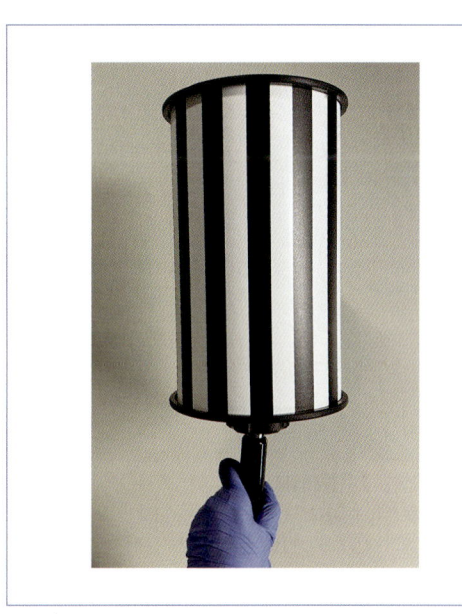

図8｜OKNドラム
縦縞模様を手動で回転させて眼振を誘発させる簡便な検査方法である．検査のときは，縦縞模様をしっかり見ることができるよう，回転ドラムを速く回しすぎないよう注意する．

5. preferential looking (PL) 法

　縞視標と無地の視標の2つを同時に提示する方法である．縞が確認できていれば無地ではなく縞視標を好んで見るという心理学的な方法で視力を評価する．縞視標の幅を細くしていくことで，空間周波数を高くしていく．1眼の空間周波数が他眼の1/2倍以下または2倍以上であれば，視力に

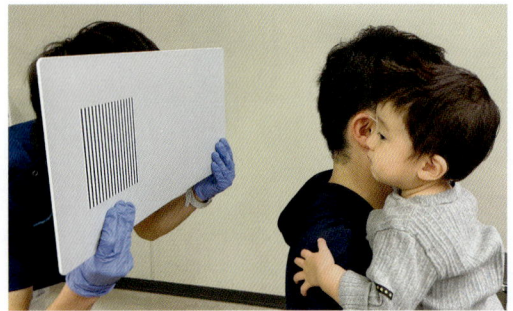

図9｜Teller Acuity Cards®による視力検査
検者は検査板の中央にある小さな穴から患児を観察し，縞模様のほうを見ることを確認する．保護者から離れられずに膝の上に座れない患児については，図のように安心のできる体勢で検査を行う．

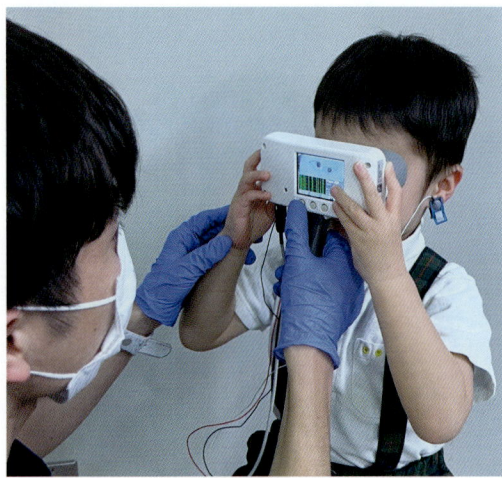

図10｜視覚誘発電位（VEP）
暗所で行う．乳幼児におけるVEP視力は，PL法やOKNによる視力に比べて高値を示しやすい．

左右差があると評価する．PL法による視力は新生児で20/600，3ヵ月で20/120，12ヵ月で20/60，3〜5歳で20/20とされる．

　Teller Acuity Cards®（TAC）はPL法の原理を用いた簡便なものである（図9）．元来のPL法の検査装置は2017年までに販売中止となっており，TACによる視力検査が一般的に普及している．検者は中央にある穴から患児の視線が縞模様のほうへ反応するかを観察する．検査距離は生後6ヵ月までは38 cm，7ヵ月から3歳未満は55 cm，3歳以上は84 cmとされている[3]．

6. 視覚誘発電位（visual evoked potential：VEP）

　視覚刺激により，網膜から後頭葉第一次視覚野に至る電位変化を計測する．非侵襲的に視機能を評価することが可能である（図10）．視覚刺激は一般的に縞視標や市松模様を反転させるパターン反転刺激を用いる．視標を小さくしていき，VEPが検出されなくなった閾値をVEP視力とする．VEP視力は，PL法やOKNによる視力に比べて高値を示しやすい．それは，VEP視力が後頭葉皮質からの反応を直接評価しており，PL法やOKNのように眼球運動などを必要としないからである．

7. 森実式ドットカード

　うさぎやくまの顔のなかに眼が描かれており，眼の大きさで視力を判定する（図11）．検査距離は30 cmで，2歳頃より可能な検査である．眼の場所が視標により少し異なっており，また眼のないものもある．なるべく人差し指で視標を触ってもらい，ときどき眼がない視標も入れて正確に検査ができていることを確認する．

8. 絵視標・図形視標

　動物の絵や○，△，□など図形の視標を提示して，その名前を言ってもらう，あるいは同じ絵柄を指で指してもらうことで視力を測定する（図12）2歳頃より可能な検査である．検査距離は2.5 mから始め，慣れてきたら5.0 mで行う．

9. Landolt環

　Landolt環による視力検査では近見を30 cm，遠見を5 mの距離で測定する．3歳頃から可能な検査である．未就学児はLandolt環を手に持たせて検査を行うと理解しやすい（図13）．就学後は穴の開いている方向を指さししてもらう．未就学児は字ひとつ視標，就学後は字づまり視標で行うことが多いが，個人差が大きいため本人の検査の状況によってどちらを使用するか判断する．字ひとつ視力，字づまり視力については「［One

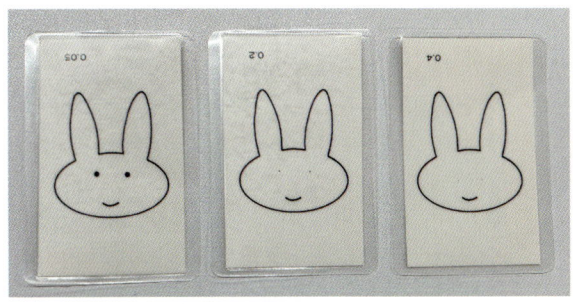
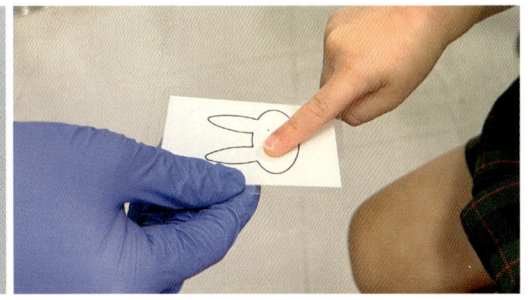

図11｜森実式ドットカード
動物の顔のなかにある眼を指でさしてもらうことで視力を測定する.

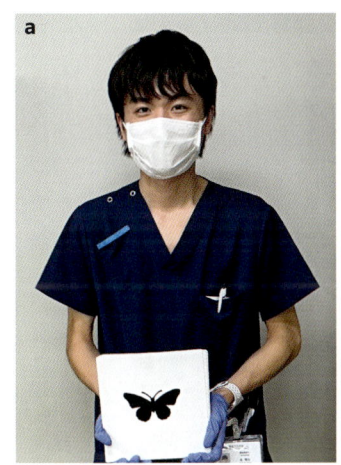
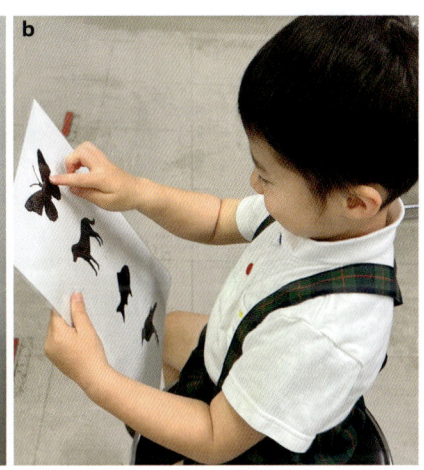

図12｜絵視標による視力検査
a 検者は対面で患児の様子を見て, 視標をきちんと見ているか確認しながら視標を提示する.
b 同じ図柄を指さしで答えてもらう, あるいは口でものを答えてもらう.

Point Advice]字ひとつ視力と字づまり視力 (p99)」を参照.

III｜乳幼児の視力評価

　乳幼児の視力は発達による影響, 人見知り, 場所見知り, 健康状態, その日の機嫌などによりその都度変化する. また, 検査方法によっても視力は変化する. 例えば絵視標視力の0.7はLandolt環視力の0.7よりは低い評価になる. 5歳での視力は0.8〜1.0とされているが, 日常の外来診療において5歳で0.8未満の患児は珍しくない. 簡単に答えられない小さな視標については, 間違えるのが嫌で答えない場合もある.「本当に見えていない」のか,「患児の反応がそこまで」なのかは, 患児の検査の様子や, 屈折検査や眼底所見などほかの眼科所見を総合的にみて判断する必要がある.

IV｜発達遅滞児の検査

　発達遅滞がある児の視力評価は非常に難しい. 発達遅滞児の視力は同じ年齢の健常児に比べると低いが, 発達年齢に置き換えると健常児の視力とほぼ同等であるため, 発達年齢に応じた検査方法を選択する[4]. 検査時には特性上, 嫌がることがあるか(顔の前に物や手があることを嫌がる, 暗い部屋では検査ができない, など)を把握しておく. 検査はできるところまでとし, 決して無理強いしない.

V｜近見視力と遠見視力

　小児は一般的に近方で検査するほうが集中しやすく, 結果も高値を示しやすい. 近見視力は遠見視力に先行して発達するため[5], 弱視治療を行っている場合は近見視力に向上がみられれば, 遠見視力も向上してくると考えてよい. 左右差がみられた場合は早めに再診とし, 次の検査時には

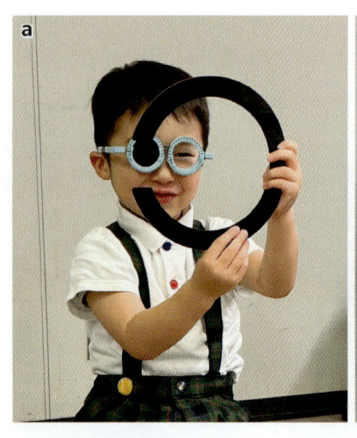
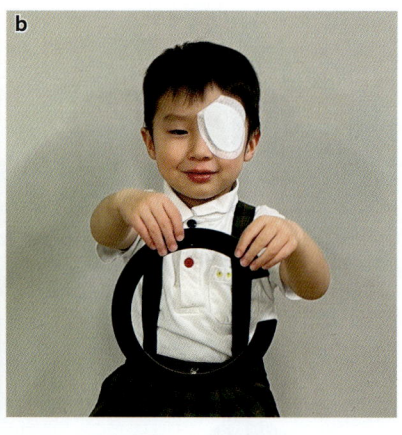

図13｜視力検査のための遮閉
a 検眼枠による遮閉. 横目で見るなど, のぞいていないことを確認しながら検査を行う.
b 強い弱視眼などは, 検眼枠による遮閉では容易にのぞいてしまうため, しっかりとアイパッチにより遮閉をして検査を行う.

表4｜自宅でできる評価

年齢	自宅での評価など
2歳未満	● 嫌悪反射の確認 ● 頭位・眼位異常の画像撮影
2歳以降	● 片眼を隠す練習 ● 絵視標, 字ひとつ視標の練習

保護者に協力を依頼しておくと, 2回目以降の検査および評価がスムーズになり, 診断に有用である.

視力の出なかったほうの眼から先に検査を行う.

Ⅵ｜片眼ずつの検査

　視力は片眼ずつ行うことが基本であるが, 小児はそもそも片眼を隠されることが嫌いである. はじめに両眼での検査を行い, 可能であれば片眼ずつの検査に移る. 最初は保護者の膝に座って保護者の手で片眼を隠して検査を行うことで, 片眼ずつの視力検査ができることがある. 慣れてきたら検眼枠による遮閉を行う. 特に強い弱視眼がある場合は, 検眼枠による遮閉では簡単にのぞくことができてしまうため, アイパッチで完全遮閉を行って検査をすることが望ましい(図13). アイパッチは強い粘着力があるため, あらかじめ端を折っておき, 患児の顔面に貼る前に一度衣服などに張り付けて粘着力を弱くしておくと, 検査のあとに剝がしやすい.

Ⅶ｜保護者への説明

　子どもの視力の数値をすべて記録し, 結果に一喜一憂する保護者は多い. 視力が0.2などと聞くと, 「それしか見えていないの！」と驚かれてしまう. 小児の視力は発達過程にあり, 年齢によって正常値が異なり成人と同様な評価はできないこと, 検査方法や測定値の結果の解釈が異なること, 検査時の健康状態や機嫌により結果が変わる可能性は十分あることなどを丁寧に説明する.

Ⅷ｜自宅での確認事項

　特に2歳未満の場合, 受診時に寝てしまい検査ができないことがある. 嫌悪反射や頭位異常(特にテレビを見ているとき), 眼位異常については保護者に動画や写真の撮影をお願いしておき, 気になる様子については受診時に見せてもらうようにすることで状態を把握しやすくなる. 2歳以降では, 片眼を隠す練習や絵視標, 字ひとつ視標のコピーを渡しておき, 視力検査の練習を自宅でしてもらうと検査がスムーズに行いやすくなる. 2回目以降の眼科受診までの間に自宅で確認してもらうと有効であるものを示す(表4).

文献
1) 粟屋　忍：形態覚遮断弱視. 日眼会誌 91：519-544, 1987
2) 田中尚子：固視の整理と病理. 眼科診療プラクティス35 弱視診療の実際, 丸尾敏夫ほか編. 文光堂, 東京, 60-63, 1998
3) 荒木俊介ほか：視力検査. 小児の弱視と視機能発達, 三木淳司ほか編. 三輪書店, 東京, 172-189, 2020
4) 笠井景子ほか：発達遅延のある子供の視力評価. 日視会誌 23：171-176, 1995
5) 北尾治祐：小児における遠近深径覚の発育. 日眼会誌 63：1646-1659, 1959

One Point Advice

字ひとつ視力と字づまり視力

筑波大学眼科　**森田由香**

　字づまり視力とは，答えるべき視標の左右上下にも視標が存在するもので（**図1**），特に幼児では，字づまり視力は字ひとつ視力より低下する．これは読み分け困難（crowding phenomenon）により生じるものであり，視覚未熟性が原因とされる[1]．一般的に3歳以上の未就学児は，字ひとつ視標で視力を測定する（**図2，3**）．正常発達児では個人差があるが，6～8歳頃まで読み分け困難を認める（**図4**）．学校健診では字づまり視力による検査が一般的であるため，就学後でも字づまり視力で視力が出にくい場合は字ひとつ視力を確認する．

　両者を測定することにより，弱視治療の効果の把握や治療終了時期の判定に役立つことがある．字ひとつ視力が改善しても，字づまり視力が改善していないということは視覚の未熟性が残存している状態であ

り，その時期に弱視治療を中断すると弱視が再発する可能性がある．字ひとつ視力の結果に左右差がなくても，字づまり視力の結果に左右差があったり，視力検査に要する時間が長いなどがある場合は，弱視治療を継続する目安になる．

　乳幼児の視力検査時では検査に対するコメント，例えば「字ひとつ，ラ環，5m，右眼スラスラ，左眼ゆっくりお答え」などの情報は必須である．次回の検査時にどちらの眼からどの検査方法で行うか，また，視力検査の結果が良好であっても弱視治療を継続する必要があるかなどの重要な判断材料になる．

文献

1）菅原美雪ほか：眼紀 35：1257-1262，1984

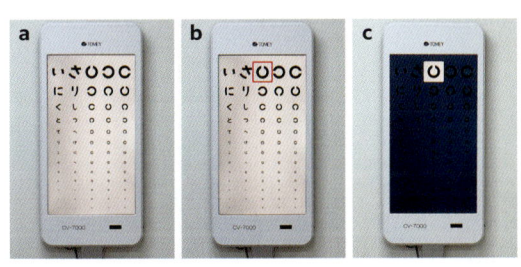

図1｜字づまり視力
a 一般的な字づまり視標.
b 赤枠で囲い，視標を提示する字づまり視標.
c 答えるべき視標の背景だけを明るくし，そのほかの背景を暗くするため，字ひとつ視標に近い.

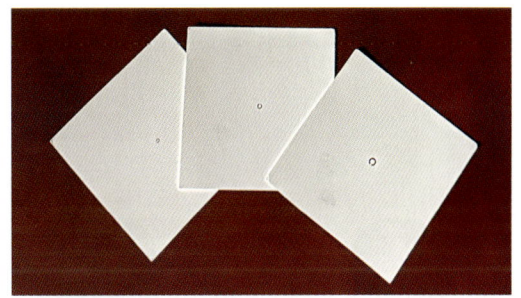

図3｜近見の字ひとつ視標
カードの大きさは92mm×92mm，検査距離は30cmであり，簡便に検査が可能である.

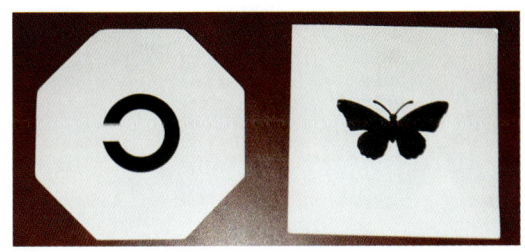

図2｜遠見の字ひとつ視標
Landolt環と絵視標がある．対面で声をかけながら検査を行うため，集中力が途切れにくく患児の状態を把握しやすい.

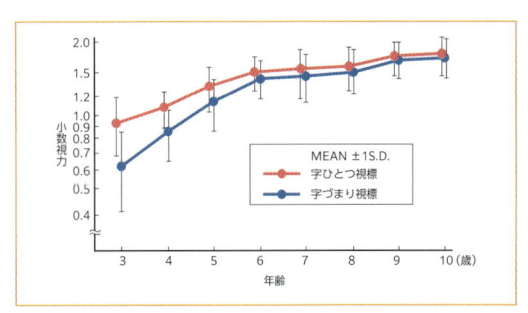

図4｜3～10歳の字ひとつ視力と字づまり視力の比較
低年齢であるほど字ひとつ視力のほうが字づまり視力より良好な結果であり，3～8歳まで有意差がみられる．　　　（文献1）より改変）

大阪大学眼科　**森本　壮**

One Point Advice
調節除去法

　小児の視力検査で，正確に視力を測定するために，乳幼児の 10 D を超える強い調節を除去する必要がある．調節除去の方法は，雲霧法による方法と調節麻痺点眼薬を用いる方法がある．

雲霧法

　雲霧法とは，常に近視状態を保つことにより調節がうまくいかない状態にして，検査する方法である．この方法により，本来の屈折値に近い状態で視力矯正を行うことができる．雲霧法は，点眼とは異なり副作用がなく短時間で行えるため，小児の視力検査では必須の手技である．

▶ 雲霧法のレンズ交換での注意点

　雲霧法で重要なのは，矯正視力検査での球面レンズの交換である．球面レンズの交換の際に，調節を介入させないようにしなければならない．そのため，凸レンズと凹レンズでの交換手順が異なる．

1）凸レンズの交換法

　凸レンズを矯正に用いるのは遠視眼であるため，凸レンズがない状態では矯正が解除されて調節が介入してしまう．そのため，レンズ交換の手順は，最初に矯正に用いた凸レンズと次の凸レンズを交換する際，最初の凸レンズを取り去る前に，次の凸レンズをレンズホルダーに挿入したあとに，最初の凸レンズを取り去る必要がある（**図1a**）．次の凸レンズを挿入する前に，最初の凸レンズを先に取り去るとレンズが眼前にない状態となるため，その時点で調節が介入してしまう．

2）凹レンズの交換法

　凹レンズは近視眼の矯正に用いる．近視眼の場合，遠見視力測定では裸眼で焦点が結べないため，測定中に裸眼の状態に戻しても調節の介入はない．そのため，最初の凹レンズをレンズホルダーから取り去り，その後で次の凹レンズを挿入する（**図1b**）．凸レンズ

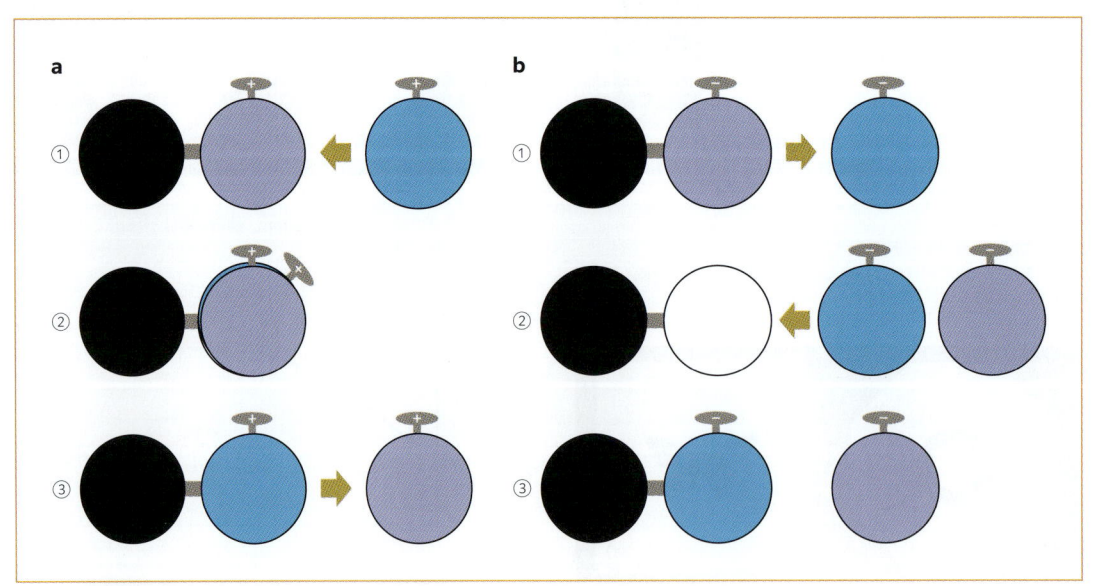

図1｜調節除去のための凸レンズと凹レンズの交換法
a 凸レンズの交換
b 凹レンズの交換

表1｜点眼麻痺薬の特徴

調節麻痺薬	点眼回数	調節麻痺効果の最大作用までの期間	主な副作用	点眼の効果が消失するまでの期間
アトロピン硫酸塩（日点アトロピン点眼液1%）	1日2回（5～7日間）	点眼開始から3～5日間	顔面潮紅、頭痛、発熱、血圧上昇、心悸亢進、眼圧上昇、幻覚、けいれん、興奮、悪心・嘔吐、口渇、便秘	7～12日間
シクロペントラート塩酸塩（サイプレジン1%点眼液）	2回（10分間隔）	点眼後60～90分	顔面潮紅、一過性の幻覚、運動失調、情動錯乱、けいれん、頻脈、眼圧上昇、一過性の結膜充血、口渇	調節麻痺10～24時間、散瞳48～72時間

の交換のように、最初の凹レンズを残したまま新しい凹レンズを挿入すると、過矯正になるため調節が介入する。

▶霧雾法の手順

①オートレフラクトメーターの等価球面度数におよそ S＋2.00 D～S＋2.50 D付加した度数のレンズから始める。

②レンズ交換の手順に従って、①よりもマイナス寄りの球面度数レンズを用いて矯正する。

③さらに球面度数レンズをS－0.25 D～0.5 Dステップで交換していき、最高視力を求める。

調節麻痺点眼薬を用いた調節除去

副交感神経遮断薬であるアトロピン硫酸塩（以下、アトロピン）やシクロペントラート塩酸塩（以下、シクロペントラート）を用いて調節麻痺を行う。アトロピンやシクロペントラートの使用については、施設によって異なる。当院では、3歳以下はアトロピンの点眼、4歳以上はシクロペントラートの点眼を用いる。用法については**表1**に示す。

▶点眼薬の副作用

点眼麻痺薬の使用時には、副作用に注意する必要がある。

日点アトロピン点眼液1%の添付文書では、全身の副作用が起こりやすいため、幼児・小児には0.25%液を使用することが望ましいとなっているが、1%しか市販されていないのでこれを使用せざるを得ない。

保護者には1回1滴のみ点眼し、点眼後30秒間涙嚢部を圧迫するようにし、また、眼に入ったかどうか不明の場合にも追加の点眼はしないように指導している。アトロピンによる副作用として、顔面潮紅や発熱が多く、血圧上昇、心悸亢進、また精神症状として幻覚、けいれん、興奮などが生じる場合もある。

また、散瞳は点眼後数分から始まり、約40分で最大となり、7～10日間持続するため、その間薄明を訴える。調節麻痺は散瞳にやや遅れて発現し、作用の持続は点眼後3～5日である。調節と瞳孔反射は7～12日間は完全には回復しないため、その間、近見視力が低下する。

シクロペントラートについても、アトロピンと同様にい小児では全身の副作用が起こりやすく、けいれんなどが現れることがある。特に精神症状については注意が必要で、一過性の幻覚、運動失調、情動錯乱のほか傾眠傾向がみられ、アトロピンとは異なり、診察終了後も注意が必要である。

II. 診療の手順

5. 外眼部の視診と触診

福島県立医科大学眼科　**森　隆史**

I｜視診と触診での心がけ

視診は医師の目で観察し，触診は医師の手の感覚を用いて患者の状態を把握する診察手技で，視診と触診は道具を必要とせずに身体所見を把握する基本的な臨床技能である．視診は患者が診察室に入り，椅子に座るまでの動作の観察から開始する．問診によって病歴を適切に聴取し，診断仮説を立て鑑別診断を列挙したうえで，明室で最初に行う身体診察が視診と触診である．これらの診察は，患者のプライバシーに配慮し，患者に精神的な不快感や過度な痛みのような身体的苦痛を与えないように進める．

II｜視診

1. 姿勢異常・自然頭位の観察

眼局所にとらわれず，はじめに患者の全体を観察し，姿勢異常がないかを確認する．頭位異常は，左右どちらかへの顔回し（水平面）と，顎上げと顎引き（矢状面），左右どちらかへの頭部傾斜（冠状面）の3次元の回転方向で評価する．

麻痺性斜視やA型・V型斜視では，両眼単一視野を得るために眼位ずれが起きにくい代償頭位をとる．姿勢異常が斜視による代償頭位であった場合には，自然頭位と反対の姿勢にすると眼位異常が顕性化する（**表1**）．また，眼瞼下垂では視軸

眼性頭位異常	自然頭位	異常所見	代表疾患
顔回し	左への顔回し	左眼外転制限	外転神経麻痺 Duane症候群 乳児眼振症候群
顎上げ・顎引き	顎上げ	A型内斜視	A型・V型斜視 眼瞼下垂 睫毛内反
頭部傾斜	左へ頭部傾斜	右上斜視	上斜筋（滑車神経）麻痺などの上下・回旋斜視 眼球頭部傾斜反応（前庭機能障害によるもので眼性代償頭位ではない）

表1｜姿勢異常と代表疾患

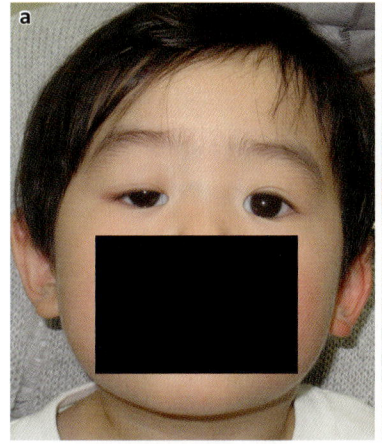
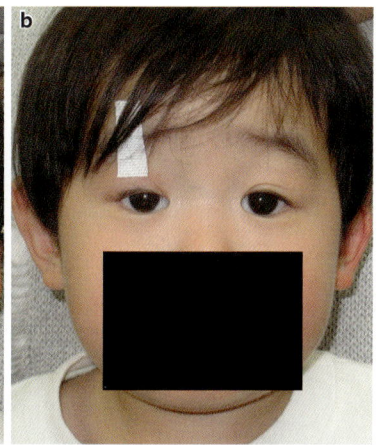

図1｜先天眼瞼下垂での顎上げと眉毛挙上

先天眼瞼下垂では両眼視を維持するために，顎上げの代償頭位と眉毛挙上の顔貌がみられる（**a**）．テープで眼瞼を挙上すると，代償頭位は改善する（**b**）．このような代償頭位をとっていない乳幼児では，形態覚遮断弱視の合併が危惧される．

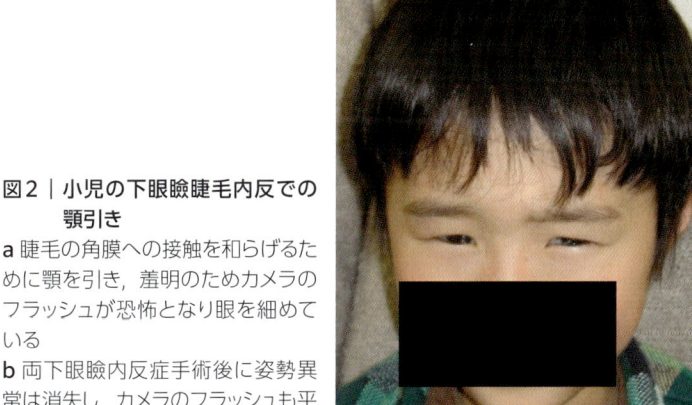
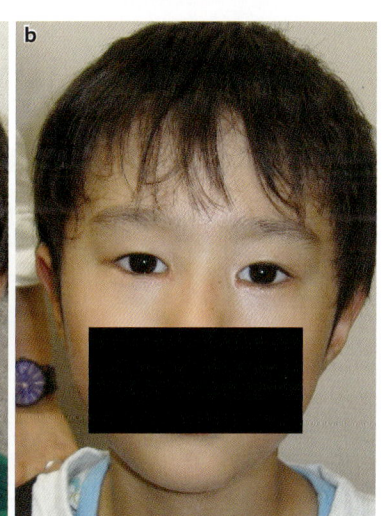

図2｜小児の下眼瞼睫毛内反での顎引き

a 睫毛の角膜への接触を和らげるために顎を引き，羞明のためカメラのフラッシュが恐怖となり眼を細めている
b 両下眼瞼内反症手術後に姿勢異常は消失し，カメラのフラッシュも平気になった．

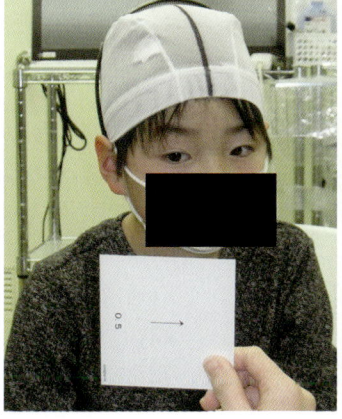
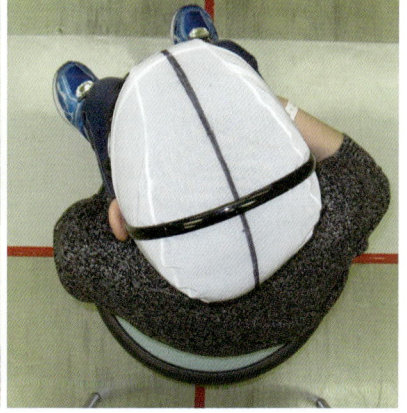

図3｜乳児眼振症候群の顔回しの測定

眼振の代償頭位は検査に集中したときに把握しやすい．顔回しの角度を計測するため，矢状面にラインを引いたキャップをかぶり，両耳介を結ぶようにカチューシャを装着している．

の確保のために顎上げ（図1），小児の下眼瞼睫毛内反では睫毛の角膜への接触を和らげるために顎引きとなっていることが多い（図2）．乳児眼振症候群では，眼振が静止または軽減する視方向を正面に向ける代償頭位をとるが，自然頭位は狭い診察室で緊張して医師と対面したときよりも，視力検査で集中して視標を見ているときに把握しやすい（図3）．姿勢異常や自然頭位を打ち消したと

観察項目	異常所見	主な原因
顔色（色調の異常）	蒼白	貧血→眼瞼結膜の観察
	黄染	肝機能障害→眼球結膜の観察
	紅潮	発熱
	チアノーゼ	血中酸素濃度の低下
表情	無表情（仮面様顔貌）	Parkinson症候群，うつ病

表2｜顔貌の変化と異常所見

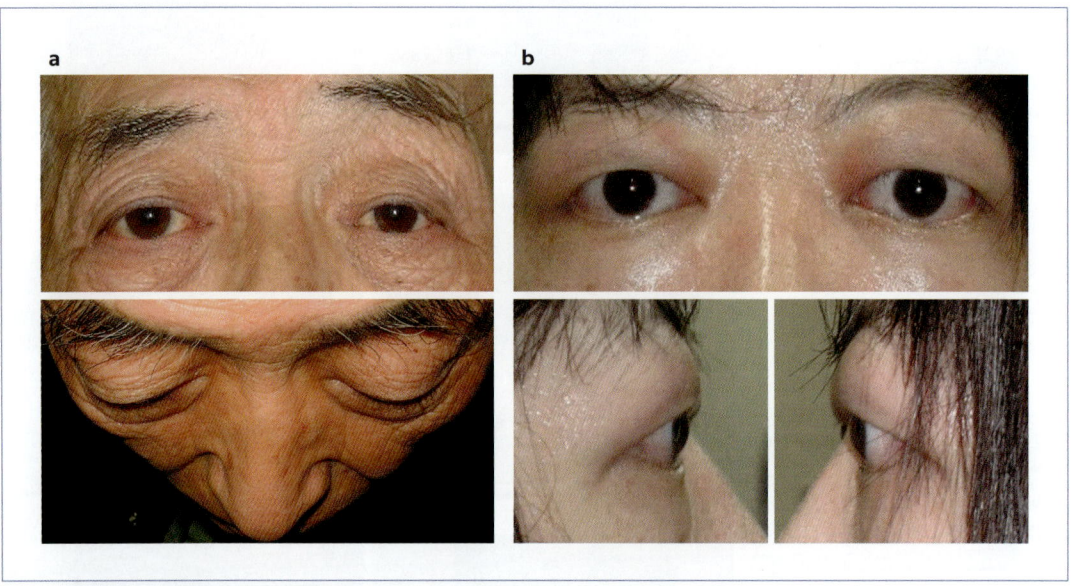

図4｜眼球突出の観察
a 眼窩腫瘍による右眼球突出の上方からの観察．右側が眼球突出とともに瞼裂開大を来し，開瞼が容易となったため，眉毛挙上による挙筋機能の代償がなくなっている．緩徐に進行した高齢者の眼球突出では，対側の眼瞼下垂を訴えて受診することがある．
b 甲状腺眼症の側方からの観察．こめかみの皮膚に発汗と上眼瞼全体の腫脹と瞼裂開大（Dalrymple徴候）が認められる．眼球突出では瞼裂開大とともに瞼板が前眼部に対して相対的に後退するため，下眼瞼では皮膚が瞼縁よりも挙上し睫毛内反が生じる．

きの眼位や顔貌の変化を把握することが，眼性頭位異常か否かを判断するために重要である．

2. 顔貌の観察

顔貌はまず全体を観察し，顔色の変化，発汗，浮腫，表情および左右差を確認する．顔色の変化のうち貧血による蒼白は眼瞼結膜，黄疸は眼球結膜で明瞭に観察することができる（表2）．腎不全など全身疾患による浮腫は，両側の眼瞼に現れやすい．表情が乏しい場合には，Parkinson症候群や精神疾患の可能性がある．眼球突出が疑われる場合は，両側方または上方から観察する（図4）．筋円錐外の硬い占拠病変による眼球突出

では，病変とは逆方向への眼球偏位を伴う．眼窩静脈瘤での眼球突出はValsalva手技（息こらえ）や頭部の下垂によって悪化し，破裂の危険があるため通常は行わない．

通常開瞼時に，上眼瞼縁は上方角膜輪部から瞳孔領上縁の間にあり，下眼瞼縁は下方角膜輪部を覆う高さにある．眼瞼縁に瞳孔領が隠れるものは，瞼裂狭小あるいは眼瞼下垂であり，瞼裂に上方または下方の角膜輪部が露出するものは，瞼裂拡大あるいは眼瞼後退である．

乳幼児の先天異常では，眼周囲の特異的顔貌や視診で観察できる前眼部の変化が症候群の一所見である（表3）．また，遺伝性疾患では保護者

表3 | 眼周囲の所見が示唆する先天異常

	先天異常	異常所見
特徴的顔貌	Apert症候群, Crouzon症候群	眼球突出, 眼間開離
	Down症候群	内眼角贅皮, 吊り上がった瞼裂
	Möbius症候群	先天性外転神経麻痺, 顔面神経麻痺
	Noonan症候群	内眼角贅皮, 眼間開離
	Stickler症候群	突出した眼球（平坦な鼻梁）
	Sturge-Weber症候群	顔面血管腫
	Treacher-Collins症候群	下方に傾斜した眼瞼裂
	太田母斑	顔面真皮メラノーシス
	歌舞伎症候群	外側1/3の下眼瞼外反
前眼部異常	Axenfeld-Rieger症候群, Peters plus症候群	前眼部形成異常, 瞳孔異常, 角膜混濁
	CHARGE症候群	ぶどう膜欠損
	Goldenhar症候群	角膜輪部デルモイド
	Waardenburg症候群	虹彩異色, 眼間開離
	WAGR症候群	先天無虹彩
	先天風疹症候群	白内障（瞳孔領白濁）
異常運動	Joubert症候群	眼球運動失行（head thrust）

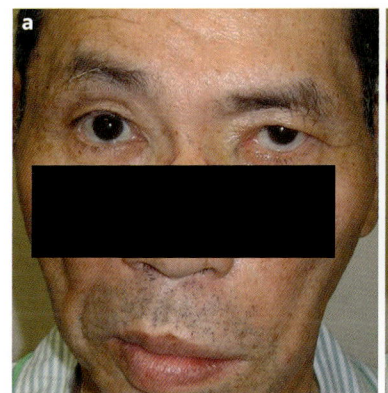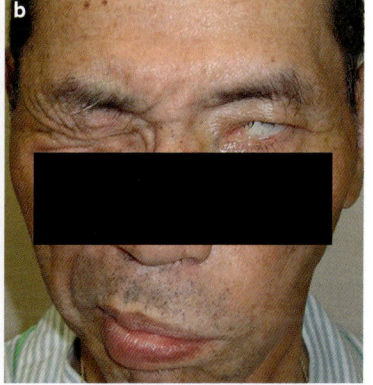

図5 | 左顔面神経麻痺
a 自然な開瞼状態で眉毛下垂と下眼瞼外反を認める.
b 強く閉瞼させると患側の閉瞼不全が確認されるとともに, 顔面の健側への歪みが顕著となる.

と共通する所見が診断の参考になることがある.

　続いて, 局所的な麻痺やけいれん, 不随意運動の有無, 皮疹, 発赤, 腫脹に注意を向けて, 左右を比較しながら観察する. 顔面神経麻痺では, 前額の皺が消失するとともに眉毛が下がり, 口角が低下するとともに下眼瞼外反となる（図5）. 眼瞼けいれんでは, 開瞼の指示に対して, 強く閉瞼したままの状態となり開瞼困難となるのに対して, 開瞼失行では, 開瞼の指示で眉毛を吊り上げる動作をする（図6）. 複視の訴えで受診した高齢者では, sagging eye症候群に特徴的な顔貌

の変化に注意して, 上眼瞼の陥凹と下眼瞼の膨らみを観察する（図7）.

　眼部帯状疱疹を伴う三叉神経の第1枝の支配領域は, 前額から鼻尖に至るため, マスクや帽子を外して, 水疱や中心臍窩を伴う皮疹がないかを観察しなければならない（図8）. 限局性の眼瞼の発赤腫脹は, 麦粒腫や霰粒腫など局所の炎症を疑う. びまん性の発赤腫脹は, 眼窩蜂巣炎での皮膚の発赤腫脹は眼窩と一致する範囲で存在するのに対して, 偽膜性結膜炎の発赤は眼瞼結膜に一致する範囲に限局しやすい（図9）. 点眼薬に

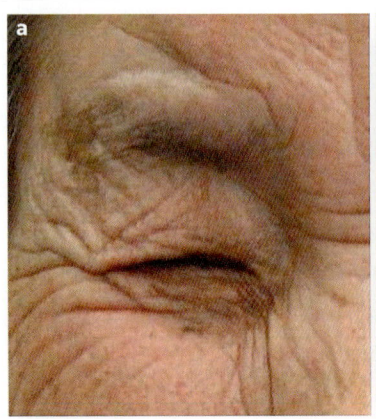
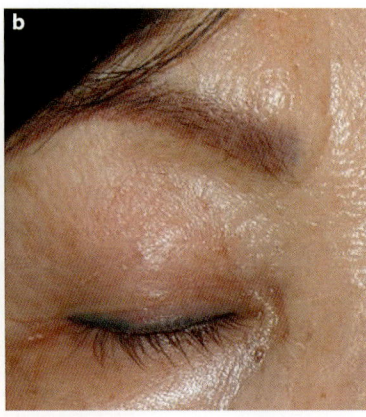

図6｜眼瞼けいれんと開瞼失行

強い閉瞼後の開瞼の指示で，眼瞼けいれんでは強く閉瞼したままとなり（**a**），開瞼失行では開瞼しようと眉毛を上げる（**b**）.

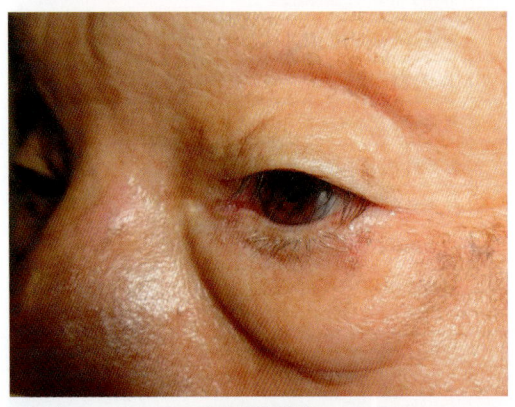

図7｜sagging eye症候群の顔貌

上眼瞼のくぼみ（sunken upper eyelid），腱膜性眼瞼下垂，下眼瞼の眼窩脂肪による膨らみ（baggy lower eyelid）がみられる.

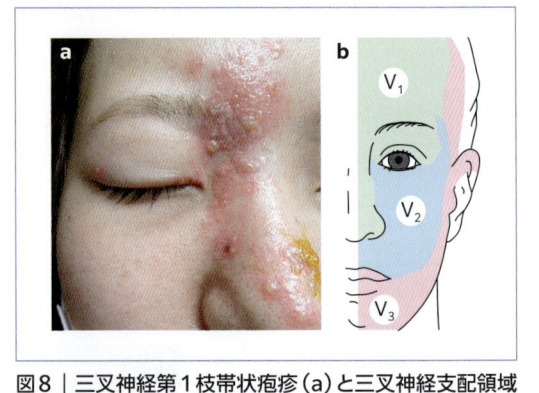

図8｜三叉神経第1枝帯状疱疹（a）と三叉神経支配領域（b）

眼瞼の皮疹が軽微であっても，前額から鼻尖まで皮疹を確認する必要があるため，マスクなどをつけている場合は外してもらう.

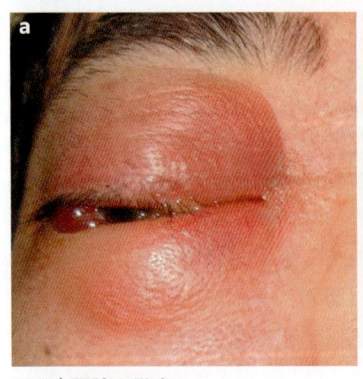
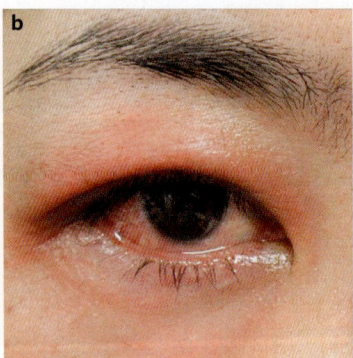
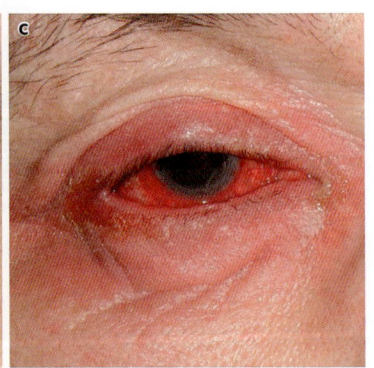

図9｜眼瞼の発赤

a 眼窩蜂巣炎では眼窩縁から瞼裂まで全体に発赤がみられ，眼瞼は緊満に腫脹して翻転が困難となる.
b 偽膜性結膜炎での眼瞼の発赤は，瞼板に一致する部位に強く眉毛に近づくほど淡くなる.
c 点眼薬によるアレルギー性接触皮膚炎では，搔痒感を伴う発赤が内眼角・外眼角を越えて上眼瞼よりも下眼瞼に広範にみられる.

よるアレルギー性接触皮膚炎では，発赤が眼瞼の範囲を越えて広範にみられる．両側性で対称的な眼瞼発赤腫脹は，皮膚筋炎のヘリオトロープ疹が鑑別診断となる.

　眼瞼縁の位置は，眼球を含む周囲組織の影響を受けて変化する．眼瞼縁は外側に凸の緩やか

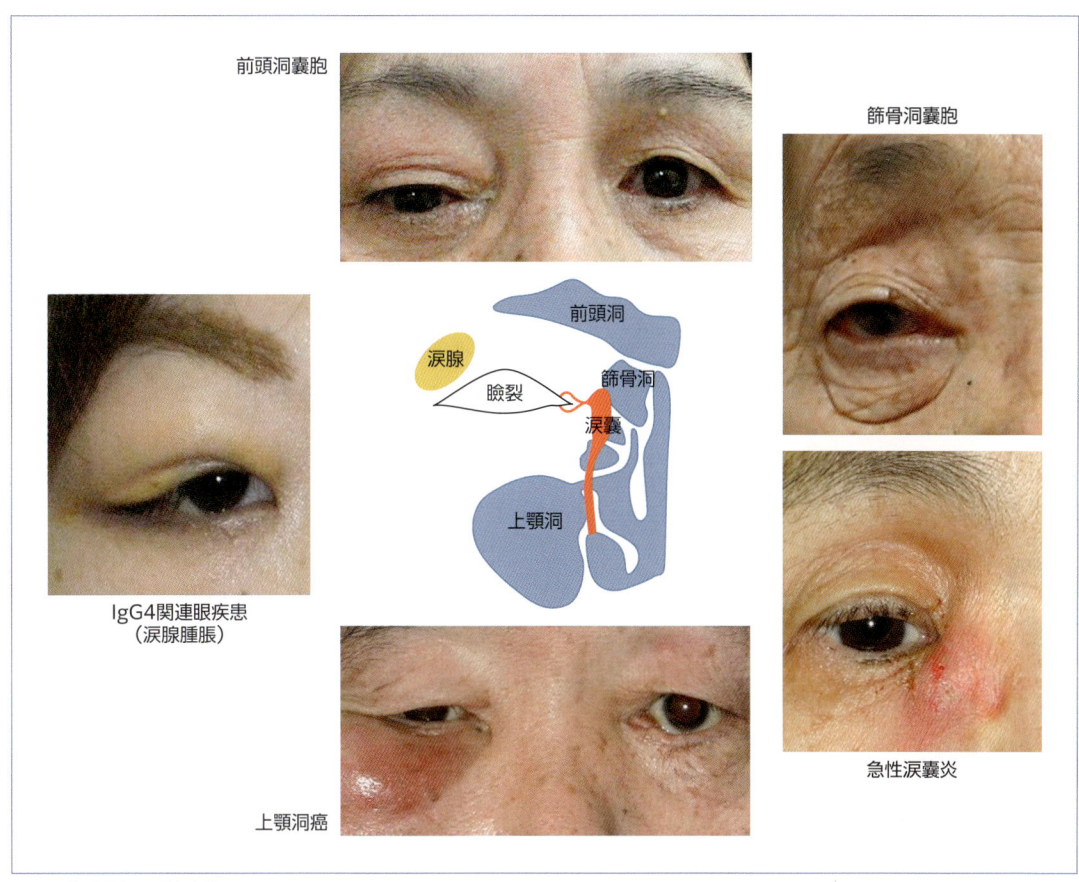

図10｜瞼裂の形状変化
涙嚢部の腫脹では内眼角が挙上し，涙腺の腫脹では上眼瞼の耳側が低下して瞼縁がS字状になる．鼻腔・副鼻腔の病変が眼窩に及んだ場合にも，瞼裂の形状は変化する．

な曲線であるが，眼付属器病変や鼻腔・副鼻腔病変が眼瞼または眼窩浅部に影響した場合には，眼瞼縁が瞼裂に向かって凸となる（図10）．また，眼球は占拠病変に押されて病変が存在しない方向に偏位する．極小角膜や重度の小眼球では瞼裂が小さくなり，新生児期に発症した原発小児緑内障では牛眼と偽眼球突出を来すため，外見から容易に疑うことができる．しかし，比較的軽度の小眼球では瞼裂は健常側に比較して小さく，小児緑内障では角膜径が拡大し瞼裂は健常側に比較し大きくなるものの，角膜の露出の程度は左右同等であるため，顔面の非対称性に留意して視診する必要がある．

3. 眼瞼腫瘤の観察

　眼瞼腫瘤は部位と色調，表面の性状から臨床

診断を推測できるが，表面から観察できる所見には個体差があるので，病理診断は必須である（表4）．

4. 外傷の観察

　外傷の視診にあたっては，創傷の位置とその性状を確認する．体内に金属異物があればMRIは禁忌であるので，皮膚穿通創は見逃してはならない．また，受傷の原因となった物体が破損していないかを確認する必要がある．内眼角付近の眼瞼裂傷は，涙小管断裂の合併に留意する．眉毛外側の打撲は外傷性視神経症の原因となるため，眼瞼腫脹が強く開瞼が困難であっても光覚を確認しておく．鈍的外傷で強い疼痛と吐気からtrap-door型眼窩骨折が疑わしいものの，開瞼に応じられない際には，徒手開瞼にてBell現象の左右

表4｜主な眼瞼腫瘍

診断名	外観写真	部位／色調／性状
脂漏性角化症		● 皮膚〜瞼縁 ● 褐色 ● 凹凸不整, 角質が増加すると角状
Merkel細胞癌		● 皮膚 ● 赤色〜紫色 ● 拡張した血管, 急速な増大
基底細胞癌		● 皮膚〜瞼縁 ● 黒褐色 ● 小結節→中心部潰瘍とドーナツ状隆起
脂腺癌		● 瞼板 ● 黄味を帯びたピンク ● 瞼板を越えて拡大, 睫毛脱落
母斑		● 皮膚〜結膜 ● 無色〜茶褐色 ● 眼球に接する側が平面
悪性黒色腫		● 皮膚〜結膜 ● 黒褐色〜黒色 ● 平滑→不整, 易出血性
扁平上皮癌		● 瞼縁〜結膜 ● ピンク ● カリフラワー様
悪性リンパ腫		● 結膜円蓋〜眼窩 ● サーモンピンク ● のっぺりとした隆起

差により上転制限を確認する. 家族からの問診にそぐわない外傷は, 虐待の可能性を考慮する.

5. 動的な視診

患者の姿勢, 顔貌, 局所所見に異常を疑った場合には必要に応じて, 刺激に対する反射や患者の反応を視診する. 姿勢異常が観察されたときには, 自然頭位と反対の姿勢にして, 眼位の変化や眼瞼の所見を視診する(表1). 眼位の確認は, ペンライトなどで光を両眼に当てて角膜からの反射を観察する角膜反射法と, 片眼ずつ遮閉して他眼の動きを観察する遮閉試験の2ステップで判定する(図11). 片側の眼瞼下垂が疑われる場合は, 交代遮閉試験を行うことで, 下斜視に伴う偽眼瞼下垂(非固視眼が下斜視となる際には, 斜視側の上眼瞼縁は下方視と同様に低下する)の鑑別ができる.

また, 乳児の感覚性斜視の原因には網膜芽細胞腫など早期診断が重要となる疾患が含まれるが, 東洋人の顔貌では内眼角贅皮により鼻側球結膜の露出が少なく, 角膜反射法だけでは内斜視と偽内斜視の鑑別が困難である. したがって, 顔貌から偽内斜視を疑っても, 必ず遮閉試験を実施して片眼だけ遮閉を嫌がらないか(嫌悪反応)を評価しなければならない. 片眼の視力不良がある場合には嫌悪反応がみられる.

麻痺性斜視では, 健眼固視(第1偏位)よりも麻痺眼固視(第2偏位)のほうが斜視角は大きくなる. 斜視が疑われる場合には, 視標を追視させて, 両眼視でのむき運動と輻湊運動, 各眼の単眼固視でのひき運動を視診し, 眼球運動の可動域を評価する(図12). むき運動と輻湊運動では複視の自覚の有無, 複視があれば2つの像のずれる方向と視方向による距離の変化を聴取する. 追視が難しい場合には, 他動的に頭部を動かして眼位の変化と眼球運動を評価する(表1の「異常所見」参照). 上下斜視があれば, Parks 3段階法によって麻痺筋を同定する(図13). 眼振があれば, それぞれの注視方向で比較して増悪と軽減する方向を評価する. 上方視と下方視の眼球運動に伴う上眼瞼縁の可動域は, 先天眼瞼下垂や麻痺性

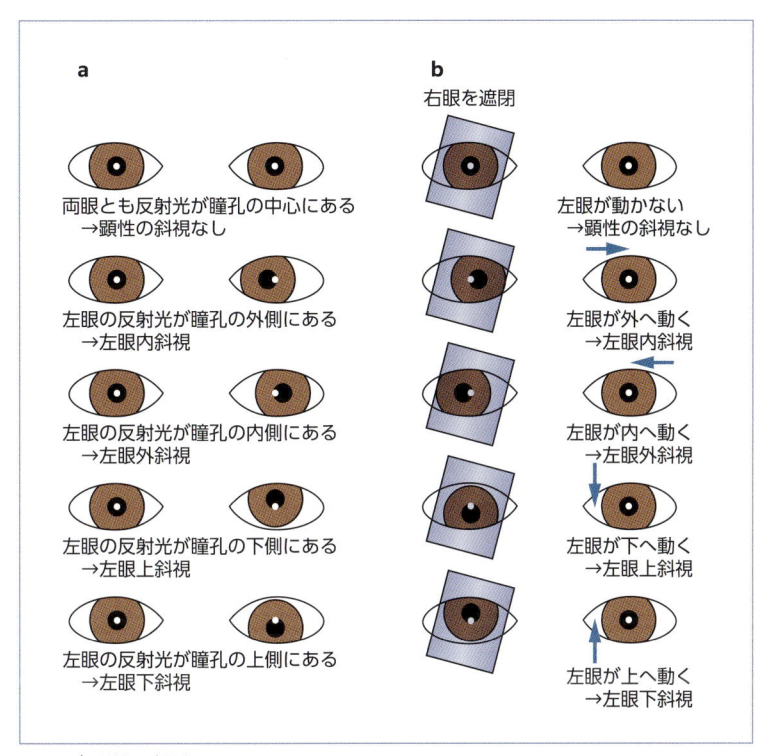

図11 | 眼位の視診
a まず, 光を両眼に当てて角膜からの反射と瞳孔領の位置関係を観察する(Step1：角膜反射法).
b 続いて, 片眼ずつ遮閉して他眼に動きがあるかを観察する(Step2：遮閉試験).

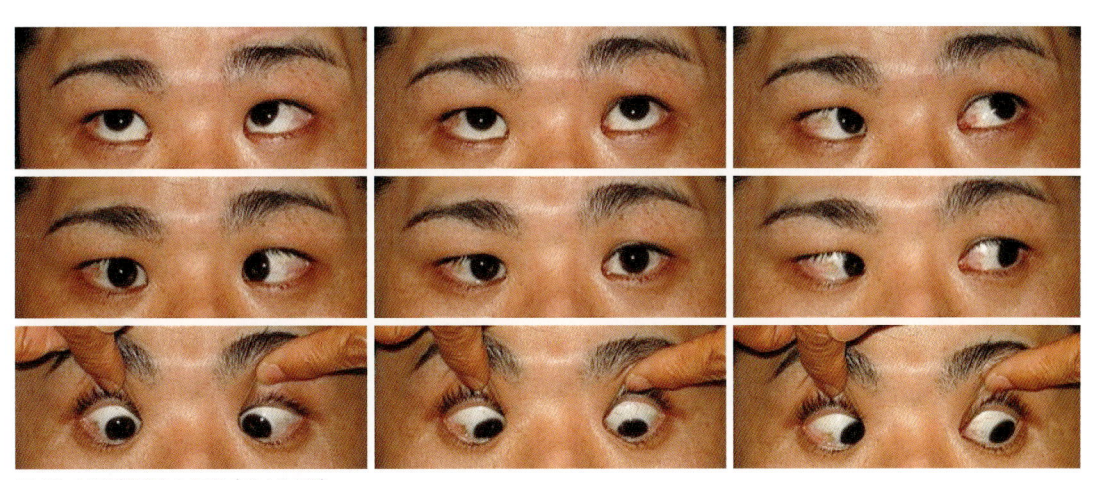

図12 | 眼球運動の視診(むき運動)
右外転神経麻痺の症例. 正常である左眼は外転時に耳側角膜輪部が外眼角に到達, 内転時に瞳孔領が涙点に到達, 上転および下転ではそれぞれ下方および上方の角膜輪部が内眼角と外眼角を結ぶ線を越えている.

眼瞼下垂では小さい. 甲状腺眼症および動眼神経異常再生, 先天眼瞼下垂では, 眼球の下転に伴う上眼瞼の下降が不十分であるため, 下方視時に上方の球結膜が露出する(Graefe徴候および偽Graefe徴候). 重症筋無力症では, 上方視を持続させると, 次第に上眼瞼が下がってくる疲労現象を認める. その際は, 眼瞼を冷却して眼瞼下垂が一過性に回復するかを確認する(アイスパック試験).

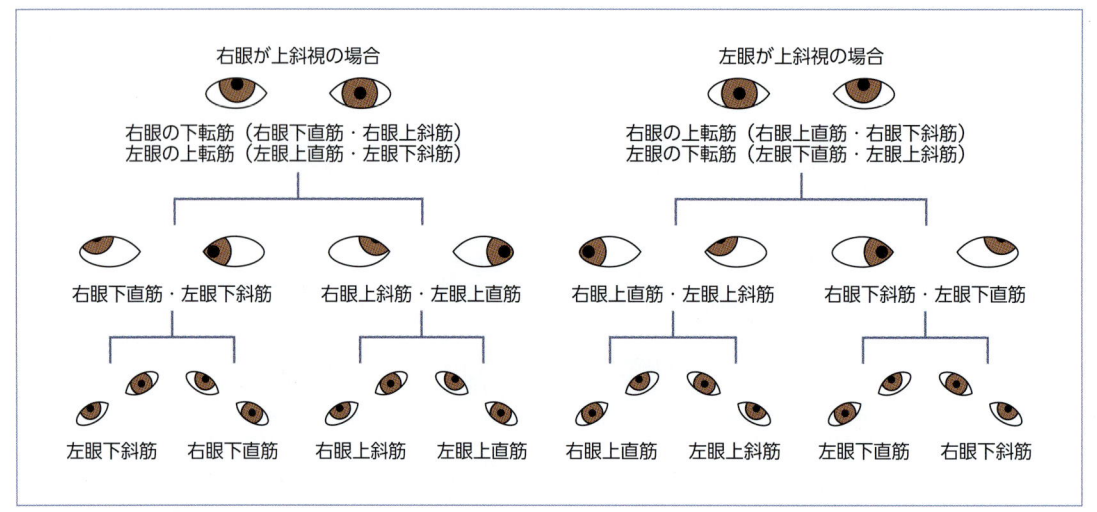

図13｜Parks 3段階法
①上斜視は右眼か左眼か.
②右方視と左方視のいずれで上下偏位が大きいか.
③頭を右に傾けたときと左に傾けたときのいずれで上下偏位が大きいか.

6. 瞳孔領と対光反射の観察

　瞳孔を視診し，眼球運動と眼瞼の随伴症状によって診断を推測する．例えば，散瞳眼に眼瞼下垂と眼球運動障害を伴う外下斜視があれば動眼神経麻痺，縮瞳眼に瞼裂狭小と患側顔面の発汗低下があればHorner症候群を考える．室内照明を落として自然瞳孔で交互点滅対光反射試験により，各眼の直接および間接対光反射を観察し，相対的瞳孔求心路障害の有無を評価する．

　自覚的視力検査のできない乳幼児では，検影器の開散光を瞳孔に入射し，中間透光体の混濁や強い屈折異常がないかスクリーニングを行う（red reflex法）．

III｜触診

　問診にて進行性を確認し，視診にて眼球突出と周囲組織の変化を観察し，どの部位にどのような症状があるのかを把握したうえで触診を行い，病変の部位と性状を判断する（図10）．必要に応じて速やかに画像検査による鑑別診断を進める．

　触診では，変形，腫瘤，圧痛または知覚鈍麻，発汗を把握する．患者に閉瞼を指示し，痛みがあった場合は教えるように伝え，眼瞼上から眼窩縁を全周にわたって指先から指腹を皮膚に密着させて触診する．発汗は温冷覚に優れている手背で触診し，左右を比較して湿り具合を評価する．

　腫瘤が触知されれば，その部位，大きさ，硬さ，表面の性状，可動性か固定性か，拍動性があるか，瞼板と連続性があるか，圧痛を伴うか，圧縮できるかの所見をとらえカルテに記載する．浸潤性の悪性腫瘍は，周囲組織を浸潤しながら増大するため，可動性がない硬い病変が触知される．これに対して，圧迫して縮小する病変は血管腫または先天性脈管形成異常が疑わしい．眼球赤道部より後方の腫瘍は通常触診できない．この場合は，圧迫により眼球を後退できるかを評価する．拍動が触知され血管雑音を伴う眼球突出は，頚動脈海綿静脈洞瘻が疑わしい．眼瞼気腫・眼窩気腫では握雪感が触知される．IgG4関連疾患などの全身疾患や悪性腫瘍，Basedow病の疑いでは，唾液腺，頚部リンパ節および甲状腺の触診を追加し，専門医と連携するのがよい．

　外傷後に下眼瞼から頬部の知覚鈍麻があれば，眼窩下壁骨折に伴う三叉神経第2枝の障害が疑われる．広範に知覚鈍麻がある場合には，海綿静脈洞の病変が疑わしい（図8b）．

One Point Advice

入室した患者・患児の何を観察するか

福島県立医科大学眼科　**森　隆史**

歩行, 動作, 視線, 言語能力等を確認

　患者や患児は明るい部屋に明るい雰囲気で招き入れる. 診察室に入ってくる様子から, 椅子に座るまでの歩行や動作とその間の視線の配り方, 顔貌を観察する. 歩行異常があれば, 神経徴候と随伴する眼所見を念頭に置いて診察に備える（**表1**）. Fisher症候群のように眼球運動障害とともに歩行が困難となる疾患もあるため, 車椅子で入室した場合には, 単独歩行できなくなった理由が視覚障害なのかほかの理由なのかを聴取する必要がある. 視力が不良であるのに行動が自然で滞りがない場合には, 心因性視覚障害が鑑別疾患となる. 片眼を閉じている場合には, 眼瞼下垂のみでなく, 疼痛や複視の回避のために閉瞼している可能性や, 間欠性外斜視での片眼つむりの可能性を考慮する.

　幼児では, どの程度の言語能力をもっているのかを推測するために, 診察室に呼び入れてから対面するまでの児と保護者とのやり取りを観察し, 明るいあいさつで声かけしてその反応を確認する. 抱っこされている乳幼児で保護者の胸に顔をうずめている場合には, 保護者の肩越しであれば顔を見せてくれることがある（**図1**）. 保護者には「ゲップを出させるときのように抱えて, 肩の上から顔を出してください」と指示すると伝わりやすい. 重度の視覚障害児では, 周囲の環境を把握するための視線や顔の動きがなく, 指や手の甲で眼窩部を持続的に圧迫する指眼現象がみられる.

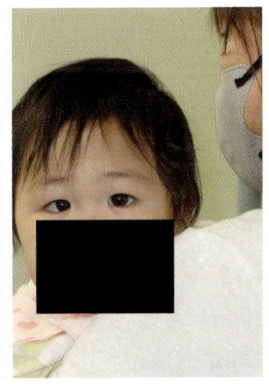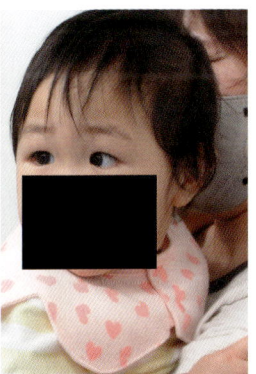

図1｜乳幼児の肩越しの視診

表1｜主な異常歩行

歩行	特徴	障害	原因
ぶん回し歩行	麻痺側の脚をコンパスのように振り回して前に出す	痙性片麻痺（片側錐体路障害）	脳血管障害, 多発性硬化症など
はさみ脚歩行	両膝をすり合わせて足尖で歩行する	痙性対麻痺（両側錐体路障害）	脳性麻痺, 頚髄損傷など
小刻み歩行	前かがみで手をあまり振らず小刻みに歩行するすくみ足, 加速歩行を伴う	大脳基底核の障害	Parkinson病, Parkinson症候群（血管性, 薬剤性）など
酩酊様歩行	両足を開き, 全身を動揺させて歩行する	小脳障害前庭神経障害	Wernicke脳症など
踵打歩行	足元を見ながら両足を開いて踵を床に打ち付けながら歩行する	深部感覚障害	Friedreich運動失調症など
鶏歩	垂れ足になっているため, 膝を高く上げてつま先から歩行する	総腓骨神経麻痺（下位運動ニューロン障害）	Charcot-Marie-Tooth病, 糖尿病性単神経障害など
アヒル歩行	腰を左右に揺すって歩行する	腰帯筋の障害	Duchenne型筋ジストロフィ, 多発性筋炎など

Ⅱ. 診療の手順

6.乳幼児の診察

浜松医科大学眼科　**彦谷明子**

I　乳幼児に行える検査

　乳幼児の診察が通常と異なる点は，自覚的な検査ができないこと，診察に協力的ではないこと，診察に使える機器が限られることなどが挙げられる．また，年齢によってできることが増え，正常値も変わってくることから，検査・診察の結果は年齢を考慮して評価しなければならない．

　年齢を問わず，red reflex法，屈折検査，瞳孔反応，固視・追視検査，眼位眼球運動検査，細隙灯顕微鏡検査，眼底検査，超音波検査は施行できる．視力検査は年齢によって検査の方法が変わるが，その年齢や精神発達に応じて評価する．Landolt環での視力検査ができるようになるのは3歳以上からである．立体視検査も3歳以上から可能なことが多い．眼底撮影，OCTは通常は検査機器の顎台に顔をのせられるようになる3〜4歳以上から施行可能である．手持ち式の検査機器であれば，3歳未満でも全身麻酔下や鎮静下，あるいは固定下で検査が可能である（図1）．眼圧検査は，臨床的に最も精度が高いGoldmann圧平眼圧計での測定は未就学児には難しいことが多

いが，反跳式眼圧計を用いれば点眼麻酔薬も不要なため年齢を問わず測定可能なことが多い（図2）．

　啼泣時の測定値は信頼性がない．あやしても泣いて測定できない場合は，自然睡眠時や鎮静下に測定する（図3）．電気生理学的検査は，従来は電極を接眼で挿入しなければならなかったので，覚醒下の検査は早くても協力が得られる5歳以上での施行が一般的であったが，皮膚電極のものでは3〜4歳から施行可能となった．また，全身麻酔下や鎮静下では年齢を問わず可能であり，RETeval®（LKC社）は未熟児にも施行されている．視野検査，色覚検査，Hess赤緑試験，大型弱視鏡検査は自覚的検査であるので，協力と理解が得られれば5歳頃から行うこともあるが，通常は学童以降に行われる．

　蛍光眼底造影検査は，覚醒下では学童以降に行うのが一般的である．ただし超広角眼底カメラでの撮影であれば，正面視の1枚の写真で200度の範囲を撮影でき，眼球を撮影したい方向に動かす必要がなく撮影枚数も少ないため，協力と理解が得られれば5〜6歳頃から撮影可能である．

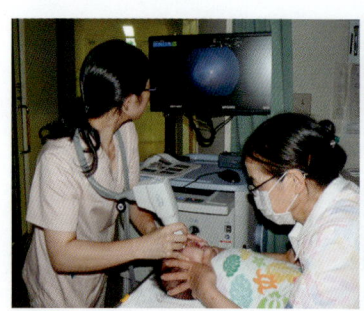
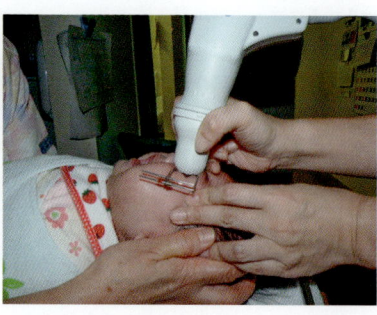

図1｜プローブが手持ち式のRetCam™での眼底撮影
プローブを角膜に接触させて，眼球を制御しながら眼底撮影を行う．児を固定し，点眼麻酔下に撮影している．

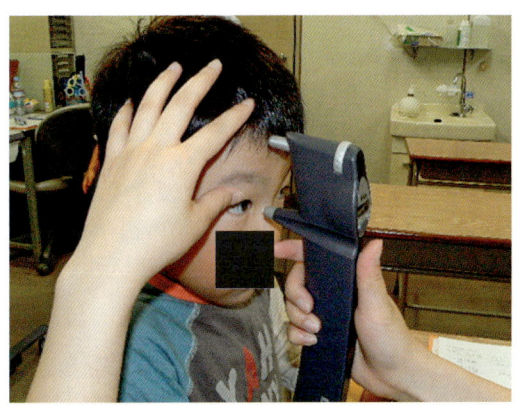

図2｜反跳式眼圧計
自分で開瞼できるように，児の興味を引くような玩具を見せながら測定する.

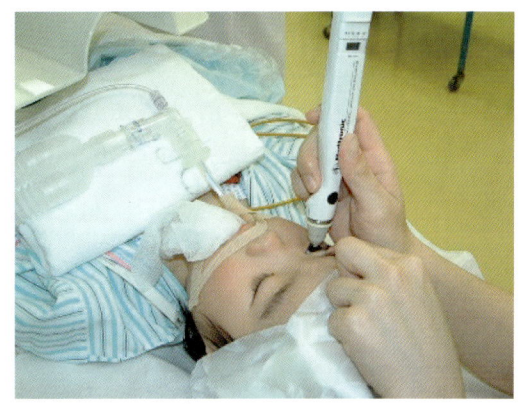

図3｜Tono-Pen®（Reichert社）眼圧計での眼圧測定
角膜に広く接触し点眼麻酔を必要とする眼圧計では，覚醒下での測定ができないことがある. 本図は全身麻酔下での白内障手術の際に，仰臥位で眼圧も測定した症例である.

また，RetCam™であれば接触式カメラであるので，年齢を問わず蛍光眼底造影検査が可能である. 眼球の動きを制御しやすい全身麻酔下，鎮静下での撮影が望ましい.

II｜検査の進め方

　乳幼児の検査では，診察時間は可能な限り短時間ですむように工夫する. 患児を入室させる前の事前準備も必要である. 光る玩具や動く玩具，音の鳴る玩具などを用意しておく. 入室前にあらかじめ主訴，現病歴，周産期を含めた既往歴，家族歴，アレルギー歴について問診票を記入しておいてもらうと，効率よく情報収集が可能である.

　入室して診察用の椅子に座る前から，体格，頭位，顔の造作などの患児の様子を観察する. 苦痛のない検査から苦痛を伴う検査の順番で進めていく. 苦痛のある検査とは，痛い検査，まぶしい検査，顔に機器が接近する検査，暗いところで行う検査などである. そのため，痛みやまぶしさがなく，遠くから離れて行えて，明室でできる検査から始める. 成人の前眼部から眼底の疾患を主に診ている眼科診察室では，常に暗室で診察を行っているところもあるかもしれないが，乳幼児の診察を行う際には，入室時には明室で迎えるのがよい.

　明室では視診を行う. 外眼部，角膜の大きさ

や混濁，結膜充血，白色瞳孔・瞳孔領白濁，斜視や眼振，頭位などの肉眼で観察できるものを児が警戒する前にざっとみておく. 次いで，固視・追視検査，眼位眼球運動検査を行う. そして，暗室にしてred reflex法で器質的疾患のスクリーニングと屈折の評価を行ってから，細隙灯顕微鏡検査，眼底検査を行う. red reflex法，細隙灯顕微鏡検査，眼底検査は，泣いて協力の得られない児にも頭部を固定して開瞼器をかけて行ったり，あるいは鎮静下でも行える検査であるが，固視・追視検査や眼位眼球運動検査は覚醒した状態でしか行えない検査であるため，診察の前半で手早く行う. 児にとって安心できる体勢で行うほうが検査可能率が高まるので，保護者の膝に抱かれたままでも，肩越しでも，乳児であれば抱っこひもに入ったままでも，診察の支障にならない体勢であればそのまま診ることも多い（図4）.

III｜red reflex法

　red reflex法は，検影器や直像鏡で瞳孔に光を当てて眼底からの反射を観察する検査である[1]. 瞳孔径が大きいほうが反射を観察しやすいため，暗室で実施したほうが判定しやすいが，半暗室や明室でも可能である. 児の注意を向けるため玩具などで視線を誘導し，両眼を照らす. 検影器で屈折検査を行うときには検査距離50cmで行うの

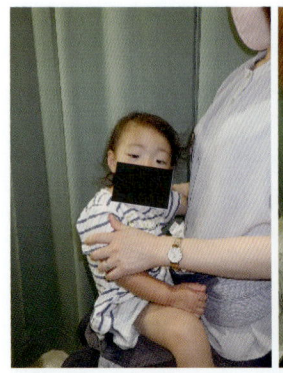
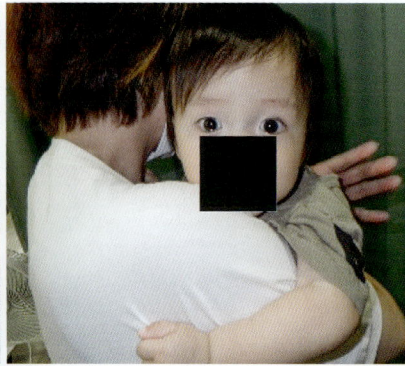
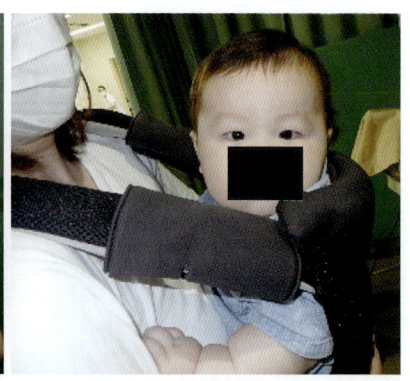

図4｜いろいろな体勢での診察
児が最も安心して泣かずにいられる体勢で診察を行う.

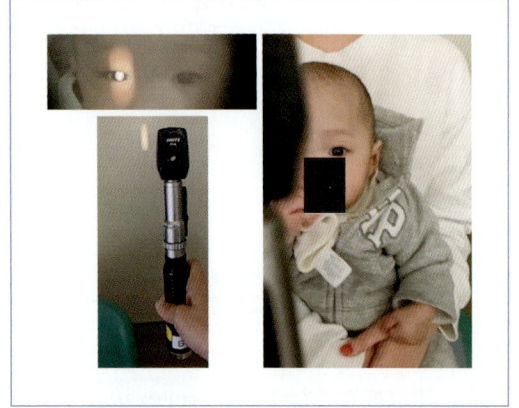

図5｜red reflex法
離れた距離から検影器で瞳孔に光を入れ, 網膜からの反射を観察する.

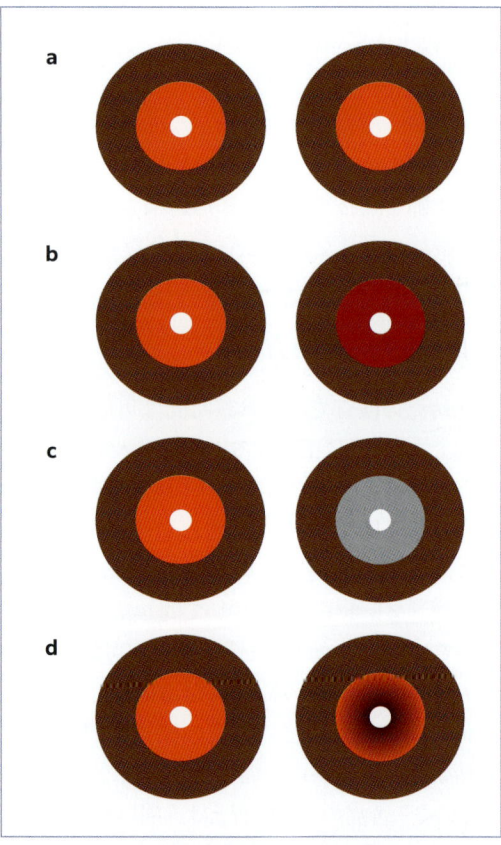

図6｜red reflex法での評価（b〜dは向かって右側が異常）
a 正常
b 反射が暗い, 不同視（高度な屈折異常）
c 反射がない, 白内障, 眼底疾患
d 黄橙色の反射を背景とした暗い反射, 角膜・水晶体・硝子体の混濁

が一般的であるが, red reflex法ではそれより近くても遠くても施行可能である. 顔の前に器具がくると嫌がる児にも施行できることが多く, まぶしさも眼底検査ほどではないため, 興味を引く玩具で誘導すると顔を背けられることは少ない（図5）.

　判定は, 両眼の瞳孔の大きさが等しく, 明るく対称的な黄橙色であれば正常である（図6a）. 観察される反射の色は, 脈絡膜の色素により変化するので, 人種あるいは個体によって有する反射光は異なるが, 同一個体においては対称的である. 反射が暗かったり明るすぎたりしたら異常である. 強度の屈折異常では反射が暗い, 両眼に強度の屈折異常があれば両眼が暗くなるが, 不同視であれば非対称的な明るさを呈する（図6b）. また, 全白内障であれば反射は得られず（図6c）, 部分的な白内障であれば, 黄橙色の反射を背景とした

暗い反射として映る（図6d）. 部分的な暗い反射は, 水晶体混濁のほかに, 角膜混濁・異物や硝

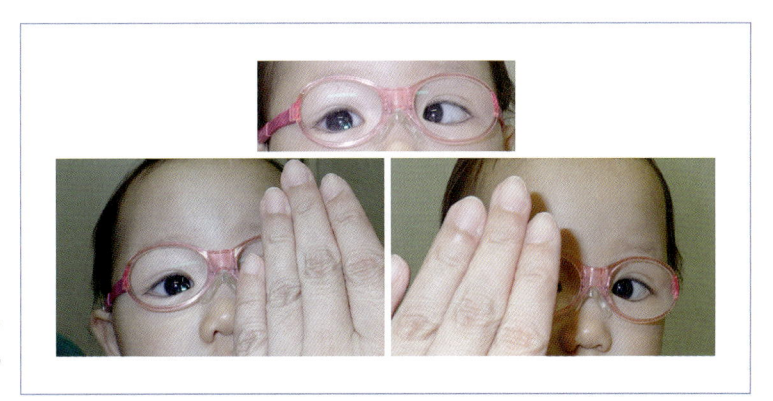

図7｜嫌悪反射
左眼の遮閉は嫌がらないが，右眼の遮閉時には体を左へよけて右眼で見ようとしている．

子体混濁の可能性もある．

IV｜固視・追視検査

　視力検査がまだできないような3歳未満の児や精神発達遅滞児には，固視・追視を評価して視反応の確認とする．乳幼児の興味を引くような玩具を用いて，視標に集中させて検査を行う．視反応の発達は，生後1ヵ月で単眼固視および正中線までの追視が出現し，2ヵ月で両眼固視および正中線を越えて追視するようになり，両眼の視線が合うようになる．2ヵ月を超えた乳児には，両眼で視標を追えるか確認したあと，片眼ずつでも固視が持続するか，視標を追えるかを確認する．一方の眼の遮閉は嫌がらないのに，反対眼の遮閉では顔を背けたり手で払いのけたりするなどの遮閉を嫌がる反射（嫌悪反射）がみられた場合は，視力の左右差が生じているサインである（図7）．遮閉を嫌がらないほうの眼の視力が下がっていることを意味するので，器質的疾患の有無や屈折値を調べなければならない．

V｜眼位検査

　眼位は，乳児では小角度の外斜視がみられるが，生後4〜6ヵ月でほぼ正位になる．
　眼位検査は視標を固視させて行う．まず，自然頭位を観察する．その後に頭位異常があれば顔を正面にしてから第1眼位を評価する．Hirschberg法は最も簡易的な眼位検査で，児の眼前33cmからペンライトで眼球を照らし，両眼開放下で角膜反射光の位置を観察する方法である．

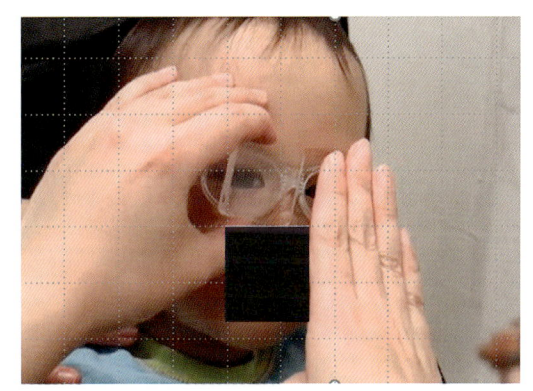

図8｜交代プリズム遮閉試験
乳児でも視標を固視させれば定量的な検査が可能である．

顔を正面にした状態で，角膜反射が左右対称で瞳孔中心あるいはやや鼻側にあれば正常とみなす．片眼の角膜反射が瞳孔中心にあり，反対眼の角膜反射が中心から外れていれば斜視とみなす．瞳孔中心からどれくらい外れているかで，斜視角を15〜45度まで3段階で定量する．κ角異常があれば偽斜視を斜視とみなしてしまったり，斜視を見逃したりする．正確には遮閉試験や交代遮閉試験で確認し，交代プリズム遮閉試験で定量する（図8）．

VI｜眼球運動検査

　2ヵ月で両眼固視および正中線を越えて追視するようになったあとは，4ヵ月で180度の追視が得られるようになる．3〜5ヵ月児の水平方向の片眼の眼球運動の調査では，追従運動はまだ対称的ではなく，耳側から鼻側への追視は円滑である

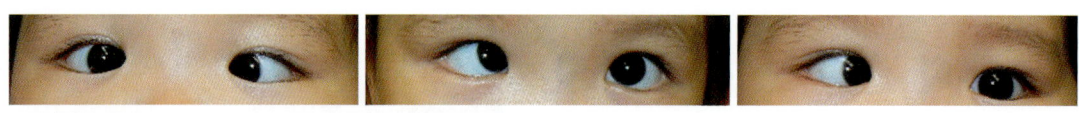

図9｜むき運動
両眼開放下で行い，同方向へ動く両眼の共同性をみる.

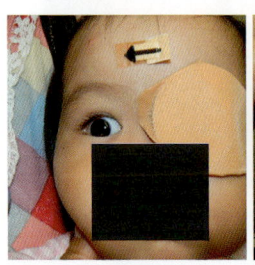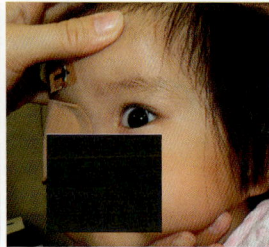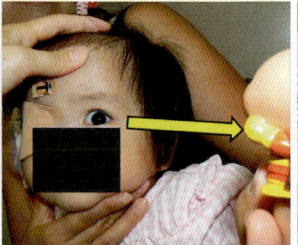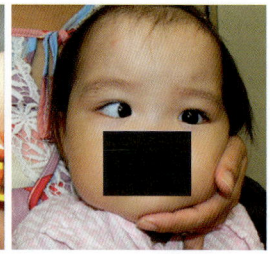

図10｜ひき運動
図9と同一の症例である. 片眼ずつで視標を追わせ，眼球運動の可動範囲と左右差を観察する. ひき運動のときよりは外転できているが，両側ともに外転制限を認める.

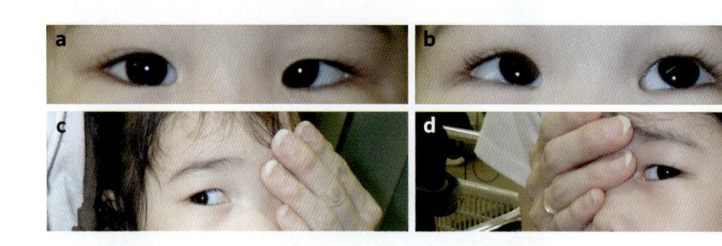

図11｜保護者の手による遮閉下でのひき運動
a 第1眼位，b むき運動での左方視，c ひき運動での右眼右方視，d ひき運動での左眼左方視
むき運動では左眼の外転制限があるようにみえるが，ひき運動では制限はないことがわかる.

が，鼻側から耳側へはそうではないと報告されており，6ヵ月以降に耳側への追視も円滑になる[2]. まず，両眼開放下でむき運動検査を行い，同方向へ動く両眼の共同性をみる（図9）. 引き続きひき運動検査を行い，眼球運動制限の有無を確かめる. ひき運動検査では片眼を遮閉し，一眼ずつで視標を追わせ，眼球運動の可動範囲と左右差を観察する（図10）. むき運動検査で眼球運動制限があるようにみえても，ひき運動検査では制限がなければ，制限はないと判断する. ひき運動検査で片眼を遮閉するときは，検者の手で遮閉したり，アイパッチを貼って遮閉するが，これらの方法に協力の得られない場合は，保護者に抱かれたまま保護者の手で遮閉してもらうとできることがある（図11）.

　眼球運動制限を伴う斜視であれば，筋の麻痺や拘縮があることを意味する. Duane症候群のような先天的な斜視のほかに，脳神経麻痺や重症筋無力症，眼窩骨折後の機械的制限などを鑑別し，必要に応じて頭部CT，MRIや血液検査を行う.

文献

1) American Academy of Pediatrics, et al：Red reflex examination in neonates, infants, and children. Pediatrics 122：1401-1404, 2008
2) 仁科幸子ほか編：ファーストステップ！子どもの視機能をみる―スクリーニングと外来診療. 全日本病院出版会，15，2022

II. 診療の手順

7. 高齢者の診察

東京都健康長寿医療センター眼科　**善本三和子**

I “超”高齢社会に求められる眼科診療とは

1. 恐るべし！“超”高齢社会

わが国の高齢化は急速に進んでおり，2070年には総人口の38.7％（2.6人に1人）が65歳以上，25.1％（約4人に1人）が75歳以上の高齢者になると見込まれている[1]．また注目すべきことは，2070年には65歳以上の者1人に対して，それを支える現役世代（15〜64歳）の数が1.3人という比率にまで極端に減少する（1950年は12.1人）ことである．視機能を保ち高齢者の自立を支え，現役世代の負担を軽くするためにも，積極的なアイフレイル[2]*1対策が求められている．

2. 高齢者でも「長い間，見えている」を目指す診療を

初診時には自立している高齢患者でも，1年後，さらに5年後も同じ状態である保証はなく，寿命も予測できない．今後治療が優先される全身疾患が発症し眼科治療が中断されても，できるだけ「長期間見えている」ための介入などが求められる．具体的には，「狭隅角眼や進行すると手術が難しくなる白内障（散瞳不良眼，落屑症候群など）は，早めに白内障手術を勧める」「複数の点眼治療が必要な緑内障では，点眼本数の減量を目的に，白内障手術時に低侵襲緑内障手術（micro-

*1 アイフレイル：加齢に伴い眼の脆弱性が増加し，さまざまな外的・内的要因が加わり視機能が低下した状態（またはそのリスクが高い状態）．

表1 | 高齢者眼科診療のキーワード

- 検査：姿勢保持／移動距離は最短で！
- 通院：付き添いの負担軽減最優先
- 点眼：介護者の管理できる本数・回数・タイミング
- キーパーソン：初対面で連絡先 Get！
- 「1年後も同じと思うな！」➡早期治療も選択肢

invasive glaucoma surgery：MIGS）を併施する」などである．

3. 認知症患者では，かかりつけ眼科医の判断が重要

認知症患者では，片眼の視力低下だけでは本人や家族は気づかず，病気が極端に進んで初めて周囲が気づくことが多いため，治療が難しく，手術が不可能になることもある．眼所見と合わない視力低下や，以前はできていた視力検査の応答があいまいになるなどの症状は，かかりつけ眼科医だからこそ気づくことができる認知症の初期症状である．局所麻酔下手術が可能な初期の認知症のうちに白内障手術を勧めるなど，かかりつけ医の判断は重要である．

II 高齢者の眼科初診時の注意すべきポイント（表1）

1. 高齢者ならではの3つの必須問診項目

①付き添いの有無（本人との間柄），②来院手段（車，自ら運転の有無，タクシーなど），③歩行時の手段（杖，車椅子，歩行器，シルバーカーなど）の3つは，外来診療に関わるスタッフ全員で共有

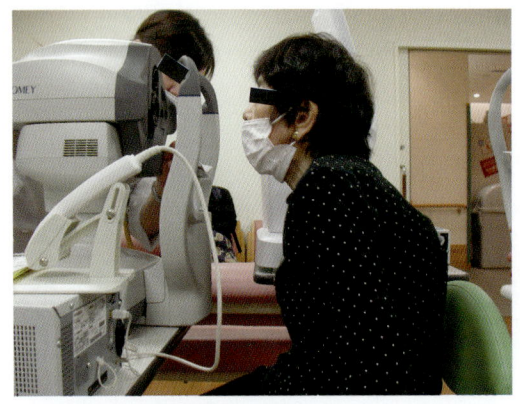

図1│後弯症の高齢患者の検査
座高が低く，検査用椅子を最上段まで上げ，ようやく顎台に顎を乗せることができるが，後弯症のため，長時間は顎を乗せていられない．

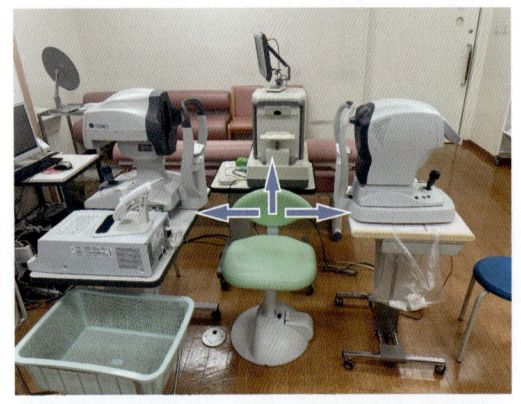

図2│患者の移動なく，3種の検査が可能な検査機器の配置
中央の椅子（電動で高さ調整可能）に患者が座り，椅子の向きを変えるだけで，オートレフケラトメータ，スペキュラーマイクロスコープ，ノンコンタクトトノメータの3つの検査が可能となるように検査室の機器を配置している．患者自身の移動が不要となる．

するべき重要な問診内容である．カルテや受付票・ファイルなど，患者とともに動くものに記載しておくと，その後の検査や診察がスムーズになる．

2. 初診時に患者周辺情報をGet！

　独居か家族同居か，家族付き添いでも施設入所か，などの周辺情報の聴取は重要である．付き添っている別居家族などキーパーソンの連絡先，間柄などの情報は必ず初診時に取得し，（電子）カルテで共有しておくと，その後の診療に役立つ場面が多い．外来診療日の変更や手術日程の調

整，さらには眼内レンズの選択に至っても，本人だけでは決められない高齢者は多い．

3. 家族への協力要請は，初診時に主治医が明確に

　すでに自立機能が低下した高齢患者では，通院の付き添いや自宅での点眼治療などを支える現役世代の家族の負担に配慮した治療方針（通院頻度，治療内容）が求められる．通院頻度が高いと，命に直結しない眼疾患の優先順位は下げられ後回しとなり，その後放置されやすい．そのため，初診時の付き添い家族には，現状と今後の見通しをはっきり説明し，今後必要な通院や手術入院治療などに対し最低限の協力を要請する．その際，「見えなくなったら介護の負担がもっと増える」ことを正しく伝える．

III 高齢者の身体的特徴に合わせた眼科外来診療の工夫

1. 検査室（視能訓練士編）：動線と順序が大切

　高齢者では，脊柱の変形により座位保持が不可能だったり，座位可能でも腰曲がり（脊柱後弯症）のため極端に座高が低かったり，首下がり症候群や頚椎症などで顔面を垂直に保持できない患者が多い（図1）．眼科検査機器の大多数が，顎台に顎を乗せ，顔面を垂直に保持し，検査機器の計測光線を眼内に入れる構造であるため，高齢者では正確な検査結果が得られないことも多い．患者の身体的特徴を確認し，短時間で検査を終えられるよう，動線を含め検査順序などをあらかじめ決める必要がある．その際，椅子の向きを変えるだけで複数の検査ができるような検査機器の配置（図2）は有用である．また座位保持困難な場合，車椅子や仰臥位でも測定可能な手持ちオートレフケラトメータ（図3）は，高齢者の術前検査にも有用である．

2. 診察室（医師編）：車椅子か電動椅子か

　座高が極端に低い患者が多いため，細隙灯顕微鏡検査では，高さ調整可能な電動椅子とスライ

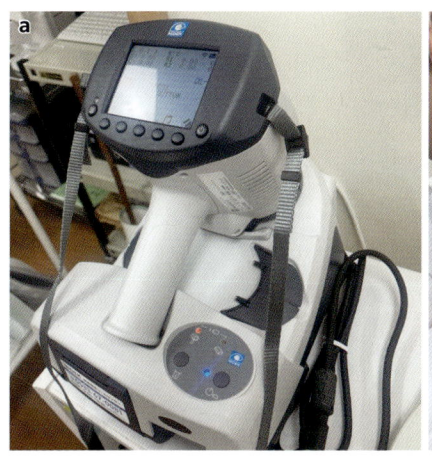
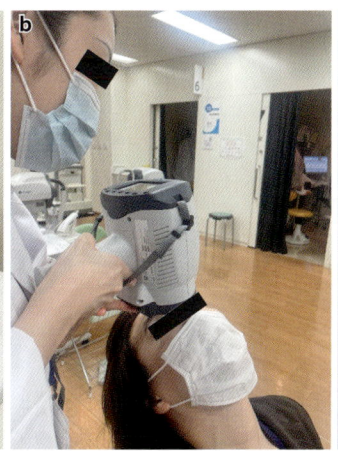
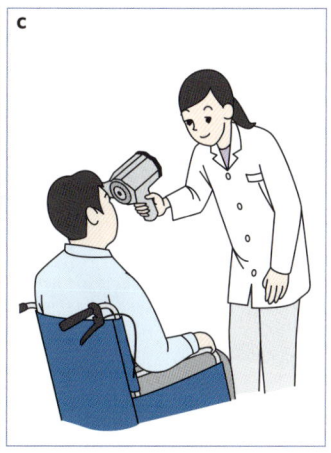

図3｜手持ちオートレフケラトメータ
a ハンドヘルドレフケラトメータ HandyRef-K(ニデック社).
b・c 仰臥位でも(b), 車椅子に座ったままでも(c), 他覚屈折値および角膜曲率半径の測定が可能.

ディングテーブルが必須(有用)である. まずは, 問診票に「車椅子」と書かれた患者でも, 検査用椅子に移乗可能か必ず確認する(移乗可能でも車椅子で来院する患者が多い). 高さ調節が可能な椅子のほうが, 接触型レンズを使用した診察などでは圧倒的に診察が行いやすい. また移乗時には, 椅子の背もたれと患者の背中位置を合わせることに注意する(転落防止). 最近では, 高齢者の眼科診察が行いやすいように工夫されたスライディングテーブルも販売されている(図4).

また, 倒像鏡を使った眼底検査では, 眼は動かないのに顔と体が大きく動く(傾く)高齢患者は多いため, 椅子から転落しないよう介助者に横からしっかりと体を支えてもらうように指示する.

Ⅳ｜手術室では高齢者の頚と腰に注目

脊柱の変形が多いため, 手術室の平坦なベッドの上で仰臥位をとれない高齢患者は多い. 頚部前屈や脊柱後弯症(図5a)などで頭部を高くしないと顔面(眼球)が水平を保てない場合(図5b)は, 頭台の上下移動が可能な手術台(図6)が重宝する. 頭部を高くした場合, 背部上方に隙間ができ(図6a), 顔や体の位置が不安定になるため, 手術開始前のセッティングの際, 背部上方の隙間にクッションなどを入れると(図6b)体位が安定する. さらに, 腰部の変形が強い場合や腰痛のある患者

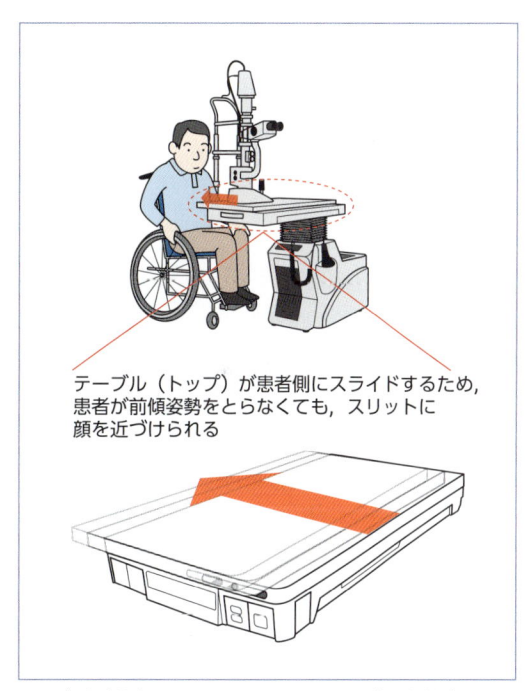

テーブル(トップ)が患者側にスライドするため, 患者が前傾姿勢をとらなくても, スリットに顔を近づけられる

図4｜患者側にスライドするケアテーブル機構(スライディングテーブル タクタスメディオ, イナミ社)
細隙灯顕微鏡を載せるスライディングテーブルのテーブルトップ全体が2段階(5 cm, 8 cm)で患者側(矢印)にスライドするので, 患者は顎台に顎を乗せやすくなる.

では, 膝下にクッションを入れ(図5b), 苦痛の少ない体位となるように前もって準備すれば, 手術中の急な体動を回避できる.

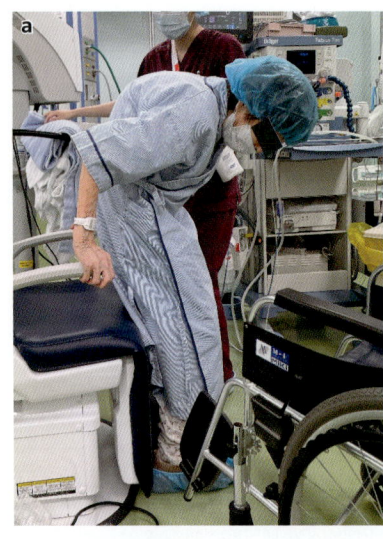
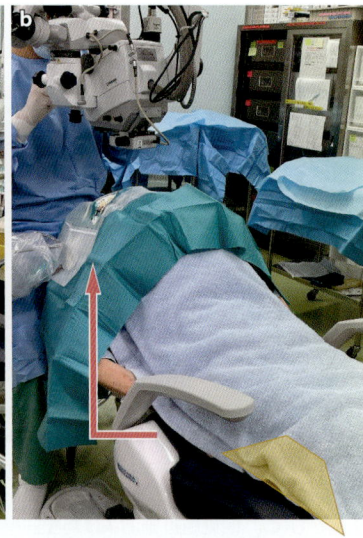

図5｜後弯症患者の術前準備①
後弯症の患者（**a**）では，眼球を水平に保つために頭部を挙上して（**b** 矢印）手術を行う．腰痛患者では，膝の後ろにクッションを入れて膝を曲げると苦痛が和らぐことが多い（**b** 台形）．

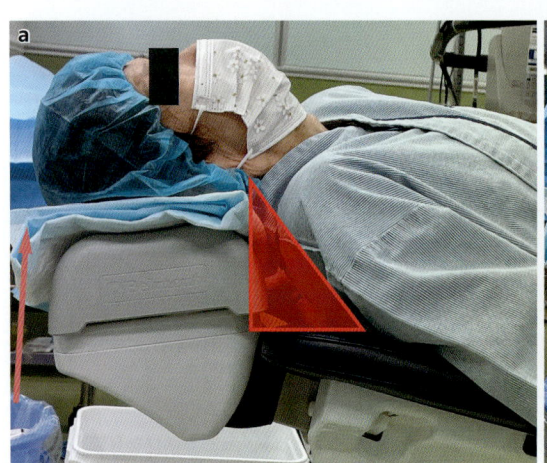
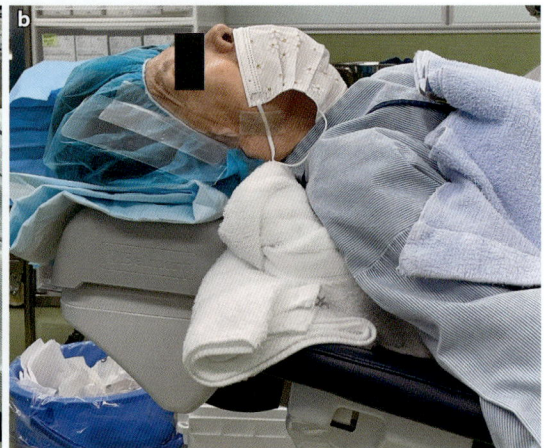

図6｜後弯症患者の術前準備②
頭部を挙上（**a** 矢印）可能な手術台（眼科用手術台 MEPRO, タカラベルモント社）を使用し，頚部から背部上方にできた隙間（**a** 三角）にタオルなどのクッションを入れると（**b**）体位が安定する．

Ⅴ 高齢者の点眼治療は，手技と点眼忘れがカギ

緑内障など長期に点眼治療が必要な病気では，高齢患者では特に点眼手技の問題と点眼忘れがアドヒアランス低下の大きな原因となる．点眼手技では，多くの高齢患者が脊柱変形により頚部後屈が不可能で点眼動作がうまくできない（図7）ので，仰臥位で点眼するよう指導すると（図8）点眼成功率は上がる[3]．また点眼忘れに対しては，家庭環境（独居か家族同居か，介護者の有無）を確認し，必ず家族に病状と点眼治療の必要性を説明してから，声かけ（直接または電話・アラームなど）の協力を依頼する．その際，点眼本数と回数は極力減らし，点眼のタイミングは介護者が管理しやすい時間帯にまとめるよう配慮する（表1）．

また内眼手術後など，点眼薬の種類や回数が多くて複雑なときには，点眼薬の写真付き説明文書（図8）を用いて，時間帯別に使うべき点眼薬をわかりやすく図示することも有用である．

文献

1）内閣府：令和5年版 高齢社会白書（全体版）

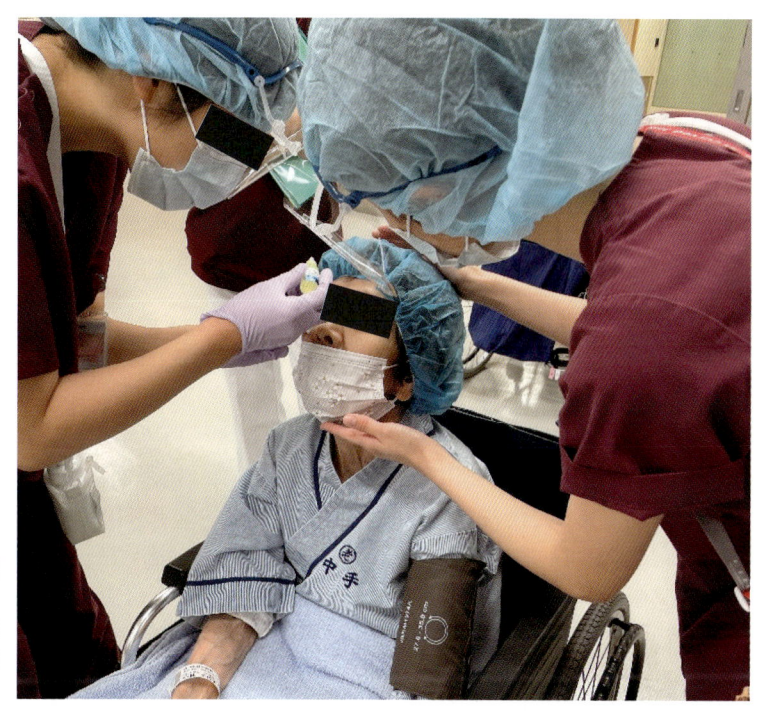

図7｜高齢者には難しい頚部後屈（点眼時）

座位での頚部後屈が難しい高齢患者は多く，介助者が顎を支えてようやく点眼ができる.

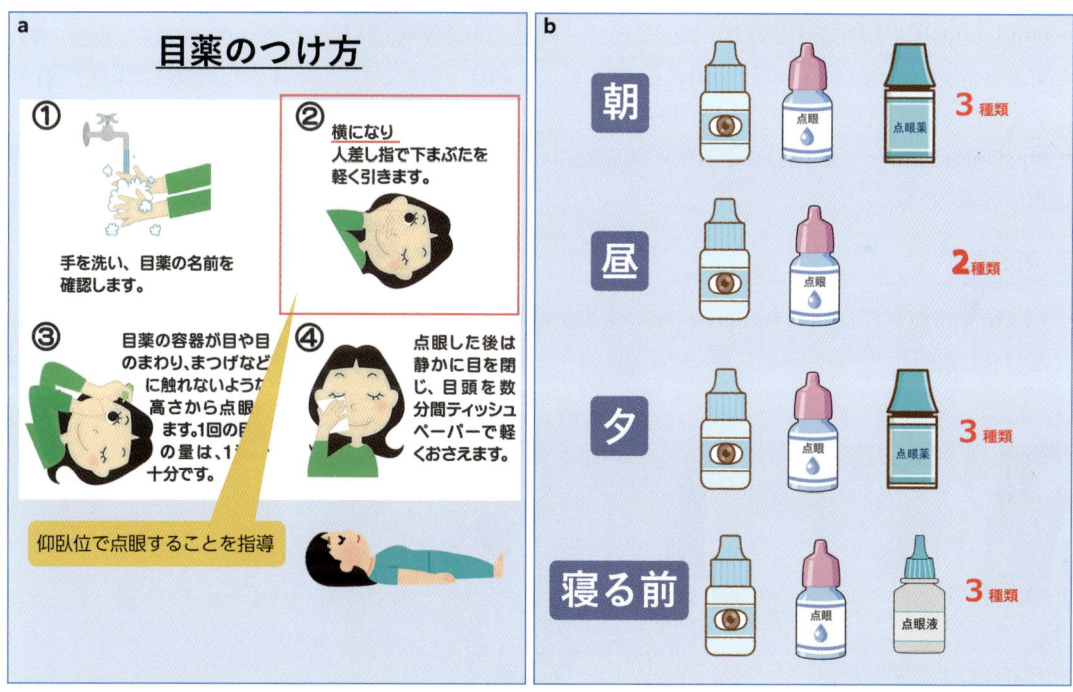

図8｜術後点眼説明のパンフレット例

座位では点眼が困難な高齢者が多いため，初めから仰臥位での点眼を指導する（a）.　点眼の種類が多く複雑なときは，点眼薬の写真つき説明文書で，いつ（朝・昼・夕・寝る前）何を（点眼薬と本数）使うのかわかりやすく図示する（b）.

https://www8.cao.go.jp/kourei/whitepaper/w-2023/zenbun/05pdf_index.html（2024年4月閲覧）

2）アイフレイルホームページ
https://www.eye-frail.jp/（2024年4月閲覧）

3）Naito T, et al：Comparison of success rates in eye drop instillation between sitting position and suine position. PLoS One 13：e0204363, 2018

Ⅱ. 診療の手順

8. 眼圧測定

東京慈恵会医科大学眼科　**寺内　稜**

眼科診療において眼圧検査は必須の検査項目であり，その原理および手技について正しく理解しておく必要がある．代表的な圧平式眼圧計として，Goldmann圧平眼圧計や，眼球に直接触れることなく眼圧測定が可能な非接触型眼圧計がよく知られている．

I | Goldmann圧平眼圧計

Goldmann圧平眼圧計（図1）は，眼圧計のなかで最も精度が高く再現性が高いと考えられている．そのため精密な眼圧測定を要する症例に対しては，Goldmann圧平眼圧計による眼圧測定を選択すべきである．

1. 測定原理

Goldmann圧平眼圧計はImbert-Fickの法則に基づいた眼圧計である．無限に薄く壁硬度のない球体を平面の物体で圧平した場合，圧平力W，圧平面積A，球体の内圧Ptの間にW=A×Ptという関係が成り立つ（図2a）．実際の眼球を考える際には，この法則をそのまま適用することはできない点に注意が必要である．つまり，角膜前面を平面で圧平して角膜後面に一定の圧平面積Aをつくる場合，角膜に加わる圧平力Wと眼球内圧Ptに加えて，涙液による表面張力sと角膜の抵抗力（眼球硬性）bを考慮しなければならない（図2b）．しかしながら，Goldmann圧平眼圧計は圧平面積Aiを15.09 mm²（直径3.06 mm）に設定しており，この条件では表面張力sと眼球硬性bが同等で互いに打ち消し合うため，結果的にImbert-Frickの法則を当てはめることができる．

2. 測定方法

圧平プリズムを支持枠に挿入し，圧平プリズム

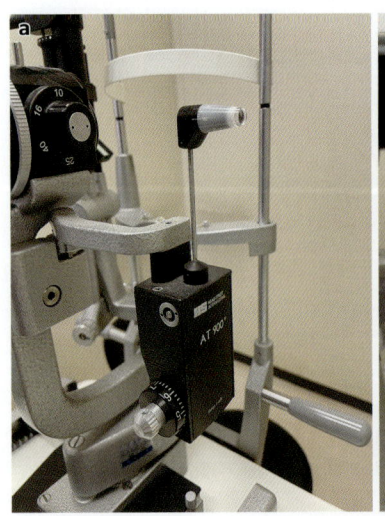
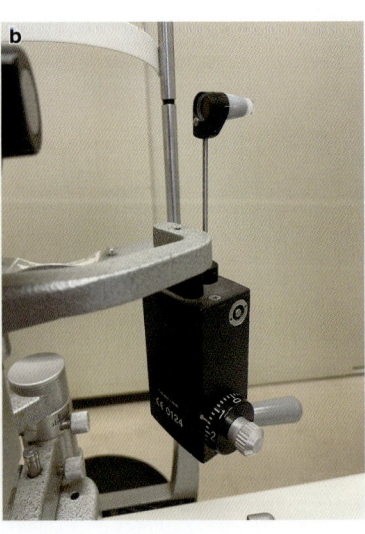

図1 | Goldmann圧平眼圧計の外観
a 前からの外観
b 後ろからの外観

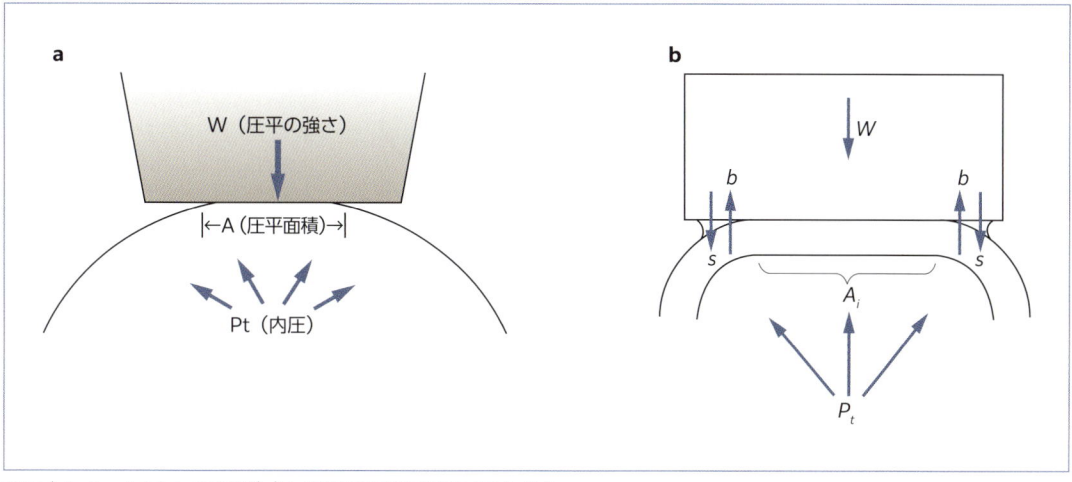

図2｜Imbert-Fickの法則(a)と角膜圧平時に作用する力(b)
W：角膜に加わる圧平力，A：角膜後面の圧平面積，Pt：眼球内圧，s：涙液による表面張力，b：角膜の抵抗力(眼球硬性).

の目盛り0°もしくは180°を支持枠の白線に合わせる．角膜乱視が3 D以上ある場合は，弱主経線の角度を支持枠の赤線に合わせる(図3)．次に表面麻酔薬(0.4%オキシブプロカイン塩酸塩)を点眼し，フルオレセインで眼表面を染色する．被検者には，額と顎を細隙灯顕微鏡の額帯と顎台にしっかりと当てるように指示する．Goldmann圧平眼圧計を細隙灯顕微鏡の前方にセットし，ドラム(測定ノブ)の目盛を1 g(10 mmHgに相当)に合わせる．細隙灯顕微鏡の光源にブルーフィルターを挿入し，スリット幅を全開にして60°の角度から眼表面に入光する．圧平プリズム先端が角膜に接触する直前まで近づけたあと，細隙灯顕微鏡の接眼レンズでの観察を開始する．圧平プリズム先端と角膜中央部が接触すると，上下にフルオレセインの半円が観察できる(図4)．細隙灯顕微鏡のジョイスティックを操作して，上下の2つの半円が同じ大きさになるように位置を調整し，2つの半円の内縁が接触するまでドラムを回転させる．加圧が足りないと内縁同士は離れ，加圧が過剰な場合は半円が重複する．最後に細隙灯顕微鏡を引いて圧平プリズム先端を角膜から離し，測定値と測定時間を記録する．測定は3回ほど繰り返し，誤差が±1 mmHg以内であることを確認する．

3. 測定時の注意点

　圧平プリズムで観察されるフルオレセインの半

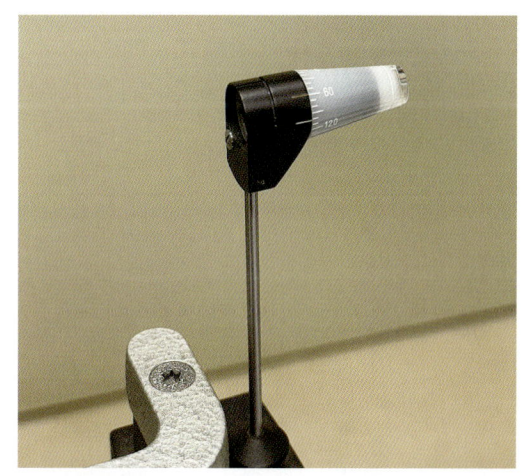

図3｜角膜乱視のある症例に対する圧平プリズムの設置
角膜乱視が3 D以上ある場合は，弱主経線の角度を支持枠の赤線に合わせる．図は60°に合わせた場合．

円の幅は約0.2 mmであり，染色の際には適量の生理食塩液または蒸留水を使用する．過度な染色では幅は太く，逆に染色が不足していると幅は細くなる．半円は心拍に応じて動く場合があり，その際には中央値を測定結果とする．ドラムを加圧方向に過剰に回したり何度も繰り返し測定を行ったりした場合は，マッサージ効果が生じて眼圧が低く測定されてしまう．Goldmann圧平眼圧計は中心角膜厚520 μmのときに最も正確な値が測定されるが，実際の角膜厚や角膜剛性には個人差があるため注意すべきである．中心角膜厚が薄いと眼圧は過小評価され，厚いと眼圧は

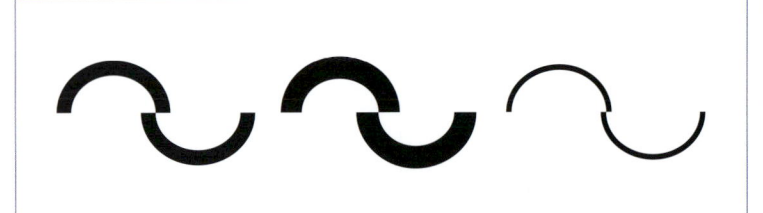

図4｜Goldmann圧平眼圧計におけるフルオレセイン染色による半円の観察
細隙灯顕微鏡のジョイスティックを操作して，上下の2つの半円が同じ大きさになるように位置を調整し，2つの半円の内縁が接触するまでドラムを回転させる.

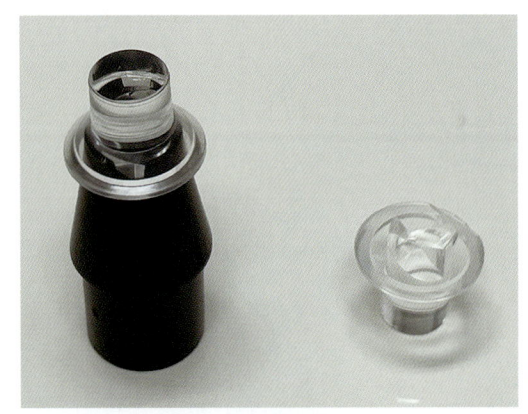

図5｜トノセーフ（Haag-Streit社）

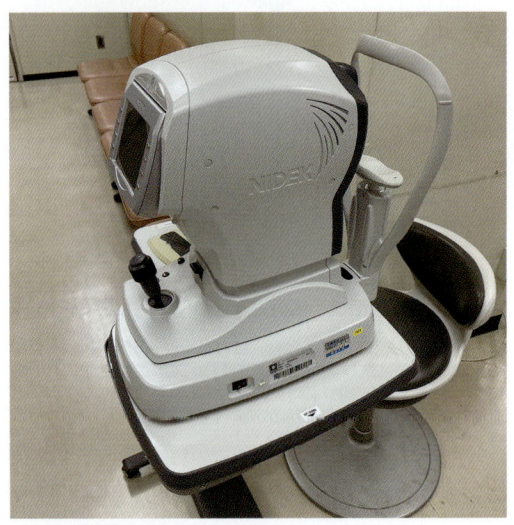

図6｜非接触型眼圧計の外観

過大評価される.

4. 圧平プリズムの取り扱い

　圧平プリズムを使用したあとは付着した涙液を流水で洗い流し，次亜塩素酸ナトリウム0.05％，グルタルアルデヒド2％または3.5％，グルコン酸クロルヘキシジン0.2〜0.5％，または過酸化水素水3％を用いて消毒する. その後は流水で洗い流してから自然乾燥させる. 症例ごとにチップを交換することが難しい場合には，圧平プリズムの先端をアルコール綿で消毒する. 先端部にアルコールが残存していると角膜上皮障害の原因となるため，十分に乾燥させる. 単回使用（使い捨て）プリズムであるトノセーフ（Haag-Streit社）（図5）やトノジェット（Luneau社）を利用すれば，被検者間の相互感染のリスクを回避することができる.

II｜非接触型眼圧計（non-contact tonometer）

　非接触型眼圧計は眼球に直接触れることなく眼圧を測定することができるため，被検者間での相互感染リスクが低い. また，点眼麻酔による前処置が不要であり，さらに測定手技が簡便なため医師以外の医療スタッフでも検査を実施することができる. しかしながら，Goldmann圧平眼圧計と比較して測定結果の信頼度は劣るため，正確な眼圧測定を要する症例に対してはGoldmann圧平眼圧計を選択する.

1. 測定原理

　非接触型眼圧計は空気圧を利用した眼圧計であり（図6），圧平式眼圧計の測定原理に基づいている. 角膜への空気噴射によって角膜を圧平し，一定面積まで角膜が圧平されるのに要した時間（空気圧）から眼圧値を算出する. 光源発射部から角膜に向けて平行光を照射した場合，通常その反射光は散乱するため，受光部で感知する平行光は一部に限られる. 空気噴射により角膜が圧平されると，受光部に向かう反射光は増加する. 受光部で感知する平行光が最大になるまでの圧平に要した時間あるいはそのときの空気噴射圧から眼圧値を算出する.

2. 測定方法

　測定時に力が入ると眼圧が高く測定されるため，被検者を十分にリラックスさせてから検査を開始する．被検者に瞬目しないように指示し，必要に応じて眼球を圧迫しないように注意しながら開瞼を補助し，眼瞼や睫毛が検出光の光路を妨げないようにする．ジョイスティックを操作してモニターに表示された角膜の位置を合わせ，スイッチを押して圧縮空気を噴射する．自動測定の場合には，適切な位置に合わせると自動的に空気が噴射される．非接触型眼圧計は測定時間が1〜3 msecと非常に短時間であるため，測定値は脈波の影響を受けやすい．そのため少なくとも3回は繰り返し測定し，測定誤差が3 mmHg以内に収まることを確認する．測定結果はその平均値あるいは中央値を採用する．

3. 測定時の注意点

　角膜上皮障害や角膜浮腫など角膜表面の状態によっては測定精度が低下する．また，固視不良例や開瞼不良例でも誤差が生じやすい．角膜の物理特性にも影響されやすいが，近年は中心角膜厚を同時に測定し眼圧測定値を補正する機能をもつ機種が開発されている．

III｜反跳式眼圧計iCare

　iCareは持ち運ぶことができる手持ち型のポータブル眼圧計である．極小プローブを角膜に向けて射出し，プローブの跳ね返り速度から眼圧を推定する．Goldmann圧平眼圧計とよく相関し信頼性が高いが，Goldmannよりも眼圧が少し高めに算出される点と，角膜厚や角膜剛性の影響を受けやすい点に注意が必要である．角膜への瞬間的なプローブの接触は痛みを伴わないため，事前の点眼麻酔は不要である．瞼裂の狭い症例でも測定ができ，乳幼児・小児に対しても使用しやすい．また，プローブはディスポーザブルのため患者間の感染リスクがない．iCareシリーズのうち，iCare IC100は仰臥位での測定はできないが，iCare IC200およびiCare HOME2は仰臥位で

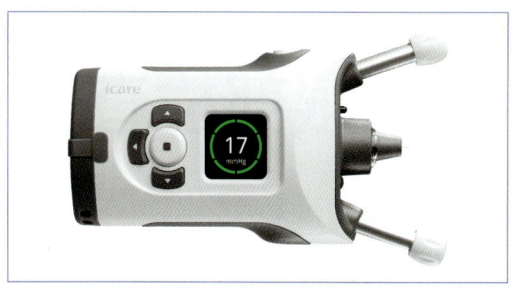

図7｜iCare HOME2の外観
（画像提供：エムイーテクニカ社）

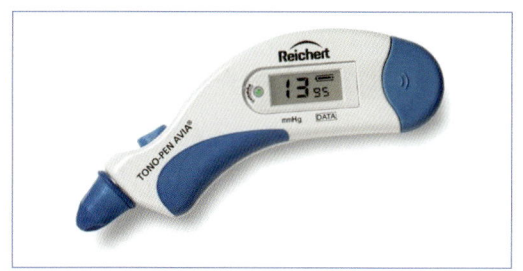

図8｜Tono-Pen AVIA®の外観
（画像提供：アールイーメディカル社）

の測定が可能である．iCare HOME2（図7）は患者自身が自宅で眼圧を自己測定できるように設計されており，診療時間外の眼圧を把握するとともに眼圧の変動を捉えるために有用である．

IV｜トノペン

　MacKay-Marg眼圧計が原型であり，現在はペンタイプのポータブル眼圧計であるトノペン（Tono-Pen® XL，Tono-Pen AVIA®）が広く普及している．先端部分は外套と圧センサにつながった円筒（可動機）の二重構造をしており，ディスポーザブルのチップカバー（オキュフィルム）を使用する．事前の点眼麻酔が必要であるが，仰臥位での使用が可能である．また，角膜の圧平面積が小さいため瞼裂の狭い症例や乳幼児にも有用である．短時間で眼圧を測定するため脈波の影響を受けやすく，複数回の測定から平均値を算出する．Goldmann圧平眼圧計と同程度の値を取ることが多いが精度は劣るとされ，特に眼圧20mmHg以上では低めに測定されることが多い．Tono-Pen AVIA®（図8）は従来型よりも持ちやすい形状に改良されており，キャリブレーションは不要である．

9. 前眼部検査

東京歯科大学市川総合病院眼科　**加山結万**
　山口剛史

I　細隙灯顕微鏡検査

　低倍率で全体像を観察し，眼瞼→瞼結膜→球結膜→輪部→角膜などと観察順を自分のなかで決めておく．低倍率→高倍率の順で病変を確認する．

　照明法は，病変・目的に応じた観察法を意識して選択する．

1. 直接照明法

　スリットを細くし，斜めから直接スリット光で病変を観察する（図1a）．角膜や水晶体などの透光体を光学切片として，組織の厚みや奥行き，形状，混濁の深さがわかるのが最大の特徴である．前房内の細胞やフレアを観察する際には，できるだけ明るい光で観察する．

2. 間接照明法

　光軸を観察軸とずらして，散乱光で病変を観察する（図1b）．スリット光の幅を少し広げて明るい光で観察すると背景光代わりになり，全体像が把握しやすくなる．角膜混濁，実質や上皮の浮腫，細胞浸潤，角膜後面沈着物などでは，直接照明法よりも間接照明法のほうが観察しやすい．

3. 広汎照明法／ディフューザー法

　光量を落としスリット光の幅を広くするか，ディフューザー光を用いて観察対象を面で捉える（図1c）．病変全体の形がわかるのが大きなメリットであり，淡い角膜混濁や角膜新生血管などがよく描出される．透光体ではない組織，例えば結膜や眼瞼を観察する場合に基本となる観察法である．

4. 反帰光線法

　虹彩や眼底からの反射光で病変を観察する（図1d）．淡い上皮や実質の混濁，細い新生血管，マイクロシスト，角膜後面沈着物などがよい適応になる．

5. 徹照法

　散瞳した状態で眼底からの反射光を利用し，角膜や水晶体の混濁病変を浮かび上がらせる観察法である（図1e）．まっすぐに中等度の幅のスリット光を瞳孔縁より入れ，眼底からのオレンジ色の反射光が返ってくるポイントで観察する．

6. 強膜散乱法

　強膜に幅広の明るい光を当て，その散乱光で角膜を観察する（図1f）．角膜の透明な組織の中の微細な病変を浮かび上がらせて，病変の形や範囲を観察する際に有用である．

7. 鏡面反射法

　角膜内皮の定性的評価に有用である．観察眼に頭のなかで垂線を引き，スリット光と観察系の方向を垂線に対して線対称となるように置く（図1g）．スリット光を垂線に対して30°程度でやや広めにとり，角膜内皮に焦点を合わせ，入射光の角度を少しずつ変えていくことで鏡面反射（specular reflection）が得られるポイントを探す．倍率は最初は16倍程度にしておき，鏡面反射像が確認できたら32倍の高倍率に上げると，内皮細胞

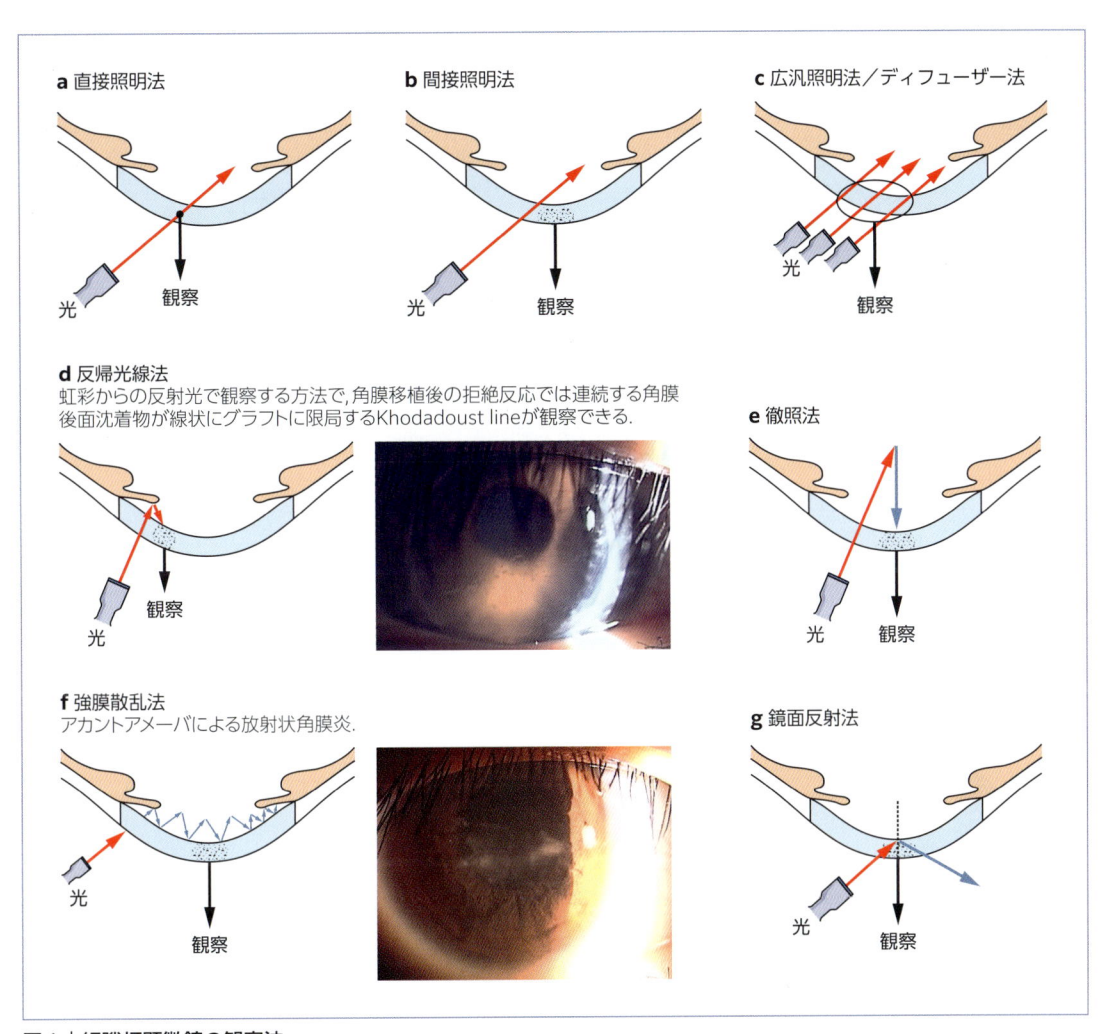

a 直接照明法

光　観察

b 間接照明法

光　観察

c 広汎照明法／ディフューザー法

光　観察

d 反帰光線法
虹彩からの反射光で観察する方法で,角膜移植後の拒絶反応では連続する角膜後面沈着物が線状にグラフトに限局するKhodadoust lineが観察できる.

光　観察

e 徹照法

光　観察

f 強膜散乱法
アカントアメーバによる放射状角膜炎.

光　観察

g 鏡面反射法

光　観察

図1｜細隙灯顕微鏡の観察法

一つ一つが観察できる.

 II｜角結膜染色法

1. フルオレセイン染色

　フルオレセイン試験紙には0.7～1.0 mgのフルオレセインナトリウムが付着しており, 生理食塩液を1滴滴下して下眼瞼結膜に接触させ, 青色のコバルトフィルターで励起させて観察する. 正常部位では上皮細胞間のtight junctionがバリアとなってフルオレセインは眼表面に漂うが, 上皮欠損部ではフルオレセインが入り込み染色される. 角膜上皮欠損や隆起の検出に有効である(図2). また, フルオレセインの染色パターンで病態を鑑別できる(図3). ブルーフリーフィルターのついた細隙灯顕微鏡でフルオレセイン染色した眼表面を観察すると, 結膜上皮障害部分が染色されて観察できる.

2. ローズベンガル染色

　正常角膜や結膜上皮は, 表層細胞膜にムチン様の糖蛋白を認める. 上皮欠損や角化などにより, ムチン様蛋白が細胞膜に表現されない上皮部位がローズベンガルに染色される. 1%ローズベンガル液を下眼瞼結膜に入れ, ディフューザーまたはグリーンフィルターで観察する(図4).

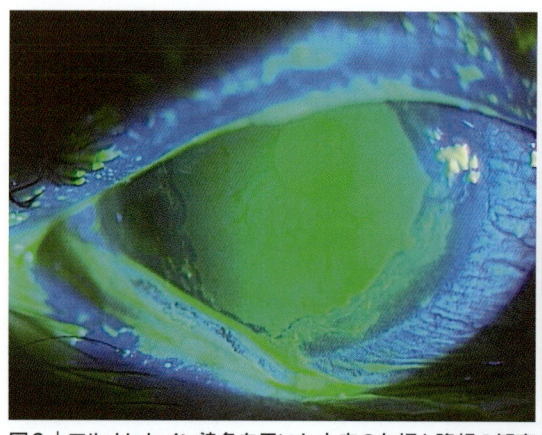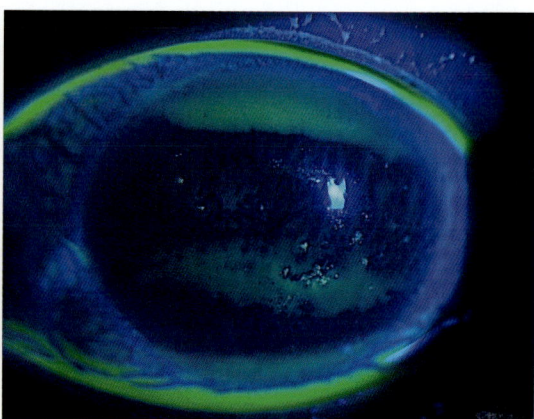

図2｜フルオレセイン染色を用いた上皮の欠損と隆起の観察

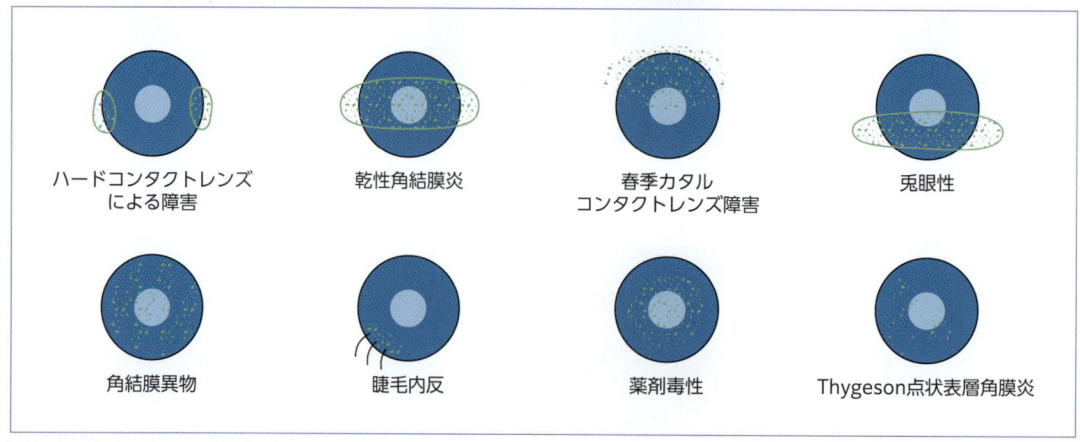

ハードコンタクトレンズ
による障害

乾性角結膜炎

春季カタル
コンタクトレンズ障害

兎眼性

角結膜異物

睫毛内反

薬剤毒性

Thygeson点状表層角膜炎

図3｜フルオレセインの染色パターン

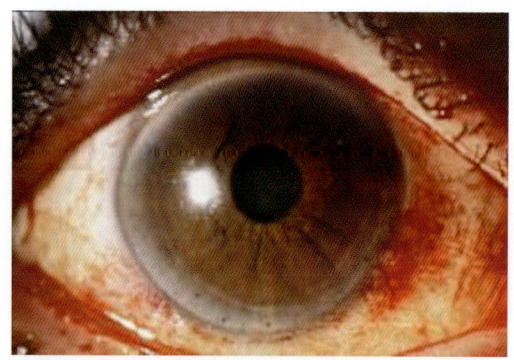

図4｜ローズベンガル染色
sjögren症候群, ドライアイ. 瞼裂間の角結膜上皮が染色
される.

（画像提供：島﨑潤先生）

Ⅲ　スペキュラーマイクロスコープ

　角膜内皮細胞は六角形で均一単層で配列して

おり，スペキュラーマイクロスコープでは鏡面反射法の原理を用いて角膜内皮細胞を撮影し解析する(図5).

1. 細胞数

　測定された細胞数が10～50個程度はないと，検査の信頼度は低い.

2. 細胞密度

　400～500 cells/mm^{2}以下に減少すると，角膜の透明性は維持できない. 新生児期の角膜内皮細胞密度は3,500～4,000 cells/mm^2, 20代になると2,700 cells/mm^2, さらに70歳以上になると平均2,200 cells/mm^{2}まで減少する. 正常では0.5％/年の減少率とされるが，白内障術後は2％/年，緑内障術後は10％/年と減少は加

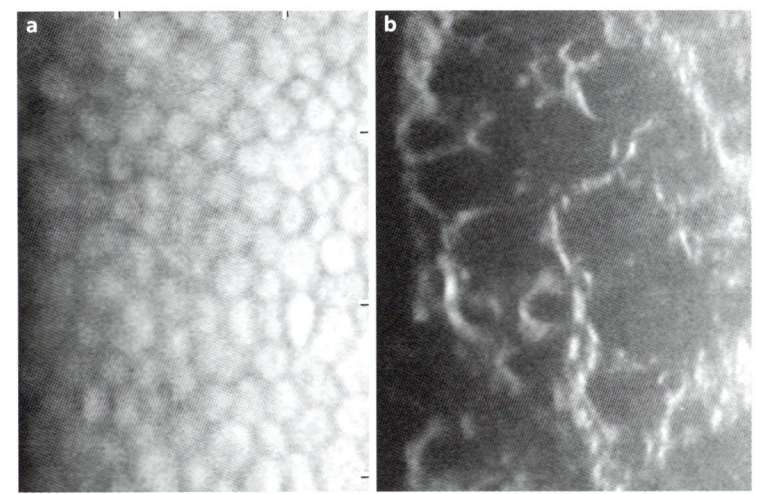

図5 | スペキュラーマイクロスコープでの観察
a 正常
b Fuchs角膜内皮ジストロフィの滴状病変(guttae)

速する.

3. CV値(coefficient of variation)

増加するほど細胞の大小不同があり，細胞ストレスがかかっていることを示す．正常角膜内皮細胞面積の標準偏差/平均細胞面積で，正常は0.2〜0.3，0.35以上は異常値となる．

4. 六角形細胞出現率(hexagonality)

正常は60〜70%．50%以下が異常値の目安である．

Ⅳ 角膜知覚検査

角膜知覚を司る三叉神経が障害されると角膜知覚低下を生じる．原因は，角膜ヘルペス，糖尿病，頭蓋内病変，コンタクトレンズ装用，手術後(角膜移植，白内障手術，LASIKなど角膜に切開を加える手術)，遷延性角膜上皮欠損や角膜潰瘍，外傷，化学熱傷，角膜ジストロフィ，点眼薬(β遮断薬，ジクロフェナク)などである．Cochet-Bonnet型角膜知覚計は，座位で0.12 mmのナイロン糸を60 mm出した状態で角膜に接触させ，感じなければ5 mmずつ短くして，接触を感じる最小の圧力を3回測定し平均をとり，ナイロン糸の長さで表す．正常値が50〜60 mmで，45 mm以下が角膜知覚低下である．知覚は中央で最も鋭敏であり，周辺部に向かって低下するため同部位で評価する必要がある．

文献

- 山田昌和：細隙灯顕微鏡による視診．眼科プラクティス4 眼科所見の捉え方と描き方，田野保雄編，文光堂，東京，14-18，2005
- 臼井智彦：角膜知覚．眼科学，第3版，大鹿哲郎編，文光堂，東京，885，2020
- 西田幸二：細隙灯顕微鏡の基礎．臨眼 52：53-55，1998
- 白石　敦：前眼部測定装置の原理と結果の読みかた．専門医のための眼科診療クオリファイ24 前眼部の画像診断，前田直之編，中山書店，東京，132，2014

福岡大学眼科　**内尾英一**

One Point Advice

ウイルス感染検査

眼科におけるウイルス感染による疾患

　オキュラーサーフェス疾患では，以前からウイルス感染症が知られていた．一方，ぶどう膜炎や網膜炎などの眼内炎症もウイルスによるものがあることは，急性網膜壊死（acute retinal necrosis：ARN）[1]と単純ヘルペスウイルス（herpes simplex virus：HSV）や水痘帯状疱疹ウイルス（varicella-zoster virus：VZV）との関わりが知られるようになってからであった．近年はPCR法の進展によって，原因ウイルス，疾患いずれも増加の一途をたどっている．

ウイルス感染検査法の種類

▶分離培養法

　ウイルスの分離培養法は，現在でも病原ウイルスの同定法としては最も信頼できる検査法と位置づけられている．結膜擦過物あるいは角膜擦過物などの検体を，ウイルス分離用培地に浸して検体液とする．そのまま培養細胞上に接種しない場合は，－70℃以下の超低温フリーザーで凍結保存する．ウイルスに適した培養細胞に接種して，ウイルス感染に特徴的な細胞変性効果（cytopathic effect：CPE）が出現し

ていることを倒立顕微鏡で確認する（**図1**）．本法はウイルスを株として保存できる唯一の方法であるため，衛生研究所や国立感染症研究所などのいわゆるレファレンスセンターでは現在でも重要な検査方法として行われており，臨床検査会社においても有料で受託している．

▶イムノクロマト法

　イムノクロマト法は検体中にウイルス抗原が存在すると，抗体－抗原－抗体のサンドイッチ状結合体を形成して発色する．ウイルスを含む検体液を判定用のディスクに滴下し，判定部に2本の線が出れば陽性であり，1本は陰性である．ウイルス量が微量の場合には，30分程度経過してから薄い陽性ラインが出ることもある．アデノウイルスと単純ヘルペスウイルスのキットが眼感染症に対して保険適用がある．

▶PCR法

　目的とする病原体遺伝子領域を挟む2種類のプライマーで，特異的にDNAを合成・増幅する方法で，わずかなDNA断片から数百万倍のDNAを産出する．電気泳動を用いて検出する従来法に対し，増幅DNA量に比例して得られる蛍光強度から初期鋳型DNAを定量するのがリアルタイムPCR法である．閾値PCR

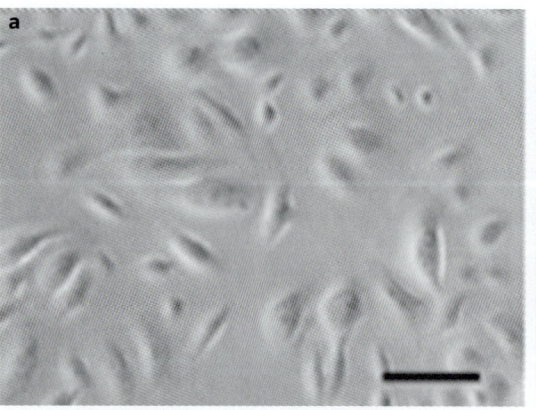
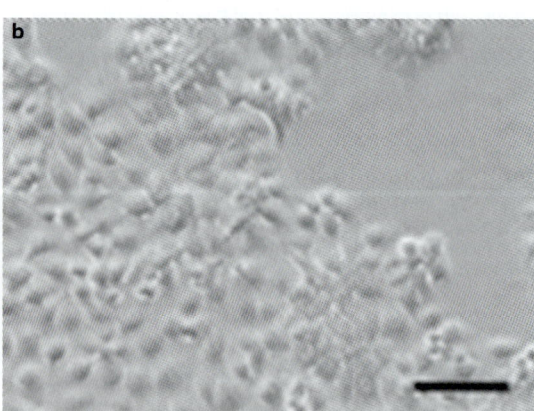

図1｜分離培養用細胞の正常所見と細胞変性効果
アデノイウルス分離用に使用されるA549細胞（**a**）．アデノウイルス（7型）接種後，5日目の所見（**b**）．バーは10 μm.

産物量に達するサイクル数（quantification cycle：Cq値）を算出して，検量線のどのレベルに当てはまるかを計算することによって，目的サンプルの初期鋳型量絶対数を決定可能である．

ウイルス性結膜炎の検査法

　ウイルス性結膜炎の迅速診断キットはすべてイムノクロマト（IC）法である．検体はこれまで，結膜擦過物を対象として，綿棒で結膜を強く擦過してぬぐい液として検査に供していたが，最近「ろ紙」を用い，結膜に約5秒間接触させるだけで検体を得られるIC法の迅速診断キットが開発された．さらに専用リーダーを用いて，判定を自動化したキットも導入され，銀増感法の原理で発色線を拡大することにより感度がさらに向上した，デンシトメトリーの自動化増感イムノクロマト法キットも市販され，診断精度が非常に高くなってきている[2]．PCR法は鋭敏で，検査会社に外注するか，研究設備があれば行う施設はあるが，保険適用はない．

ウイルス性角膜炎の検査法

　リアルタイムPCR法は定量的検査であるため，診断時の病原体同定のみならず，臨床経過においてDNA量から病勢を推し量ることが可能である．そのため，治療効果モニタリングに適している．ルーチンの検鏡・培養で診断のつかないウイルス性角膜炎，特にヘルペス性角結膜炎には，リアルタイムPCR法が有用である．

ぶどう膜炎のウイルス学的診断の実際

▶PCR法
　非感染性ぶどう膜炎との鑑別は臨床上重要であるが，臨床所見をもとにして，リアルタイムPCR法によりHSV-DNAやVZV-DNAコピー数を容易に調べられるようになり，さらに後述する眼感染症多項目PCR検査を先進医療として行うことができるようになって，感染性ぶどう膜炎のウイルス学的診断はより広く行われている．

▶抗体率検査
　一般的には，眼内炎症時には単位抗体あたりの抗原特異抗体の割合は，血清よりも眼内液（房水あるいは硝子体液）が高値となる．このことを利用する指標がGoldmann-Witmer比（Q値）であり，抗体率ともいわれる．もともとはARNの診断に用いられていたが，原理的にはほかのウイルス感染症でも応用できると考えられる．その計算式は，Q＝〔病原体（A）に対する眼内液の抗体価／眼内液のIgG濃度〕／〔病原体（A）に対する血清の抗体価／血清のIgG濃度〕であり，Q＜1では病原体（A）の眼内感染なし，1≦Q＜6では病原体（A）の眼内感染の疑い，6≦Qでは病原体（A）の眼内感染ありとされる[3]．

多項目PCR法の眼科診療への応用

　「ウイルスに起因する難治性の眼感染疾患に対する迅速診断（PCR法）」として，先進医療が現在認められている．手技の詳細は文献[4]に譲るが，ステロイドや免疫抑制薬，生物学的製剤の開始前に，房水あるいは無灌流下で採取した硝子体液が検体となり，手順に従って，検体液を順次ピペッティングしたあと，多色測定ができるマルチプレックスPCR機器，または単色のリアルタイムPCR機器で測定する．いずれも検量線に基づき，Cq値から，病原体コピー数に換算することで，病勢や治療効果を判定できる（**図2**）．感染性ぶどう膜炎，眼内炎，角結膜炎の3種類のPCRキットがあるが，先進医療認定されているのは，「ウイルス」についてはヘルペス性角膜内皮炎・虹彩炎，ARN，サイトメガロウイルス網膜炎，進行性網膜外層壊死疑いが対象で，「細菌または真菌」は眼内炎疑いが対象となる．「角結膜炎」については，現在多施設臨床研究として行われている．先進医療として行うためには，事前の施設届出が必要である．なお，単位は感染性ぶどう膜炎，眼内炎ではcopies/検体mL，角結膜炎ではcopies/検体が用いられる．

血清学的検査法の臨床的意味

　ウイルスに対する血清抗体価測定は，ウイルスに対する宿主であるヒトの反応を見るものであり，基本的には補助的な診断法である．既感染の有無，初感染の確認などができる．感染初期と3週間後など回復期の抗体価を測定し，4倍以上の上昇があった場合にウイルス感染があったと考えられる．検査法によっては非特異的な反応がみられ，症例によっては抗体価が上昇しないnon-responderもあり，注意が必要である．各測定法の特徴については**表1**に示す．

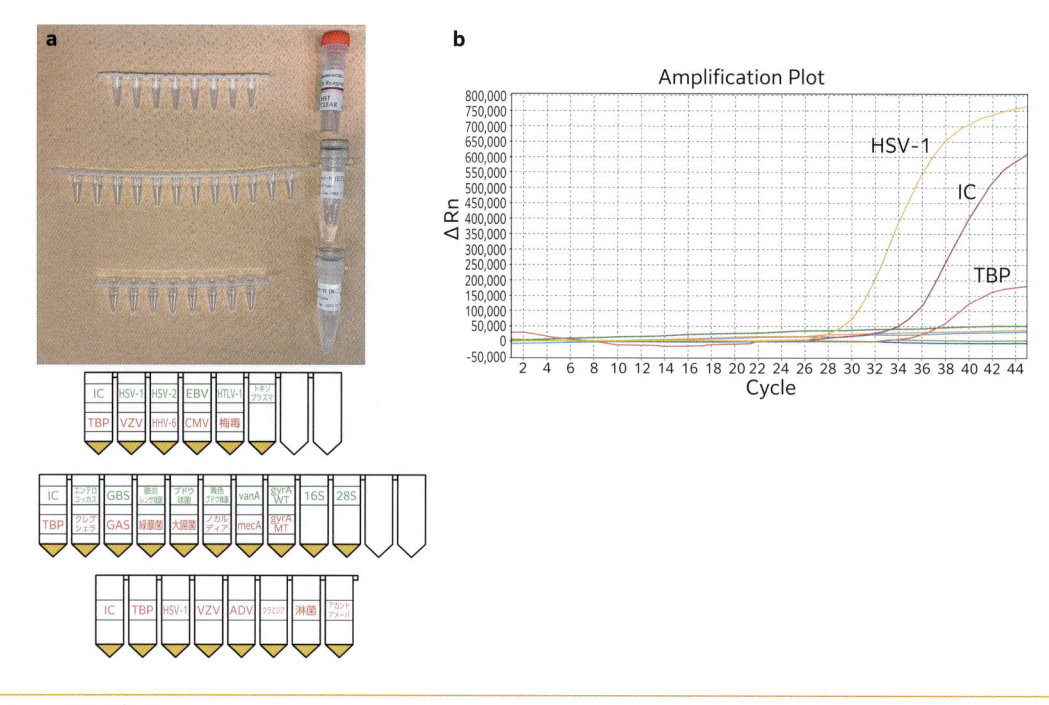

図2｜多項目PCR法

a キットの実際．上段は感染性ぶどう膜炎，中段は眼内炎，下段は角結膜炎のそれぞれセットである．IC：GAPDH（内部陽性コントロール），TBP：tributyl phosphate（検査の信頼性を示す陽性コントロール），GBS：B群溶血性連鎖球菌，GAS：A群溶血性連鎖球菌，vanA：バンコマイシン耐性遺伝子，mecA：メチシリン耐性遺伝子，gryA：表皮ブドウ球菌，キノロン耐性関連遺伝子 WT：野生型，MT：変異型．
b 前房水から単純ヘルペスウイルス（HSV）が検出された当科の症例の結果．

表1｜血清ウイルス抗体価測定法の比較

測定法	目的	特徴
補体結合反応（CF）	抗原抗体反応による補体消費を測定する	低感度，交差反応性
中和反応（NT）	中和抗体の存在を確認する	型判定ができる，特異性が高い，日数がかかる
蛍光抗体法（FA）	蛍光ラベル抗体と血清抗体，抗原の複合物を観察する	高感度，免疫グロブリンの種類判別可（IgM，IgG，IgAなど），非特異的反応がある
酵素抗体法（EIA）	酵素標識抗体で血清抗体，抗原反応を検出する	高感度，免疫グロブリンの種類判別可（IgM，IgG，IgAなど）

CF：complement fixation，NT：neutralization test，FA：fluorescent assay，EIA：enzyme immunoassay

PCR法が広く行われ，その他測定法の意義が減っているともみられているが，生体反応を反映する検査法で，まだ臨床上必要な場合はあると考えられる．

文献

1) 浦山　晃ほか：網膜動脈周囲炎と網膜剥離を伴う特異な片眼性急性ブドウ膜炎について．臨眼 25：607-691，1971

2) Migita H, et al：Evaluation of adenovirus amplified detection of immunochromatographic test using tears including conjunctival exudate in patients with adenoviral keratoconjunctivitis. Graefes Arch Clin Exp Ophthalmol 257：815-820, 2019

3) 杉田　直：ポリメラーゼ連鎖反応（PCR），Goldmann-Witmer比（Q値）．あたらしい眼科 25：1491-1496，2008

4) 中野聡子：眼感染症多項目 PCR検査―ぶどう膜炎前房水スクリーニング検査．臨眼 77：211-215，2023

One Point Advice

アレルギー性結膜炎検査

庄司眼科医院　**庄司　純**

アレルギー性結膜炎の診断は，「アレルギー性結膜疾患診療ガイドライン（第3版）」[1] に記載されている診断法に準じて行われ，診断する方法により，臨床所見だけで診断する臨床診断，臨床所見とアレルギー素因の有無により診断する臨床的確定診断および臨床所見と眼局所でのアレルギー反応の有無により診断する確定診断に分類している．アレルギー素因の検査には，眼局所のアレルギー素因を検査する涙液総IgE検査，および全身のアレルギー素因を検査する血清中抗原特異的IgE抗体価検査や皮膚テスト（プリックテスト・スクラッチテスト）などが用いられている．また，眼局所のアレルギー反応に関する検査としては，結膜擦過塗抹標本による好酸球検査が行われている．

アレルギー性結膜炎の臨床的確定診断

▶ 涙液総 IgE 検査

1）検査方法

涙液総IgEは，免疫クロマト法を用いた迅速診断キット（アレルウォッチ涙液IgE，わかもと製薬/ミナリスメディカル社）を用いて行う．

2）検査結果の判定

免疫クロマト法の結果により，陽性，弱陽性，陰性および判定不能に分けて判定する（**図1**）．陽性または弱陽性の場合を「眼局所のアレルギー素因あり」と診断する．病型別陽性率[2]（**図1**）では，アレルギー性結膜炎の陽性率が60〜65%であるため，偽陰性に注意し，臨床所見とあわせて診断することが重要である．

▶ 血清中抗原特異的 IgE 抗体価検査

1）検査方法

血清中抗原特異的IgE抗体価検査は，採血を行い，血液中の抗原特異的IgE抗体を体外診断する検査法である．検査項目は，アレルギー性結膜疾患患者で陽性率が高い[3] ダニ，ハウスダスト，スギ，カモガヤ，オオアワガエリなどを選択するが，保険適用は13項目までである．また，スクリーニング検査として多項目の抗原特異的IgE抗体価の同時測定が可能な検査法として，Viewアレルギー39（Thermo Fisher Diagnostics社）やマストイムノシステムズV（ミナリスメディカル社）などがあり，保険適用になっている．

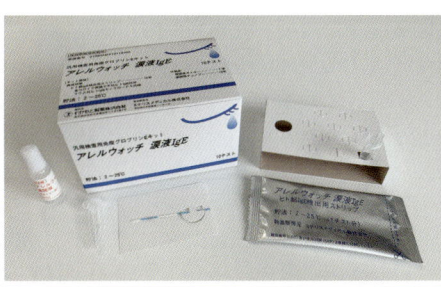
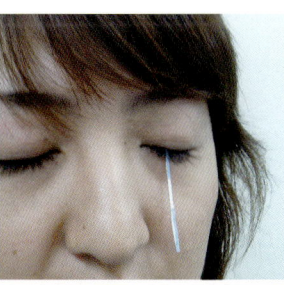

結果

判定
陽性（＋＋）
弱陽性（＋）
陰性（−）

	SAC	PAC	AKC	VKC	GPC	Total
陽性率 （症例数）	61.9 （52/84）	65.4 （34/52）	80.5 （33/41）	94.7 （36/38）	75.0 （6/8）	72.2 （161/223）

図1｜アレルウォッチ涙液IgEによるアレルギー性結膜疾患の診断率
アレルウォッチ涙液IgEは，テストストリップを下眼瞼結膜嚢内に挿入して涙液を採取する．その後，検査ストリップを展開したあと，テストラインとコントロールラインを読み取り判定する．
SAC：季節性アレルギー性結膜炎，PAC：通年性アレルギー性結膜炎，AKC：アトピー性角結膜炎，VKC：春季カタル，GPC：巨大乳頭性結膜炎
（文献2）より作図）

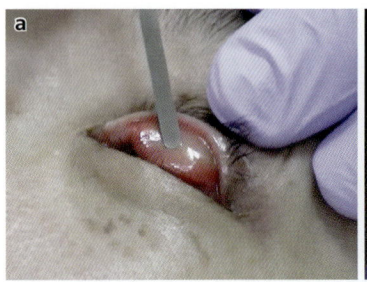
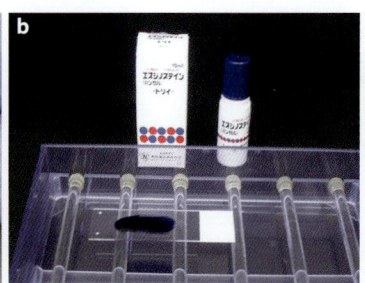
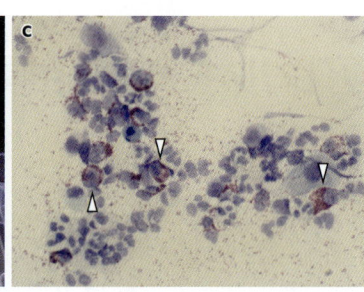

図2｜好酸球検査
上眼瞼結膜から結膜表面の粘液を採取（a）して塗抹標本を作製し，エオジノステイン®-トリイ-（鳥居薬品社）を使用してハンセル染色を行う（b）．光学顕微鏡で観察し，好酸球（c, ▷）が1つでもみられれば陽性と判定する．

2）検査結果の判定

血清中抗原特異的IgE抗体価が陽性を示す項目があれば，「全身のアレルギー素因あり」と診断する．抗原特異的IgE抗体は，患者が感作されている抗原が示されるが，原因抗原についてはIgE抗体価と臨床症状とをあわせて判断する．

▶皮膚テスト

1）検査方法

即時型アレルギー反応を検査する皮膚テストには，プリックテストとスクラッチテストがある[4]．テスト用抗原の選択は，臨床症状から疑われる抗原を数種類選択して施行する．検査に際しては，陽性コントロール（偽陰性の確認）と陰性コントロール（機械性蕁麻疹でないことの確認）を同時に施行しておくことが重要である．皮膚テストは，検査によりアレルギー症状が誘発される可能性があるため，コントロール不良の気管支喘息患者，少量のアレルゲンでアナフィラキシーを発症する可能性がある患者，アナフィラキシー治療に用いられるアドレナリンなどの投薬に懸念が示される冠動脈疾患や致死性不整脈などの重大な心血管疾患を有する患者では，慎重に施行を検討するか，血清中抗原特異的IgE抗体価検査に切り替える[4]．また，ヒスタミンH1受容体拮抗薬や三環系抗うつ薬などの薬剤は，皮膚テストの結果が影響を受けることがある点に注意が必要である．

2）検査結果の判定

プリックテストおよびスクラッチテストでは，膨疹の最長径とその中点に垂直な径の平均値を反応の大きさとする．膨疹径が3 mm以上もしくは陽性コントロールの膨疹の半分以上の反応を陽性と判定する．皮膚テストが陽性の場合，「全身のアレルギー素因あ

り」と診断する．

アレルギー性結膜炎の確定診断

▶好酸球検査

1）検査方法

好酸球検査は，結膜擦過塗抹標本をハンセル染色し，塗抹標本中の好酸球の有無を光学顕微鏡で判定する方法である．結膜擦過塗抹標本の作製は，まず点眼麻酔後に上眼瞼を翻転し，硝子棒で瞼結膜を軽くマッサージ後，結膜表面に溜まった粘液を鑷子またはスパーテルで採取し，プレパラートに塗抹する．その後，検体を塗抹したプレパラートを風乾またはメタノール固定して，簡易染色キットであるエオジノステイン®-トリイ-（鳥居薬品社）などを用いてハンセル染色を行う（**図2**）．

2）検査結果の判定

顕微鏡下で好酸球を1つでも確認できれば陽性と判定し（**図2**），アレルギー性結膜疾患が確定診断される．検体採取中に出血がみられた場合は，血液中の血球が混入している可能性があるため他眼で再度検査して判定する．

文献

1）日本眼科アレルギー学会診療ガイドライン作成委員会：アレルギー性結膜疾患診療ガイドライン（第3版）．日眼会誌 125：741-785，2021
2）庄司　純ほか：アレルギー性結膜疾患診断における自覚症状，他覚所見および涙液総IgE検査キットの有用性の検討．日眼会誌 116：485-493，2012
3）岡本茂樹ほか：2017年度日本眼科アレルギー学会アレルギー性結膜疾患実態調査．日眼会誌 126：625-635，2022
4）日本アレルギー学会「皮膚テストの手引き」作成委員会：プリックテスト，スクラッチテスト．皮膚テストの手引き，2021

One Point Advice

Schirmer 試験

ケイシン五反田アイクリニック **内野美樹**

目的

Schirmer 試験は1903年にSchirmerにより考案された涙液分泌機能検査である[1].

100年以上もの歴史があり，ドライアイの診断において重要な役割を果たしてきた．テスト自体は非常に簡単であり，1 mm間隔で目盛りのついた5 mm×35 mmの濾紙を用いて5分間の涙液分泌量を測定する．

方法

濾紙の0 mmのところを滅菌された状態でしっかり折り曲げ，引っかけられるように準備する（**図1**）．患者には座位で正面よりやや上方を見てもらい，下眼瞼外側1/3のところに濾紙を引っかける．その際，やや上方視させ角膜に接しないように注意しつつ，カマキリが鎌を振り下ろすようにしっかりかける．

5分間の測定後，折り目から濾紙に吸収された涙液量をmm単位で表し，測定値とする．なお，Schirmer試験には鼻刺激を行わないI法ならびに，鼻刺激を行うII法の2種類がある．

Schirmer 試験I法

最も多く使用されている方法で，点眼麻酔を使用せず，開瞼や瞬目も自由とし実施する（**図2**）．ドライアイの旧診断基準においては，10 mm以上を正常，5～10 mmがボーダーライン，5 mm以下を異常と判定していた[2]．しかしながら，試験紙のずれなどにより角膜結膜への刺激が涙液分泌を促すこともあり，測定結果にばらつきが非常に多いのが難点である．また，涙点閉鎖や鼻涙管閉塞・狭窄を来している症例では，涙液貯留量の増加により涙液分泌が見かけ上多く測定される．

再現性は非常に乏しいものの手技が簡単であり，ドライアイのスクリーニングとしては有用である．

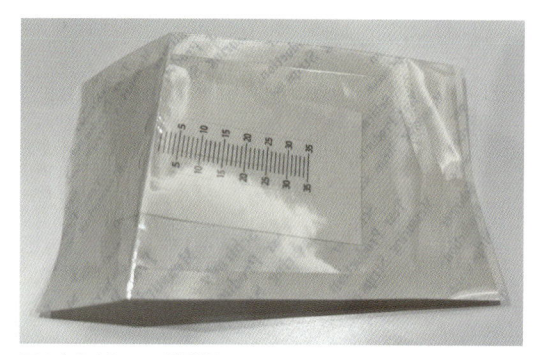

図1 | Schirmer 試験紙
滅菌の段階で0 mmのところに折り目をつけておく．

Schirmer 試験I法変法（点眼麻酔使用）

点眼麻酔（0.4%オキシブプロカイン塩酸塩）を用いて，角結膜の刺激による反射性涙液分泌を抑えたうえでSchirmer試験I法を実施する．点眼麻酔をしても知覚が完全に消失するわけではないため，反射性涙液分泌を100%取り除くことはできない．点眼麻酔実施の5分後，下眼瞼結膜嚢の涙液を吸収してから得られる測定値は，涙液の基礎分泌と結膜嚢内の涙液貯留量の合計を反映していると考えられる（**表1**）．結果はSchirmer試験I法の約40%であり，再現性が乏しい可能性は否定できない．

Schirmer 試験II法（鼻刺激Schirmer試験）

涙腺の反射性分泌が保たれているかを確認する検査である．一般的には，Schirmer試験I法にて涙液分泌量が少ない症例のみ対象となる検査方法である（**図3**）．綿棒で鼻粘膜を刺激して，反射性涙液分泌量を測定する．綿棒は基本的にベビー綿棒と呼ばれている細いものであれば何でもよく，鼻中隔に沿うように綿棒を鼻に入れる．その際に，綿棒のほとんどの部分が鼻腔内に入るまで挿入することがポイントである．綿棒はSchirmer試験I法で涙液分泌が少なかったほうのみに挿入する．測定値は基礎分泌量，最大

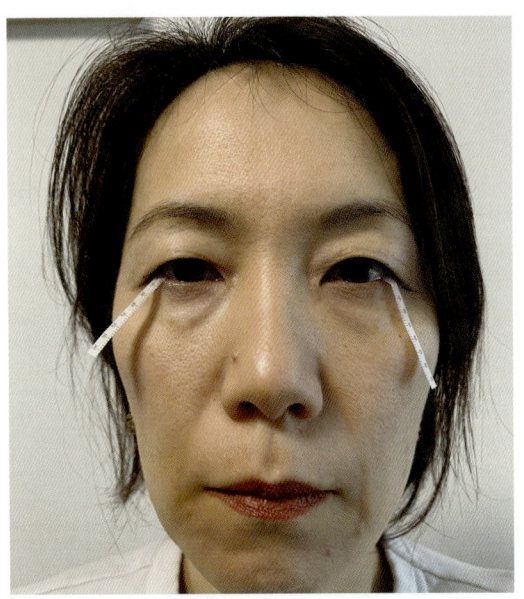

図2｜Schirmer試験I法
Schirmer試験紙を角膜に触れないようにし，下眼瞼耳側1/3の結膜嚢に引っかける.

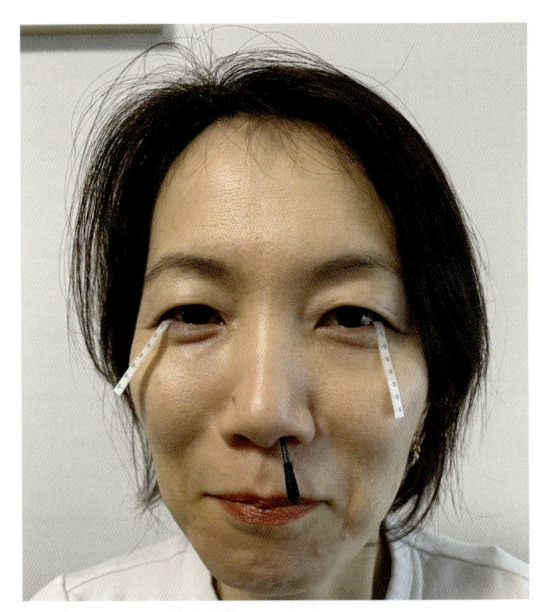

図3｜Schirmer試験II法
Schirmer試験I法において涙液分泌量が少ない患者においてのみ，鼻粘膜を刺激して測定する.

表1｜それぞれの測定方法と結果の解釈

	基礎分泌量	結膜嚢貯留量	反射性分泌量	最大反射性分泌量
Schirmer試験I法	○	○	○	
Schirmer試験I変法	○	○		
Schirmer試験II法	○	○		○

表2｜Schirmer試験のポイント

- 検査の侵襲が大きいため痛みを伴う可能性を事前に伝えるとともに，必要な結果をもとに検査方法を選択する.
- 測定時のSchirmer試験紙の位置ずれや眼球運動は涙液分泌に少なからず影響を与えるため，かける位置には注意する.

反射性分泌量，結膜嚢貯留量の合計を示し，10 mm以下を異常値とする.

　結果の考え方としては，涙腺の予備能力をドライアイの重症度として評価可能であり，検査自体の侵襲は大きいものの診断的価値も高い. ここで異常値が出るのは，Sjögren症候群・移植片対宿主病などの涙腺機能が大きく低下している重症ドライアイの可能性が高い. ただし，鼻疾患の既往などにより鼻刺激を評価できずに，偽陰性化することもあるので注意が必要である.

　Schirmer試験におけるポイントを**表2**に示す.

文献

1) Schirmer O：Studien zur physiologie und pathologie der tränenabsonderung und tränenabfuhr. Graefes Arch Clin Exp Ophthalmol 56：197-291, 1903
2) 島﨑 潤ほか：2006年ドライアイ診断基準. あたらしい眼科 24：181-184, 2007

One Point Advice

眼球突出度測定

オリンピア眼科病院　萩本　愛
神前あい

どのような症例で測定をするのか

　眼が大きくなってきた，眼が出てきたなどの眼球突出（exophthalmos）が疑われる症例や，外傷後に眼がくぼんだなど眼球陥凹（enophthalmos）が疑われる症例で測定する．

測定法

　ヘルテル氏眼球突出計（イナミ社）による測定が最も簡便で一般的である．ユニバーサル瞳孔計（三田式）（テイエムアイ社）や画像検査での計測法についても解説する．

▶ヘルテル氏眼球突出計（図1）

　突出計の左右のアームを被検者の眼窩外側縁に当てて，両眼窩外側縁を結ぶ基準線を設定する（図1a）．アームは被検者にしっかりと当てる（被検者は少し痛いと感じることもある）．アームのくぼみが眼窩外側縁にはまる感覚があれば正しい．検者の手指は突出計と被検者頭部に当てて固定したまま，二等辺三角形のプリズム前に検者の顔をもってくる．右眼の計測時は検者の左眼で，左眼の計測時は検者の右眼で見て，プリズムに映る2本の赤い縦ラインが重なるところで角膜頂点の目盛りを読み，それが眼球突出度となる（図1b）．計測時の両アームの距離（base）

の数値（図1c）もあわせて記録しておく．

ポイント① 解剖学的構造に個人差がある

　眼窩外側縁が目尻に近い被検者もいれば，眼球突出により眼窩外側縁が奥になる被検者もいるため，指で触れて眼窩外側縁の位置を確かめてからアームを当てる．

ポイント② 測定誤差がある

　同じ検者および同じ被検者でも，アームの当て方により1.0〜2.0 mmの測定誤差が生じることがある．被検者に正面視をさせて，検者も正面から計測し，baseを記録し，毎回同じ条件で計測することを心がける．検者を3人にして平均値を測定値としている施設もある．

ポイント③ やむを得ず正確に測定できない場合がある

　甲状腺眼症のように眼球突出に眼瞼腫脹を合併している症例では，眼窩外側縁の皮膚が腫脹し，眼窩外側縁に突出計を押し当てるのが難しい場合がある．検者が手で触れても眼窩外側縁を特定しにくく，また骨とアーム間の皮膚腫脹分だけ眼球突出度は短く計測されるなど，正確に測定できない場合もある．ヘルテル氏眼球突出計での測定値だけでなく，外眼部写真（正面，側面，上方から撮ったもの）や画像検査の併用も有用である．

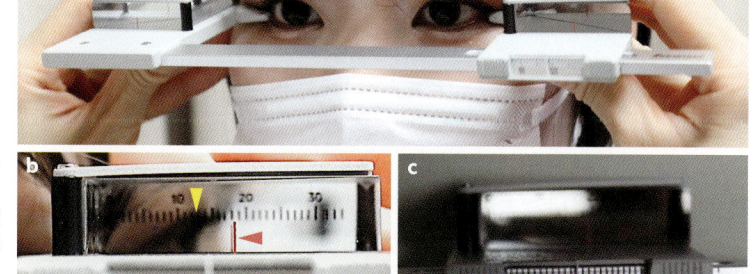

図1｜ヘルテル氏眼球突出計（イナミ社）
a 眼球突出計の当て方．
b 赤の縦ライン2本が重なって見える位置（▶）での，角膜頂点の目盛り（▶）が眼球突出度（mm）となる．
c baseの数値（▶）を記録して，毎回同じ距離で計測する．

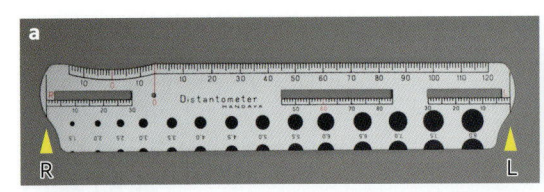

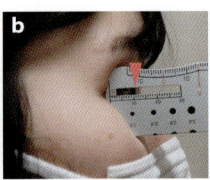

図2｜ユニバーサル瞳孔計（三田式）（テイエムアイ社）

a Rと記載側で右眼を, Lと記載側で左眼を計測する.
b スケールの窓から正面視して角膜頂点の目盛り（▶）を読む.

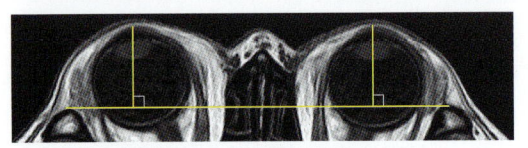

図3｜MRI画像による眼球突出度の計測

両眼窩骨外側縁（頬骨縁）を結ぶ線を引き, 角膜頂点からこの線へ下ろした垂線の長さを計測し, 眼球突出度とする.

▶ユニバーサル瞳孔計（三田式）（図2）

右眼の場合は, 被検者の眼窩外側縁に右眼用ディスタントメータ（Rと記載側）を当てて, 角膜表面の位置をスケールで読み取る（**図2b**）. 左眼の場合はその反対側を使用する（Lと記載側）. ヘルテル氏眼球突出計での計測よりもしっかりと強めに押し当てないと正確に測定できない. 接触面積が細長く力がかかりやすいため, 皮膚に押し当てた際には被検者が痛みを感じたり, 圧迫痕がついてしまったりするので注意が必要である.

▶画像検査（図3）

CT（もしくはMRI）を用いて眼窩を撮影し, 水平断で水晶体, 視神経, 内直筋, 外直筋が最もよく描出されているスライスを使用する. 両眼窩骨外側縁（頬骨縁）を結ぶ線を引き, 角膜頂点からこの線へ下ろした垂線の長さを計測し, 眼球突出度とする. 皮膚の厚みを含まない分, ヘルテル氏眼球突出計での計測値よりも数mm長い傾向がある.

基準値

日本人の眼球突出度の基準値は平均15.0 mm（10.0〜16.0 mm）とされるが, 個体によるばらつきは大きく, 測定値だけでなく左右差が1.5 mm以上あれば眼球突出と診断できる[1].

小児の場合, 成人よりも基準値が小さく, その値は年齢によりばらつきが大きい[2]. 小児の眼球突出度の評価としては, 左右差や眼症状発症前後の写真による判定が有用と考える.

表1｜眼球突出, 眼球陥凹の鑑別疾患

眼球突出	
炎症性	甲状腺眼症, IgG4関連眼疾患, 外眼筋炎, 眼窩蜂巣炎, 眼窩膿瘍
腫瘍	眼窩原発, 眼窩外からの進展や転移
血管性	海綿静脈洞瘻, 眼窩静脈瘤
外傷性	眼窩出血, 眼窩気腫
その他	強度近視
眼球陥凹	
眼窩底骨折, 眼窩減圧術後, 老人性眼窩脂肪萎縮, Horner症候群, Duane症候群	

（文献4）より改変）

偽眼球突出（apparent exophthalmos, pseudo exophthalmos）

一見, 眼球突出に見えても, 実はそうでない例がある. 甲状腺眼症の患者で上眼瞼後退が強い例では, 眼球突出がなくても突出して見えることがある. 上眼瞼後退があれば下方視における上眼瞼の下転不全や下転遅延（Graefe sign）を認める. 眼球突出か上眼瞼後退かで治療法は異なるため注意を要する[3].

強度近視の患者では, 眼軸が長いために眼球突出度が正常値を超える症例も散見され, 甲状腺眼症の疑いで受診する場合がある. 屈折値や画像検査, 以前の写真などを参考にする.

鑑別

眼球突出, 眼球陥凹の鑑別疾患を**表1**に示す.

文献

1) 中山智彦：今日の日本人の眼球突出度について. 臨眼 46：1031-1035, 1992
2) 神前あい：小児の甲状腺眼症. あたらしい眼科 38：1027-1033, 2021
3) 井上洋一：甲状腺眼症. Practical Ophthalmology 6：51-55, 2003
4) 西田保裕ほか：眼球突出計. 眼科検査ガイド2003〜2004, 和田攻ほか編, 文光堂, 東京, 721-722, 2004

10.隅角検査

岐阜大学眼科　**松尾将人**

I｜隅角検査法

　隅角検査は前房隅角観察・評価のための検査法である．緑内障治療の原則は眼圧コントロールであり，房水の産生と排出の場である隅角部の詳細な観察によって病型・病態評価を行うことは，緑内障診療において必要不可欠である[1]．そのため，初診時，眼圧上昇時，隅角にアプローチする緑内障手術前後には行う必要がある．

　また，隅角検査はぶどう膜炎・炎症性疾患の診断・病態評価，特に前眼部炎症を伴う際にも重要である．さらに，眼外傷後にも行うべきである．そのため，隅角検査は緑内障を専門とする医師に限らず，眼科医が必ず身につけておかなければならない診断法の一つである．隅角検査には細隙灯顕微鏡検査，隅角鏡検査，および専用の隅角検査機器を用いた全周隅角カメラ，前眼部OCT，超音波生体顕微鏡検査がある．

II｜細隙灯顕微鏡検査

　細隙灯顕微鏡のみを用いて行う隅角検査法としてvan Herick法がある(表1)．被検眼を第1眼位(正面視)の状態に保ち，斜め60度の角度から十分に細いスリット光を耳側角膜輪部に照射することによって，周辺前房深度(anterior chamber depth：ACD)を周辺角膜厚(corneal thickness：CT)との比によって評価する(図1)．隅角鏡や特殊な隅角検査機器を必要とせず簡便に行うことができ，また非接触検査であるため，隅角開大度のスクリーニングに有用である．2度以下(ACD/CT≦1/4)では隅角閉塞を生じる可能性が

表1｜隅角鏡を用いない隅角開大度分類 (van Herick法)

等級	前房深度／角膜厚（ACD/CT）	隅角閉塞の可能性
0	0	生じている
1	<1/4	生じやすい
2	1/4	生じうる
3	1/2	生じにくい
4	≧1	生じない

あり，隅角鏡検査を行うべきである[2]．

III｜隅角鏡検査

　隅角検査のクリニカルスタンダードである．直接検査法と間接検査法があるが，現在，直接検査法は緑内障手術時の隅角観察や乳幼児の診察の際に限って使用され，日常診療で一般的に使用されるのは間接検査法である．1〜4枚のミラーを有する間接型隅角鏡を用いて行う間接検査法で得られる像は，ミラーイメージである点には注意が必要だが，被検者は座位のまま詳細な隅角観察を行うことができる．接触式検査であるため，検査に際しては局所麻酔薬の点眼を行い，接眼レンズにエチルセルロース(スコピゾル®)を滴下し，角膜との間に空気が入らないようにして装着する．そのうえで，被検眼を第1眼位に保ち，隅角鏡を傾けないように注意しながら，最適な見え方になるように細隙灯を調整し，隅角鏡を回転させて全周隅角を観察していく(静的隅角鏡検査，図2)．この際に，隅角開大度および隅角色素沈着度の判定を行う(表2，3)．

　さらに，隅角が狭く，静的隅角鏡検査では隅角

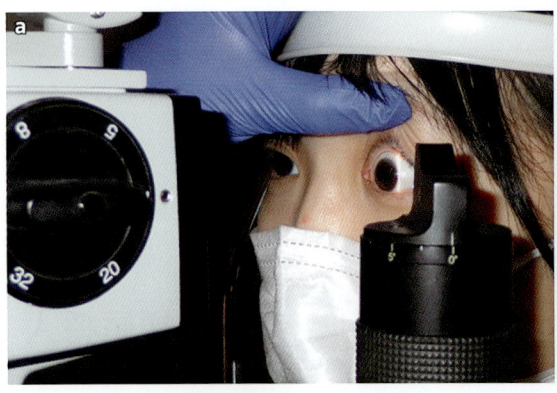
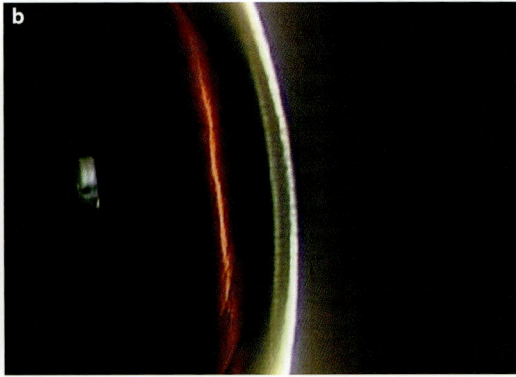

図1｜van Herick法による隅角評価
a スリット光の照射角度を正面から外側に60度にし，耳側角膜輪部に照射した際の様子.
b 実際のvan Herick法の細隙灯顕微鏡写真. 周辺前房深度は十分に広く，4度である.

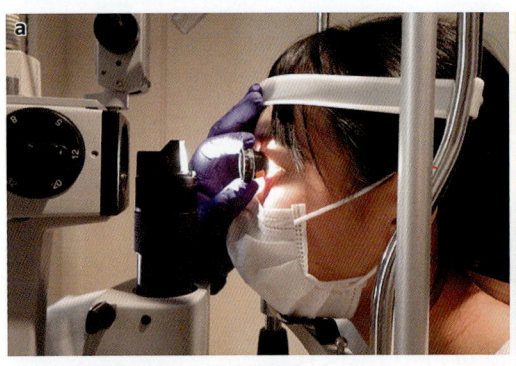
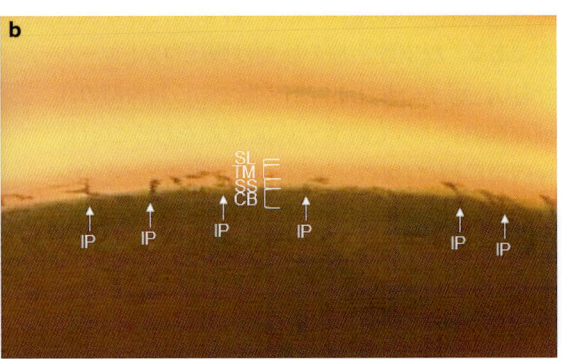

図2｜隅角鏡検査による隅角評価
a 静的隅角鏡検査を行っている様子. 細隙灯は適宜調整する.
b 実際の静的隅角鏡検査の細隙灯顕微鏡写真. 正常隅角において観察可能な解剖学的構造を角膜側から虹彩根部にかけてたどると，角膜後面，Schwalbe線(SL)，線維柱帯(TM)，強膜岬(SS)，毛様体帯(CB)，虹彩となる. また，虹彩突起(IP)も高頻度に認める.

底まで観察できない症例では，順次，動的・圧迫隅角鏡検査を行い，周辺虹彩前癒着の有無を確認し，器質的隅角閉塞が生じていないかを診断する. 動的隅角鏡検査では被検眼を観察しているミラーの方向に向けてもらい，圧迫隅角鏡検査では隅角鏡を眼球に垂直方向に軽く圧迫することで水晶体と虹彩面を押し下げ，隅角底を確認する. これにより，臨床的に重要な原発閉塞隅角病(primary angle closure disease：PACD)の分類を行う(**表4**)[3]. そして，その他の重要な隅角所見(周辺虹彩前癒着，Sampaolesi線，隅角新生血管，残留シリコンオイル，隅角結節，前房出血，隅角離開，隅角形成異常，緑内障手術後の隅角変化など)の有無・場所・範囲・程度についても詳細に記録する.

Ⅳ　全周隅角カメラ

全周隅角カメラは16面マルチミラープリズムによって隅角全周を自動かつ同時に撮影記録可能であり，検者を問わず標準化された360度隅角カラー画像を得ることができる(**図3**). また，現時点で色情報を評価可能な唯一の隅角検査機器であり，静的隅角鏡検査を代替しうる. そのため，さまざまな隅角所見のスクリーニング・フォローに役立つ. ただし，隅角診断の検者間・検者内一致率は必ずしも高くなく，また，動的・圧迫隅角鏡検査は施行できないことから，隅角鏡検査を完全に代替できるわけではない点には注意が必要である[4].

表2｜隅角鏡を用いた隅角開大度分類

【Shaffer-Kanski分類】

等級	隅角の角度	隅角構造の可視範囲	隅角閉塞の可能性
0	0度	観察できない	生じている
1	10度	Schwalbe線，線維柱帯の前方	生じうる
2	20度	Schwalbe線，線維柱帯全部	生じ難い
3	20〜35度	Schwalbe線，線維柱帯，強膜岬	生じえない
4	35〜45度	隅角すべて	生じえない

【Shaffer-Kanski分類, Scheie分類】

等級 （Shaffer-Kanski分類/ Scheie分類）	Shaffer-Kanski分類の隅角可視範囲 （角度）	Scheie分類の隅角可視範囲	隅角閉塞
0/IV	観察できない（0度）	観察できない	生じている
1/III	Schwalbe線，線維柱帯の前方（10度）	線維柱帯の後方半分が観察できない	生じうる
2/II	Schwalbe線，線維柱帯全部（20度）	毛様体帯が観察できない	生じ難い
3/I	Schwalbe線，線維柱帯，強膜岬（20〜35度）	毛様体帯の一部が観察できない	生じえない
4/0	隅角すべて（35〜45度）	隅角すべて	生じえない

いわゆる虹彩線維柱帯接触（ITC）は線維柱帯後方が観察できない領域（≒Shaffer-Kanski分類1度，Scheie分類III度）をさす.

【Spaeth分類】

虹彩根部起始部	隅角開大度	周辺虹彩形状
A：Schwalbe線前方	スリット（閉塞）	f(r)：平坦
B：Schwalbe線後方	狭い（10〜20度）	c(s)：後弯
C：強膜岬上	広い（30〜40度）	b(q)：前弯（虹彩ボンベ）
D：強膜岬後方		p(q)：プラトー虹彩
E：毛様体帯上		

【Scheie分類】

等級	隅角構造の可視範囲	急性緑内障発作の可能性
IV	観察できない	とても高い
III	線維柱帯の後方半分が観察できない	とても高い
II	毛様体帯が観察できない	
I	毛様体帯の一部が観察できない	ほとんどない
0（WIDE）	隅角すべて	ほとんどない

表3｜隅角鏡を用いた隅角色素沈着度分類（Scheie分類, Spaeth分類）

等級 （Scheie分類/Spaeth分類）	隅角色素	臨床的意義
0/0	色素沈着なし	
I/1	色素沈着の程度は段階的に増加	
II/2	色素沈着の程度は段階的に増加 （線維柱帯部分のみに濃い色素沈着）	重度（IV度）の色素沈着がある眼においては緑内障の頻度が高い
III/3	色素沈着の程度は段階的に増加	
IV/4	著明な色素沈着	

表4｜原発閉塞隅角病の病期分類（2021年 米 Preferred Practice Pattern®分類）

病期	180度以上の虹彩線維柱帯接触（ITC）	眼圧上昇（>21 mmHg）または周辺虹彩前癒着（PAS）	緑内障性視神経症の有無
原発閉塞隅角症疑い（PACS）	あり	なし	なし
原発閉塞隅角症（PAC）	あり	あり	なし
原発閉塞隅角緑内障（PACG）	あり	あり	あり

虹彩線維柱帯接触（ITC）は線維柱帯後方が観察できない領域（≒Shaffer-Kanski分類1度，Scheie分類Ⅲ度）をさす．2002年に報告されたFoster分類ではITCが3象限（270度）以上をPACSと定義しているが[5]，2021年に報告された米Primary Angle-Closure Disease Preferred Practice Pattern®分類を参考に，ここでは180度以上のITCをPACSと定義した[3]．

（文献4）より）

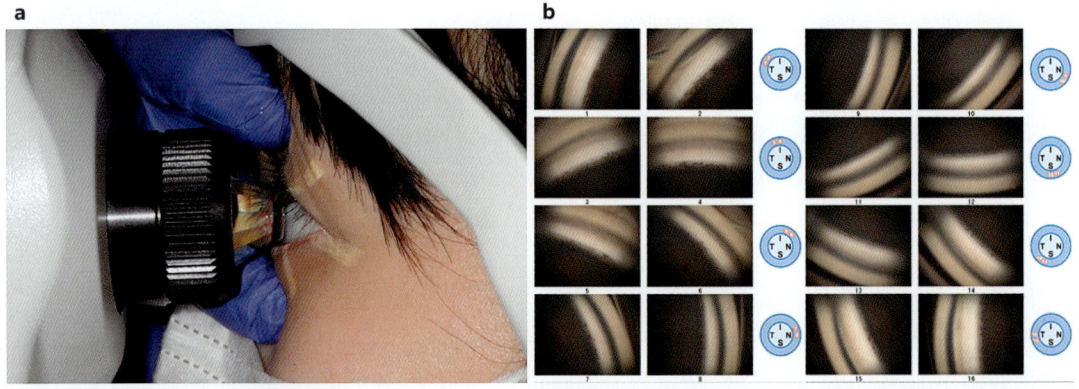

図3｜全周隅角カメラによる隅角評価
a 撮影を行っている様子．撮影は暗室で，被検者に座位で第1眼位を保持してもらって行う．点眼麻酔後，エチルセルロースよりやや粘性の高い専用ゲル（GSゲル）を塗布した16面のマルチミラープリズムを被検者の眼角膜表面に近接配置し，固視灯を固視するように指示する．アライメントの調整が終わると自動で撮影が開始される．
b 実際の画像．隅角全周16方向について，最も線維柱帯にピントの合った画像（ベストフォーカス画像）を自動で選択・提示してくれる．下方（I），鼻側（N），上方（S），耳側（T）である．さらに，これをもとに隅角全周が一目瞭然となる線状・環状スティッチ画像が自動で出力される．

Ⅴ｜前眼部OCT

　前眼部OCTは光の干渉現象を用いた断層撮影法で，隅角構造を定量評価可能な前眼部画像解析装置である．解像度・定量性に優れ，短時間かつ非接触・非侵襲で4象限すべてを一度にスキャンできる（図4）．そのため，機能的隅角閉塞や虹彩線維柱帯接触（iridotrabecular contact：ICT）領域の評価，白内障・緑内障手術前後の前房隅角の評価など，臨床で活躍する場面は多い．ただし，色情報を評価することはできないため，隅角結節，新生血管，隅角色素などは評価できず，また，隅角鏡検査と異なり器質的隅角閉塞の鑑別ができない点には注意が必要である．

Ⅵ｜超音波生体顕微鏡検査

　超音波生体顕微鏡（ultrasound biomicroscope：UBM）検査は超音波を用いた断層撮影法による，隅角構造を定量評価可能な前眼部画像解析装置である．接触式検査であり，隅角評価の際は被検眼を観察する方向の反対側に向けてもらって行う（図5）．前眼部OCTの登場により活躍する機会は少なくなったものの，組織深達度の評価に優れ，毛様体まで評価可能であるため，閉塞隅角におけるプラトー虹彩や悪性緑内障，虹彩毛様体腫瘍による続発緑内障の診断などを行う際はいまだに重要な役割を果たす．

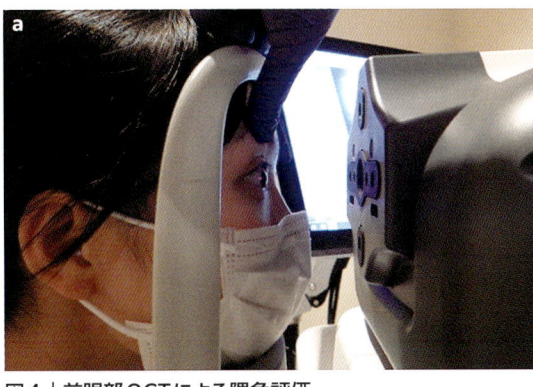
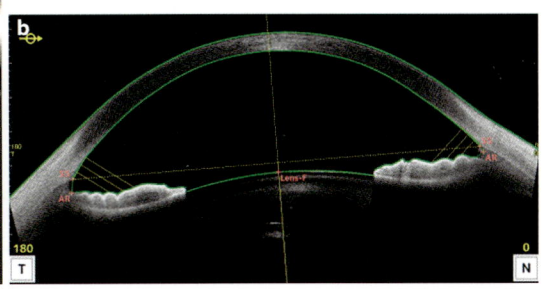

図4｜前眼部OCTによる隅角評価

a 撮影を行っている様子．撮影は暗室で，被検者に座位で第1眼位を保持してもらって行う．そのうえで，固視灯を固視するように指示する．焦点が合うと自動で撮影が開始される．128枚のBスキャン画像を放射状に撮影することで，数秒で全周128方向の隅角立体構造の解析が行える．

b 実際の画像．耳側(T)から鼻側(N)水平方向の前眼部断層像が得られている．強膜岬(SS)，隅角底(AR)が自動で同定され，表示される．また，STAR360プログラムを用いることで，隅角閉塞領域を虹彩線維柱帯接触(ITC)領域として算出できる．前房隅角部立体構造の詳細な定量評価が行える．

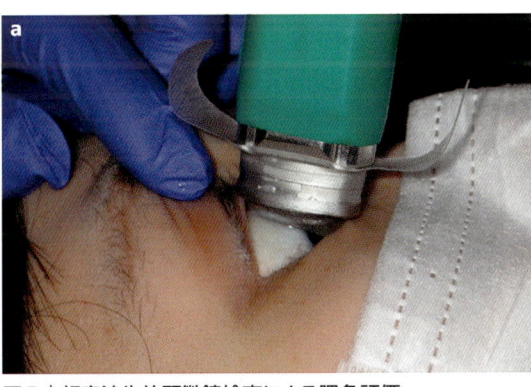
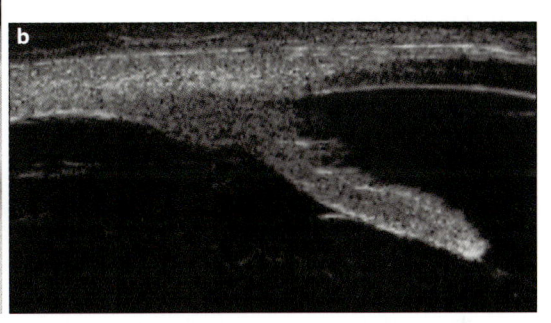

図5｜超音波生体顕微鏡検査による隅角評価

a 検査を行っている様子．隅角観察の際は，点眼麻酔後，暗室で専用プローブを被検眼に当て，観察する方向の反対側に眼を向けてもらって行う．以前は仰臥位でしか行えなかったが，改良により座位でも行えるようになった．手動で行う接触式検査であり，検査にはある程度の熟練を要する．

b 実際の画像．上方隅角の前眼部断層像が得られている．解像度は前眼部OCTに劣るものの，組織深達度の評価に優れ虹彩裏面や毛様体が描出可能である．

文献

1) 日本緑内障学会緑内障診療ガイドライン改訂委員会：緑内障診療ガイドライン（第5版）．日眼会誌 126：85-177, 2022

2) Halawa OA, et al：Population-based utility of van Herick grading for angle-closure detection. Ophthalmology 128：1779-1782, 2021

3) Gedde SJ, et al：Primary Angle-Closure Disease Preferred Practice Pattern®. Ophthalmology 128：30-70, 2021

4) Matsuo M, et al：Intraobserver and interobserver agreement among anterior chamber angle evaluations using automated 360-degree gonio-photos. PLoS One 16：e0251249, 2021

5) Foster PJ, et al：The definition and classification of glaucoma in prevalence surveys. Br J Ophthalmol 86：238-242, 2002

Ⅱ. 診療の手順

11.眼底検査

いでた平成眼科クリニック　**出田隆一**

病気の治療において最も重要な要素は診断である．診断に先立つのは検査なので，眼底疾患の場合には眼底検査の精度が治療の質を決める鍵となる．

Ⅰ　外来で眼底検査は毎回必要か

1. 眼底検査の必要性

無散瞳広角眼底カメラとOCTを利用できる環境であれば，無散瞳で眼底所見を広範囲に精度よく得ることができる．条件によっては，網膜出血の検出などにおいて眼底鏡による観察に勝る．その場合には，画像診断が眼底検査の代替となりうる．最周辺部網膜所見の観察には散瞳下の眼底検査が必要となる．

2. 疾患により判断

視力良好例の前眼部疾患または眼位などの診断では，眼底検査は不要のことも多い（または眼底写真で代替）．一方，糖尿病など眼底の診断，緑内障の乳頭出血の検出などでは眼底検査が必ず必要となるが，上記のように近年の無散瞳画像診断は精度が高い．その他の眼底疾患，ぶどう膜炎などの診断では，眼底検査とともに硝子体の観察も必須となる．

受診目的によっては，視力低下など受診当日の主訴で判断する．初診時にはスクリーニング的に散瞳検査まで行うのが望ましい．

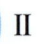 Ⅱ　散瞳の可否

散瞳薬の使用は，前房隅角の状態，車の運転など受診時の社会的条件を踏まえて決定する．

また，散瞳薬アレルギーにも注意する．初回散瞳時には，過去に散瞳薬アレルギーの既往がないか問診を行う．既往が明らかな場合や点眼後にアレルギーを生じた場合は，以後誤って点眼しないようカルテに明記して情報共有することが重要である．カルテ上の記載箇所を明確に定め，目立つように表記する．

Ⅲ　無散瞳検査と散瞳検査

1. 無散瞳検査

無散瞳の場合は主に後極部の観察を行う．

病状の安定した糖尿病患者の定期検査などは広角眼底カメラを併用することで，無散瞳眼底検査でも十分であることが多い．広角眼底カメラが利用できない場合は散瞳検査が必要となる．

細隙灯顕微鏡を用いた視神経乳頭の観察は，かつてステレオ眼底写真を活用していたが，現在は無散瞳でもOCTによる画像診断の精度が高い．ただし，若年者と強度の屈折異常がある場合は正常人データが参照されないので注意が必要である．散瞳下に前置レンズを用いた立体視による検査も重要である．

2. 散瞳検査

通常の外来診療における眼底検査の基本である．網膜剥離やぶどう膜炎などにおける網膜最周辺部を含めた詳細な所見の観察，硝子体の観察，裂孔原性網膜剥離における術前検査などで重要となる．極大散瞳が望ましい．

IV 散瞳検査の注意事項

1. アレルギー

　散瞳薬ではフェニレフリンアレルギーが多い．初回散瞳の場合はアレルギーの可能性を説明する必要がある．結膜充血は帰宅後や翌日に生じるので，患者の不安が大きい．

2. 狭隅角眼の対処

　細隙灯顕微鏡検査による前房深度の確認と隅角鏡による隅角開度の評価を行う．前眼部OCTが利用できる場合は，定量的な前房深度測定と画像による隅角形態の把握が可能である．

1）明らかな狭隅角眼の場合

　事前にレーザー虹彩切開を行う．高齢者では白内障手術も考慮する．

2）散瞳に迷う程度の前房深度の場合

　一般的な散瞳薬であるフェニレフリンとトロピカミドのうち，ピロカルピンで縮瞳できるのはフェニレフリンである．しかし，極大散瞳しないトロピカミドのほうが好まれる場合もある．いずれにしても，散瞳後の眼圧上昇の可能性とその場合の自覚症状，眼科受診などの対処について，患者に詳しく説明する必要がある．

3. その他

　特に初診時には，散瞳薬を点眼する前に対光反射，虹彩や隅角の検査をしておく．当然, 視力・眼圧検査，眼鏡処方なども散瞳前に行う．そのほか，心疾患など散瞳薬の全身作用が問題になる疾患の有無にも注意が必要である．

V 双眼倒像鏡と単眼倒像鏡

1. 双眼倒像鏡

　集光レンズと強膜圧迫子をそれぞれ両手に持つことができるので，強膜を圧迫しながらさまざまな所見を立体的に観察できる．それらの所見を単眼倒像鏡で得ることはできない．また，両眼による立体的な観察，圧迫による動的観察，圧迫によ

る網膜接線方向からの観察が特徴である．患者を仰臥位にして観察するのが最も精度が高い．

　双眼倒像鏡による眼底検査は面倒なうえに習熟するのに時間がかかるため敬遠されることが多いが，ほかの検査法では得ることのできない多くの所見を観察できる．診断の精度を上げ，正しい治療法の選択のためには必ず必要な検査である．

2. 単眼倒像鏡

　座位で患者と対面し，片手に集光レンズ，もう片手に単眼倒像鏡を持って検査する．

1）利点

・双眼倒像鏡のように頭部に装着する必要がなく簡便．
・携帯が容易で往診などに便利．
・ほとんどの眼科外来に設置されているほど広く普及している．
・双眼倒像鏡に比べると簡単な構造で壊れにくく安価．

2）欠点

・単眼なので立体視できない．
・強膜圧迫を併用した検査ができない．
・座位で行う限り最周辺部（特に上下方向）の見落としが多い．

VI 網膜裂孔，裂孔原性網膜剥離の診断

1. 外来における網膜裂孔の診断

　予防凝固が必要なのか，観血的手術が必要なのか，外来診察の短時間で効率よく判断するためには，双眼倒像鏡による強膜圧迫併用検査が最も有用である（図1）．裂孔と偽裂孔の鑑別（図2），裂孔または円孔周囲の網膜下液の有無，網膜剥離がある場合その範囲などは，方針決定において極めて重要な所見である．判断を誤ると，不必要または無効な予防凝固の原因となる．

2. 術前眼底検査（眼底スケッチまたはチャート作成）の重要性

　眼底スケッチを別名チャート（海図）とも呼ぶ．

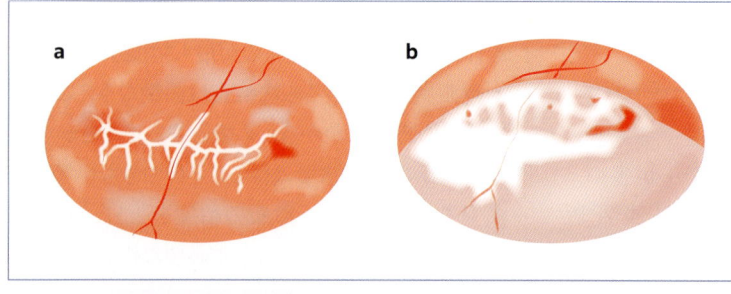

図1｜触診による網膜裂孔の発見
a 通常の観察では，網膜格子状変性の辺縁にある裂孔は検出されにくい．
b 強膜圧迫併用の動的検査を行うと，格子状変性辺縁に裂孔が明らかとなる．

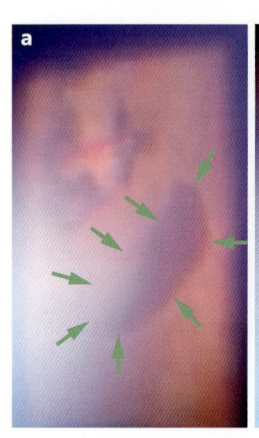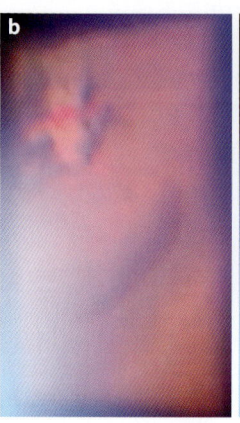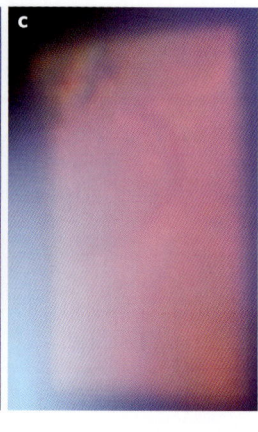

図2｜偽裂孔
a 通常の観察では馬蹄形裂孔に見える．
b 強膜圧迫を併用するとWWP（white with pressure）による色調の変化が生じ，裂孔と思われた所見が実際は正常であることがわかる．
c 裂孔様の所見がほぼ消失した状態．

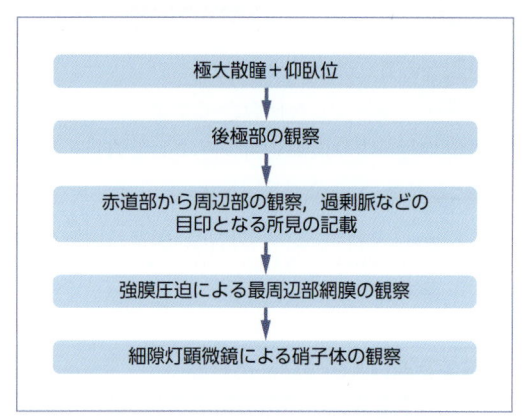

図3｜双眼倒像鏡による眼底スケッチの作成手順

スケッチを省略した網膜剝離手術は，海図を持たずに航海に出るに等しく無謀である．経験豊富な術者は場当たり的な対処もこなすが，無計画な手術は最善ではない．初心者はもちろん経験者であっても，事前に所見を把握し手術計画を立案したうえでの手術は，患者・術者双方にとってストレスの少ない安全なものとなる．

3. 眼底スケッチに必要な準備（双眼倒像鏡による眼底スケッチの作成手順）（図3）

・ストレッチャーなど患者を仰臥位にさせる場所の確保
・患者の極大散瞳させ，仰臥位にする．患者の胸部にスケッチ用紙を挟んだボードを置く
・双眼倒像鏡，圧迫子，20 Dまたは25 D（未熟児，小児）レンズ，スケッチ用紙とボード，色鉛筆，消しゴムの準備

4. 双眼倒像鏡による検査のポイントとコツ

　簡単でもよいのでスケッチを取ることが非常に重要である．描くことで所見の観察と理解が深まる．短時間に済ませたい場合は，Tolentino chartのように小さい図を描くとよい（図4）．
　患者を仰臥位にすると，①スケッチを取りやすい，②全周の周辺部を観察しやすい，③周辺部の強膜圧迫が容易，などのメリットがある．逆に座位では，①耳側と鼻側は立体視が困難（図5），②圧迫検査できる範囲が限られるなどのデメリットがある．
　検者が患者の周囲を積極的に動き回り移動す

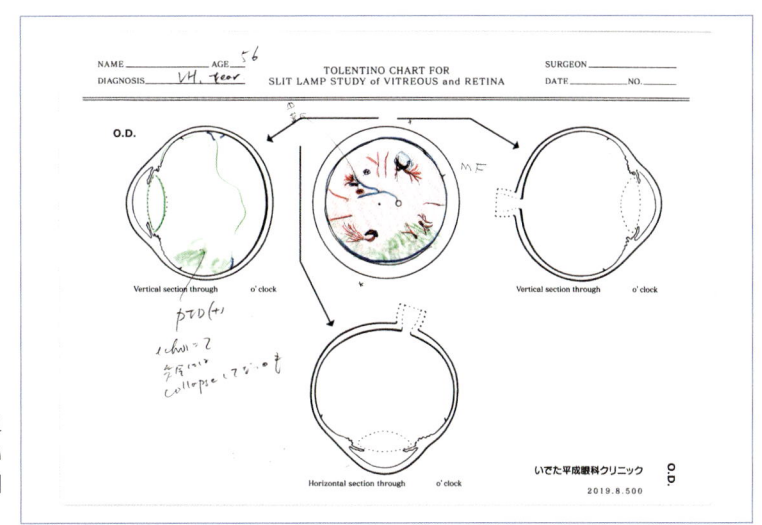

図4│Tolentino chart
硝子体手術前のスケッチに用いられるチャート．眼底記載部分が小さいので短時間でスケッチ作成できる利点もある．

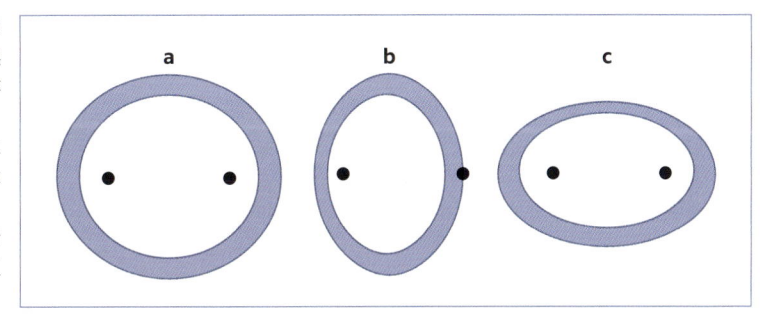

図5│患者の瞳孔と立体的観察の関係
a 患者の眼球が正面視の場合．黒点は検者の視線を表す．検者は立体視できる．
b 患者の眼球が鼻側または耳側に向いた状態．検者の片方の視線は遮られて立体視を妨げる
c 上下方向は座位でも立体視できる．患者を仰臥位にすれば全周でこのような観察ができる．

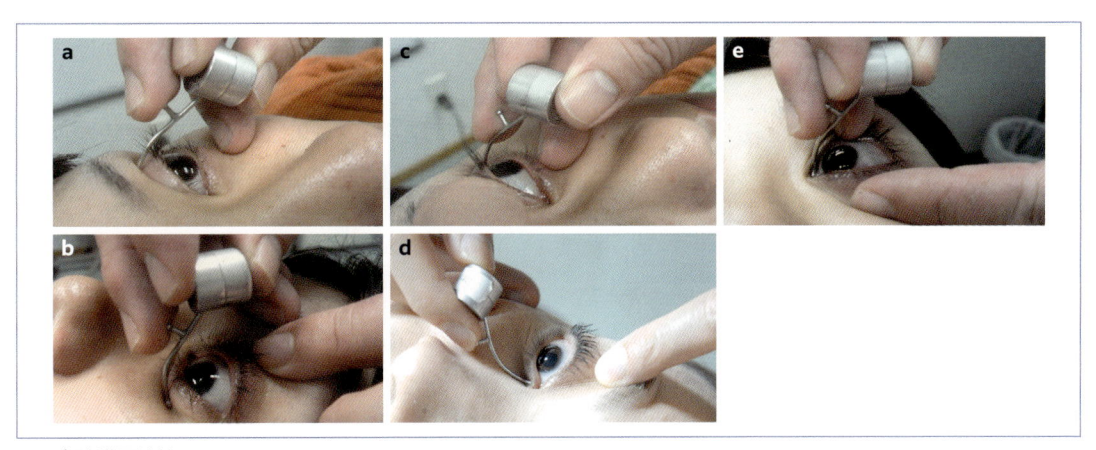

図6│強膜圧迫法
a〜d 眼瞼皮膚上からの圧迫．**e** 鼻側は結膜上から圧迫する場合もある．

ることで，効率よく観察できる．

　周辺部圧迫（図6）は，眼瞼皮膚上からほとんどできる．鼻側は眼球を軽く上転または下転することで可能となる．難しい場合は点眼麻酔下で結膜を圧迫する．綿棒または圧迫子を用いる．

　所見の記載は国際的に認められたカラーコード（表1）を用いると，所見の共有が可能である．

　スケッチは，後極をみたら周辺部を圧迫せずに過剰脈や網膜格子状変性など眼底所見の目安となる所見を記載する．それから圧迫併用にて最周辺部を観察する．剥離があると網膜血管や格子状変性は実際の位置と異なるので記載しにくい

表1｜眼底スケッチ記載に用いるカラーコード

青	剥離した網膜，網膜静脈，剥離した毛様体扁平部無色素上皮，子午線皺襞，顆粒状組織，WWP（その範囲を斜線でうめる），網膜格子状変性（その範囲を×印でうめる），視神経乳頭
赤	剥離しない網膜，網膜動脈，網膜出血，網膜裂孔（輪郭は青），網脈絡膜萎縮（黒で囲んで赤の斜線でうめる）
黒	網膜および脈絡膜の色素
茶	脈絡膜剥離（斜線でうめる）
緑	硝子体や水晶体などの中間透光体の混濁（新鮮な硝子体出血は赤で塗り緑で囲む）
黄	網脈絡膜滲出斑，網膜下増殖

（American Academy of Ophthalmology より一部抜粋）

表2｜アトピー性皮膚炎に伴う毛様体皺襞部裂孔

- 隅角鏡による観察が有用
- 毛様体上皮剥離を伴うアトピー性網膜剥離の59%に合併[1]
- 倒像鏡による眼底検査では圧迫しても観察困難
- 硝子体手術中の強膜圧迫でも観察困難
- 細隙灯顕微鏡にて隅角鏡による観察が可能
- 圧迫することで裂孔が閉鎖する場合もある

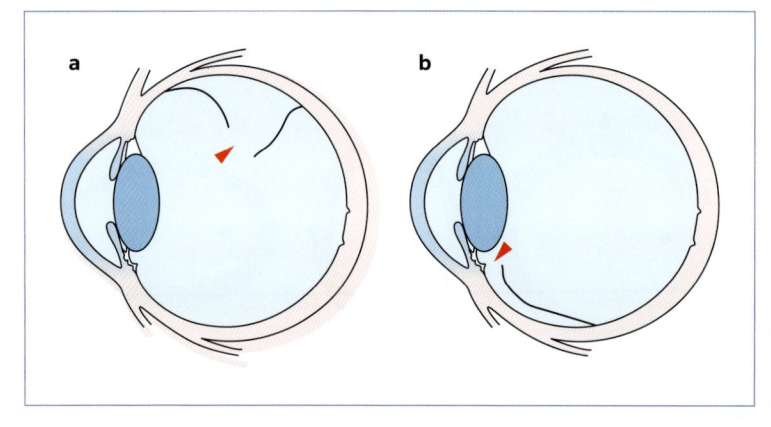

図7｜アトピー性皮膚炎に伴う毛様体皺襞部裂孔

a 網膜裂孔による網膜剥離．裂孔は硝子体腔に開放している．
b 毛様体皺襞部裂孔による網膜剥離．裂孔は後房に開放している．

が，復位した状態を想定して記載するのがよい．

　眼底を観察したら，細隙灯顕微鏡によって硝子体の観察を行う．接触または非接触の前置レンズを用いて後部硝子体膜の状態，網膜硝子体癒着や変性の状態などを確認して，これもスケッチに記載する．

　まれな疾患として，アトピー性皮膚炎に伴う毛様体皺襞部裂孔（表2，図7）は倒像鏡による観察は難しく，細隙灯顕微鏡を用いた隅角鏡またはGoldmann三面鏡を用いた検査が有用である．

文献

1) Tanaka S, et al：Ultrasound biomicroscopy for detection of breaks and detachment of the ciliary epithelium. Am J Ophthalmol 128：466-471, 1999

Ⅱ. 診療の手順

12.眼底写真・造影検査

名古屋市立大学医学部附属みどり市民病院眼科　**稲垣美保**

Ⅰ　眼底写真

　眼底所見を画像データとして記録する.出血(赤色)・硬性白斑(黄白色)などの色情報と,黄斑円孔・視神経乳頭陥凹・血管異常などの形態的変化を二次元的に記録することで,客観的・経時的な評価が可能となる(図1).

　白色光のフラッシュで約60°の眼底画像撮影が可能な従来の眼底カメラに加え,最近,レーザーを光源に用いた走査型超広角眼底撮影機器が普及してきている[1](図2〜4).赤・緑(・青)波長の各光源が瞳孔中心を通るように高速で動き,得られた眼底の点情報を疑似カラーで画像化するため,約130〜135°の広角画像を無散瞳,短時間で撮影できる.

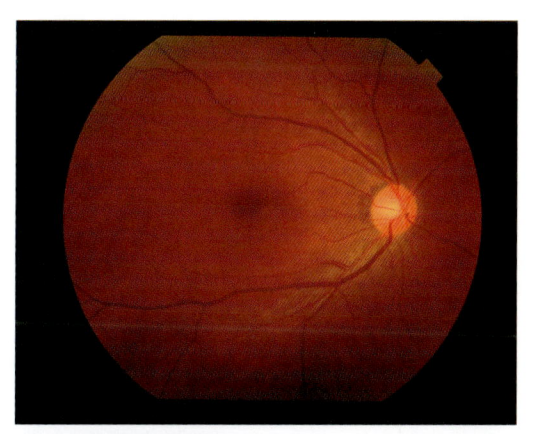

図1｜眼底写真 正常眼

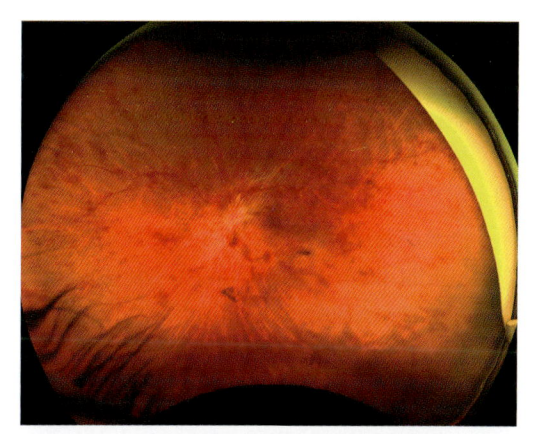

図2｜Optos® California 網膜中心静脈閉塞症

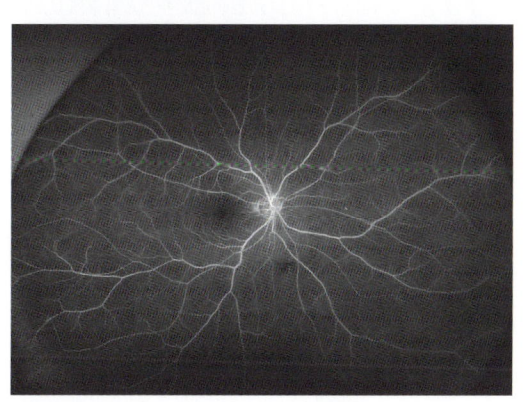

図3｜Optos® California FA 正常眼

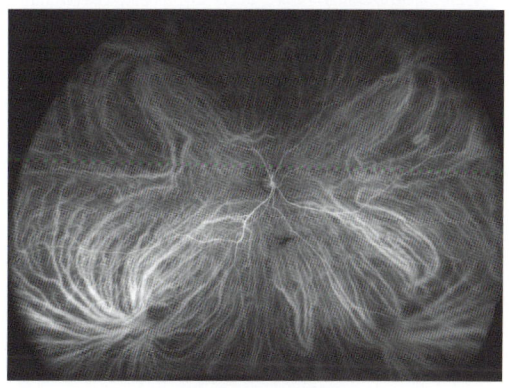

図4｜Optos® California IA 正常眼

表 1｜造影検査の前に患者に説明する内容と準備事項

検査前に患者に説明する内容
①点滴をとり，静脈内に造影剤を投与すること
②投与直後は重要な撮影ポイントであり連続撮影すること
③検査後～翌日にかけて黄染された尿が出ること
④皮膚の黄染が2～3時間続くこと
⑤透析患者の場合，投与量を半減し検査後に透析してもらうこと
⑤造影剤に対し一定の確率でアレルギー（重度の場合にはアナフィラキシーショック）が起こる可能性があること
⑥10%程度に悪心・嘔吐・搔痒感・蕁麻疹などの症状が現れること

検査前の準備事項
①造影検査に関するインフォームドコンセント
②書面で検査の承諾をとる
③当日の体調確認および血圧測定
④問診にてアレルギーや薬剤過敏性の確認を行う
⑤急変時に備えた気道確保や必要な薬剤などの準備

Ⅱ｜造影検査

　フルオレセインもしくはインドシアニングリーンによる眼底造影検査が実施される．網膜血管病変だけでなく，ぶどう膜炎，脈絡膜腫瘍，視神経乳頭疾患などの診断・鑑別に有用である．

　検査を始める前に，患者への説明事項として表1がある[2]．

　フルオレセイン蛍光眼底造影（FA）には脈絡膜相，網膜動脈相，毛細血管相，網膜静脈相，後期相がある．脈絡膜相では，網膜よりも1～2秒早く色素が到達することから，初期脈絡膜蛍光（choroidal flush）が観察される．網膜動脈相では，注入後から網膜中心動脈根幹部に蛍光が達するまでの腕網膜循環時間が測定される．正常範囲はおよそ10～15秒とされ，遅延は眼動脈の狭窄（眼虚血症候群）や高安動脈炎[3]などが考えられる．網膜動脈の蛍光出現から網膜静脈相の静脈充盈完了までの時間を網膜内循環時間と呼び，その遅延は網膜循環障害が考えられる．後期相は造影開始後10分程度で撮影する．正常であれば網膜静脈相と同様の画像が観察されるが，血管などのバリア機能の低下により種々の所見を観察できる．読影所見は大まかに低蛍光，過蛍光，血管の形態学的異常に分類され，その原因により各疾患の鑑別の一助となる．所見ごとのフローチャートを図5に示す．

　インドシアニングリーン蛍光眼底造影（IA）では，FAで検出に限界がある脈絡膜血管を主に評価する．異常所見は低蛍光，過蛍光に分けられ，脈絡膜新生血管の形態変化も撮影可能である．低蛍光は厚みのある出血，硬性白斑，色素沈着部位などに認める蛍光遮断（block）と，萎縮型加齢黄斑変性やレーザー光凝固後の瘢痕部などに特徴的な循環障害（充盈障害）に分類される．過蛍光は色素貯留（pooling），組織染（staining），パキコロイド疾患にみられる脈絡膜血管透過性亢進に分類される[4]．血管の形態学的異常では黄斑新生血管，特に，ポリープ状脈絡膜血管症の検出のほか，網膜毛細血管瘤の検出にも有用である[5]．

文献

1) 大石明生：眼底撮影．眼科学，第3版，大鹿哲郎ほか編，文光堂，東京，923-925，2020
2) 沢美喜：フルオレセイン蛍光眼底造影検査と異常所見．眼科学，第3版，大鹿哲郎ほか編，文光堂，東京，926-933，2020
3) 森隆三郎：インドシアニングリーン蛍光眼底造影検査と異常所見．眼科学，第3版，大鹿哲郎ほか編，文光堂，東京，934-940，2020
4) 高橋寛二：フルオレセイン蛍光眼底造影．眼科検査ガイド，第3版，根木　昭監修，飯田知弘ほか編，文光堂，東京，615-623，2022
5) 森隆三郎：インドシアニングリーン蛍光眼底造影．眼科検査ガイド，第3版，根木　昭監修，飯田知弘ほか編，文光堂，東京，623-630，2022

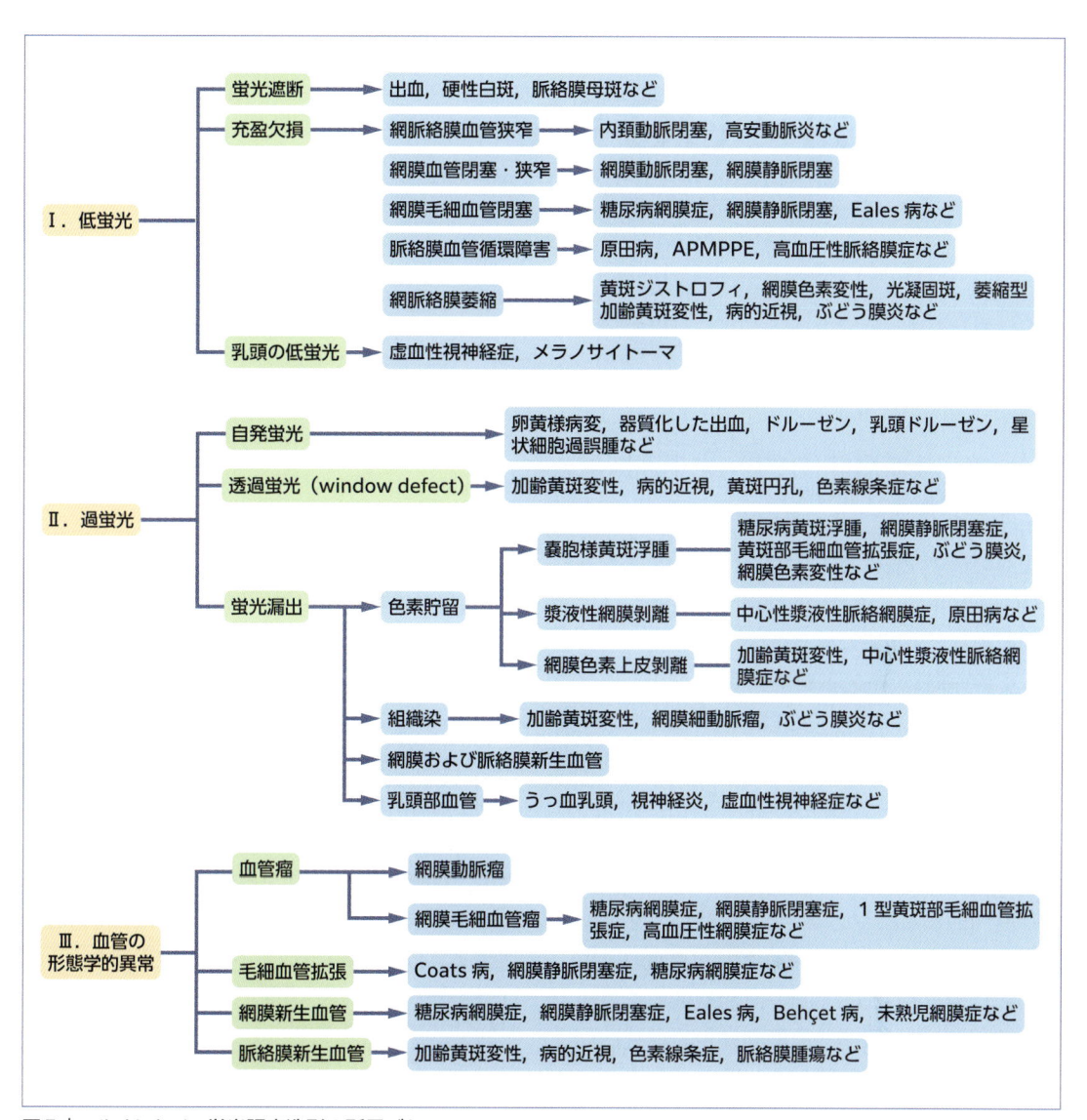

図5｜フルオレセイン蛍光眼底造影の所見ごとのフローチャート

Ⅱ. 診療の手順

13.OCT・OCTA

東京女子医科大学眼科　**橋谷　臨**
飯田知弘

Ⅰ 光干渉断層計（OCT）・光干渉断層血管撮影（OCTA）

　眼科の日常診療において欠かせない存在となったOCT（optical coherence tomography）は，網膜や視神経の微細な構造を高解像度で評価し，さまざまな網膜疾患の早期発見やモニタリングに役立っている．一方，OCTA（OCT angiography）は網脈絡膜血流から血管構造を非侵襲的に可視化することで，加齢黄斑変性や糖尿病網膜症などの診断や治療の判断に寄与している．しかしながら，これらの技術を実際に有効に利用するには専門的な知識が必要であり，使い方を理解しないままでは宝の持ち腐れとなりかねない．患者の視機能を最大限に保護し，治療戦略を最適化するためには，医師や視能訓練士の継続的な学習とスキルの向上が求められる．本稿では

OCT・OCTAの実臨床での具体的な使い方について述べ，実践的な手引きを解説する．

Ⅱ 実臨床でのOCTの使い方

　OCTには各種撮影モードがあり，すべての検査モードを撮影すれば見逃しは少なくなるが，検査に時間を要してしまい，外来待ち時間のひっ迫につながり，不満が生じかねない．疾患に合った適切な検査モードを選択することが外来診察のポイントである．まず，初診・再診患者ともに中心窩を通る黄斑部の縦横のクロススキャンが基本であり，疾患によっては5ライン，ラジアルスキャン，黄斑マップ，緑内障解析などの撮影モードも有用である．以下に各種撮影モードの使用例を示す．

1. クロススキャン（図1）

　OCTのクロススキャンの正常画像と各層の名称

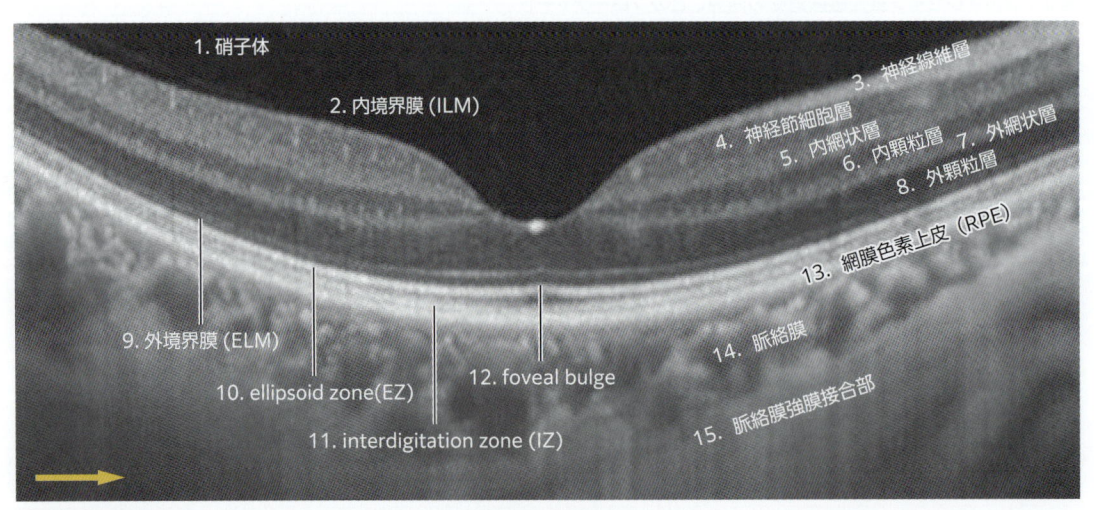

1. 硝子体
2. 内境界膜 (ILM)
3. 神経線維層
4. 神経節細胞層
5. 内網状層
6. 内顆粒層
7. 外網状層
8. 外顆粒層
13. 網膜色素上皮 (RPE)
9. 外境界膜 (ELM)
14. 脈絡膜
12. foveal bulge
10. ellipsoid zone(EZ)
11. interdigitation zone (IZ)
15. 脈絡膜強膜接合部

図1｜クロススキャン

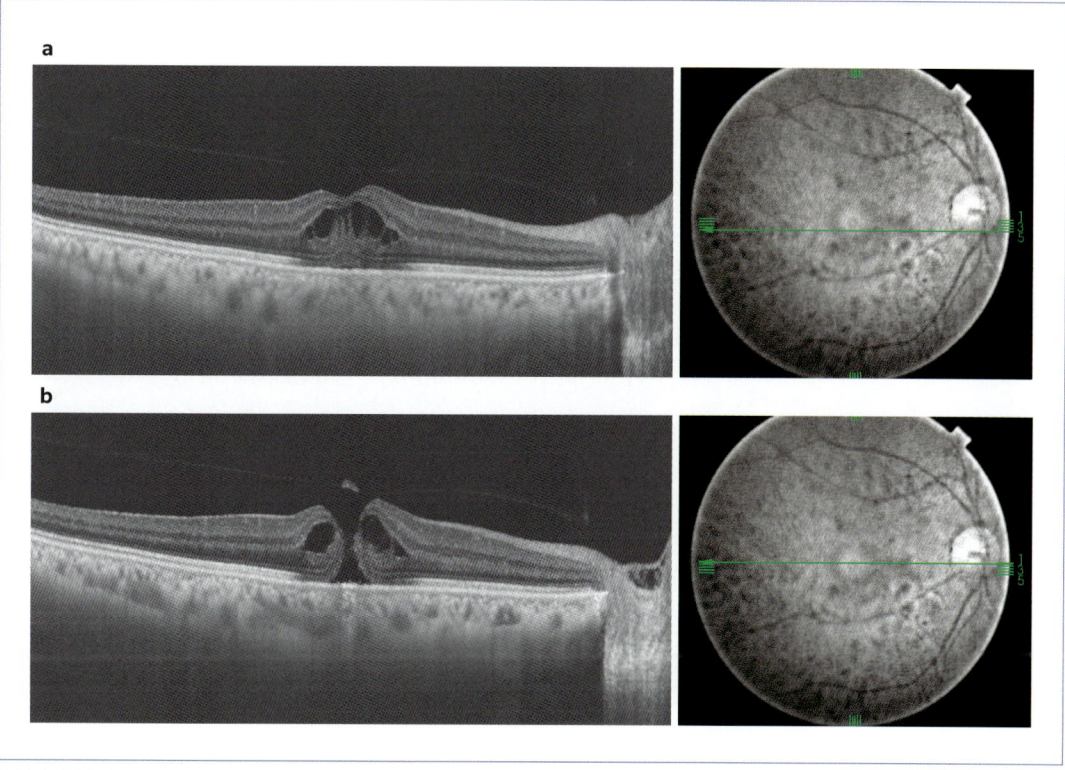

図2｜5ライン
aではMHが描出されていないが，5ラインの別のスライスの**b**ではstage 3のMHがみられる．

を示す．中心窩のスキャンでは，中心窩陥凹があり，網膜内層がみられないスライスの描出が重要である．黄斑疾患では特に固視不良のため，中心がずれてしまうこともあり，網膜の正常構造を医師・視能訓練士ともに理解することは，検査スキルおよび診断スキルの向上につながる．

2. 5ライン（図2）

　DRI OCT Triton Pro（トプコン社）では5ラインの1スライスにおけるスキャン幅は0.05〜1.5mmまで調節することが可能であり，例えば黄斑円孔（macular hole：MH）では，スライスによっては一見網膜外層の連続性があり，完全なMHが生じてないと思われても，5ラインのthin スライスを用いることで，網膜外層の途絶が確認でき，MHの診断となる．図2aのスキャンのみでは，黄斑浮腫と見誤る可能性がある．

3. ラジアルスキャン（図3）

　ポリープ状脈絡膜血管症（polypoidal choroidal vasculopathy：PCV）では，ポリープ状病巣はしばしば中心窩外やdisc近傍に生じることもある．このような場合，ラジアルスキャンを用いてポリープ部位を撮影することで，中心窩にはみられなかった滲出性変化が見つかることもある．

4. 黄斑マップ（図4）

　抗VEGF薬硝子体内注射の治療効果比較において，OCT B-scanも当然有用ではあるが，糖尿病黄斑浮腫や網膜静脈閉塞症に伴う黄斑浮腫などでは，黄斑マップを用いてen face画像で比較することで，治療効果判定を容易に行うことが可能である．

5. 緑内障解析（図5）

　緑内障に対するOCTでは，視神経乳頭周囲の

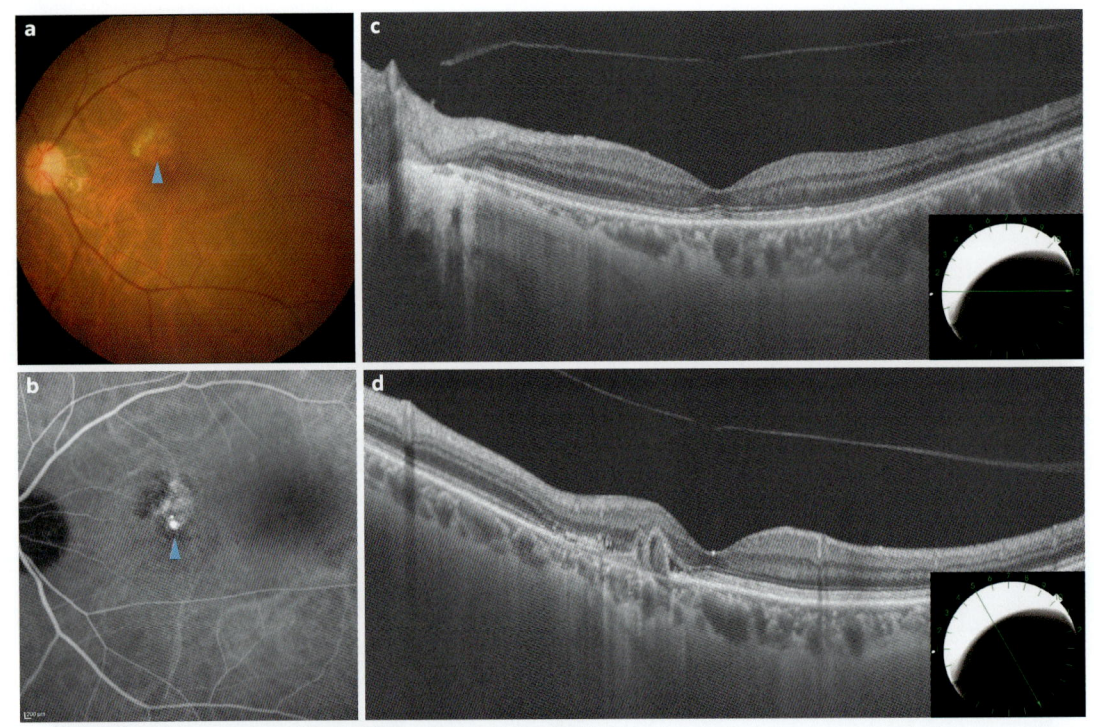

図3｜ラジアルスキャン，ポリープ状脈絡膜血管症（PCV）の症例

a・b 橙赤色隆起病巣（**a**）と，インドシアニングリーン蛍光眼底造影（IA）でのポリープ状病巣（**b**）がみられる（▶）．
c・d OCTでは中心窩を通る横スキャン（**c**）では写らないが，ラジアルスキャン（**d**）にてポリープ状病巣を確認できる．

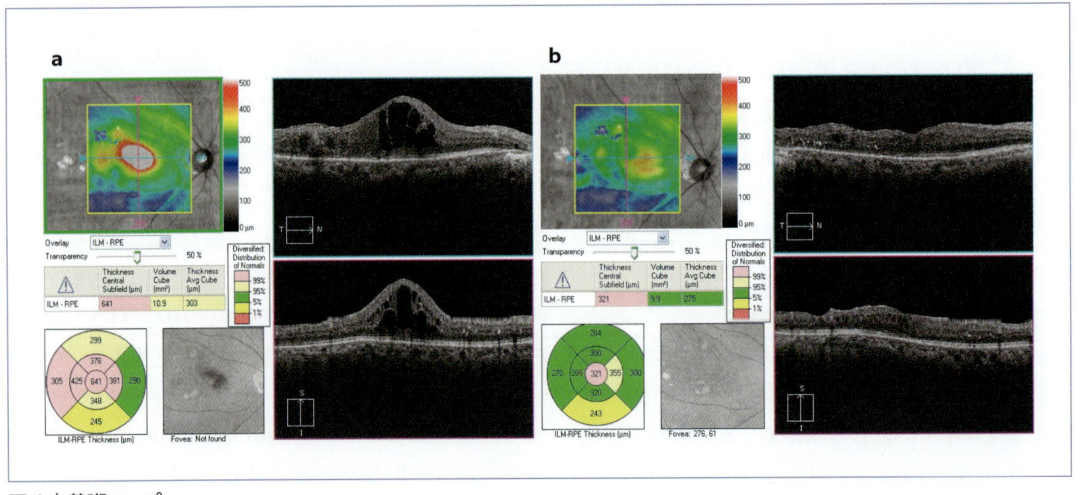

図4｜黄斑マップ

a 治療前，**b** 治療後．糖尿病黄斑浮腫に対する抗VEGF薬硝子体内注射前後の比較．カラーマップで黄斑浮腫の全体像が確認可能であり，網膜厚の数値も比較できる．

網膜神経線維層（retinal nerve fiber layer：RNFL）を測定して，網膜神経線維層欠損（nerve fiber layear defect：NFLD）を評価する方法と，黄斑部における網膜神経節細胞に関連した層の菲薄化を評価する方法とがある．黄斑部網膜内

層解析は各機種により解析法が異なるが，基本的にはRNFL，網膜神経節細胞層（ganglion cell layer：GCL），内網状層（inner plexiform layer：IPL）の組み合わせの違いである．緑内障の進行判定には当然視野検査が大切であるが，

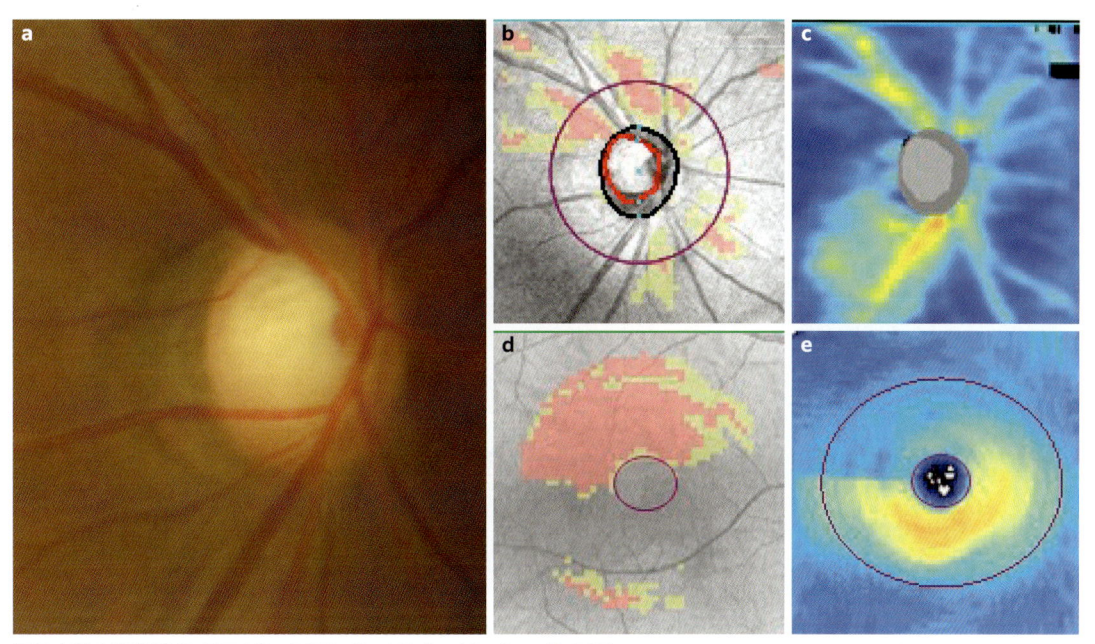

図5｜緑内障解析（シラスHD-OCT，Carl Zeiss Meditec社の例）
a 上耳側にnotchを伴う視神経乳頭陥凹拡大.
b・c 視神経乳頭周囲網膜神経線維層厚（cpRNFL）で上方のNFLD.
d・e 黄斑部のganglion cell analysis（GCA：GCL＋IPL）解析で耳側縫線（temporal raphe）上方の菲薄化.

図6｜無灌流領域（NPA）の評価
a 広角OCTA
b フルオレセイン蛍光眼底造影（FA）
OCTAで視神経乳頭鼻側に境界明瞭なNPAがみられ，FAと一致している（＊）．周辺部は画質が不良となり，判定には注意を要する.

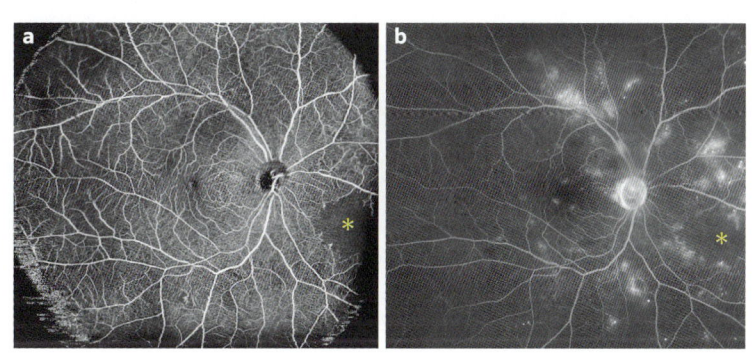

検査には主観的要素を多く含むため，どうしても検査ごとのバラつきが生じてしまう．OCTの活用が，緑内障診断ならびに進行判定に有用である.

III｜実臨床でのOCTAの使い方

OCTAにより，造影剤なしで非侵襲的な眼底の血管構造を画像化できるようにはなったが，完全に造影検査にとって代わるものではなく，同等に評価できるものもあれば，評価が難しいものも存在し，読影には注意が必要である．以下に，代表的疾患に対する使用例を示す.

1. 無灌流領域（NPA）の評価（図6）

OCTAにおけるNPA（non perfusion area）は，FA（フルオレセイン蛍光眼底造影検査）よりも境界明瞭に描出される．広角のOCTAやパノラマ撮影を用いれば周辺部の評価も可能となる．しかし，中間透光体の混濁によるシグナル減衰や，固視不良によるモーションアーチファクトやセグメンテーションエラーにより，単に画質が粗いだけということもある．また，広角画像では周辺部でひずみや画質の低下が生じやすい問題もあり，NPAの誤認には注意が必要である.

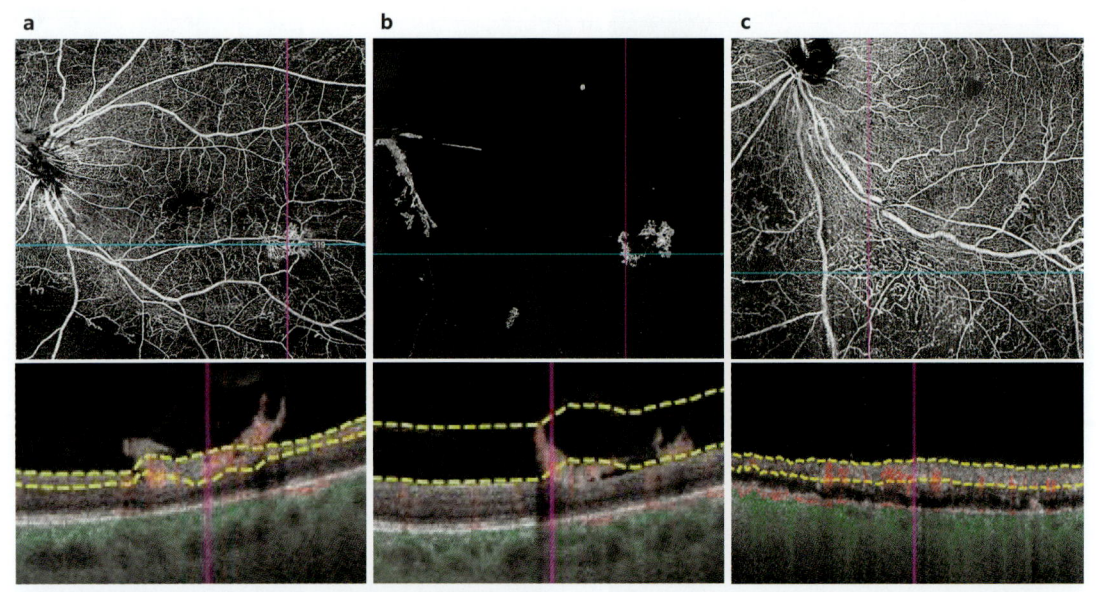

図7｜網膜新生血管(NV)の評価：増殖糖尿病網膜症の症例
a・b 表層毛細血管網と硝子体網膜界面のセグメンテーションでNVがみられ，OCT B-scanで網膜上に血流シグナル.
c アーケード血管下方に網膜内細小血管異常(IRMA)と，OCT B-scanで網膜内に血流シグナル.

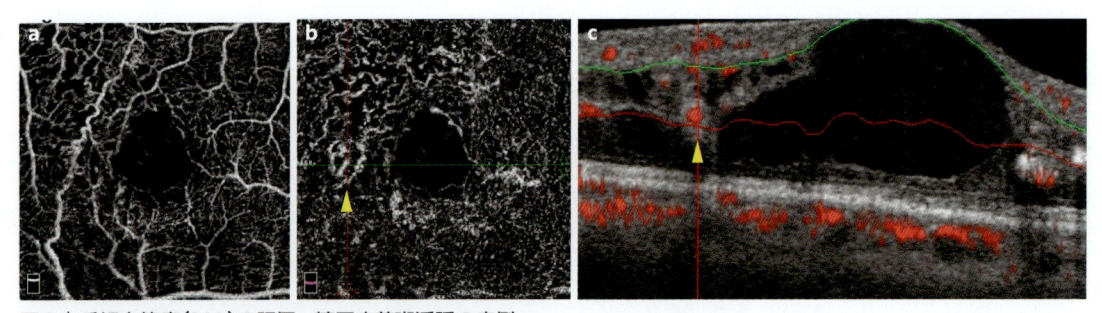

図8｜毛細血管瘤(MA)の評価：糖尿病黄斑浮腫の症例
a 表層毛細血管層，b 深層毛細血管層，c OCT B-scanと血流シグナル.
OCTAの表層毛細血管層および深層毛細血管層にMAを認める. 深層毛細血管層のMAの部位のOCT B-scanで黄斑浮腫と隣接して網膜内に血流シグナルがあり，黄斑浮腫の原因の一つと推定(▶).

2. 網膜新生血管(NV)の評価(図7)

　NV (retinal neovascularization)はOCTAのほうがより形態が鮮明に描出される一方で，FAのように蛍光漏出が判別できないのが弱点である. en face画像のみではNVと網膜内細小血管異常 (intraretinal microvascular abnormalities：IRMA) の形状が紛らわしいため，OCT B-scanで血流シグナルの有無を確認する必要がある. 一般的におおよそ網膜内に血流シグナルがみられればIRMAであり，網膜硝子体界面に血流シグナルがみられればNVである. また，表層毛細血管層のセグメンテーションだけでなく，硝子体のセグメンテーションでもNVの確認が可能である.

3. 毛細血管瘤(MA)の評価(図8)

　OCTAでは網膜の層別に血管構造を評価することが可能で，糖尿病網膜症や網膜静脈閉塞症などでは表層あるいは深層の毛細血管層にMA (microaneurysm) が生じる. MAによって黄斑浮腫が生じた場合，網膜深層の毛細血管網に浮腫の要因となるMAが生じることが多く，レーザー治療を行う場合はB-scanで黄斑浮腫に隣接する

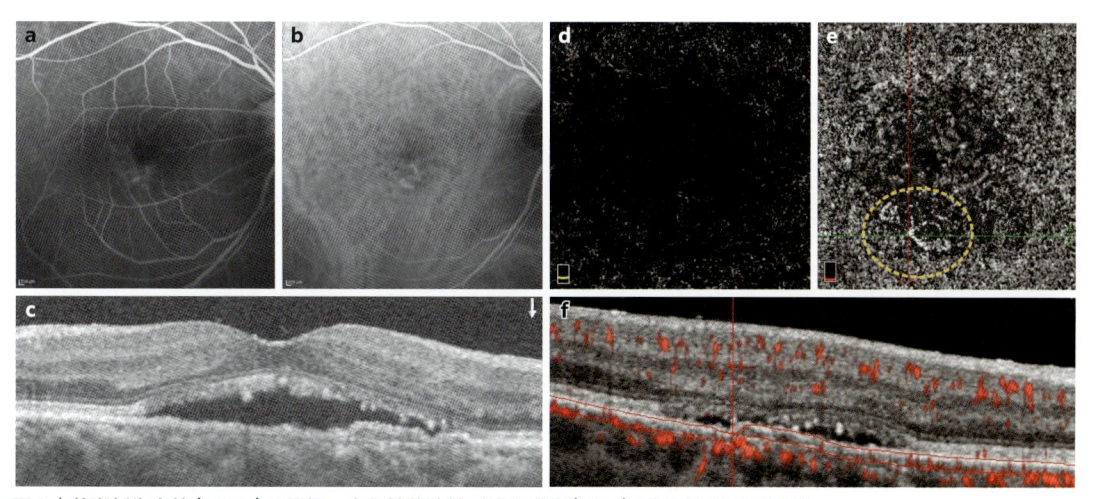

図9｜黄斑新生血管（MNV）の評価：中心性漿液性脈絡網膜症（CSC）と鑑別を要する症例
a〜c CSC様の漿液性網膜剝離がみられ，FA/IAではMNVがはっきりしない．
d〜f OCTAでMNVを疑う所見があり（◯），OCT B-scanで網膜色素上皮の不整隆起内に血流シグナルがあり，MNV
と診断．

MAを確認することも，治療の補助となる．

4. 黄斑新生血管（MNV）の評価（図9）

　新生血管型加齢黄斑変性において，FAやIA（イ
ンドシアニングリーン蛍光眼底造影検査）によって
診断や病型分類を行うことはもちろんゴールドス
タンダードであるが，OCTAのみでMNV（macular
neovascularization）が明瞭に描出され，診断で
活躍することも多い．黄斑部のOCTAの評価には
3×3 mmや6×6 mmの細かい画角が望ましい．
また，セグメンテーションが正しく行われているか
は必ずチェックする．オートセグメンテーションで
MNVが描出されることもあれば，マニュアル操作
でセグメンテーションを変更しないとMNVの評価
に悩ましい症例もある．加えてアーチファクトには
注意が必要で，しばしばプロジェクションアーチ
ファクトが生じ，正常眼でも網膜血管が映り込み，

MNVと誤認する可能性がある．必ずB-scanで
血流シグナルの確認を行うことが重要である．
　OCTAはMNVの有無の評価には優れるが，
PCVや網膜内血管腫状増殖（retinal angioma-
tous proliferation：RAP）といった病型診断に関
しては，OCTAのみではまだ課題があり，マルチ
モダルイメージングによる診断が重要である．

Ⅳ　おわりに

　以上，簡便にOCTとOCTAの使用例について
述べた．漫然と撮影するのではなく，実際に診察
でみた眼底所見と対比して，何を見たいのか，常
に考えることが大切である．また，多くの機種が
販売されているが，深達性や画角などがメーカー
により異なり，それぞれの魅力がある．一機種に
限らず，用途に応じて使い分けることも有用であ
ろう．

One Point Advice

電気生理学的検査

三重大学眼科　**加藤久美子**

眼科領域における電気生理学的検査には，①網膜電図検査(electroretinogram：ERG)，②視覚誘発電位検査(visual evoked potential：VEP)，③眼球電図検査(electro-oculography：EOG)の3つがあるが，本稿では①，②について述べる.

網膜電図検査(ERG)

光刺激により誘発される網膜の電位変化を，角膜や皮膚に置いた電極で記録する検査. 網膜色素変性に代表される網膜変性疾患の診断に非常に有用で，不可欠な検査である. ERGは記録の方法により以下のように分類される.

①全視野ERG：ガンツフェルドドームなどを使用して，網膜全体を光刺激して記録するERG.

②多局所ERG：61〜103個の六角形の配列からなる図形で網膜を刺激して記録するERG.

③黄斑局所ERG：赤外線眼底カメラで眼底を観察しながら，5°，10°あるいは15°の大きさの円形の光で黄斑局所を刺激して記録するERG.

これらのERGを記録する代表的な装置を**図1**に示した. また，これらの記録装置を用いて記録したERG波形を**図2**に示した.

全視野ERGは，網膜全体の機能異常を評価する際に有用である. 多局所ERGおよび黄斑局所ERGは，網膜の局所の機能評価をすることができる. これらのERG検査の適応疾患について**表1**にまとめた.

従来は角膜上に装着するコンタクトレンズ電極を用いて記録を行っていたため，小児ではERGを記録することが困難であった. 最近になり皮膚電極(**図3**)を用いてERGを記録することができるようになり，ERG検査への協力が得られにくい被検者からもERGを手軽に記録することができるようになった.

視覚誘発電位検査(VEP)

視覚刺激により誘発される大脳視覚野の反応を，

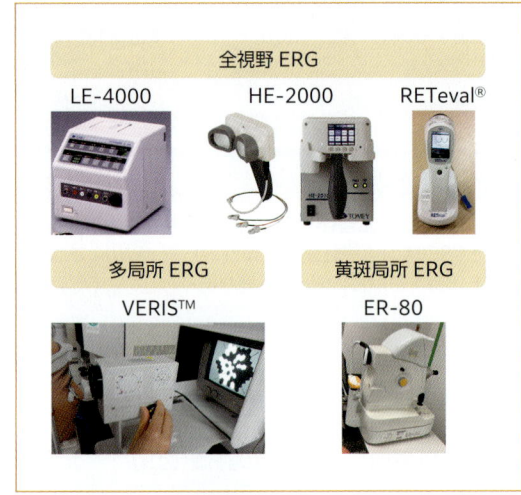

図1｜さまざまな網膜電図記録装置
LE-4000，HE-2000はトーメーコーポレーション社製，RETeval®はLKC Technologies社製，VERIS™はElectro-Diagnostic Imaging社製，ER-80(生産終了)は興和社製.

頭皮に置いた電極で記録する検査. 白黒のチェックボードの反転により図形刺激を行うパターンVEP(**図4a**)と光の点滅のみで刺激を行うフラッシュVEP(**図4b**)がある. VEPを行うことで，黄斑と大脳皮質の間の視路の機能を評価することができる[1]. **図4c**にRETeval®で記録した正常者のフラッシュVEPの結果を示す. 100 msec付近に陽性波があるかどうかが評価のポイントである. RETeval®で記録したフラッシュVEPの結果には基準値が示されるので，評価の参考にされたい.

VEPは視力検査ができない，あるいは視力検査の信頼性が乏しい患者において有用な検査である.

文献

1) Hamilton R, et al：ISCEV extended protocol for VEP methods of estimation of visual acuity. Doc Ophthalmol 142：17-24, 2021

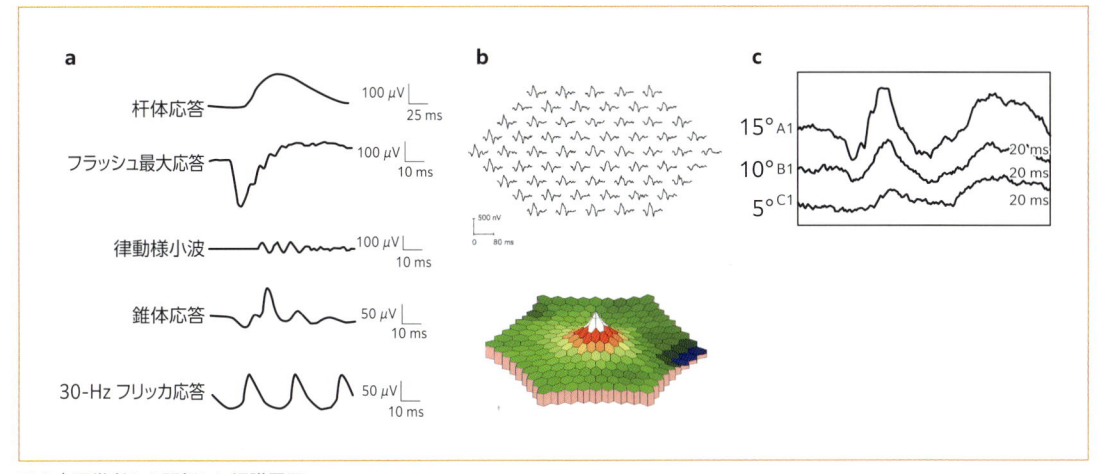

図2｜正常者から記録した網膜電図

a 全視野ERG：LE-4000で記録した．杆体応答，フラッシュ最大応答，律動様小波は暗順応下で，錐体応答，フリッカ応答は明順応下で記録する．
b 多局所ERG：61個の局所ERG（上段）と，網膜の単位面積あたりの局所ERGの振幅を高さで表したもの（下段）．
c 黄斑局所ERG：5°，10°，15°のサイズの円形の刺激光で黄斑局所を刺激して記録した波形．大きいサイズの刺激光ではより大きな波形が得られる．

ERGの種類	適応疾患
全視野ERG	● 遺伝性網膜変性疾患が疑われるとき ● 網膜血管障害や虚血性疾患 ● 原因不明の視力低下や視野障害 ● 眼底透見困難時の網膜機能評価
多局所ERG／ 黄斑局所ERG	● オカルト黄斑ジストロフィなどの黄斑疾患 ● 急性帯状潜在性網膜外層症 ● 原因不明の局所性視野障害

表1｜ERGの種類と適応疾患

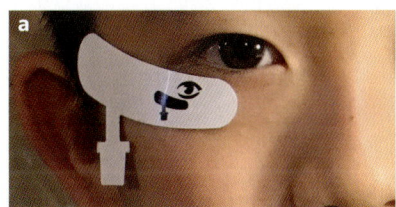
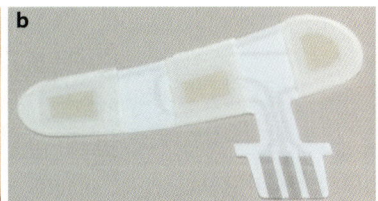
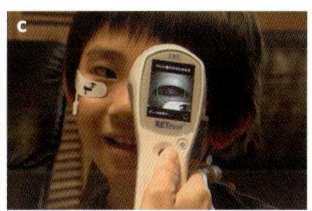

図3｜皮膚電極

a RETeval®が採用している皮膚電極．下眼瞼から2 mmの場所に貼付する．
b 皮膚電極の裏面．3つの電極が1枚のシートに配置されている．
c RETeval®を使用して小児からERGを記録する様子．

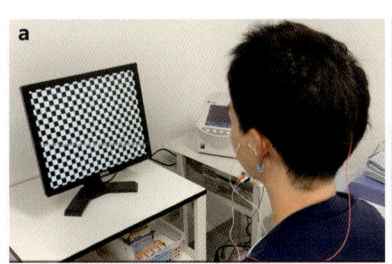
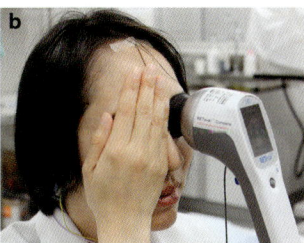
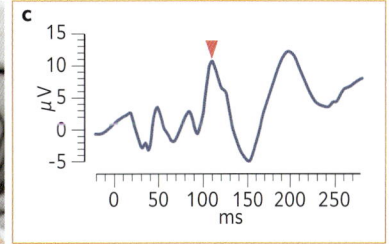

図4｜視覚誘発電位検査（VEP）

a パターンVEPの記録風景，**b** RETeval®を用いたフラッシュVEPの記録風景，**c** 正常者から記録したフラッシュVEPでは100 msec付近に陽性波がみられる（▶）．

Ⅱ. 診療の手順

14. 医療機器の定期点検・メンテナンス

日本眼科医療機器協会販売保守委員会　**平川健吾**

近年，精密で革新的な機能をもった医療機器が多くなっており，より複雑化してきている．使用にあたっては，これまでよりも高度な知識，技術が必要となってきている．

院内で検査や手術を実施していくうえで，誰しも機器の使用に関して作業中にヒヤッとしたこと，ハッとしたこと，危ないと感じたことがあるだろう（ヒヤリハット）．1件の重大な事故の発生には，背後に29件の軽微な故障や不具合，300件の事故に至らなかったヒヤリハットがあるといわれている（図1）．

こういった事故の因子を軽減するために，現場で取れる対策・予防策がある．対策として，日常点検，定期点検・メンテナンス，教育訓練が重要である．

Ⅰ｜日常点検

日常の正しい院内環境の整備を行うために，施設設備の点検や機器の日常点検を行う必要がある．機器を使用する前に電源コンセントやネットワークケーブルなどの接続，電気系の確認を行う．接地され，電気容量を満たした壁コンセントに接続し，延長コードなどの使用は避ける（図2）．

また，機器外装や診断機器の顎台など患者が触れる部分の清掃，光学部のレンズなどの清掃は多岐にわたる．電源投入時に正常に立ち上がるか確認する．機器の種類によっては，適切なキャリブレーションの実施が必要な場合もある．

使用後には電源コードを壁コンセントから外し，適宜清掃を実施し，ダストカバーを掛け適切に保管する．

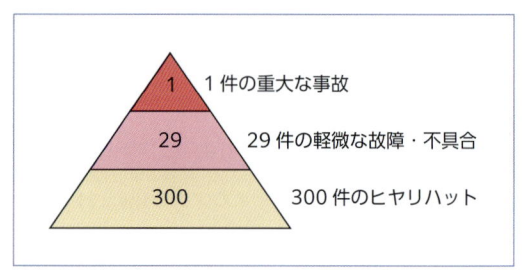

図1｜ハインリッヒの法則

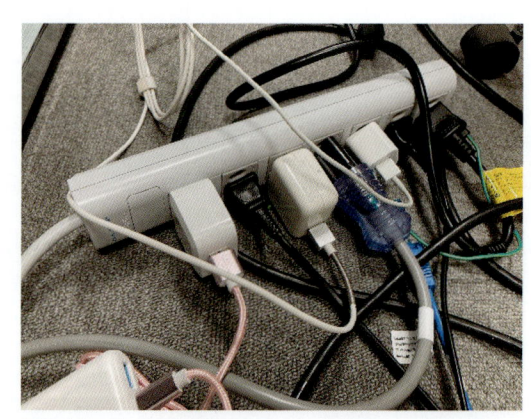

図2｜好ましくない例

日常点検に関しては各メーカーの取扱説明書に従って，適切に行うことが望ましい．

Ⅱ｜定期点検・メンテナンス

医療機器の保守点検は，最新の医療技術を活用して患者の診断や治療に貢献するために不可欠である．

医療機関は，医療機器の適切な保守点検の実施が医療法に定められており，その安全性と性能維持のためには，保守点検・予防保守が適切に実施されていることが重要である．

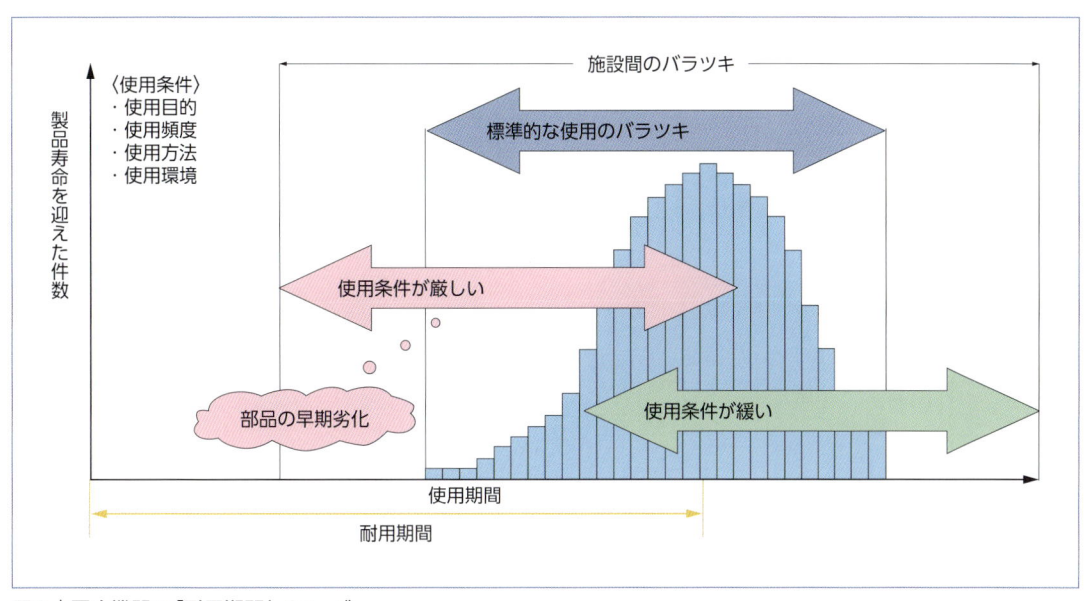

図3｜医療機器の「耐用期間」イメージ
（作成：日本医療機器産業連合会　販売・保守委員会）

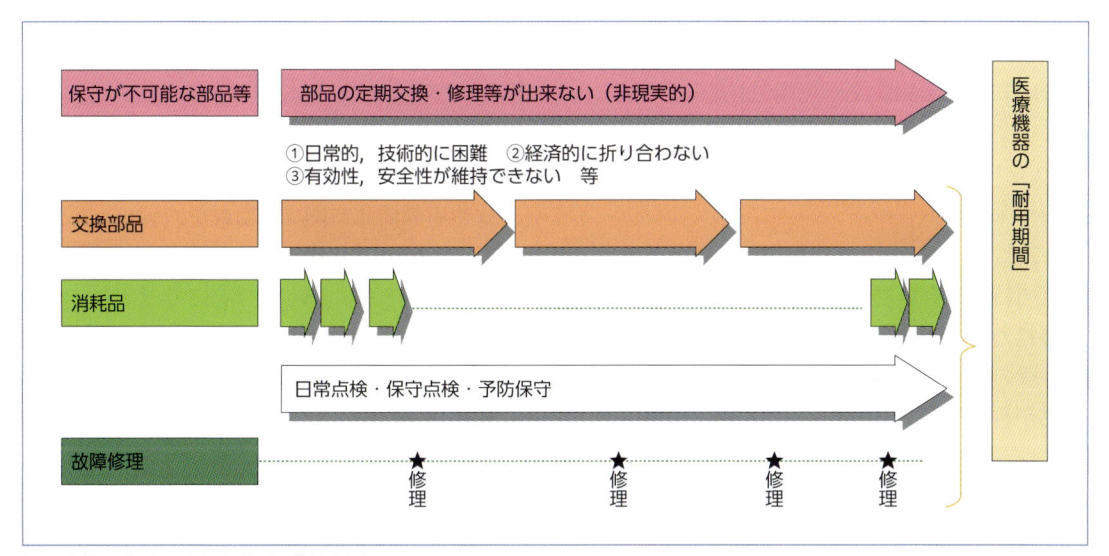

図4｜部品寿命から見た「耐用期間」例
（作成：日本医療機器産業連合会　販売・保守委員会）

　保守点検・予防保守には定期的な点検，消耗部品の交換などのメンテナンス，突発的な故障およびトラブルシューティングなど技術的なサポートが含まれる.

　保守点検により，高度で複雑な医療機器の正確な動作が確保され，患者の安全性と治療の品質が向上する. また，保守点検は機器の寿命を延ばし，コストを削減することにも貢献する.

　検査室および手術室などで使用される医療機器の多くは特定保守管理医療機器に指定されており，医療機器（高度管理，管理，一般）のうち，特定保守管理医療機器は保守点検，修理，その他の管理に専門的な知識および技能を必要とすることから，その適正な管理が行わなければ疾病の診断，治療又は予防に重大な影響を与えるおそれがあるものとして，厚生労働大臣が指定している.

　医療機器の添付文書には，医療機器固有の設置環境，耐用期間（図3，4），保守点検に係る事

表1｜医療機器添付文書の設置環境，耐用期間，保守点検に関する記載の一例

【保管方法及び有効期間等】
1. 設置環境
　設置環境に関する詳細は取扱説明書を参照すること．
2. 耐用期間
　指定された保守点検を実施した場合，●年
　［自己認証による］
【保守・点検に係る事項】
1. 使用者による保守点検事項
　保守・点検に関する詳細は取扱説明書を参照すること．
2. 業者による保守点検事項
　本品の安全性と機能性を維持するために当社による定期保守点検を実施すること．詳しくは当社担当者に問い合わせること．

表2｜フルメンテナンス保守契約の例

- 定期点検：年1回（機器の性質上推奨される回数は異なる．定期点検作業のほかにも使用の履歴を確認し，必要な処置を講じる）
- 消耗品の交換：定期点検時に消耗部品を計画的に交換
- 修理：顧客からリクエストされた修理，部品交換，キャリブレーションなどを実施，代替機の提供やその運搬に係る経費
- 技術サポート：日常起きたトラブルに関して，技術者によるテレフォンサポートやオンラインによるリモートサポートを実施

項が記載されている（**表1**）．耐用期間の定義は，適正な使用環境と維持管理のもとに，適切な取り扱いで本来の用途に使用された機能および性能を維持し，使用することができる標準的な使用期限をいう．

　医療機器の保守点検は，医療機器の修理許可業者に業務委託することが可能である．

　保守契約は，機器メーカーごとにサービス内容に違いがあるが，代表的なサービス内容の一例を**表2**に示す．

　表2はフルメンテナンス保守契約の例であるが，機器の特性に合わせて定期点検のみに特化した低価格なプランや，定期点検に消耗品・修理・代替機の提供などの費用がすべて有償またはその一部が有償となる組み合わせのプランなど多様な保守契約を各社用意している．保守サービスの詳細は各機器メーカーへ問い合わせていただきたい．

 Ⅲ｜教育訓練

　正しい作業を確実に行うために定期的な教育訓練や啓発が必要になる．リスクのあるヒヤリハットへの意識を高めるためのトレーニングを定期的に実施する．例えば，リスクのある状況への対処方法や事故防止に関する指針を共有し，安全な行動習慣を身につけることが重要である．

　これらの対策・予防策を院内で運用して，適切な環境を整備し，機器の安全の確保と性能の維持を行っていくことが望ましい．

15. 心因性視覚障害・詐病

新潟大学眼科 **植木智志**

I | 用語の確認

非器質性視覚障害は機能性視覚障害とも呼ばれ，Bruceらは純粋な非器質性視覚障害は，検査によって正常な視機能が証明された場合にのみ診断でき，除外診断によっては診断できないとしている[1]．Bruceらは，非器質性視覚障害を，①身体表現性障害，②虚偽性障害，③詐病に分類している．非器質性視覚障害はしばしば器質性視覚障害に合併する．

文献[2~4]によると，以下のように説明されている．

1. 身体表現性障害

現在，DSM-5では身体症状症，ICD-11では身体的苦痛症と呼ばれ，医学的所見によって説明できない身体症状からなる障害で，発症には心理社会的背景因子が重要な役割を果たしている．出現した身体症状は意図的に産出されたものではない．心因性視覚障害は，非器質性視覚障害のうちの身体表現性障害としてよいと考える．小児の心因性視覚障害については臨床的特徴があるため，次項で詳しく述べる．

2. 虚偽性障害

現在，DSM-5では作為症（虚偽性障害），ICD-11では作為症群と呼ばれ，意図的に症状を産出する点で詐病に類似するが，基本的には金銭的報酬を求めるなどの明らかな外的な動機（疾病利得）は存在せず，周囲の注意や同情を得るために病者の役割を演じたいという心理的欲求が背景にある．侵襲的検査や治療を進んで受けたがる傾向にある．ミュンヒハウゼン症候群の概念も含む．

3. 詐病

身体症状・精神症状を意図的に産出したり，現在ある症状を大げさに誇張したりする．背景には疾病利得が存在する．疾病利得には，金銭的利得や補償の獲得，困難な状況や責任からの回避，依存薬物の入手などがある．症状は自分が観察されているとわかっているときのみ産出され，自分が観察されていないと思う状況では消失する．検査には非協力的である．早期から診断書を請求したり，症状を事故や外傷と結びつけて説明したりする場合には詐病の可能性が高い．

ここまでの解説を表1にまとめる．

表1｜非器質性視覚障害（＝機能性視覚障害）の分類

身体表現性障害	DSM-5では身体症状症，ICD-11では身体的苦痛症と呼ばれる．医学的所見によって説明できない身体症状からなる障害
虚偽性障害	DSM-5では作為症（虚偽性障害），ICD-11では作為症群と呼ばれる．意図的に症状を産出する点で詐病に類似するが，基本的には疾病利得は存在しない．検査を進んで受けたがる傾向にある．
詐病	身体症状・精神症状を意図的に産出したり，現在ある症状を大げさに誇張したりする．背景には疾病利得が存在する．検査には非協力的である．

表2｜小児の心因性視覚障害の臨床的特徴

- ・学童期にみられる
- ・女児に多い
- ・精神科学的疾患に併発する症例は少ない
- ・発症から1年以内にほとんどの症例で症状が消失する

Ⅱ 小児の心因性視覚障害の臨床的特徴

　小児の心因性視覚障害には臨床的特徴がある．Toldoらは16歳未満の心因性視覚障害58症例について，3ヵ月ごとの外来受診もしくは電話での病状確認で1年間経過観察を行い報告している[5]．診断はさまざまな視機能検査の結果の不一致から行い，疑わしい症例には電気生理学的検査を行った．39症例が女児，19症例が男児で，発症時年齢の平均は9.6歳（5.3～15.5歳）だった．視力低下が76％，視野障害が48％にみられ，71％は両側性の症状だった．41％に家庭の問題（両親の精神的もしくは身体的疾患），29％に学校の問題，41％に心理学的問題（12症例に自己肯定感の低下）がみられ，小児精神科医にコンサルトした7症例のうち2症例が新たに精神科学的疾患と診断された．症状発症から診断までは平均3.1ヵ月，症状消失までは平均7.4ヵ月で，症状発症から12ヵ月以内に完全な症状消失が85％でみられた．この報告によれば，小児の心因性視覚障害は学童期にみられ，女児に多く，精神科学的疾患に併発する症例は少なく，発症から1年以内にほとんどの症例で症状が消失することがわかる（表2）．

1. 鑑別疾患は？

　細隙灯顕微鏡検査や眼底検査ではわからない，もしくはわかりづらい器質性視覚障害が鑑別に挙がる．Somersらは，小児眼科を受診した視機能障害を有するがルーチンの眼科検査で未診断の150症例の患児の半数が非器質性視覚障害で，残りの半数が器質性視覚障害だったと報告している[6]．器質性視覚障害の22.4％が視神経炎，21.2％が屈折異常，11.8％が弱視，10.6％が外傷，7.0％が顕性遺伝性視神経萎縮，5.8％が調

節けいれん，4.8％が視神経萎縮，4.7％が視神経膠腫だった．単独施設での後方視的研究であるが，非器質性視覚障害の鑑別として視神経炎や弱視が重要である．また，対光反射に特に注目した診察を行ったとの記載があり，参考になる．

Ⅲ 診療の手順

1. 問診

　小児では，視力低下を訴える症例もあれば訴えない症例もある．患児の心理社会的背景因子をしっかりと聴取することが重要である．具体的には，家庭環境の変化（新しく兄弟ができたなど），学校でのトラブル，塾や習いごとが患児にとって負荷になっていないかなどを聴取していく．患児が何らかのストレスを抱えていることに保護者および患児本人が気づくことが重要であると筆者は考える．

　成人では小児と同様に心理社会的背景因子をしっかりと聴取することは重要であるが，早期から診断書を請求したり，症状を事故や外傷と結びつけて説明したりする場合には詐病を疑い注意深く検査・診察を進める必要がある．詐病では検査に非協力的である点に留意する．一方，侵襲的検査や治療を進んで受けたがる傾向にある場合には虚偽性障害を疑う．

　小児でも成人でも，軽度の眼外傷後に見えづらいという主訴で受診する症例は存在する．成人では白内障手術後に見えづらいという主訴で受診し，多くの検査を行っても原因が不明である症例のなかに非器質性視覚障害が疑われる症例が存在する．

2. どのような検査を行えば非器質性視覚障害と診断できるのか？

　片眼性視力低下の症例では，立体視検査が診断に有用である．立体視40秒は視力1.0に，立体視61秒は視力0.5に，立体視160秒は視力0.1に相当する（Stereo Fly testで立体視40秒はサークルの9番目である）．また，視力低下を訴えていない僚眼の眼前に4PDのプリズムを置き，複視を

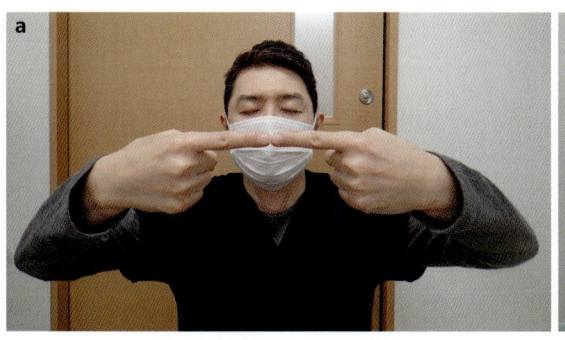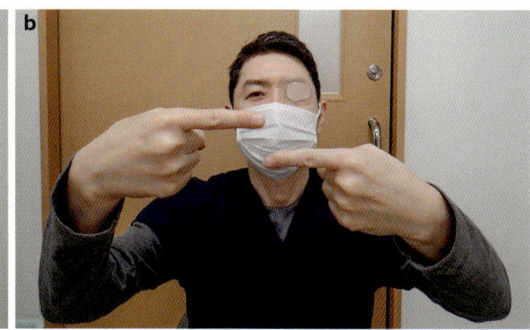

図1｜finger to finger法と呼ばれる方法の模式図
両手の第二指の先端を付けることができるかを評価する.
a 真に全盲の症例は，固有感覚により両手の第二指の先端を付けることができる.
b 非器質性視覚障害の症例は，しばしば遂行することができない.

訴えれば非器質性視覚障害を疑うことができる.

　両眼性視力低下を訴える非器質性視覚障害の症例には，検査距離を変えても同じ視力を主張する症例が多いことが知られており診断に有用である．通常は，検査距離5 mで視力表の0.2のラインが見えれば，検査距離2.5 mでは視力表の0.4のラインが見えるはずである.

　両眼性の程度の強い視力低下を訴える症例では，両手の第二指の先端を付けることができるかを評価することで，非器質性視覚障害を診断できることがある（図1）．真に全盲の症例でも，固有感覚により両手の第二指の先端を付けることができるが，非器質性視覚障害の症例は，しばしば遂行することができない．視運動性眼振を誘発するドラムも有用である（図2）．視運動性眼振が誘発されれば，少なくとも0.1以上の視力があるとみなせる.

　片眼性の視力低下を訴える症例では視覚誘発電位を測定し，正常で対称性の結果が得られれば非器質性視覚障害と診断できる.

　小児ではレンズ打ち消し法（最終的にレンズ度数の和が0Dで視力検査を行う）は頻繁に用いられる.

▶ IV｜非器質性視覚障害に比較的特徴的な視野障害

　非器質性視覚障害では，トンネル状視野が特徴的であるとされている．タンジェントスクリーン上に視標を提示して視野を測定し，検査距離を

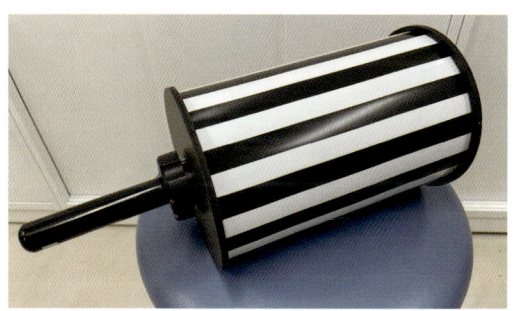

図2｜視運動性眼振を誘発するためのドラム
視運動性眼振が誘発されれば少なくとも0.1以上の視力があるとみなせる.

変えても測定した視野が変わらなければトンネル状視野である（図3）．通常は，検査距離が長くなれば視野の範囲は広がるはずである.

1. Goldmann視野計

　Goldmann視野計による検査では，求心性視野狭窄がみられることがある．トンネル状視野のごとく，イソプタを変えても同程度の範囲の視野となる．そのほかにはらせん状視野やギザギザの星状視野などがみられることがある（図4）.

2. Humphrey視野計

　Goldmann視野計による検査結果に比べて診断に有用ではないが，Humphrey視野計による検査ではスクエア状視野やクローバー状視野がみられることがある（図5）.

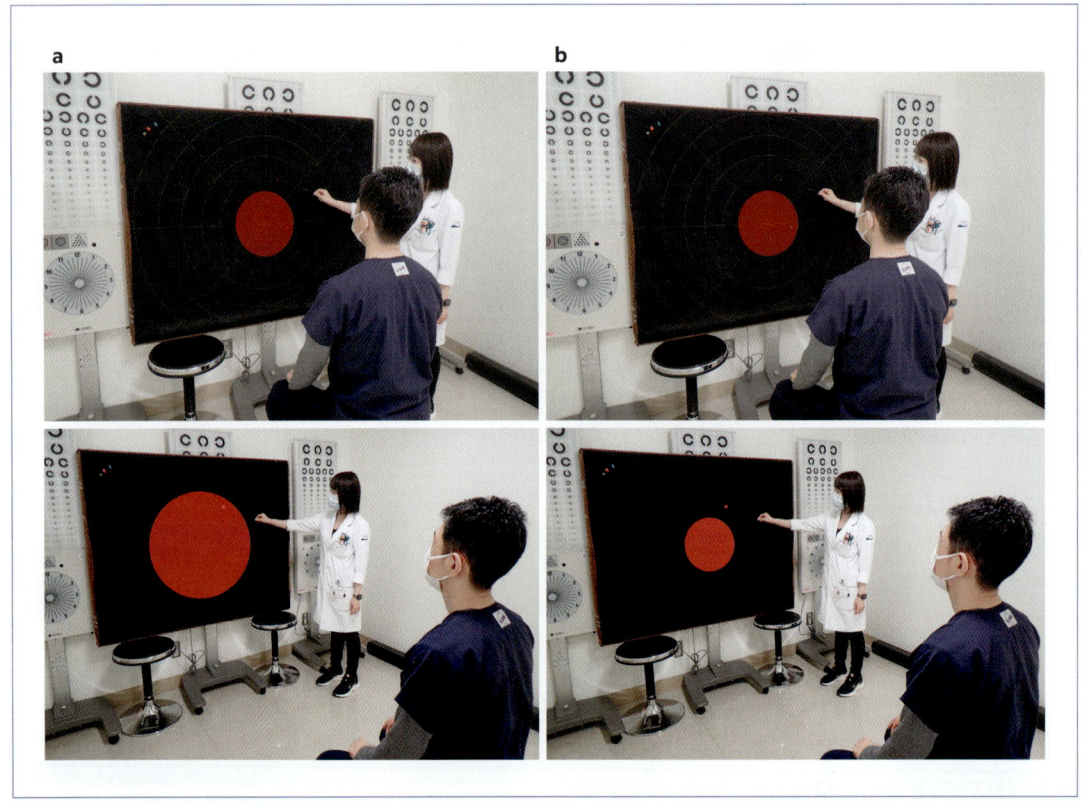

図3｜トンネル状視野の模式図
a タンジェントスクリーン上に視標を提示し行う視野検査で，通常は検査距離が長くなれば測定される視野（赤い円）も広くなるはずである．
b 検査距離を変えても測定される視野（赤い円）が変わらなければトンネル状視野である．

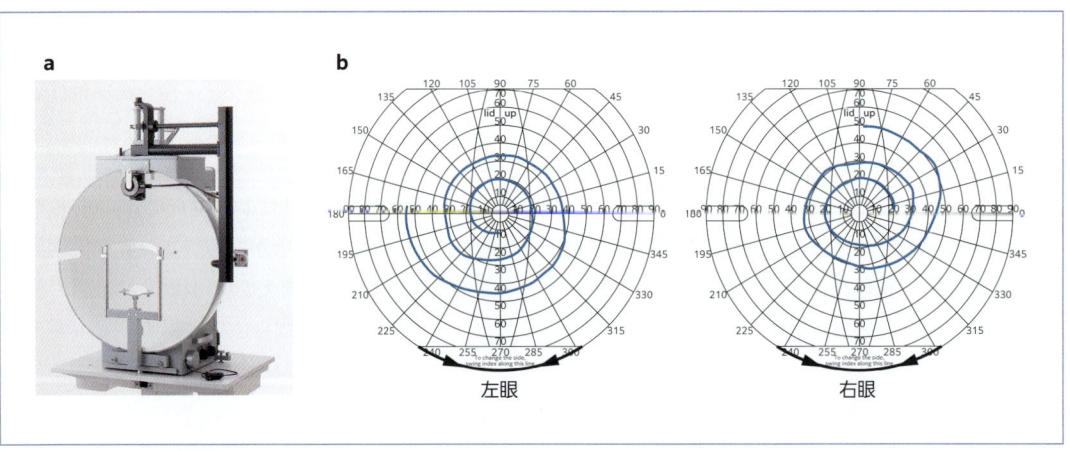

図4｜Goldmann視野計
a Goldmann視野計の外観．
b 心因性視覚障害が考えられる8歳女児のGoldmann視野計による検査結果．両眼にらせん状視野がみられる．

（画像提供（a）：ジャパンフォーカス株式会社）

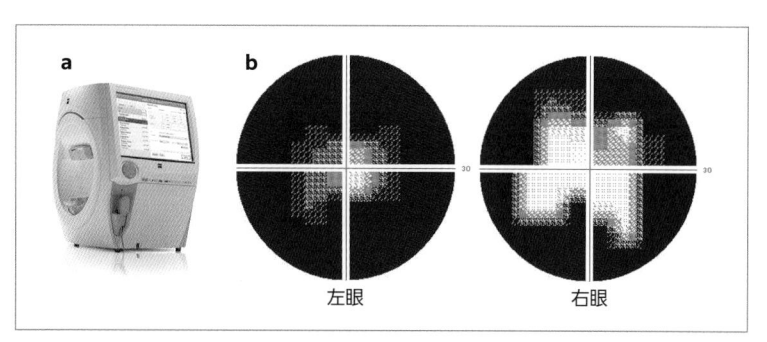

図5｜Humphrey視野計
a Humphrey視野計の外観.
b 心因性視覚障害が考えられる13歳男児のHumphrey視野計による検査結果. 右眼にクローバー状視野, 左眼に求心性視野狭窄がみられる.
(画像提供(a)：カールツァイスジャパン株式会社)

左眼　　　　　右眼

図6｜両眼開放視野計（アイモ® vifa, クリュートメディカルシスムズ社）
a アイモ® vifaの外観.
b 非器質性視覚障害が考えられる68歳男性の視野検査結果. 左眼白内障手術後からの見えづらさを訴えている. 左眼Humphrey視野計による検査結果とアイモ® vifaにより両眼ランダムに行った検査結果が乖離している. 検査は同日に行い, アイモ® vifaによる検査は右眼の視野検査を行うと患者に説明したうえで実施した.
(画像提供(a)：株式会社クリュートメディカルシステムズ)

左眼（Humphrey）

左眼（アイモ® vifa）　　　右眼（アイモ® vifa）

3. 両眼開放視野計(アイモ® vifa)

　両眼開放視野計であるアイモ® vifaは片眼ずつのみでなく, 両眼ランダムにもしくは両眼同時に視野を測定することができる. これらの特徴から, 両眼開放視野計は心因性視覚障害の診断に有用であることが報告されている[7]. 片眼の視野障害を呈する症例において両眼ランダムで視野を測定し, 視野障害の程度が変化すれば非器質性視覚障害を疑うことができる(図6).

文献
1) Bruce BB, et al：Functional visual loss. Nuerol Clin 28：789-802, 2010
2) 福田倫明：身体表現性障害［私の治療］. 週刊日本医事新報 5077：48, 2021
3) 堺　哲也：Q1 詐病とはどのようなものですか?. Locomotive Pain Frontier 1：38-39, 2012
4) 太田敏男：パラフィリア症群・作為症群. 精神経誌124：62-66, 2022
5) Toldo I, et al：Nonorganic (psychogenic) visual loss in children：a retrospective series. J Neuroophthalmol 30：26-30, 2010
6) Somers A, et al：Non-organic visual loss in children：prospective and retrospective analysis of associated psychosocial problems and stress factors. Acta Ophthalmol 94：e312-e316, 2016
7) Goseki T, et al：Bilateral concurrent eye examination with a head-mounted perimeter for diagnosing functional visual loss. Neuroophthalmology 40：281-285, 2016

筑波大学眼科　**村上智哉**

One Point Advice
院内の往診

　我々眼科医には，他科からのコンサルテーション依頼で往診が必要となる機会が多くある．診察の目的は多種多様であり，OCTや広角眼底カメラなどは使用できず限られた機器のみでの診察となるため，より高い診察能力が求められる．また，往診患者は，小児や全身状態が悪いなどの理由で長時間の診察に耐えられず，網羅的な検査は不可能なことが多いため，主科の担当医と連絡をとり，診察する項目を絞って手際よく診察することも重要である．小児等で診察の協力が得られない場合は，必要に応じて主科に鎮静をかけてもらい診察することも多々ある．ほかの鎮静下検査（骨髄穿刺やMRIなど）が予定されている場合は，担当医と連絡をとり，その検査の直前・直後に往診することで，鎮静の回数を減らすことも可能である．対光反射や前眼部所見を確認する必要性が低い場合は（未熟児網膜症のスクリーニングなど），病棟看護師等に散瞳指示を出しておくとスムーズに検査できる．コンサルテーション依頼の内容から，必要と考えられる診察機器をピックアップして往診する（**図1**）．以下に各検査のポイントを概説する．

視力検査・視野検査

　指数弁・手動弁・光覚弁の有無は簡単に確認できる．室内の時計の文字盤やカレンダーの文字が判読できるかなどで，ある程度の視力があるかを類推することも可能である．必要になることは少ないが，近見視力表を用いることで比較的正確な視力の評価が可能である（調節力低下がある患者では，近見用の眼鏡を用意する必要がある）．頭蓋内疾患患者の往診依頼では，対座法で半盲などの視野障害があることを推測することも可能である．

眼圧検査

　トノペン（Reichert社）やiCare（Icare Finland社）などの眼圧計を用いて測定する．どちらでも眼圧測定は可能であるが，小児においてはiCareのほうが受け入れられやすい印象である．4歳程度になると，覚醒下での測定も可能な児もいる．覚醒下では測定できないが，ステロイド緑内障等が疑われ測定が必要な場合は，小児科に鎮静を依頼して測定する．

前眼部検査

　ポータブルスリットランプを用いて行う．軽度の前房細胞浸潤などの微細な所見を拾うことは難しいが，フィブリン析出を伴うような強い炎症がないことを確認することは可能である．画像を記録できる機種（コーワSL-19，興和社）も近年販売されており，前眼部所見の経過を客観的にフォローしたい場合は有用である．通常のポータブルスリットランプの接眼レンズ部分に，診療用スマートフォンなどの対物レンズを合わせて写真や動画を撮影することで，画像を記録することも可能である．

後眼部検査

　倒像鏡とレンズを用いて行う．倒像鏡は単眼でも双眼でもよいが，未熟児の診察などで周辺部網膜まで確認する必要がある場合は，双眼倒像鏡を用いて鈎で眼球をコントロールしながら診察することが多い．レンズは通常20Dを用いるが，小児の診察では28Dを用いる．ポータブル眼底カメラを用いれば眼底所見の記録も可能であるが，所有していない病院が大半なのが実情である．眼底所見の記録が必要な場合は，スマートフォン（動画撮影モード，ライトをオン）と20D等のレンズを用いることで記録可能である（**図2，3**）．ICU等の患者を散瞳した場合は，瞳孔が散大し対光反射がしばらく確認できなくなることを病棟看護師に一報しておくとよいだろう．

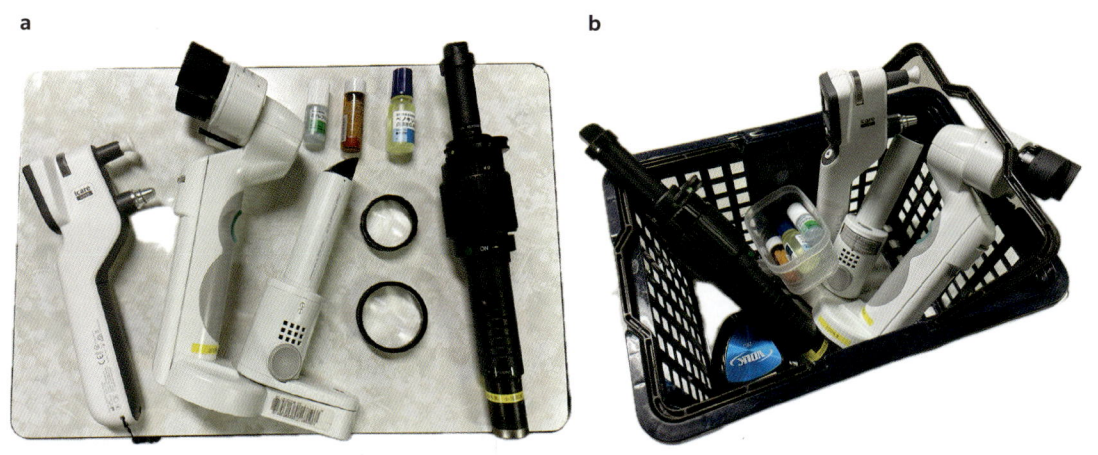

図1｜往診セットの一例
コンサルテーション依頼の内容から必要な診察機器をピックアップして往診する（a）．必要な物品が多い場合はカゴなどに入れて往診に向かう（b）．

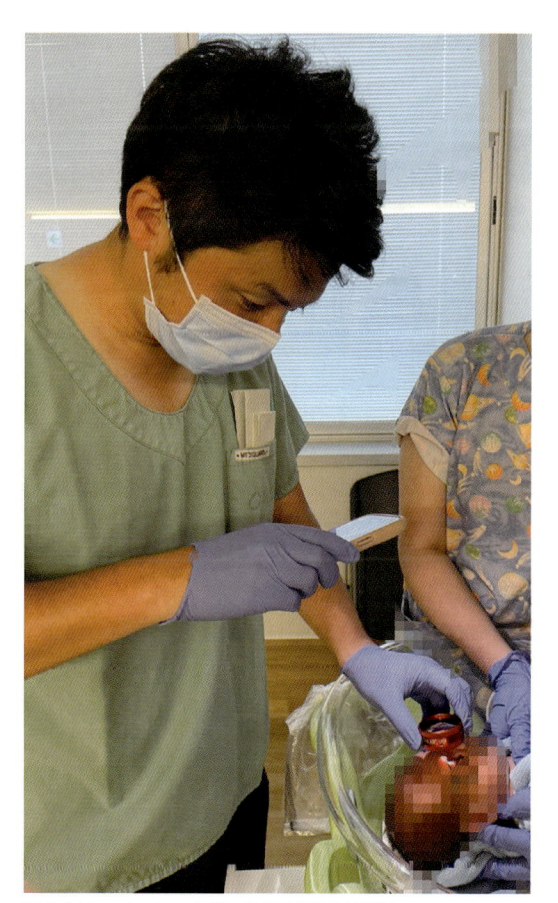

図2｜スマートフォンを用いた眼底撮影の様子
動画撮影モードを起動しライトをオンにして，通常の単眼倒像鏡の眼底観察と同じ要領で被検者の眼とレンズ，スマートフォンカメラを同軸上に位置させ，スマートフォンのモニターに網膜を写して動画撮影を行う．

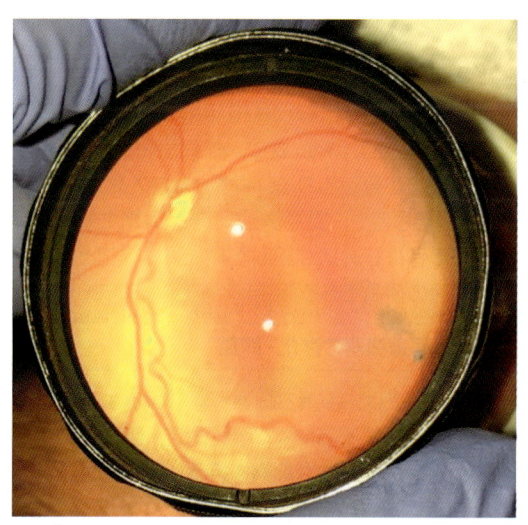

図3｜スマートフォンで撮影した眼底写真
スマートフォンで撮影した未熟児網膜症の眼底写真．画質は従来型の眼底カメラに劣るが，所見を記録し経時的変化の観察や，症例相談に用いるには十分な画像が得られる．

Topics

在宅医療

仁眼科医院 **山本修士**

在宅医療患者は多くの地域で今後増加する

「在宅医療」とは，自宅や入居施設で療養を行っている患者に対して，医師が赴いて診療を行うことであり，以下の2種類に区分される．
往診：患者・家族の求めに応じて，患家に赴いて診療を行うこと．
訪問診療：患者の同意を得て，医師が立てた計画的な医学管理に基づいて，患家に赴いて診療を行うこと．

眼科の外来患者数は，今後減少する．実は，すでに214の二次医療圏で2020年にピークアウトしていると推定されている．逆に，在宅医療患者は2040年まで増加が見込まれる．高齢となり外来通院が困難になった患者や，要介護となり施設入所を余儀なくされた患者にも適切な眼科医療を届けることは，眼科専門医の使命である．

携行する医療機器の進化・開発

在宅医療では，手持ち細隙灯顕微鏡による前眼部診察，手持ち眼圧計による眼圧測定，眼底鏡による眼底検査など一般的な診察を行う．手持ち眼圧計は多くの医療機器メーカーから販売されているが，2024年能登半島地震被災地域への日本医師会災害医療チーム（JMAT）の標準装備品はiCare®であった（**図1**）．日頃から往診や訪問診療，災害医療にも備えて準備しておくべきである．手持ち眼底カメラもスマートフォン一体型で，小児の眼底写真撮影も簡便にできるデバイスが開発されている（**図2**）．屈折検査には，3歳児健診で汎用されるようになったスポット™ビジョンスクリーナー（welch Allyn社）も軽量で取り扱いやすい．

在宅医療の診療報酬請求は複雑

診療報酬は，患者の居住する場所（自宅，有料老人ホーム，病院，介護老人保健施設，特別養護老人ホーム等）や診療する患者の人数によって，請求点数や請求方法が全く異なる．『往診』は，患者・家族の求め

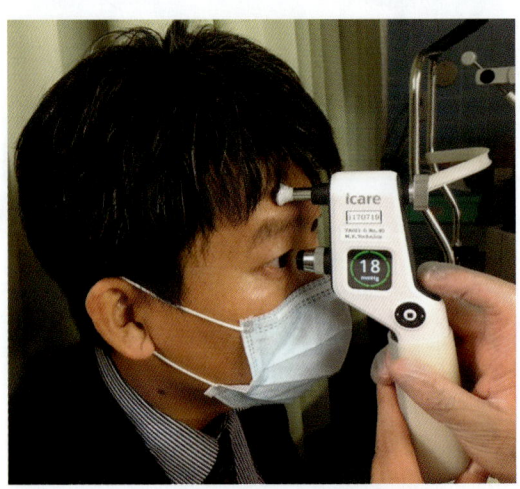

図1｜iCare®

に応じて，患家に赴いて診療を行うことである．算定点数は720点で，初・再診料，検査料も算定可能である．ただし，同一患家で2人以上の診療をした場合，2人目以降は往診料を算定できない．入院中のほかの医療機関に往診する場合，治療行為にかかる特掲診療料は，入院中の医療機関に合議して請求する．在宅患者訪問診療料（Ⅰ）2は，平成30年度の診療報酬改定で，「在宅で療養する患者が複数の疾病を有している現状を踏まえ」眼科医も算定可能となった．同一建物居住者以外の場合の算定点数は884点，同一建物居住者の場合は187点である．有料老人ホーム等の施設への往診は可能であるが，特別養護老人ホームの入所者への診療は配置医師に限られるため，往診や訪問診療は原則不可とされている．施設に入所している患者の家族から往診の依頼があった場合は，事前に診療可能か確認が必要である（**表1**）．複雑な保険診療請求について詳しく知りたい場合，日本眼科医会の「眼科在宅診療マニュアル」や文献1）を参照していただきたい．

眼科在宅医療と地域包括ケアシステム

国は「地域包括ケアシステム」を推進しており，超少子高齢社会に適応した医療提供体制を構築すべく，

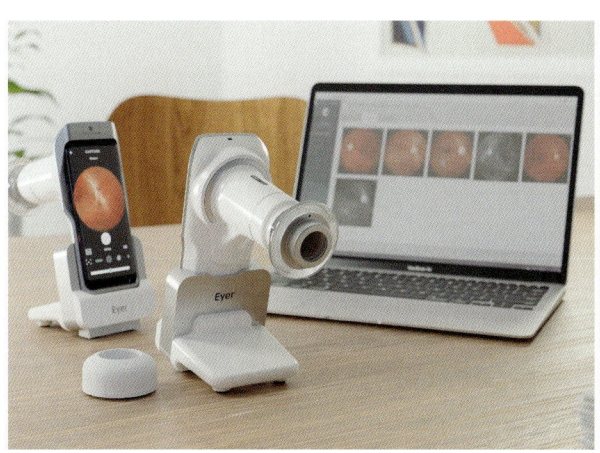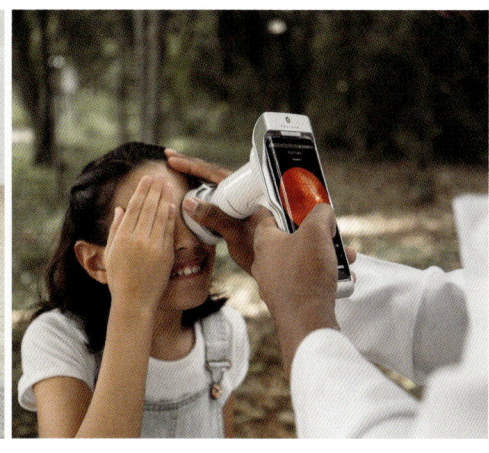

図2｜モバイル眼底カメラ Eyer（アルム社）
スマートフォンと一体化したポータブル無散瞳眼底カメラ．往診時，小児や車椅子の高齢者でも無散瞳で，眼底・前眼部撮影が可能になった．
（画像提供：株式会社アルム）

表1｜各施設の特徴と眼科在宅医療の可否

介護保険施設	基本的性格	医療体制	眼科在宅医療の可否
特別養護老人ホーム	要介護高齢者の最終の生活施設 要介護3以上	非常勤嘱託医 配置医師	訪問診療は原則不可 往診は可能（特に診療を必要とした場合に限る）
介護老人保健施設	要介護高齢者にリハビリを提供し在宅復帰を目指す施設 要介護1以上	常勤医師1人以上	訪問診療不可 往診は可能 投薬・注射不可
介護療養型医療施設	医療の必要な要介護高齢者の長期療養施設	常勤医師3人以上	訪問診療は不可 往診は可能
有料老人ホーム 療養老人ホーム	要介護・要支援者の生活の場	看護師	訪問診療可能 往診可能
グループホーム	認知症高齢者の共同生活の場	訪問看護と連携	訪問診療可能 往診可能
ケアハウス	自治体から助成のある低所得者も入所可能な住宅	なし	訪問診療可能 往診可能
サービス付き高齢者向け住宅 （サ高住）	居室の基準を満たし，安否確認と生活相談がついた施設	なし	訪問診療可能 往診可能

特別養護老人ホームにおいては，「緊急の場合または患者の疾病が当該配置医師の専門外にわたるものであるため，特に診療を必要とする場合を除き，みだりに診察を行ってはならない」とされている．医学的管理のために，定期的に特別養護老人ホーム等を訪問して診療する場合は配置医師とみなされ，初診料，再診料，往診料は算定できない．（文献1）より）

2024～2029年度の第8次医療計画を策定中である．医療計画のなかでの重点支援領域は，5疾病（がん，脳卒中，心筋梗塞等の心血管疾患，糖尿病および精神疾患）・6事業（救急医療，災害医療，へき地医療，周産期医療，小児医療，新興感染症等）・在宅医療であり，在宅医療の推進，医療介護の連携が重視されている．「在宅療養患者への医療・ケアの提供にあたり，医師・歯科医師の定期的な診察と適切な評価に基づく指示により，患者の病態に応じて，適切な時期にサービスが提供される必要がある」と提言している．眼科医も在宅主治医，ケアマネジャー，訪問看護師，介護職員らと連携し，地域包括ケアシステムの一員となり，在宅医療を支えなければならない．

文献

1）山本修士：眼科在宅医療の実際．MB OCULISTA 115：64-68，2022

Advanced Techniques

遠隔医療

いやま眼科　**井山千草**

遠隔医療とオンライン診療

　遠隔医療は，眼科診療においても新しいアプローチとして注目されている．遠隔医療のうち，情報通信機器を通した患者の診察，診断，処方などの診療行為をオンライン診療と呼ぶ．新型コロナウイルス感染症の流行で医療機関を受診することが困難になった患者や自宅療養者への医療提供手段としてそのオンライン診療の重要性が増加した．コロナ禍後，少しずつ広まってきたオンライン診療だが，厚生労働省は適切な普及を目的として「オンライン診療の適切な実施に関する指針」[1]を定めており，これに沿って進めることが求められている．本項では眼科オンライン診療のメリット，デメリット，導入方法について解説する．

眼科オンライン診療の概要

　オンライン診療とは，情報通信技術を利用して，眼科医が患者の診断や治療を行うプロセスを指す（**図1**）．基本的原則として，眼科領域において問診やオンライン面談だけで確定診断できる疾患はほとんどない．また，緊急性のある疾患については，オンライン診療に適さず，対面診療を受けるべきである．オンライン診療が可能な疾患とは，動画や写真で数日程度の猶予があると判断できる場合，もしくは慢性的な疾患（アレルギー性の結膜炎など）に限られる．ただし，たとえドライアイと思われるような主訴であったとしても，角膜ヘルペスなどほかの疾患である可能性も考慮すべきであり，できる限りの見落とし，誤診を防がねばならないことに留意しつつ診察を行う必要がある．

オンライン診療のメリット・デメリット

▶メリット

①感染症流行時でも対応可能：新型コロナウィルス流行時に隔離患者でもオンライン診療なら受診が可能であったことから，その重要性・必要性が明白に．

②アクセスの向上：眼科医が少ない地域や過疎化に対応可能．

③受診ハードルの低下：やむを得ない状況で通院できない患者（疾患，介護など）でも，自宅から受診が可能．

④通院時間・交通費の削減．

⑤待ち時間の短縮による効率化．

⑥自然災害時への対応：交通が分断されたとしても通信機器があれば診療が可能なため，遠隔からの医療支援が可能．

▶デメリット

①技術のインフラ：遠隔診療には，安定したインターネット接続や高度な機器が必要．

②診断精度の限界：対面診療に比べると，遠隔での診断には制限があり，検査が必要な疾患については診察が行えないため，適応の疾患の範囲を限る必要がある．

③問診技術：ビデオの画質には限界がある．眼球は小さいためスマートフォンではピントが合いにくく，また，眼科医が見たい部分を患者が撮ってくれるとは限らないため，問診が重要な役割を果たす．

④処方制限：オンライン診療では7日分の処方しかできないため，基本的には点眼薬は1本しか処方できない．

⑤保険点数：オンライン診療導入までに初期投資やシステム利用料（オンライン診療システム会社による）がかかるため，現状では収益が得にくい．

オンライン診療導入までの流れ

①e-learningの受講

　「オンライン診療の適切な実施に関する指針」において，オンライン診療を実施する医師は，厚生労働省が定める研修を受講する必要があると定められている．研修プログラムは5科目からなり，基本から実臨床への活用までを一通り学ぶことができる．この研修を修了するとオンライン診療研修修了証の発行が

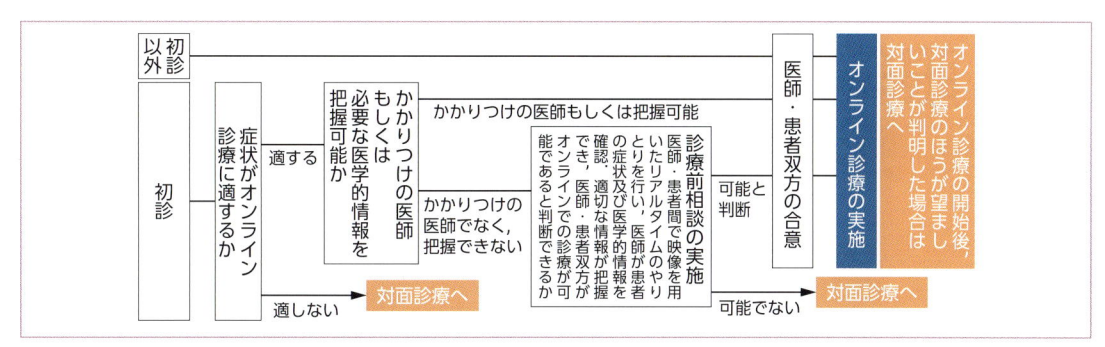

図1｜オンライン診療を実施するまでの流れ

（文献2より）

可能となる.

②オンラインシステムの導入

　厚生労働大臣が定める施設基準を満たした保険医療機関においてオンライン診療を行った場合，算定できる点数は2024年度診療報酬改定にて初診253点，再診75点となる. オンラインシステム利用料が必要となるため，費用対効果，セキュリティなどの問題を検討のうえ，システム選定が必要になる. また，第三者へ患者情報漏出がないよう外部と隔離され，かつ良好な通信が保てる環境の確保が推奨されている.

③導入準備

　機器費用などの予算の確保，導入システムの選定

④各種届出

　オンライン診療を算定するには，「基本診療料の施設基準等に係る届出書」および「情報通信機器を用いた診療に係る届出書添付書類」の2つの書類の提出が必要である.

⑤予約管理体制の確保

　通常の外来診察時間外に予約時間を設定することが多く，オンライン診療用の予約枠の設定が必要になる.

⑥スタッフへの手順説明

　診察後の処方薬局選定や支払いの説明については医療スタッフと協力し，業務手順などについての確認が必要である. 基本的にはそれぞれのシステムによるが，システム側でクレジットカード決済になることが多い.

⑦ガイドラインに示されている遵守事項

　眼科に関する遵守事項を**表1**のとおり抜粋した.

　また，日本医学会連合「オンライン診療の初診に関する提言」では，初診での投与時に十分検討すべき

- 得られる情報が限られる中，可能な限りの見落としや誤診を防ぐ
- オンライン診療が適さないと判断される患者については速やかに対面診察に切り替える
- 基本的に「かかりつけ医」が診察を行う
- 急病急変患者は対面診察を行う
- 事前に診療前相談として問診を取る
- 本人確認：患者側では事前に身分証，医師もHPKIカードや医師免許証などを提示のうえ，お互いに身分確認をする
- 薬剤処方：基本的には7日分のみ，点眼なら基本的には1本

表1｜ガイドラインに示されている遵守事項（眼科に関するものを抜粋）

（文献1）より改変）

薬剤として，抗菌薬，副腎皮質ステロイド点眼，散瞳薬（アトロピン点眼液，トロピカミド・フェニレフリン塩酸塩点眼液など），抗緑内障薬，抗微生物点眼が明記されており注意が必要である.

オンライン診療の今後の展望

　オンライン診療システムさえ整えば導入は比較的簡便だが，現状では，適応疾患の問題，処方可能日数の問題，診療報酬の問題など，多くの解決すべき問題点を抱えていることは確かである. しかし，わが国の抱える少子高齢化問題による在宅医療の需要増加，過疎化対策，医師の労働環境の改善，大災害時への備えとして，オンライン診療の重要性は明らかであり，今後のさらなる技術革新や改善により大きく利便性が飛躍していくことが望まれる.

文献

1）厚生労働省：オンライン診療の適切な実施に関する指針，令和5年1月一部改訂
2）厚生労働省：オンライン診療の利用手順の手引き書，令和6年3月版

16.眼鏡処方と処方箋

川崎医科大学眼科　**長谷部　聡**

I｜処方のタイミング

文部科学省の視力判定区分(**表1**)では，視力0.7以上なら，教室後方の座席から黒板の文字が読める．普通自動車運転免許の合格基準は両眼で0.7である．したがって視力0.7は，眼鏡(再)処方が検討される目安といえよう．

しかし視力判定区分は，現実の一側面を見ているに過ぎない．**図1**は，瞳孔径と裸眼視力の関係を，近視強度ごとに比較したものである．瞳孔径が2 mmを超えると，瞳孔拡大とともに視力は低下する．屈折度数−1.0 Dでは，瞳孔径2〜3 mmつまり明所では0.7を超えるが，雨天や夜間で瞳孔径が4 mmを超えると0.5以下になる．一方，屈折度数−0.5 Dでは，瞳孔径2〜5 mmの範囲で0.7を超える視力が確保できる．乱視が加わるため話は複雑だが，環境を問わず0.7の視力を得るには，近視(眼鏡装用下の残余近視)は−0.5 Dを超えてはならない．

II｜度数の設定

原則的に屈折異常は完全矯正されるべきだろう．異論はあるが，完全矯正は最も正視に近く，本来備える視機能を最大限に発揮できるからである(**図1，2**).

小児期には，屈折矯正を要するとしても視力1.0〜2.0を示す場合が多く，視力には余力がある．調節力も10 Dを超え，デスクワークに対して余力がある．加えて，眼鏡矯正に対する感覚的順応力が強く，屈折異常は原則的に完全矯正できる．しかし，加齢とともに調節力が低下し，さらに眼疾患に見舞われると，視機能は余力を失う．眼鏡処方においては，光学的理論に基づいた工夫や配慮が必要になる．

III｜近視眼鏡で低矯正が必要な症例

以下の症例は例外的に，近視眼鏡は低矯正で処方すべきである．

①完全矯正で，近見時の内斜偏位が観察される場合．AC/A比が高い個体である．内斜偏位は運動性輻湊による代償が難しいため，複視，霧視，眼精疲労の原因となる．低矯正眼鏡か累進屈折力眼鏡を処方する．

②老視初期．近視の低矯正により，調節必要量が減少する．遠見視力は犠牲になるが，近業は楽になる．

③低視力者(ロービジョン)では調節反応が乏しく，近視を完全矯正にすると調節不全が生じる．

判定区分	視力	症状
A	1.0以上	後ろの席から黒板の文字がよく見える
B	0.9〜0.7	後ろの席から黒板の文字がほとんど見える
C	0.7〜0.3	後ろの席では黒板の文字が見え難い
D	0.3未満	前の席でも黒板の文字が十分見えない

表1｜文部科学省の視力判定区分

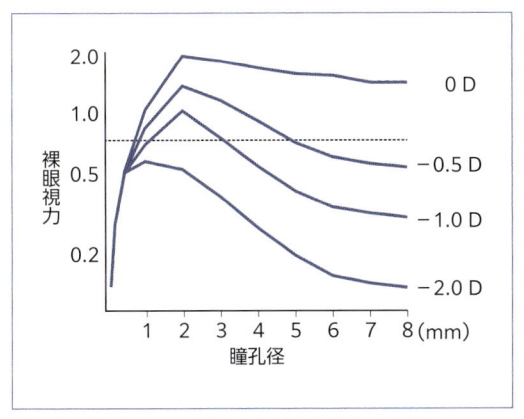

図1｜近視眼における瞳孔径と裸眼視力の関係
破線は視力基準0.7を示す.

（文献1）より）

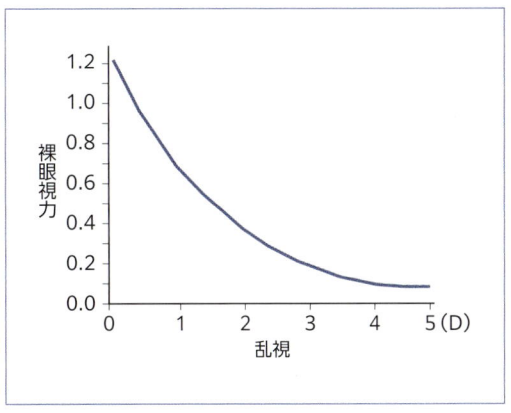

図2｜乱視強度と裸眼視力の関係
乱視が1Dなら0.7まで視力が低下する.

（文献2）より改変）

拡張された焦点深度の範囲内で近視を低矯正とすることで，遠見視力を損なうことなく近見視力を改善できる[3].

Ⅳ 近見（加入）度数の設定

加齢に伴う調節力低下には，個人差が比較的小さい．屈折（遠見完全矯正）度数がわかれば，図3から，およその近用眼鏡の度数（多焦点眼鏡の加入度数）を設定できる.

正視眼では，近用眼鏡の度数は52歳で＋0.50 D，60歳で＋1.50 D，68歳で＋2.50 Dとなる．実際には個々の症例で，また要望を聞いて，微調整が必要になる．例えば56歳で−0.5 Dの近視で，普段は眼鏡を使用しない場合，近用眼鏡の度数は＋1.00 Dではなく＋0.50 Dである．また，遠用部を0.5 D近視低矯正として累進屈折眼鏡を処方する場合，年齢が64歳なら，加入度数は＋2.00 Dではなく＋1.50 Dである．軽度の乱視（＜0.75 D）がある場合，矯正せずに残すことで焦点深度が拡張するため，加入度数を減らすことができる[3].

Ⅴ 潜伏性遠視の代償不全症状

潜伏性遠視は，小児期には裸眼視力が良好である．しかし，加齢による調節力低下とともに代償不全が生じる．近見での視力障害に始まり，症状は中間距離から遠距離へ広がる．この状況に至っても，多くの人は普段は裸眼で生活してお

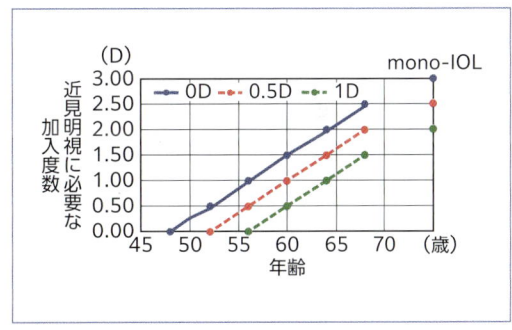

図3｜年齢と近見加入度数の関係
近業距離33 cmとし，焦点深度や見かけの調節力は考慮されていない．実線は遠用部を完全矯正，破線は0.50または1.00 Dだけ近視を低矯正（または遠視過矯正）とした場合に必要な近見加入度数を示す.
mono-IOL：単焦点眼内レンズ挿入眼.

り，症状は夕方から夜間にかけて悪化する．さらに，眼鏡を常用するライフスタイルに抵抗感を示すのも特徴である.

Ⅵ 球面レンズ矯正にみられる不等像視

眼鏡レンズは角膜頂点から離れた位置に置かれるため，度数に応じてイメージは拡大（凸レンズ）または縮小（凹レンズ）して見える．屈折度数に左右差がある場合，完全矯正眼鏡を処方すると，両眼間でイメージサイズに差が生じる（不等像視，aniseikonia）．一般的に，不等像視は4%（度数換算で約3 D）を超えると両眼視に悪影響が現れる．不同視が軸性か屈折性かにより不等像視の程度は異なるが，眼鏡レンズの度数差は1.5 Dを

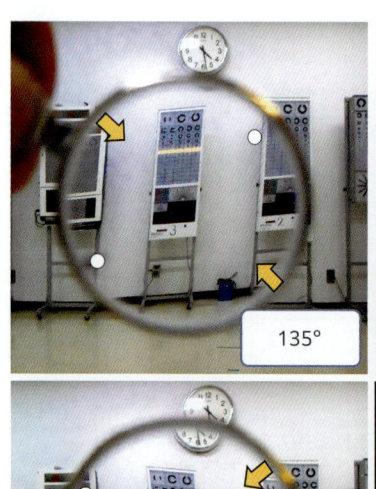
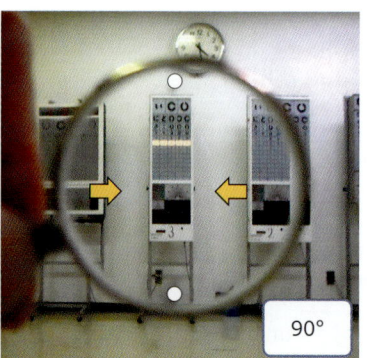
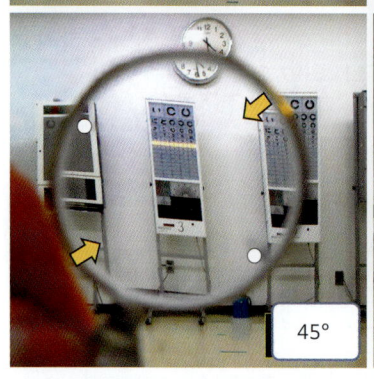
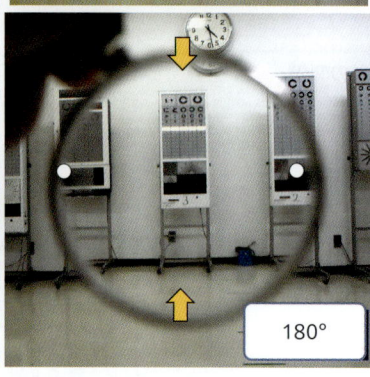

135° / 90° / 45° / 180°

図4｜円柱レンズ（凹レンズ）による
イメージの歪み
○は軸，➡ は圧縮方向を示す．

超えないことが望ましい．近視眼であれば一眼を低矯正とすれば，不等像視の問題を解決できる（モノビジョン眼鏡）．ただし，小児では感覚的順応力が強く，完全矯正できることが多い．

VII 円柱レンズ矯正にみられる不等像視

　不等像視の問題は，円柱レンズにもみられる（経線不等像視）．円柱レンズ（凹レンズ）によるイメージの歪みを図4に示す．軸が90°では水平，軸が180°では垂直方向に圧縮される．軸が斜めでもイメージは軸と直角方向に圧縮されるが，興味深いことに垂直線は，軸が45°では時計回転，軸が135°では反時計回転に傾斜する．

　歪みや傾斜自体は1.25%/Dまたは0.4°/Dと小さいが，円柱レンズの度数や軸に左右差があると剪断性視差が生まれ，異常な空間感覚が知覚される．回転ドア感覚とスラント感覚の2種類があるが（図5），両者は混在することが多い．

　回転ドア感覚は，水平方向の経線不等像視が原因である[4]．例えば，右眼0 D，左眼－cyl 3.00 DA90°で眼鏡処方した場合，右眼のイメージのみ水平方向に圧縮される．この結果，注視

点から右側では交差性視差が生じて手前に飛び出し，左側では同側性視差が生じて奥へ引っ込むように感じられる．経験的に，数日〜数週間で感覚的に順応する．

　スラント感覚は斜め方向の経線不等像視が原因である[4]．例えば，右眼－cyl3.00 DA45°，左眼－cyl3.00 DA135°で眼鏡処方すると，図形の垂直線は，右眼で反時計回転，左眼では時計回転で傾斜する．この結果，注視点から下方では交差性視差が生じて手前に飛び出し，上方では同側性視差が生じて奥へ引っ込むように感じられる．「平坦な道路が坂道に見える」などの症状を訴えるが，片眼遮閉で異常感覚が消失するのが特徴である．感覚的順応が成立しにくく，次に挙げる対策が必要になる[4]．

①円柱レンズの度数を減らす．最小錯乱円を一定に保つよう，半量を球面度数に加える（例：－1.00 D＝－cyl2.50 DA135°を－1.50 D＝－cyl1.50 DA135°へ）．

②軸を90°か180°方向へシフトさせる．剪断性視差が減り，異常感覚は改善する．残余乱視が急増するため，強度の乱視では注意する（図

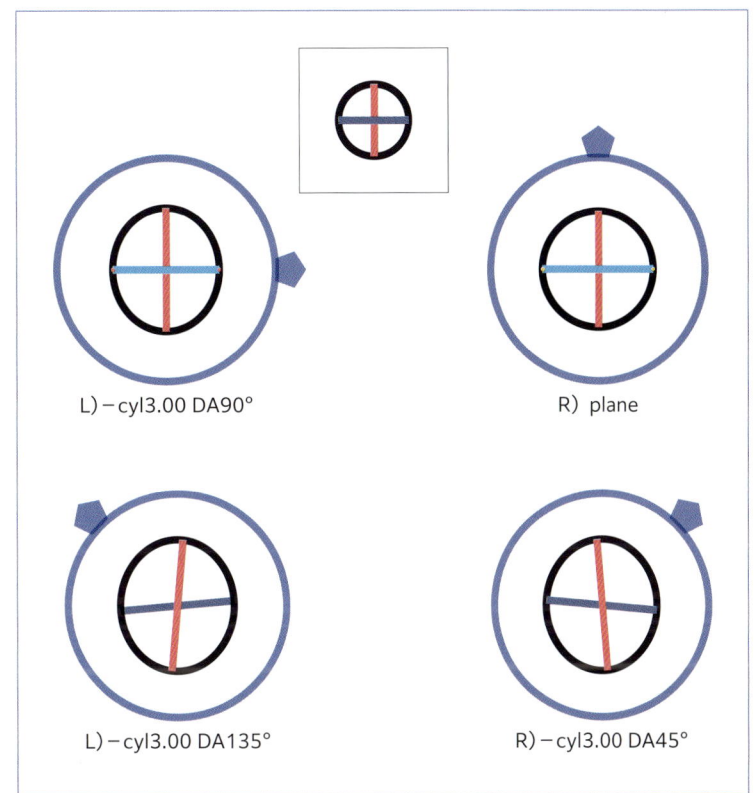

図5｜回転ドア感覚とスラント感覚を示すステレオグラム

視点（図形中心）を通る垂直線（上段）または水平線（下段）を軸として，前額面に置かれた図形（最上段）は奥行き方向へ傾斜して見える．

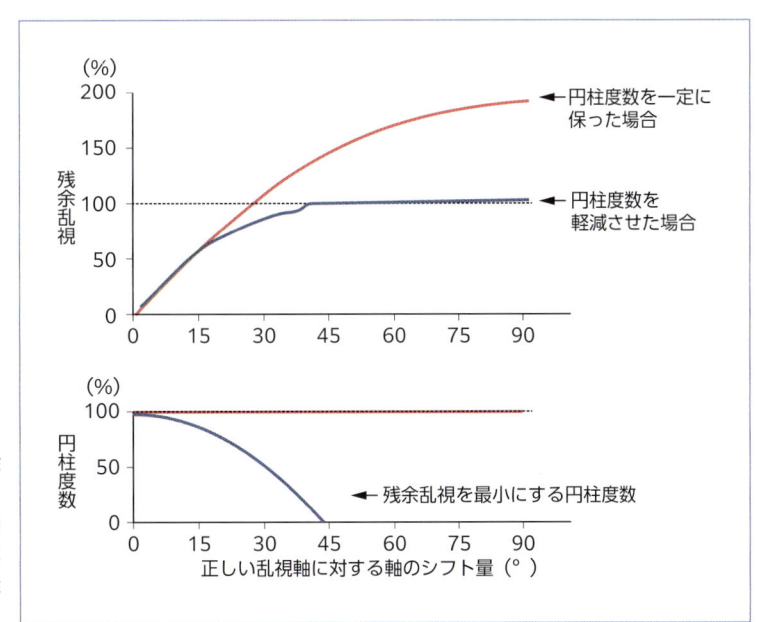

図6｜円柱レンズの軸シフトと残余乱視の関係

軸シフトとともに残余乱視が増加する（——）．——は，軸シフトと同時に度数を弱めることで，残余乱視を最小化する場合．

6）．軸シフト30°で残余乱視100％となり，等価球面度数に対し球面レンズのみで矯正する場合と眼鏡視力は同等である．軸シフトは15°以下にとどめるのが望ましい．

③頂間距離を短くする．倍率効果が軽減し，異常感覚は改善する．

患者には眼鏡視力と装用感の間のトレードオフを説明したうえで，生活習慣や要望に合わせて処

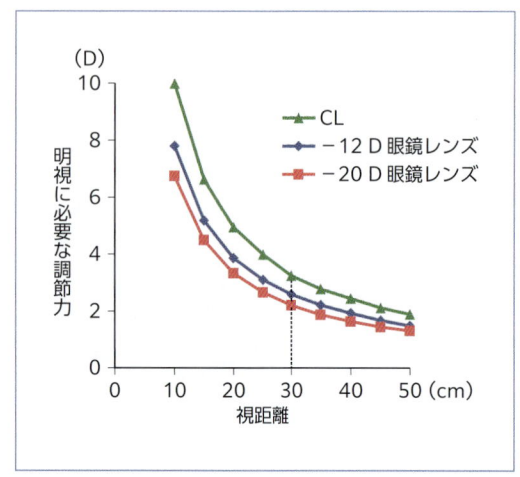

図7｜見かけの調節力
CL, −12 D眼鏡レンズ, −20 D眼鏡レンズで, 調節必要量(⋯⋯)はそれぞれ3.3 D, 2.6 D, 2.2 Dである.

方度数を設定する. ただし, 感覚的順応がすでに成立している症例, 円柱レンズ度数と軸が一致する症例(例:右眼−cyl3.50 DA180°, 左眼−cyl3.50 DA180°), 片眼失明例では不等像視は発生せず, 乱視は完全矯正できる.

Ⅷ 強度近視と眼鏡処方

強度近視の眼鏡矯正では, イメージの縮小により, コンタクトレンズ(CL)に比べ, 視力が得られにくいといわれている. しかし実際には, ソフトCLでは高次収差が増え, ハードCLではレンズ運動により視力が不安定になる. 眼鏡には見かけの調節力(図7)やプリズム効果による見かけの輻湊力があり, 特に中年以降で効果を奏する.

超高屈折率(1.74〜1.76)両面非球面レンズでは−20 Dまで眼鏡処方できる. 低価格帯の球面レンズ(CR39)に比べると, はるかに薄くて違和感が少ない.

Ⅸ 累進屈折力眼鏡の利点と欠点

二重焦点眼鏡のようにレンズの境界線がなく, イメージの跳躍がない. しかし, 視距離に応じて定められたレンズ位置を使うことを強いられ, また累進帯の両側には非点収差領域ができるなど欠点もある(図8). 問題は, 加入度数が強いほど, 累進帯長が短いほど顕著になる. 中近両用・近々

両用眼鏡は, 非点収差の少ない広い近用部を提供する.

Ⅹ 複視に対する眼鏡処方

組み込みプリズムは1眼につき10Δ(累進屈折力レンズは3〜6Δ)まで, フレネル膜プリズムなら40Δまで処方できる. 処方箋には度数や基底方向とともに, プリズムの種類を記入する.

眼位ずれが斜めの場合, 一眼に水平, もう一眼に垂直プリズムを処方する. プリズムを両眼均等に振り分け, 一眼あたりの度数を最小限に抑えることもできる. 表計算ソフトで, 表2の式(1)(2)から合成プリズム度数と軸角度を求め, 半量を両眼に振り分ける. 処方箋では, 右眼か左眼に応じて, 計算された基底角度に180°を加える.

麻痺性斜視では, 注視方向で眼位ずれが変化するため, プリズム矯正は困難である. 半透明のメンディングテープ(3Mなど)を麻痺眼のレンズに貼ることで, 複視に対する対症療法となる(図9a). 特定の注視方向のみに複視がみられる場合は, 部分遮閉(図9b)が有効である. 注視方向を変えるとき, 眼球運動は頭部運動に先行して起こる性質を利用している.

Ⅺ 小児弱視治療用眼鏡等の療養費支給

小児の弱視・斜視や先天白内障術後, 治療に必要な眼鏡やコンタクトレンズ代金の一部(約70%)が, 償還払い扱いで患者に給付される. 下記書類②を作成し, ほかの書類とともに加入する健康保険の組合窓口に提出させる. ただし給付については, 表3の年齢要件を満たす必要がある.
【申請に必要な書類】
①療養費支給申請書(健康保険組合窓口にある)
②眼科医の作成指示書(https://www.nichigan.or.jp/member/journal/syaho/ryoyohi.htmlよりダウンロード可).
③眼鏡店の領収書

Ⅻ 耐衝撃性レンズの勧め

ポリカーボネートやトライベックスなどの素材

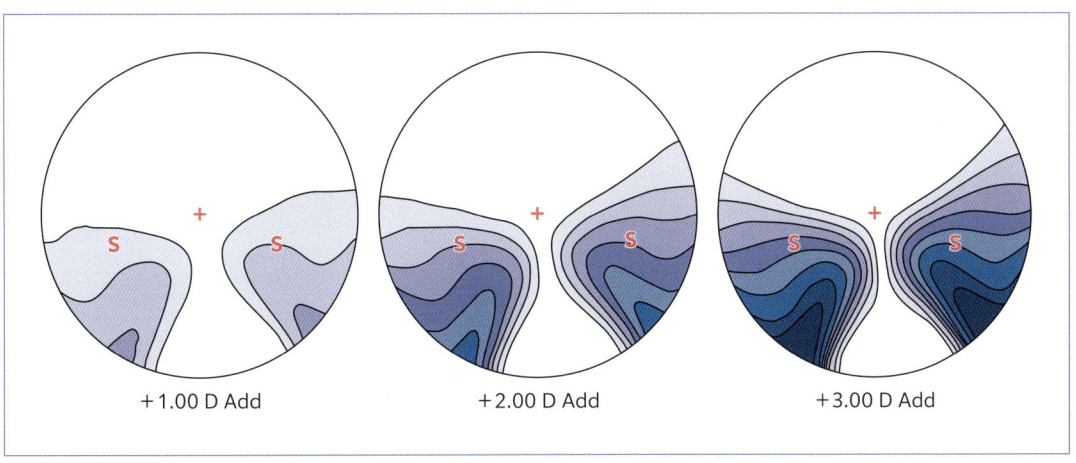

+1.00 D Add +2.00 D Add +3.00 D Add

図8｜累進屈折力レンズと非点収差（模式図）
青色で非点収差，赤色で隠しマーク（S）とフィッティングポイント（+）を示す．

合成プリズム度数（$\varDelta$）≒SQRT（VD＊VD＋HD＊HD）…………（1）
合成プリズムの基底角度（°）≒TAN（3.14/180＊VD/HD）……（2）
VD：垂直偏位，HD：水平偏位（$\varDelta$）

表2｜合成プリズム度数と基底角度の求め方

は，通常のプラスチックレンズに比べ耐衝撃性が10倍高い．弱視・斜視やオンリーアイ症例など，両眼視差に基づく距離把握が難しい患者には，眼外傷による失明を回避するため，耐衝撃性レンズについて説明し，処方箋で指示することが望ましい．

文献

1) Atchison DA, et al：Subjective depth-of-focus of the eye. Optom Vis Sci 74：511-520, 1997
2) Moon BY, et al：Predicting of uncorrected astigmatism from decimal visual acuity in spherical equivalent. J Optical Society of Korea 17：219-223, 2013
3) 長谷部　聡：「ちょっと見えづらい」へのプチビジョンケアー眼鏡レンズによるEDOF．日本の眼科 94：50-55，2023
4) Guyton DL：Prescribing cylinders. The problem of distortion. Surv Ophthalmo 22：177-188, 1977

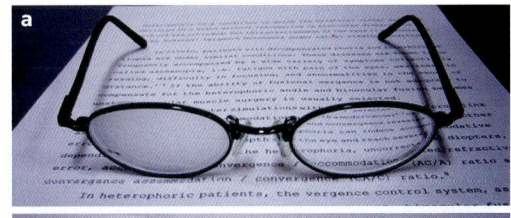
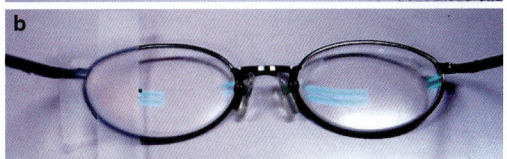

図9｜完全遮閉眼鏡（a）と部分遮閉眼鏡（b）
複視が出現する位置をマーキングし，耳側にテープを貼る（左眼外転神経麻痺）．

表3｜療養費支給の年齢要件

年齢範囲	前回給付から
＜5歳	1年以上経ている
5歳≦，＜9歳	2年以上経ている

Topics

眼鏡作製技能士

しらね眼科　**白根雅子**

眼鏡作製技能士はどのような資格か

技能士は，働くうえで必要とされる技能の習得レベルを国が評価し認定するもので，職業能力開発促進法に基づく名称独占[*1]の国家検定資格である．機械加工，ファイナンシャルプランナーなど131の技能検定職種[1]があり，眼鏡作製技能士はその一つで，「眼科専門医との連携を含め，眼鏡を必要とする顧客が視力補正用眼鏡等を選択し購入する際に，眼鏡店において行われる，視力の測定，レンズ加工，フレームのフィッティング等の業務に従事する職種」と定義されている．2021年に創設された．

資格には1級と2級があり，合格すると1級は厚生労働大臣名，2級は指定試験機関の公益社団法人日本眼鏡技術者協会会長名で合格証書が交付され，技能士を名乗ることができる．

2024年6月現在，1級を6,662人，2級を1,066人が取得している．

眼鏡作製技能士の創設に至る経緯

眼鏡技術者の団体は，1960年から眼鏡作製における国家資格の獲得を目指して活動を続けていた（**表1**）．当初は海外のオプトメトリストなどのような業務独占資格を求めていたが，国の施策上の理由などにより叶わず，2016年に名称独占資格である国家検定資格を目指す方向に舵を切った．法令に沿って検定試験の内容が吟味され，2020年に厚生労働省の仲介のもとに眼科との合意に至り，2021年8月に正式に技能検定職種として省令が発出された．合意の際に，眼鏡作製技能士は医行為や疾病の診断に類することを行ったり，それができるかのような広報をしないなどについて相互に確認した．

[*1] 名称独占資格と業務独占資格：名称独占資格を有する者は，その名称を名乗れるが，資格がなくても業務（例：眼鏡の作製）を行うことができる．ただし，資格がないのに名称を名乗ると罰せられる．これに対して，資格がなければその業務を行うことができない資格を業務独占資格（例：医師，弁護士）といい，無資格者がその業務を行うと処分が下される．

検定試験の科目

法令により定められた技能検定試験には，筆記試験として次の7科目がある．
①視機能系，②光学系，③商品系，④眼鏡販売系，⑤加工作製系，⑥フィッテイング系，⑦企業倫理・コンプライアンス

また，実技試験として次の3科目がある．
①視力の測定，②レンズ加工，③フィッティング

試験の内容は眼鏡レンズ，フレーム，作製技術の進歩に合わせて適宜見直されることとなっている．

検定試験の実施

試験は日本眼鏡技術者協会が実施する．毎年春に筆記試験が行われ，その合格者が実技試験を受験できる．また，業界内の既存の認定眼鏡士SS級，SSS級を保有する者は，移行措置用の試験に合格すると1級が取得できる．秋に合格者が発表される．

将来にわたり眼科と連携して検定試験を運営・実施するために，日本眼科学会と日本眼科医会（以下，日眼医）が推選する数名の眼科医が技能検定委員に加わることが規定されている．

眼鏡作製技能士と眼科医の連携

眼鏡作製技能士の創設にあたり，省令に「検定創設により，今後は『適切な診断・治療』と『適切な眼鏡作製』の実現に向け，眼科専門医と眼鏡技術者が協力関係に立ち，国民により良い眼鏡を提供し，目の健康を守れるよう，連携を進めていくもの」と記載され，試験科目の「企業倫理・コンプライアンス」に4項目の文言が明記された（**表2**）．これにより，例えば，子どもが来店した際に，眼鏡作製技能士は「お子さんは調節力が強いので，正確な度数の眼鏡を作るためにまず眼科を受診して検査を受け処方箋を発行してもらってください．それに基づいて，レンズとお顔に合ったフレームを選び，フィッテイングを調整して最適な眼鏡を作ります」というように説明したり，老眼鏡を求めて来店する人に「老眼が始まる頃には，眼の病

表1｜眼鏡作製技能士の創設に至る経緯

1960年	国会議員の斡旋で眼鏡調整法案（国家資格）が検討された 眼鏡学を学問として習得した技術者がいないため眼鏡界がまとまらず不成立
1985年	眼鏡調整士法案・眼鏡士法案・業務独占国家資格が検討された 眼鏡技術者の業務内容に医療に当たる内容が含まれているという疑義や，時計・宝石を兼売する業者の不賛同により廃案
2000年	認定眼鏡士制度（眼鏡業界内の認定資格）が発足
2008年	資格制度推進委員会が発足 国家資格獲得を目指し，日本眼鏡技術者協会，日本眼鏡学校協会，日本医用光学機器工業会，日本消費者協会などが参画
2011年	眼鏡技術者国家資格推進機構が発足 眼鏡業界を網羅する12団体を会員とし，業務独占の国家資格獲得を目指して活動を再開した
2016年	職業能力開発推進法に基づく名称独占の国家検定資格である技能士制度の活用に舵を切った
2021年	技能検定に眼鏡作製職種が追加された
2022年	初めて眼鏡作製技能士が誕生した 2022年に1級5,734人，2級355人，2023年に1級928人，2級711人が技能士となった

眼鏡団体では半世紀以上にわたり，眼鏡作製技術を担保する国家資格の創設に向けて取り組みを続けてきた．

気が発生しやすくなりますから，一度眼科で診てもらって眼鏡を作る必要があるかどうかを判断してもらってください」と受診を促すことが推奨される．

一般社団法人日本メガネ協会

　2022年に，眼鏡作製技能士と，彼らを擁する眼鏡店を主な構成員として設立された[2]．主な活動は次のとおりである．
- 眼鏡作製技能士が常に新しい知識を習得して技術力を高めるためのリカレント教育を提供する
- 眼鏡作製技能士の認知度を高めて地位向上を図る
- 眼科医団体との連携を深めて国民に最適な眼鏡を提供する

　日本メガネ協会の会員となっている眼鏡作製技能士と眼鏡店には，企業倫理やコンプライアンスの遵守が求められている．

日本眼科医会認定眼鏡店制度

　消費者に，眼鏡作製技能士が在籍して誠実に眼鏡の販売を行っている眼鏡店を認知してもらうために，日眼医と日本メガネ協会が協力して運営する制度で，2025年に創設を予定している．この制度により，眼鏡作製技能士は，顧客の状況に応じて眼科で診察を受けることを勧め，眼科医の診断に基づいて最適な眼鏡を作製する，という好循環が促進されることが期待される．

眼科医会と日本メガネ協会の協力体制の構築

　日本メガネ協会では，エリア活動委員会を設置して，

表2｜眼鏡作製技能士と眼科専門医との連携

企業倫理・コンプライアンス
次に掲げる事項について一般的な知識を有すること (1) 目の状態（眼病・目の動き・視力）が疑わしい場合の眼科専門医への速やかな紹介および眼鏡処方箋による眼鏡調製 (2) 幼児・学童に対する眼科専門医への紹介および眼鏡処方箋による眼鏡調製 (3) 遠用若しくは近用眼鏡を初めて作製する者の眼科専門医への紹介，検診の推奨 (4) 医行為，疾病等の診断に関する行為およびそれらに類する行為を行ってはならないこと

技能検定試験の学科試験科目「企業倫理・コンプライアンス」の項目に眼科医との連携が記されている．

各地で都道府県眼科医会との連携を始めている．眼鏡は国民生活に不可欠である．小児の斜視弱視の治療用眼鏡，大人の累進眼鏡などの作製はもちろんのこと，視覚障害者や大規模災害時の被災者に必要な眼鏡を提供する仕組みの構築など，眼科医と眼鏡技術者が連携できることは多い．地域の眼科医と眼鏡作製技能士が信頼関係を築き，良質な眼鏡の提供に向けて努力を続けることは，人々の生活の質の向上に資する．

文献
1) 厚生労働省：技能検定職種一覧表（131職種）https://www.mhlw.go.jp/content/001075747.pdf（2024年4月閲覧）
2) 日本メガネ協会：一般社団法人日本メガネ協会について https://j-s-a.jp/_data/JSA_latest.pdf（2024年4月閲覧）

II. 診療の手順

17.コンタクトレンズの処方

つきやま眼科クリニック **月山純子**

I ハードコンタクトレンズ(HCL)

1. HCLの処方

　ハードコンタクトレンズ(HCL)は,強度角膜乱視や外傷後,円錐角膜などの角膜不正乱視にも対応できる.また,遠近両用HCLは,遠近両用ソフトコンタクトレンズ(SCL)と比較して見え方の満足度が高い.いったんSCL装用を経験すると,装用感を比較してしまうので,HCLへの切り替えは非常に難しい.−3.0 Dを超えるような角膜乱視が大きい症例や,円錐角膜が疑われる症例では,SCL装用によりある程度視力が出たとしても,HCLと比較して見え方の質が落ちる.また,円錐角膜が進行してくると,SCLでは十分な視力が出なくなってくるが,HCLへの切り替えが困難となってしまう症例も多い.初めてCLを処方するときには,その患者の将来的なQOLを考え,責任をもって処方する必要があり,必要な場合にはHCL処方を積極的に行いたい.

2. HCLにおけるレンズ規格の選び方

　HCLの場合,レンズの大きさとベースカーブ(base curve:BC)を選択する.レンズの大きさは,原則的には瞼裂幅が大きい場合は大きいサイズ,小さい場合は小さいサイズを選択するが,レンズの種類やメーカーによっては基本のサイズが決まっているものも多い.

　円錐角膜など不正乱視の場合には,ケラトメーターの値が参考にならないが,通常の症例でのBCの選び方は,ケラトメーターの値を用いた各レ

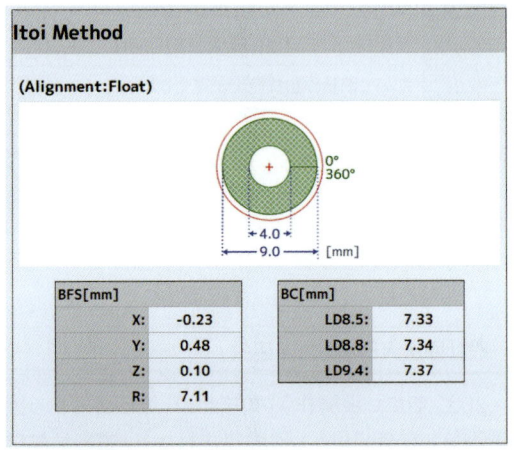

図1｜前眼部OCT,CASIA(トーメーコーポレーション社)に搭載されたItoi Method
BFS値から算出した,直径8.5 mm,8.8 mm,9.4 mmのトライアルレンズが示される.

ンズ推奨のファーストトライアルがあるので,参考にするのがよい.①平均値 Ave＋0.05〜0.10,②弱主経線値と平均値の中間値(R1+Ave)/2,③弱主経線値 R1に近い値,といった方法がある.角膜乱視が大きい症例では,スティープなフィッティングになりがちなので,③の弱主経線値R1に近い値を選ぶとよい.

　前眼部OCT,CASIA(トーメーコーポレーション社)に内蔵されたCL処方プログラム「Itoi Method」では,傍中心部から周辺部を含めた角膜形状を反映した値であるBFS(best fit sphere)を用い,レンズ径8.5 mm,8.8 mm,9.4 mmのそれぞれの直径での球面レンズのファーストトライアルレンズが表示される[1](図1).円錐角膜や不正乱視などケラトメーター値が参考にならない症例においても有効である.

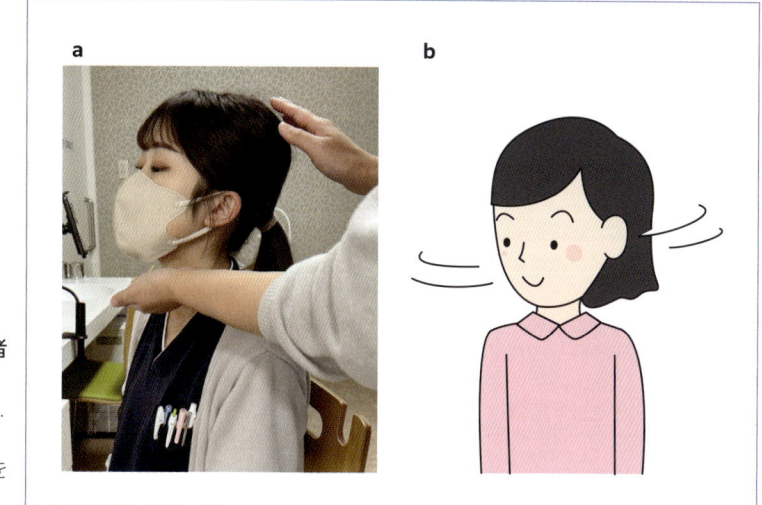

図2｜初めてHCLを装用する患者への指導
a 最初は痛くて眼を開けられない．顎を上げて視線を下にするとよい．
b 物を見るときは眼で追わず，顔を動かすようにする．

図3｜HCLのフィッティング検査のコツ
a 最初は細隙灯顕微鏡の低い倍率で，眼瞼の大きさや形，レンズのバランスを確認する．
b フルオレセイン染色でフィッティングを確認する．涙が多いと判定を誤りやすいので，流涙が収まってから判定する．点眼麻酔薬を使用してもよい．

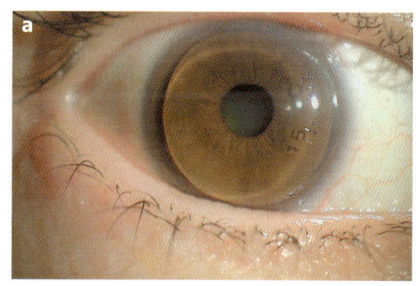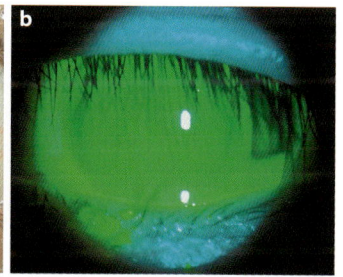

最終的には，フィッティングパターンを確認しながら，BCと大きさをtrial and errorで選択してく．

3. HCL処方のコツ

　HCLは，装用初期の異物感が強いことや，SCLに比べて処方が煩雑であることから敬遠されがちであるが，少しのコツで処方成功率が上がる．

　患者が初めてHCLを装用した場合は，異物感を感じにくいようにするために，顎を上げ気味にし，視線を下に向けてもらうとよい（図2a）．また，眼を上下左右に動かすとレンズがずれたり落ちたりしやすいので，眼を動かすのではなく顔を動かすようにしてもらう（図2b）．

　フィッティング検査を行う場合は，最初は低い倍率で，染色をせずに瞼裂幅とHCLの大きさのバランスを確認する（図3a）．フルオレセイン染色を行ってフィッティングを確認するが，涙が多すぎると判定を誤るので（図3b），涙が収まるまで待つ

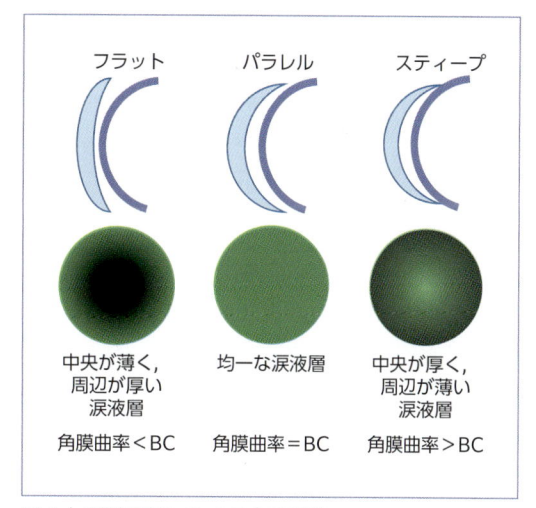

フラット	パラレル	スティープ
中央が薄く，周辺が厚い涙液層	均一な涙液層	中央が厚く，周辺が薄い涙液層
角膜曲率＜BC	角膜曲率＝BC	角膜曲率＞BC

図4｜角膜曲率とCLのBCの関係

か，点眼麻酔薬を併用するなどして，適正な涙の量になってから判定する．

　フィッティングの確認では，BCと角膜曲率の関係（図4）を判定するが，レンズが中央にあるときの位置関係で判定する．下方で安定する場合など

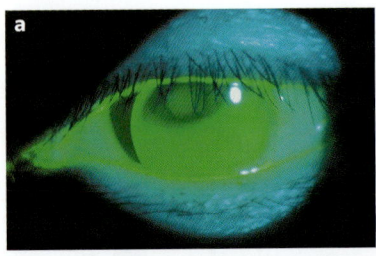 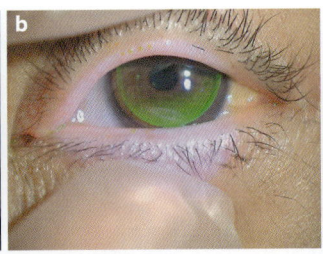 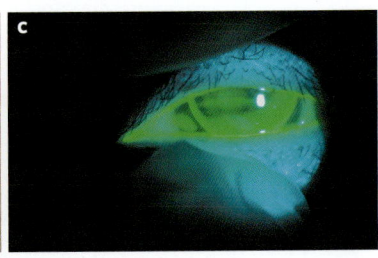

図5｜フルオレセイン色素を使った判定のコツ
a レンズの位置でフィッティングパターンが異なって見えるので注意する．レンズが下方にある状態では判定しない．
b レンズの位置が安定しない場合は，瞼の上から指でレンズを中央にもってくる．
c フィッティングパターンの判定は，レンズが中央にあるときのフルオレセイン染色のパターンで判定する．

表1｜CLの動きを表す用語

タイト	CLが動かない，動きにくい
ルーズ	CLの動きが大きい

表2｜角膜頂点間距離補正表（眼前12 mm）

眼鏡	CL（−）	CL（＋）	眼鏡	CL（−）	CL（＋）	眼鏡	CL（−）	CL（＋）
3.00	−3.00	＋3.00	6.25	−5.75	＋6.75	9.50	−8.50	＋10.75
3.25	−3.25	＋3.50	6.50	−6.00	＋7.00	9.75	−8.75	＋11.00
3.50	−3.25	＋3.75	6.75	−6.25	＋7.25	10.00	−9.00	＋11.25
3.75	−3.50	＋4.00	7.00	−6.50	＋7.75	10.50	−9.25	＋12.00
4.00	−3.75	＋4.25	7.25	−6.75	＋8.00	11.00	−9.75	＋12.75
4.25	−4.00	＋4.50	7.50	−7.00	＋8.25	11.50	−10.00	＋13.25
4.50	−4.25	＋4.75	7.75	−7.00	＋8.50	12.00	−10.50	＋14.00
4.75	−4.50	＋5.00	8.00	−7.25	＋8.75	12.50	−10.75	＋14.75
5.00	−4.75	＋5.25	8.25	−7.50	＋9.25	13.00	−11.25	＋15.50
5.25	−5.00	＋5.50	8.50	−7.75	＋9.50	13.50	−11.50	＋16.00
5.50	−5.25	＋6.00	8.75	−8.00	＋9.75	14.00	−12.00	＋16.75
5.75	−5.50	＋6.25	9.00	−8.00	＋10.00	14.50	−12.25	＋17.50
6.00	−5.50	＋6.50	9.25	−8.25	＋10.50			

トライアルレンズを装用した状態で球面度数を追加矯正する．追加矯正の球面度数が±3.0〜4.0 Dを超えると角膜頂点間距離の影響があるため，角膜頂点間距離補正表を用いた計算が必要．

では，瞼の上から指でHCLを中央にもってきて判定するようにする（図5）．CLの動きは，タイト，ルーズという言葉で表現する（表1）．

4. 度数決定，角膜頂点間距離補正

　トライアルレンズを装用した状態で球面度数を追加矯正して，処方度数を決定するが，追加矯正の球面度数が±3.0〜4.0 Dを超えると角膜頂点間距離（12 mm）の影響がある．角膜頂点間距離補正表（表2）を用いた計算が必要で，例えば−3.0 Dのトライアルレンズの上から，追加矯正で−5.0 Dの球面レンズが必要であった場合，注文するレンズは−3.0 Dに−5.0 Dから角膜頂点間距離補正をした値の−4.75 Dを加え，−7.75 Dとなる．

　角膜頂点間距離補正は，HCL，SCLともに必要である．

　また，HCLの場合は，涙液レンズの存在に注

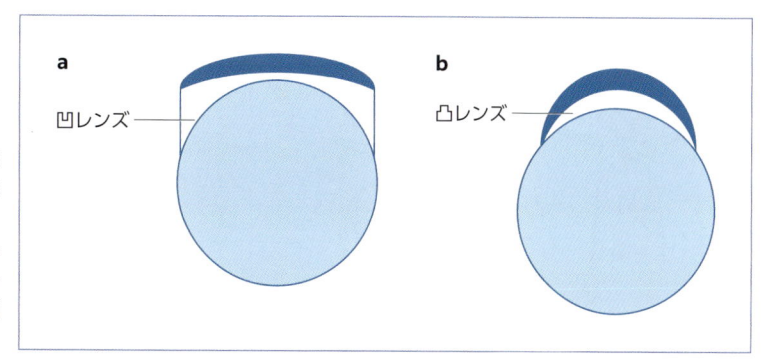

図6｜HCLの涙液レンズ
a BCを0.05 mmフラットにすると，涙液レンズは凹レンズとなり，−0.25Dの働きをする．HCLの球面度数は＋0.25 Dで同じ度数となる．
b BCを0.05 mmスティープにすると，涙液レンズは凸レンズとなり，＋0.25 Dの働きをする．HCLの球面度数は−0.25 Dで同じ度数となる．

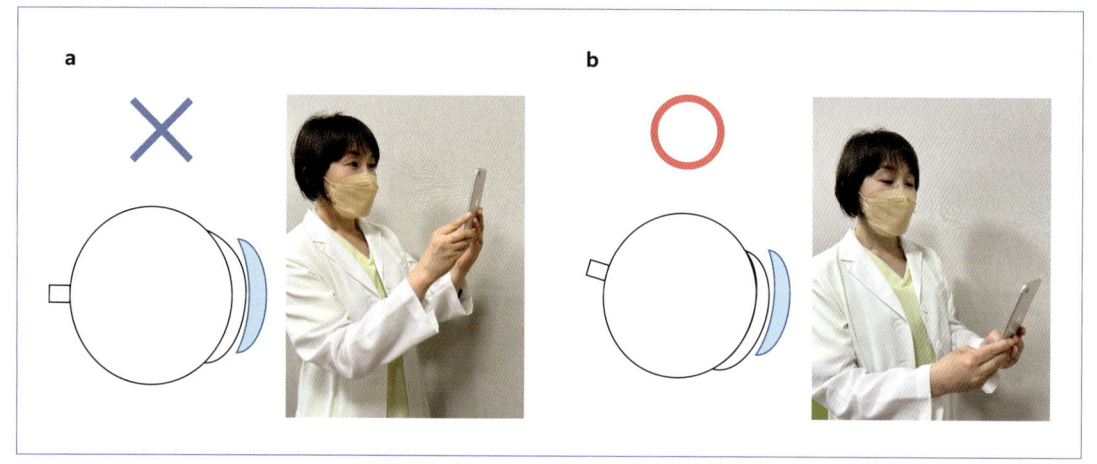

図7｜遠近両用HCL使用時の姿勢と視線
a 正面で見ると，中央の遠用部分を使うことになり，近くがよく見えない．
b 視線を下げるようにすると，レンズが上がり周辺の近用部分が使える．

意する．HCLのフィッティングパターンによっては，涙液がレンズのような役割を果たすことになり，BCを変更した場合，球面度数が変化する(図6)．

5. 遠近両用HCL

　遠近両用HCLは，基本的には中央に遠用，周辺に近用というデザインのものが多い．同時視の要素がありながら，眼鏡のように交代視の要素もあるので，使うときの姿勢と視線が重要である．図7に，患者への姿勢と視線についての指導を示す．近くのものを見るとき，正面で見ると，中央の遠用部分で近くを見ることになってしまい，遠近両用HCLのメリットが活かせない．視線を下に向けることでHCLが上に上がり，周辺の近用部分を使って近くのものを見ることができる．遠近両用眼鏡と同様，遠近両用HCLでも使い方の指導が大切である．

表3｜研磨剤入りクリーナーが使えないHCL

会社	製品
メニコン	すべてのHCL
レインボーオプチカル研究所	すべてのHCL
アルファコーポレーション	メニコンオルソK

6. HCLのケア

　HCLの基本的なケアは，洗浄とすすぎである．わが国では，基本的には消毒は必要ないとされているが，オルソケラトロジーレンズのような複雑な形状のレンズでは，HCLであっても消毒が推奨される[2]．通常のケアでは落ちにくい汚れを落とすためには，専用クリーナーの併用が推奨されるが，研磨剤入りのクリーナーは，一部のHCLで使用できない[3]．詳細は，各レンズの添付文書やホームページなどを確認していただきたいが，表3に

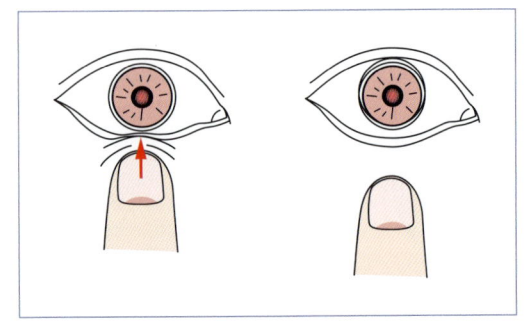

図8｜SCLのフィッティング検査①：プッシュアップテスト

抵抗があって，レンズをなかなか上にずらすことができない場合は不可．

研磨剤入りクリーナーが使えないHCLをまとめた．

II｜ソフトコンタクトレンズ（SCL）

1. SCLの処方

　SCLのフィッティング検査は，プッシュアップテスト（図8）と，上下左右を見たときにレンズエッジが角膜上にこないかどうか（図9）で判定する．SCLの場合，BCが1種類しかないことがほとんどである．合わない場合には，ほかのメーカーに変更する．

　SCLの度数決定においても角膜頂点間距離の補正が必要である．

2. トーリックSCL

　トーリックSCLのフィッティング検査では，円柱軸の判定が必要で，回転偏位度が10°以内であれば良好で，円柱軸補正は必要ないが，10〜30°の場合，円柱軸補正が必要である．30°を超えた場合は非適応とする[4]．

　最近のレンズでは，軸の安定性や安定するまでの時間が飛躍的に改善しているが，軸が安定するまで時間がかかる場合がある．10分程度待ってから判定すると軸が安定することもある．

　円柱軸補正の方法を，図10に示す．時間がたっても，瞬きをするごとに軸が変わるなど軸が安定しない場合には処方不可となる．ほかのデザインのトーリックSCLへの変更を考慮する．また，注

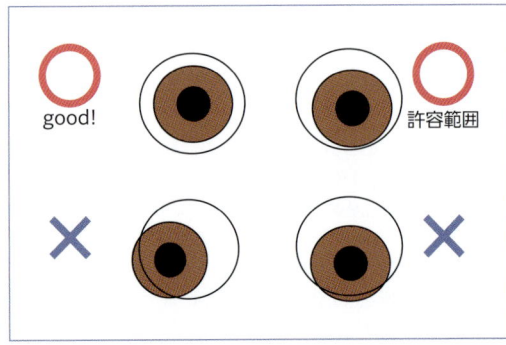

図9｜SCLのフィッティング検査②：上下左右に眼を動かして確認

コンタクトレンズエッジが角膜上に移動するようでは不可．

意したいのが円錐角膜などの不正乱視がある場合で，軸が不安定になりやすい．こういった疾患が隠れていないか，再度確認するようにする．

　トーリックSCLの度数決定には，球面度数の角膜頂点間距離補正だけでなく，円柱度数の角膜頂点間距離補正も必要で，各メーカーが提供しているトーリックSCL用の角膜頂点間距離補正の早見表を用いるとよい．

3. 遠近両用SCL

　遠近両用SCLは基本的に同時視型となるので，交代視型である眼鏡や遠近両用HCLと比較してどうしても見え方の質が落ちる．特に瞳孔径が大きくなる暗いところではコントラスト感度が低下するので，夜間の運転などは注意が必要である．

　しかし，遠近両用SCLを使用することで明視域が広がり，調節への負担軽減で疲れにくくなるなど，日常生活のQOLが向上する．また，モノビジョンテクニックや眼鏡の併用など，さまざまな場面で使い分けることでうまく使用できることも多い．1日使い捨ての遠近両用SCLも増えてきており，選択の幅が広がっている．

　処方の詳細は，メーカーによってフィッティングマニュアルが異なるので，まずはそれに従ってほしいが，これまでどのようなCLを，どのような矯正で使用してきたのか，日常生活で最も重視している視距離はどこかなどを確認しながら，trial and errorで合わせていく．

　遠近両用SCL処方で重要なことは，両眼での

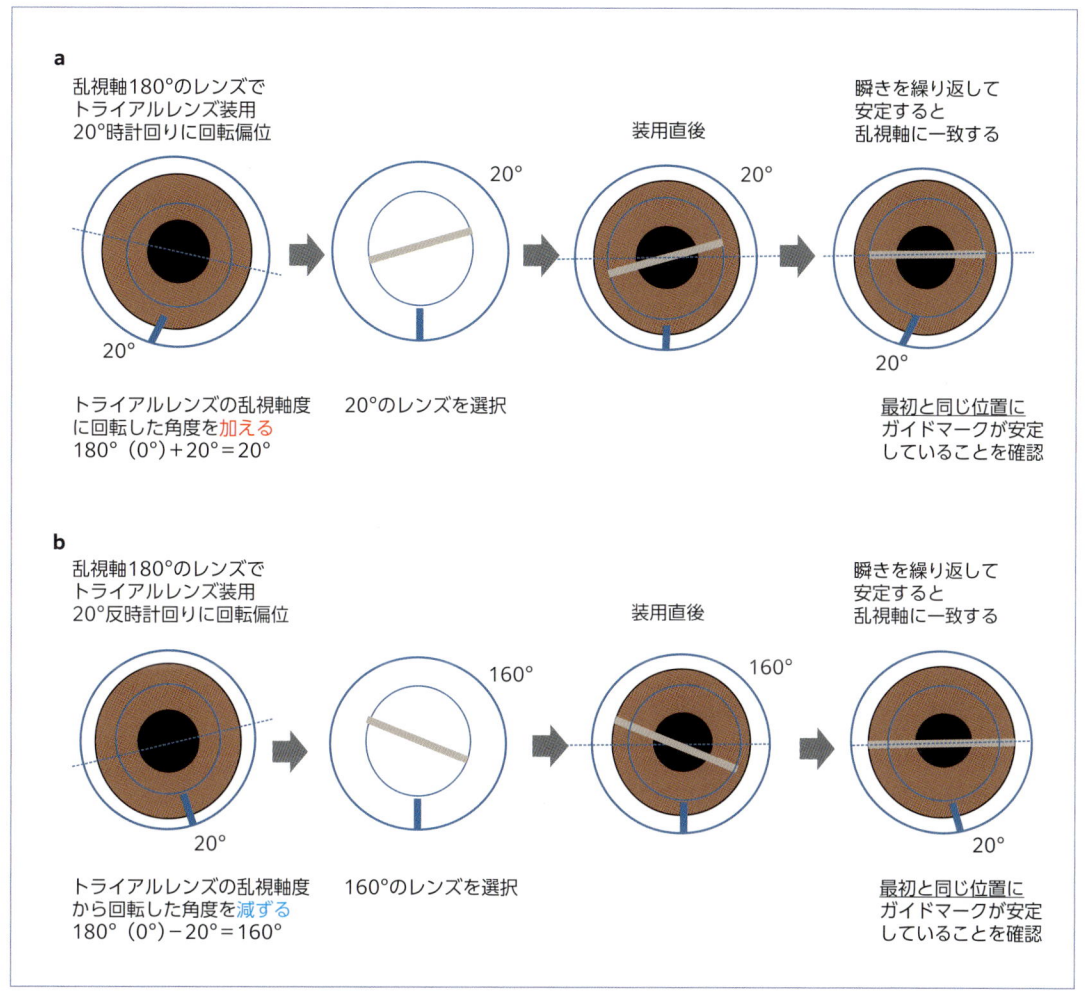

図10｜トーリックSCLの円柱軸補正 正加反減則
a 時計回り（正の方向）に軸が偏位→乱視軸に偏位した軸度を加える.
b 反時計回り（負の方向）に軸が偏位→乱視軸から偏位した軸度を減じる.

見え方の確認である．視力の数値よりも，本人が見たいものを楽に見えるかどうかが優先される．また，瞳孔径が大きくなる暗いところでは見えにくくなることを必ず伝え，バックアップの眼鏡を常に持ち歩くようにしてもらう．

遠近両用SCL処方時には，優位眼と非優位眼を確認し，優位眼側を遠方，非優位眼側を近方に合わせたほうがうまくいくケースが多い．モノビジョンテクニックを用いることで，明視域を増やすようにする．また，単焦点SCLからの切り替えなどの場合には，年齢や加入度数の数値にとらわれず，低い加入度数から開始したほうがうまくいくことが多い．

メーカーによってフィッティングマニュアルが異なるが，遠くが見えにくい場合には優位眼側の球面度数を遠方寄りにし，加入度数を減らしていく．近くが見えにくい場合は，非優位眼側の球面度数を近方寄りにし，加入度数を増やすようにして対応していく．

4. SCLのケア

SCLの場合はHCLとは異なり，すべて消毒が必要である．消毒方法にはさまざまあり，その特徴と注意点を**表4**にまとめた．代表的なものに，一液で洗浄，消毒，保存，すすぎができる多目的溶剤（multi-purpose solution：MPS），過酸

表4｜SCL用洗浄・消毒剤

	多目的溶剤 （MPS, MPDS）	過酸化水素製剤	ポビドンヨード製剤
特徴	一液で洗浄，すすぎ，消毒保存ができる．MPDSはMPSよりも消毒効果が高い	MPSよりも消毒効果が高い	現在では，最も消毒効果が高い
注意点	製品によって差があるが，真菌やウイルスに対する消毒効果がほかの消毒方法よりも弱く，こすり洗い，すすぎ，レンズケースの洗浄，乾燥が重要	誤使用や，中和が不適切だと，過酸化水素成分がレンズに残留し，角結膜への刺激や眼障害の可能性がある	ヨードアレルギーの場合は使えない
保存期間	1ヵ月以内	中和完了後は消毒効果がないので，24時間以内に再消毒が必要	1週間以内

化水素製剤，ポビドンヨード製剤がある．近年，MPSの消毒成分を複数含めて，従来のMPSよりも消毒効果を高めたMPDS（multi-purpose disinfecting solution）と呼ばれるものも登場してきている．

　しかし，消毒効果がいかに高まっても，基本のこすり洗い，すすぎ，レンズケースの洗浄と乾燥などのケアを怠ると，角膜潰瘍などの重篤な眼障害を起こす．ケアの指導と確認も重要である[5]．

文献

1) 糸井素啓：円錐角膜・不正乱視に対するコンタクトレンズ処方．臨眼 78：56-61，2024
2) 日本コンタクトレンズ学会オルソケラトロジーレンズガイドライン委員会：オルソケラトロジーガイドライン（第2版）．日眼会誌 121：936-938，2017
3) 山口昌大：ハードコンタクトレンズケア．新篇眼科プラクティス9 必読！コンタクトレンズ診療，前田直之ほか編．文光堂，東京，35-37，2023
4) 塩谷　浩：トーリックソフトコンタクトレンズの処方．新篇眼科プラクティス9 必読！コンタクトレンズ診療，前田直之ほか編．文光堂，東京，74-79，2023
5) 柳井亮二：ソフトコンタクトレンズケア．新篇　眼科プラクティス9 必読！コンタクトレンズ診療，前田直之ほか編．文光堂，東京，30-34，2023

One Point Advice

治療用コンタクトレンズ

東邦大学医療センター大森病院眼科 **柿栖康二**

治療用コンタクトレンズ（medical use contact lens：MUCL）がもつ4つの効果

MUCLは，機械的刺激から眼表面を保護するバンデージ効果，角膜上皮障害の修復過程における上皮接着の促進効果，眼痛の緩和効果，角膜穿孔部からの前房水の漏出を防ぐ前房形成効果の4つの効果がある．例えば，外傷による角膜上皮障害と角膜穿孔の場合は，感染予防に抗菌薬の点眼投与を行うと同時に，MUCLを装用することでバンデージ効果と上皮を安定させる効果，上皮障害により生じる眼痛の緩和効果，穿孔部に対する前房形成効果を期待することが可能である．このように，MUCLは複数の効果を同時に期待して使用することがあり，点眼薬や眼軟膏などほかの治療法との併用が可能な治療法である．

▶バンデージ効果

睫毛や眼瞼による機械的刺激から角膜を保護する効果をもつ．外部から眼表面を刺激する眼瞼内反症や睫毛乱生，瞬目による眼瞼と眼表面の摩擦が亢進している上輪部角結膜炎や糸状角膜炎，摩擦により角膜びらんの危険性がある再発性角膜上皮びらんが良い適応となる．

▶上皮接着の促進効果

細胞接着，増殖のスペースを確保することと，涙液を眼表面全体に拡散させることにより，上皮化を促す効果をもつ．三叉神経麻痺により遷延性角膜上皮欠損を呈する神経麻痺性角膜症（**図1**）や，翼状片術後や角膜移植後など術後の上皮欠損が良い適応となる．

▶眼痛の緩和効果

正確な機序は不明な点もあるが，瞬目により生じる眼瞼と眼表面の摩擦をMUCLが軽減することで，眼痛が緩和するとされている．術後に残存する上皮欠損による眼痛や，眼痛を伴う水疱性角膜症，再発性角膜上皮びらんが良い適応となる．

▶前房形成効果

外傷や角膜炎時による角膜穿孔，術後の創口閉鎖

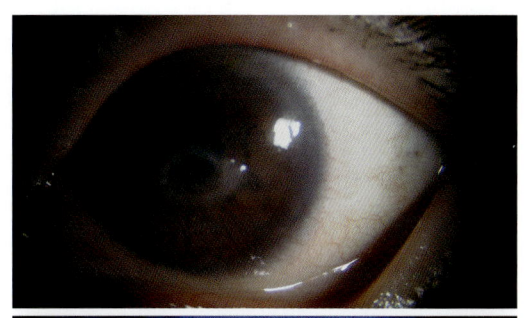
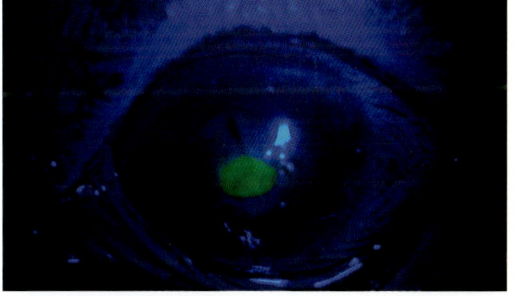

図1｜遷延性角膜上皮欠損
脳神経外科で三叉神経鞘腫術後の症例．瞼裂部に楕円形の丸みを帯びた上皮欠損を認める．上皮欠損縁の上皮がやや混濁し盛り上がっている．

不全が良い適応となる．穿孔部が比較的小さい場合は，MUCLによる穿孔部の被覆化と前房形成が期待できる（**図2**）．ただし，穿孔部の位置，大きさ，穿孔部周囲の角膜融解の有無などにより，角膜縫合，羊膜移植，角膜移植などの治療の追加や変更を検討しなければならない．

MUCLの取り扱い

現在国内で承認されている治療用コンタクトレンズは，Alcon社のエアオプティクス®のみであり，30日間連続装用が可能なシリコンハイドロゲル素材のレンズである．MUCL使用中は2〜4週以内に診察を行い，必ず30日以内にMUCLを外す．期限内であっても，レンズの汚れや乾きが目立つ場合は，生理食塩液にて洗浄を行うか，新しいレンズに交換する．活動性のある感染症では，角膜穿孔の恐れがない限りは，感

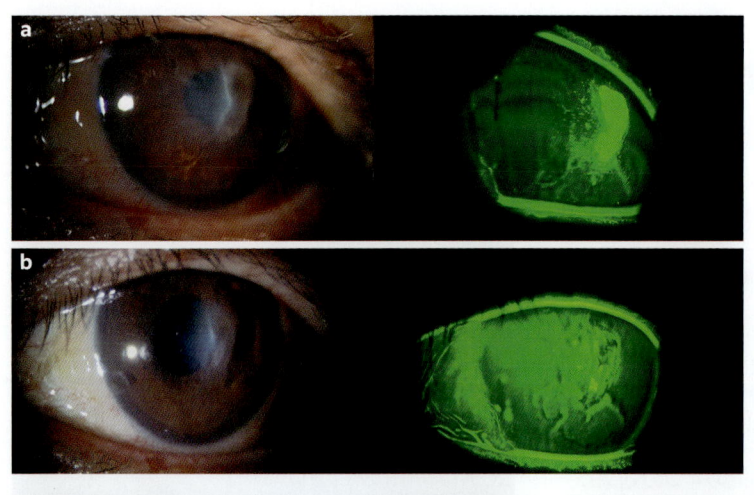

図2 | 角膜穿孔
a MUCL前. 角膜傍中心部に上皮欠損と穿孔を認め, 穿孔部に虹彩が嵌頓している.
b MUCL後. 上皮欠損は修復し, 穿孔部は被覆した. 虹彩の嵌頓も解除した.

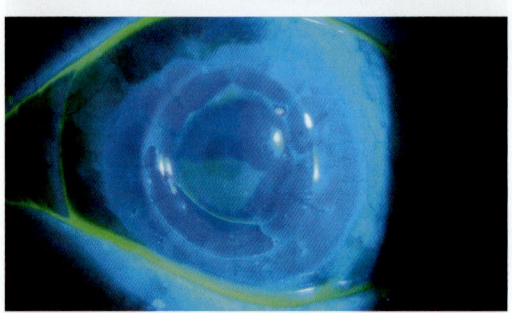

図3 | MUCL装用下におけるフルオレセイン染色による角膜上皮の評価
角膜移植術後の症例. 表面麻酔点眼後, フルオレセイン染色をMUCL装用のまま行う. 鑷子でレンズを少し浮かせると, 染色液がレンズ下に浸透するため, 上皮欠損の評価が可能となる.

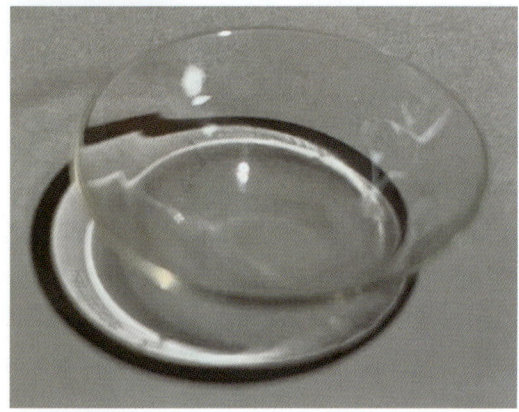

図4 | 強膜レンズ

染の重症化を助長する危険性があり原則使用しない. 筆者らはMUCLの脱着を無鈎鑷子で行っており, 瞼裂が狭い場合は開瞼器を使用することもある. MUCLを外さないで上皮欠損を評価することも可能である(**図3**).

強膜レンズ

国内では自費診療であるが, 強膜レンズの治療用コンタクトレンズとしての有効性が報告されている(**図4**). 強膜レンズとは, 直径が角膜径より大きく強膜(結膜上)でフィットさせ, またレンズ下に涙液などを貯留させるスペースがあり, 角膜に全く触れないrigid gas permeable(RGP)素材のレンズである. 直径によりcorneo-scleral(12.9〜13.5 mm), semi-scleral(13.6〜14.9 mm), mini-scleral(15.0〜18.0 mm), large-scleral(18.1〜24.0 mm)に分類される.

このレンズの利点は, ハードコンタクトレンズよりも異物感が少なく角膜形状不正の矯正に有用である. また, 角膜表面とレンズで囲まれたスペースは生理食塩液や涙液で満たされており, 角膜表面全体は乾燥や摩擦から保護される. わが国では馴染みのないレンズであるが, 海外では角膜不正乱視の矯正はもちろんのこと, 眼類天疱瘡やStevens-Johnson症候群などによる重症ドライアイの治療に広く使用されている. わが国では現在未認可のコンタクトレンズであるため, 限られた施設でしか使用できないのが現状であるが, 今後このレンズが使用できれば, 治療用コンタクトレンズとしての新たな治療法の一つの選択肢になるのではないかと考えられる.

18. オルソケラトロジーの処方

筑波大学眼科　**平岡孝浩**

I｜近視矯正に加え近視進行抑制目的の処方が増加

　特殊デザインのハードコンタクトレンズを計画的に装用することにより，角膜形状を変化させて屈折異常を矯正する手法をオルソケラトロジー（orthokeratology：OK）と呼ぶ．レンズ素材の進化に伴い，オーバーナイト装用（夜間就寝時にレンズを装用して起床時に外すサイクル）が可能となった．その結果，日中は裸眼での生活が可能となり，矯正用具から解放されるという大きなメリットが得られる．元来，近視矯正に用いられていたが，近年では学童の近視進行抑制を目的とした処方が増加している．

II｜軽度〜中等度の近視が適応，ほかの眼疾患があれば禁忌

　軽度〜中等度（−4 D程度）の近視が適応となる．また，眼疾患のないことが大前提となる．円錐角膜や角膜ジストロフィなどの変性疾患，活動性の外眼部・前眼部病変が存在する場合は禁忌となる．紙面の都合上，詳細は割愛するが，「OKガイドライン（第2版）」[1]に記載されている基準を遵守することを推奨する．

　そのほか，医学的な適応基準を満たしても，高い視覚の質を求める人や生活が不規則で十分な睡眠時間がとれない人，さらに神経質な方には不向きである．

III｜4つのカーブからなる特殊レンズで矯正，フルオレセイン染色像が特徴的

　中央から周辺に向かって①ベースカーブ，②リバースカーブ，③アライメントカーブ，④ペリフェラルカーブの4つの同心円状カーブから構成される（図1）．このレンズを装用することにより，中央部の角膜上皮の菲薄化と中間周辺部の角膜厚増加がもたらされ，その結果近視が軽減し裸眼視力の向上が得られる．

　フルオレセイン染色では，ブルズアイ（bull's eye）と呼ばれる同心円状のフルオレセインパターンを確認する．すなわち4〜6 mm径のセントラルタッチエリア（暗い色調），次いで1〜2 mm幅のフルオレセインリング（tear reservoir zone），さらに周辺のアライメントカーブ領域は暗い色調となり，最周辺はエッジクリアランスのため明るいフルオレセインパターンとなる．簡単にいえば，中心から周辺に向かって，暗→明→暗→明となる4つの同心円状フルオレセインパターンを確認する（図1）．

IV｜処方はフラットK値とターゲットパワーを選ぶことから開始

　処方の流れを図2に示す．屈折・視力検査と角膜形状解析の結果から，フラットK（弱主経線）値とターゲットパワー（目標矯正量）の2因子を選択する．そして付属の換算表を用いて，フラットK値とターゲットパワーの交点から推奨されるベースカーブを求める（表1）．フラットKではなく，アベレージK（平均曲率半径）の使用を推奨している

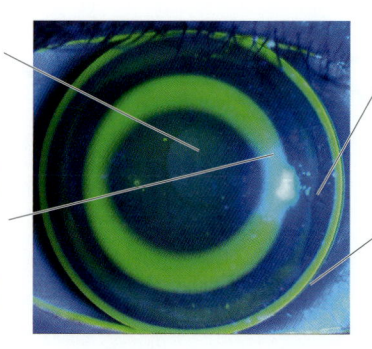

ベースカーブ（BC）
角膜の曲率よりも扁平（フラット）に設計されており，角膜中央部を圧迫して扁平化させる役割を担う

リバースカーブ（RC）
ベースカーブを取り囲む非常に急峻なカーブである．溝状の構造をなし，角膜との間にスペースが形成され，ここに涙液が貯留することから tear reservoir zone とも呼ばれる．このスペースは角膜中央の上皮細胞が周辺へ向かって再分布するため，重要な領域となる

アライメントカーブ（AC）
角膜とほぼパラレルとなるように設計され，レンズのセンタリングを保持する

ペリフェラルカーブ（PC）
レンズ最周辺部のカーブであり，適度なエッジリフトにより涙液交換を促進し，レンズの固着を防止する役割を果たす

図1｜レンズの代表的デザイン
フルオレセイン染色では，BC部は最小クリアランスとなるため暗い色調となる．RC領域ではレンズ下に涙液がプールされるため，フルオレセインリングが観察される．AC部は角膜とほぼパラレルであるため暗い色調となり，最周辺のPC部はエッジリフトであるため明るいフルオレセインパターンとなる．

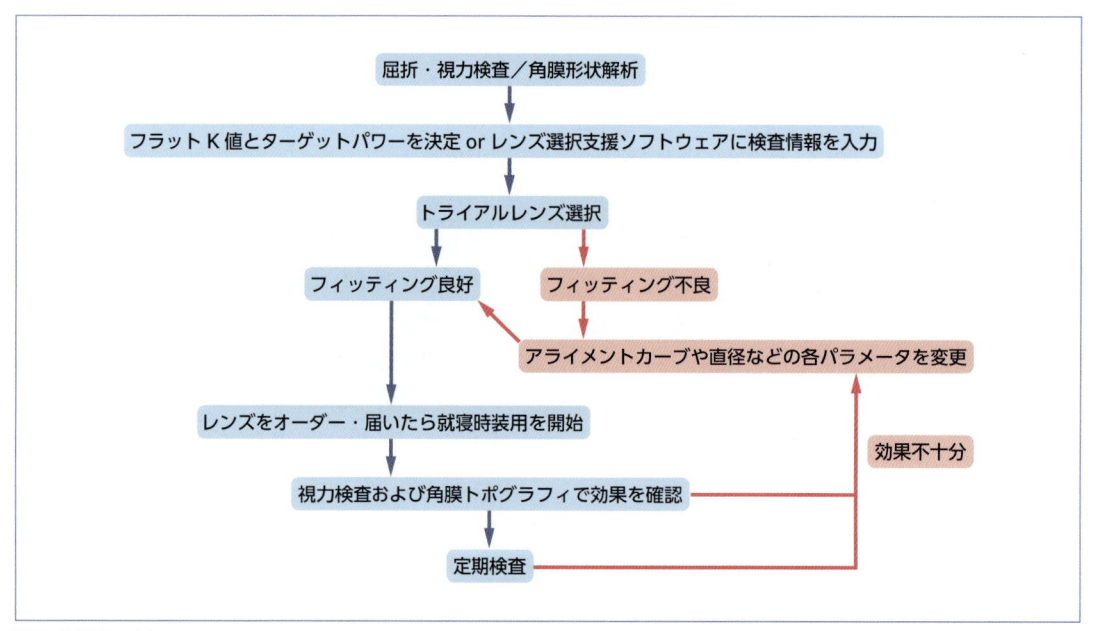

図2｜処方の流れ

メーカーもあるので，付属のマニュアルを参照していただきたい．また，データをタブレット端末に入力するだけで推奨トライアルレンズを提示するシステム（レンズ選択支援ソフトウェア）を導入しているメーカーもある（図3）．

次に，選択したトライアルレンズを患者に装用させ，フィッティングをチェックする．センタリングが良好で，瞬きに応じて1 mm程度動けば十分である．あまり動きすぎるのもよくない．次に，前述したフルオレセインパターンを確認する．

外来にて1〜2時間の仮眠もしくは閉瞼安静をとらせ，その後の効果を確認する．短時間なのでもちろん低矯正ではあるが，ある程度の裸眼視力向上や角膜中央部の扁平化が確認できれば，本レンズをオーダーする．作成レンズが届いたら夜間就寝時の装用を開始させる．効果は視力だけでなく角膜トポグラフィでも確認する．角膜扁平化領域が中央から偏心していたり，不規則なパターンを示している場合は，フィッティングが不良であると判断し（図4a），処方交換を行う．

表1｜換算表によるベースカーブの選択

(D/mm) \ (D)	ターゲットパワー												
	−1.00	−1.25	−1.50	−1.75	−2.00	−2.25	−2.50	−2.75	−3.00	−3.25	−3.50	−3.75	−4.00
40.00 (8.44)	8.82	8.88	8.94	9.00	9.06	9.12	9.18	9.25	9.31	9.38	9.44	9.51	9.57
40.25 (8.39)	8.77	8.82	8.88	8.94	9.00	9.06	9.12	9.18	9.25	9.31	9.38	9.44	9.51
40.50 (8.33)	8.71	8.77	8.82	8.88	8.94	9.00	9.06	9.12	9.18	9.25	9.31	9.38	9.44
40.75 (8.28)	8.65	8.71	8.77	8.82	8.88	8.94	9.00	9.06	9.12	9.18	9.25	9.31	9.38
41.00 (8.23)	8.60	8.65	8.71	8.77	8.82	8.88	8.94	9.00	9.06	9.12	9.18	9.25	9.31
41.25 (8.18)	8.54	8.60	8.65	8.71	8.77	8.82	8.88	8.94	9.00	9.06	9.12	9.18	9.25
41.50 (8.13)	8.49	8.54	8.60	8.65	8.71	8.77	8.82	8.88	8.94	9.00	9.06	9.12	9.18
41.75 (8.08)	8.44	8.49	8.54	8.60	8.65	8.71	8.77	8.82	8.88	8.94	9.00	9.06	9.12
42.00 (8.04)	8.39	8.44	8.49	8.54	8.60	8.65	8.71	8.77	8.82	8.88	8.94	9.00	9.06
42.25 (7.99)	8.33	8.39	8.44	8.49	8.54	8.60	8.65	8.71	8.77	8.82	8.88	8.94	9.00
42.50 (7.94)	8.28	8.33	8.39	8.44	8.49	8.54	8.60	8.65	8.71	8.77	8.82	8.88	8.94
42.75 (7.89)	8.23	8.28	8.33	8.39	8.44	8.49	8.54	8.60	8.65	8.71	8.77	8.82	8.88
43.00 (7.85)	8.18	8.23	8.28	8.33	8.39	8.44	8.49	8.54	8.60	8.65	8.71	8.77	8.82
43.25 (7.80)	8.13	8.18	8.23	8.28	8.33	8.39	8.44	8.49	8.54	8.60	8.65	8.71	8.77
43.50 (7.76)	8.08	8.13	8.18	8.23	8.28	8.33	8.39	8.44	8.49	8.54	8.60	8.65	8.71
43.75 (7.71)	8.04	8.08	8.13	8.18	8.23	8.28	8.33	8.39	8.44	8.49	8.54	8.60	8.65
44.00 (7.67)	7.99	8.04	8.08	8.13	8.18	8.23	8.28	8.33	8.39	8.44	8.49	8.54	8.60
44.25 (7.63)	7.94	7.99	8.04	8.08	8.13	8.18	8.23	8.28	8.33	8.39	8.44	8.49	8.54
44.50 (7.58)	7.89	7.94	7.99	8.04	8.08	8.13	8.18	8.23	8.28	8.33	8.39	8.44	8.49
44.75 (7.54)	7.85	7.89	7.94	7.99	8.04	8.08	8.13	8.18	8.23	8.28	8.33	8.39	8.44
45.00 (7.50)	7.80	7.85	7.89	7.94	7.99	8.04	8.08	8.13	8.18	8.23	8.28	8.33	8.39
45.25 (7.46)	7.76	7.80	7.85	7.89	7.94	7.99	8.04	8.08	8.13	8.18	8.23	8.28	8.33
45.50 (7.42)	7.71	7.76	7.80	7.85	7.89	7.94	7.99	8.04	8.08	8.13	8.18	8.23	8.28
45.75 (7.38)	7.67	7.71	7.76	7.80	7.85	7.89	7.94	7.99	8.04	8.08	8.13	8.18	8.23
46.00 (7.34)	7.63	7.67	7.71	7.76	7.80	7.85	7.89	7.94	7.99	8.04	8.08	8.13	8.18
46.25 (7.30)	7.58	7.63	7.67	7.71	7.76	7.80	7.85	7.89	7.94	7.99	8.04	8.08	8.13

（縦軸の左端ラベル：角膜弱主経線値）

一例を示す．弱主経線の角膜屈折力（43.50 D）を選択し（縦軸），次いで自覚屈折値から目標矯正度数の（−2.00 D）を選ぶ（横軸）と，縦軸と横軸の交点からトライアルレンズのベースカーブは 8.28 mm（＝40.75 D）となる．

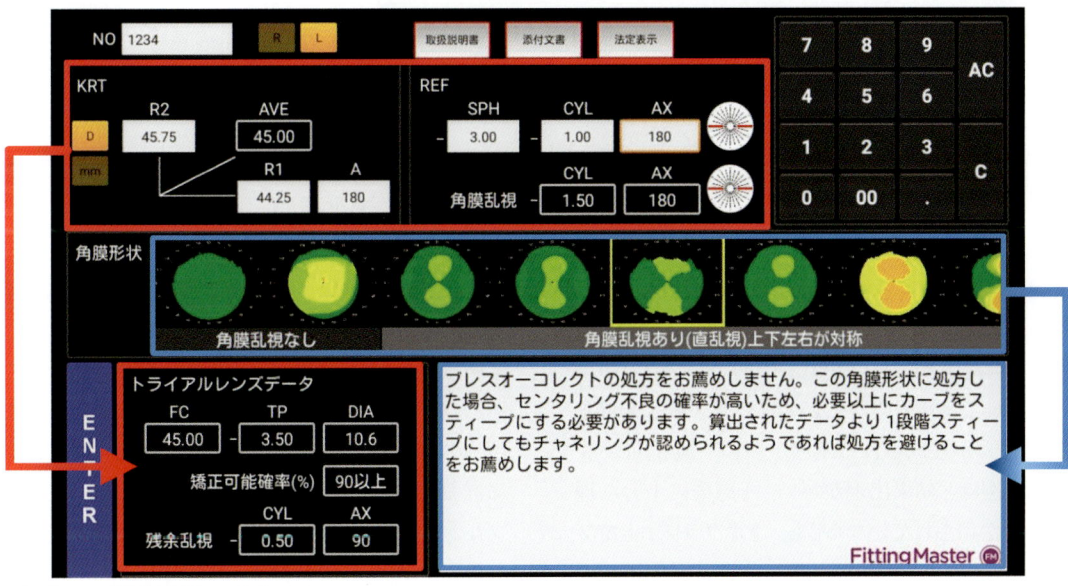

図3｜レンズ選択支援ソフトウェア
タブレット端末にケラト値や屈折値を入力するとファーストトライアルレンズのパラメータや矯正可能確率が提示される（ 🟥 ）．また，🟦 に乱視形状パターンが提示され，検査値に基づいた総合的なアドバイスも提示されるシステムが，ブレスオーコレクト®（シード社）において導入されている．

（画像提供：株式会社シード）

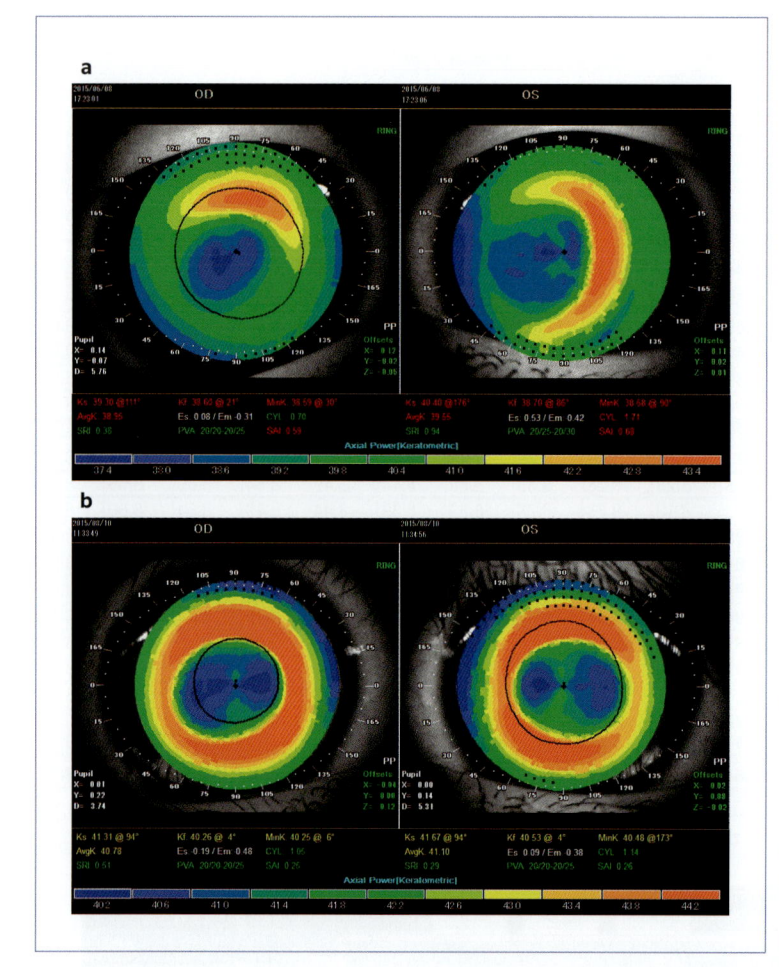

図4｜角膜トポグラフィ所見
a 偏心例．左右眼ともにフラット化領域が偏位しており，非対称な形状変化となっている．レンズの変更が必要である．
b ブルズアイパターン．角膜中央が扁平化（青色系）し，その周囲をスティープ化した領域（赤色系）が取り囲む理想的な形状変化である．

Ⅴ　効果は裸眼視力とトポグラフィマップで確認

　フォローアップスケジュールは装用開始日の翌日，1週後，2週後，1ヵ月後，3ヵ月後，以降3ヵ月ごとが基本となる．翌日は十分な裸眼視力が得られないことも多いが，1週間を過ぎると十分な裸眼視力が達成される症例が多い．矯正量が少ない症例ほど効果出現が早い．1週後に十分な裸眼視力が得られていなくても，トポグラフィ上でブルズアイパターンが確認され，角膜扁平化領域が偏心していなければそのまま様子をみてよい（図4b）．

Ⅵ　レンズデザインを変更する際には角膜離心率を考慮

　角膜扁平化領域が中央から偏心していたり，扁平化領域がはっきりせず不規則なパターンを示している場合はレンズの変更を試みる．どのカーブをどのように変更したらよいかは，慣れないうちは混乱してしまうが，各メーカーの付属マニュアルに詳細が記載されているので，それに従ってトラブルシューティングを行う．基本的な考え方としては，上方へのずれはルーズすぎ，下方へのずれはタイトすぎと判断し，アライメントカーブを変更する．側方へのずれは直径を大きくすることで対処する．そのほか，レンズの固着，central island，角膜ステイニング，レンズ下の気泡など，いろいろな状況に対するトラブルシューティングが

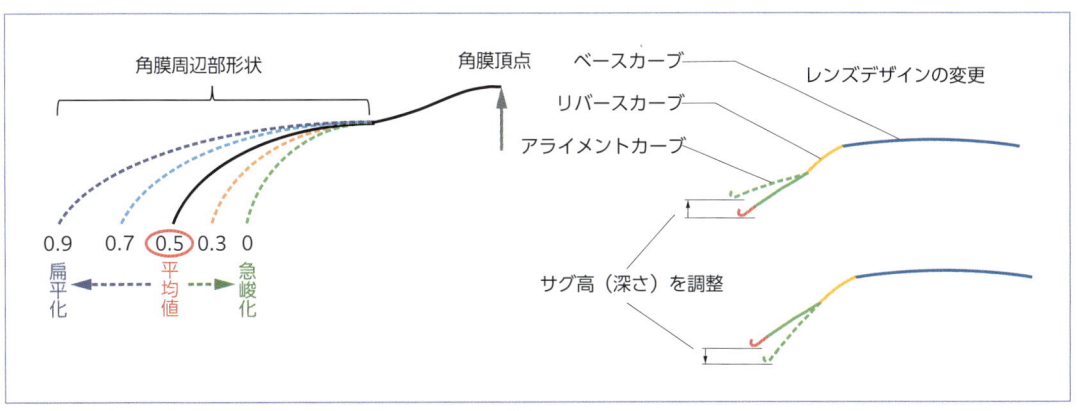

図5 ｜ 角膜離心率(corneal eccentricity: e-value，E値)
完全な球面ではE値＝0.0で，非球面性が強くなる(周辺にいくほどフラットになる)と1.0に近づいていく．E値に応じて，アライメントカーブのサグ高を調整する(右図)．

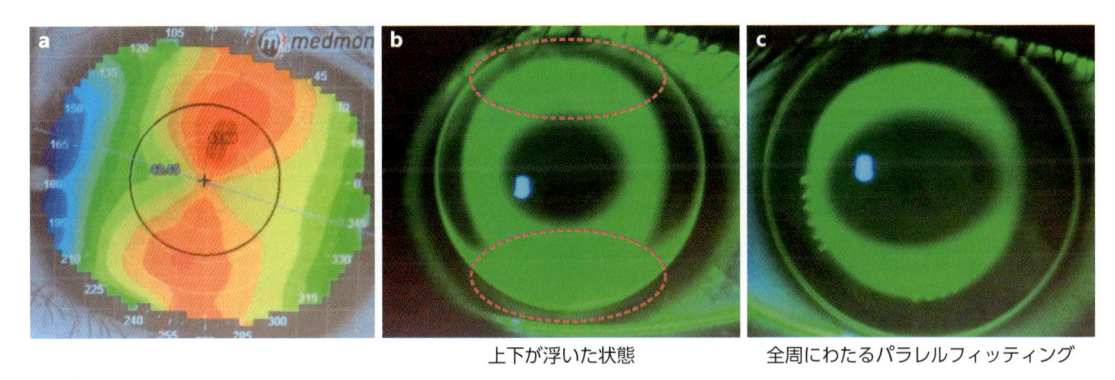

上下が浮いた状態　　　　全周にわたるパラレルフィッティング

図6 ｜ 乱視眼へのレンズフィッティング
a 輪部まで及ぶ直乱視
b 通常のOKレンズ
c トーリックOKレンズ
角膜輪部まで及ぶ乱視の場合(**a**)，通常のレンズでは上下方向のレンズ下にスペースができてしまう(**b**)．角膜乱視が1.5 D以上である場合はトーリックOKレンズが推奨され，アライメントカーブがパラレルフィッティングとなるため，センタリングや動きが改善する(**c**)．

必要となる．

　アライメントカーブの変更においては，角膜離心率(corneal eccentricity，e-value，E値も同義)を考慮することが重要である(図5)．角膜中央のカーブが同じでも周辺部のカーブが異なる場合，適宜レンズデザインを変更する必要があるからである．計算式の詳細は割愛するが，完全な球面ではE値＝0.0で，非球面性が強くなる(周辺にいくほどフラットになる)と1.0に近づいていく．ちなみにこの値はトポグラフィで確認できる．標準的な角膜の場合E値は0.3～0.7の範囲にほとんどが分布し，その平均値は0.5程度である．したがって，標準のトライアルレンズでは平均離心率

0.5に基づいてアライメントカーブが設計されている．しかし，E値が平均値から大きくかけ離れている症例では，ファーストトライアルレンズが合わないため，サジタルデプス(サグ高：レンズの深さ)を変更する必要が生じる．図5に示すように，アライメントカーブのサグ高を10 μm単位で高低することが可能であるため，E値に応じて微調整を加える．

VII｜1.5 D以上の乱視眼にはトーリックOKレンズが有効

　角膜乱視が強いとフィッティング不良となりやすい．図6に直乱視眼のトポグラフィマップ(図6a)と，

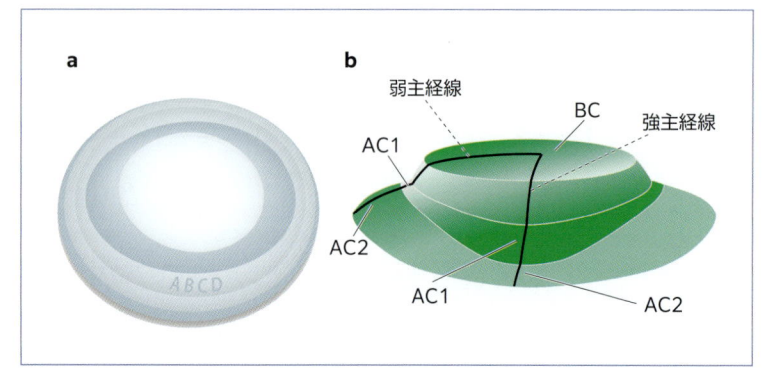

図7｜トーリックOKレンズデザイン
a トーリックOKレンズの外観
b 内面形状モデル〔アライメントカーブ（AC）がトーリックデザイン〕
乱視形状にフィッティングするようにACが非球面となっている．すなわち強主経線と弱主経線が異なるカーブに設計されている．

実際にレンズを装用した際のフルオレセイン染色像（図6b）を示す．角膜輪部まで及んでいる乱視眼の場合，通常のレンズでは上下方向のレンズ下にスペースができてしまうため，瞬目によりレンズがばたつきやすくなり，かつアライメントカーブが浮いてしまうので，リバースゾーンの陰圧が生じにくくなる．角膜乱視が1.5 D以上である場合は，トーリックOKレンズが推奨される（図7）．アライメントカーブが2段階カーブとなっており，弱主経線と強主経線が異なる曲率にデザインされている（非球面設計）．トーリックOKレンズ装用後（図6c）は，アライメントカーブがパラレルフィッティングとなるため，センタリングや動きが改善し，リバースゾーンの陰圧もしっかりとかかるようになるため矯正効果が安定する．

Ⅷ 内面構造が複雑であり適切なレンズケアは欠かせない

本治療は積極的に角膜形状を変化させるため，通常のコンタクトレンズよりも厳格に定期検査を行う必要がある．効果の確認だけでなく，合併症にも注意しながら慎重に診察する．

また，受診ごとにレンズやケア方法を確認することも重要である．本レンズは複雑な内面デザインを有するため汚れが付着しやすい．特にリバースカーブは溝のように窪んでいるので，適切な洗浄が必要となる．ときに驚くほど汚染されたレンズに遭遇することがある．定期検査の際には必ずレンズを持参してもらい，洗浄や取り扱いに関しても再確認する．

2017年12月に改訂された「OKガイドライン（第2版）」では，角膜感染症対策として，界面活性剤によるこすり洗いに加えてポビドンヨード剤による消毒を，そして，水道水によるレンズケースの洗浄・すすぎ，その後の乾燥と定期的な交換を推奨する，という項目が追加された[1]．また，頑固な汚れには次亜塩素酸ナトリウム製剤（プロージェントやコレクトクリーン）による洗浄が効果的であり，定期的（2週間に1回程度）に行うとより安全に使用できる．

文献

1) 日本コンタクトレンズ学会オルソケラトロジーガイドライン委員会：オルソケラトロジーガイドライン（第2版）．日眼会誌 121：936-938，2017

Ⅲ. 外来処置の手順

1.睫毛抜去

達洋会 杉田眼科 **吉田真人**

本項では異所性睫毛，睫毛重生，睫毛乱生の症例を提示しながら，睫毛抜去の手技について解説する．また，わが国では20歳以下の若年者に多い睫毛内反[1]，中高齢者に多くなる皮膚弛緩を伴う内反症でも対処的に睫毛抜去を行うことがあるが，都道府県によっては睫毛乱生の病名記載のない場合査定対象になることがあるため，病態の理解が大切である．基本的に睫毛抜去は，瞼板の位置が正常で瞼内反がみられず，睫毛が外向きではなく生える方向に変化がみられるものである[2]．

I 睫毛抜去に対する診療報酬

まず保険点数J089 睫毛抜去について述べる（**表1**）．睫毛抜去は眼科処置に分類されており手術ではない．そして，**表1**の「注」にもある通り外来処置であり，基本的に入院加療中には算定不可である．片眼でも両眼でも上下眼瞼個別には算定できない．1日1回算定可能で，ほかの処置と同時に算定できない．

例えば，睫毛乱生により角膜びらんを生じていた場合，角膜びらんに対し眼軟膏を点入しても「J086 眼処置」の25点および薬剤料を重複して算定できない．

表1の「通知」に関して，4本までは「1」を算定し5本以上「2」とする解釈も以前見たことがあるが，提出したレセプトをもし査定された場合には個別に都道府県眼科医会に問い合わせるとよい．月に数回程度の請求なら筆者は査定されたことはないが，現在の非常に厳しい医療報酬減額のなか，傾向ある請求は厳しい査定となるばかりでな

表1 | J089 睫毛抜去

> 1　少数の場合　25点
> 注　入院中の患者以外の患者についてのみ算定する．
> 2　多数の場合　45点
>
> 注
> 1　上眼瞼と下眼瞼についてそれぞれ処置した場合であっても1回の算定とする．
> 2　1日に1回に限り算定する．
>
> 通知
> 5～6本程度の睫毛抜去は「1」を算定する．また，「1」については，他の眼科処置又は眼科手術に併施した場合には，その所定点数に含まれ別に算定できない．

く，再審査の対象となる．Stevens-Johnson症候群などの多発するような睫毛乱生で月に何回も抜去が必要なときは，あらかじめ症状詳記をつけるとともに主病名，病名の記載に注意することは，保険医療者として当然の責務である．

II 典型的な睫毛乱生

典型的な睫毛乱生を図1～8に示す．ここでは，睫毛内反の症例は省略した．

睫毛乱生の症状としては，眼異物感，眼脂，結膜充血，角膜びらん，角膜菲薄化などが代表的である．長年放置された睫毛乱生で患者本人の症状が少ない場合，偽翼状片や角膜乱視の惹起，角膜混濁の原因となることがある．小児でも散見されるが，年齢は40代以降が多い．なかには患者本人が自身で睫毛抜去していることもあり，十分に抜去できておらず睫毛が途中で断裂し，先端が鋭利になってかえって角膜や結膜の損傷につながっていることもある．とかく眼球ばかり細隙灯顕微鏡の強拡大でスリットを観察していると見逃

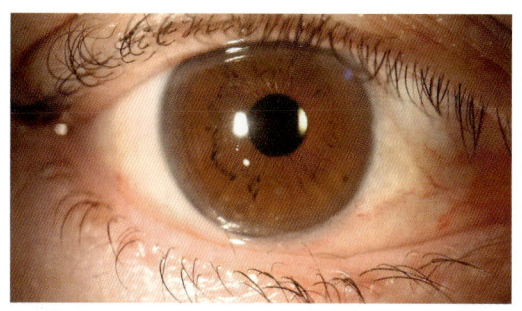

図1｜50代男性. 右下眼瞼の数本の睫毛
角膜下部にわずかな混濁がみられる.

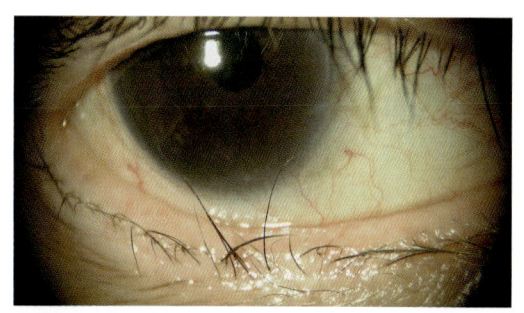

図2｜50代女性. 右下眼瞼に数本の長い睫毛乱生
流涙を主訴に受診.

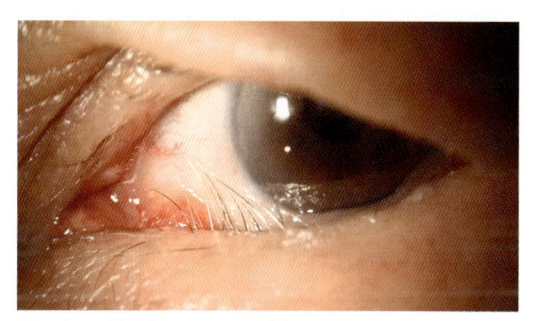

図3｜70代女性. 下眼瞼内側の内反
上下とも眼瞼皮膚弛緩を伴い涙球部に発赤腫脹を認める.

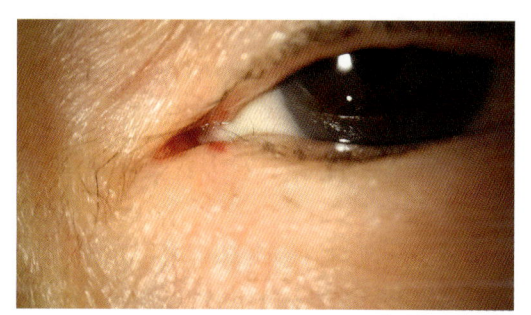

図4｜60代女性. 内眼角部の数本の睫毛により涙点周辺が発赤
眼脂を主訴に受診.

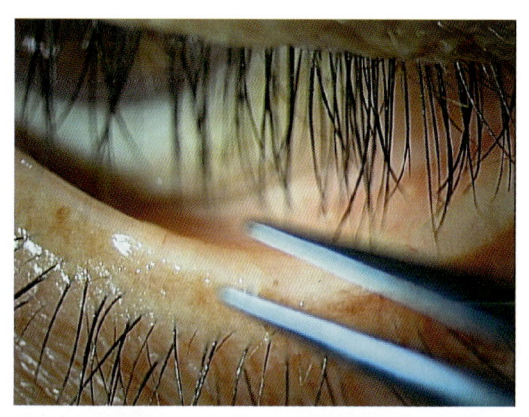

図5｜70代男性. マイボーム腺開口部付近の異所性睫毛抜去

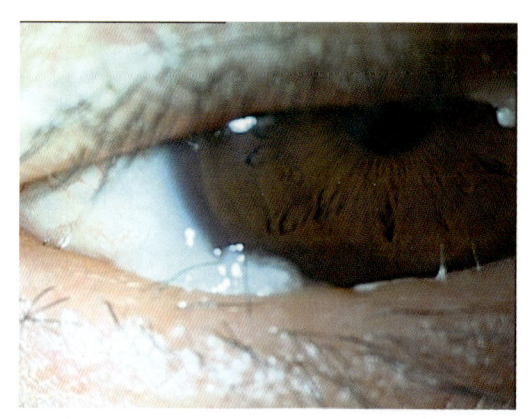

図6｜70代女性. 下眼瞼にまばらに生じた睫毛乱生
白色眼脂がみられる.

すこともあるため，日頃から弱拡大で眼瞼全体を俯瞰する習慣をつけるのも必要である.

　問診で眼異物感の出現頻度を患者に聴取することは重要で，再診を促す目安になる. 概ね睫毛の毛周期の1ヵ月[3, 4]ごとに睫毛抜去を実施することが多い.

Ⅲ｜睫毛抜去の手技

　基本的には，細隙灯顕微鏡で観察しながら，

患者は座位で行うことが多い. 筆者は，処置前に点眼麻酔薬は使用せず，優しく抜去することを心がけている. 眼瞼に触れるのを嫌がる方や痛みを訴える方には，点眼麻酔薬を事前に点眼するとよい.

　また，両眼の睫毛抜去や抜去する睫毛が多数の場合には，処置用顕微鏡下で患者は仰臥位にすると安定して抜去が可能となる. 以前，筆者が研修を行った施設では，睫毛抜去が処置であるこ

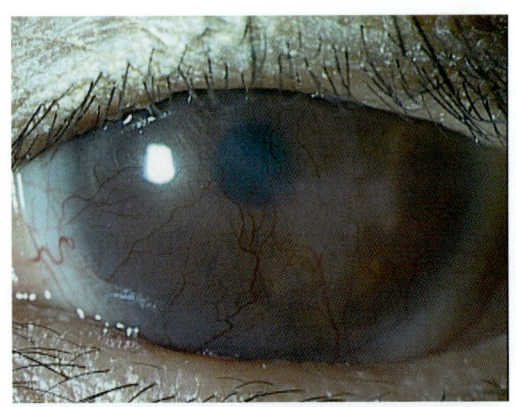

図7｜50代女性右眼. 眼瞼結膜に多数の異所性睫毛
40歳でStevens-Johnson症候群を発症. 角膜の矯正・保護を兼ねてコンタクトレンズを使用中.

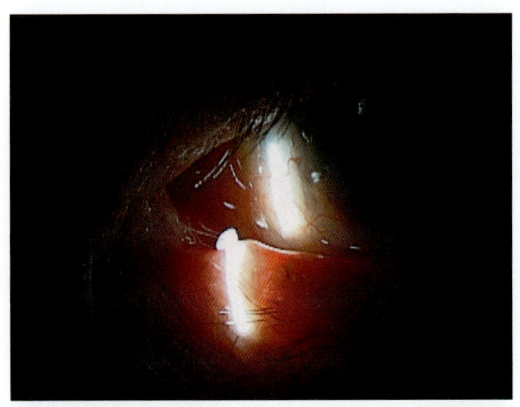

図8｜図7と同一症例の左眼. 内眼角部の上下睫毛乱生にて涙球部の強い発赤
下涙点にはプラグ挿入している.

とから熟練した看護師に抜去を指示していた. 環境が整っているなら, 比較的頻回に処置しなければならない症例には有効な方法と考えている.

次に, 使用する睫毛抜去用鑷子であるが, さまざまなメーカーから多種販売されており, 好みで使用すればよいと思う. 日本製の三島式, 小沢式などは比較的廉価であるが, 海外メーカーのチタン材質の鑷子は噛み合わせが鈍化することなく, Stevens-Johnson症候群の異所性かつ極めて細いぜい毛のような睫毛も容易に抜去できるので, 1本所有していると便利である. 睫毛が細く一般的な鑷子では切れてしまう場合には, 縫合鑷子も有効である.

消毒に関しては, 1日使用する際, 筆者は患者ごとにオゾン水洗浄を行って, 1日の終わりに滅菌消毒を行っている. 消毒綿で鑷子の先端を拭き取っている施設も多い.

Ⅳ　抜去を実施するにあたって考慮すべきこと

睫毛乱生は, 日常診療において高頻度で遭遇する疾患であり, その抜去は患者の訴えを軽減できる重要な手技である. また, その病態は多くの眼瞼炎や眼瞼結膜炎により, 眼瞼皮膚粘膜移行部が前方移動し, 生じた瞼縁後端部のわずかな内反 (marginal entropion) が毛根部の硬い線維組織に波及し, 毛の生える方向が変化している状態[5]であることから, 漫然と抜去を行わず原疾患

の治療も考慮すべきと筆者は考えている. そして, 眼形成手術をする際に, 例えば霰粒腫でも眼瞼下垂手術でも睫毛毛根を障害すると, 術後に睫毛乱生を惹起しがちなことは, 睫毛脱落[6]とともに合併症として注意したい. Stevens-Johnson症候群後の睫毛脱落期から乱生期に移行すると, 長期にわたって睫毛抜去が必要となることを付け加えておく[7].

最後に, 睫毛乱生の切らない治療として, 睫毛電気分解など睫毛毛根破壊手術も同時に併用され, 患者の通院負担と訴えを軽減するためにお勧めしたい[8, 9].

文献

1) Lee TE, et al：Lash ptosis and associated factors in Asians. Ann Plast Surg 65：407-410, 2010
2) 重安千花：⑤異所性睫毛, 眼科グラフィック 12：271-274, 2023
3) Na JI, et al：Ethnic characteristics of eyelashes：a comparative analysis in Asian and Caucasian females. Br J Dermatol 156：1170-1176, 2006
4) 勝村宇博：睫毛の解剖と役割. 眼科グラフィック 12：246-252, 2023
5) 柿﨑裕彦：眼瞼・結膜：睫毛異常と眼瞼. あたらしい眼科 36：1049-1050, 2019
6) Aunond S, et al：The eyelash follicle features and anomalies：A review. J Optom 11：211-222, 2018
7) 外薗千恵ほか：Stevens-Jonson症候群の眼科的対処. アレルギー 57：955-999, 2008
8) 吉田真人：睫毛乱生の「切らない」治療. 臨眼 76：210-213, 2022
9) 吉田真人：睫毛内反症・睫毛乱生と睫毛電気分解. 眼科グラフィック 12：275-281, 2023

2. 結膜結石除去

東京慈恵会医科大学眼科　**岸本七生**

Ⅰ 結膜結石とは

　結石というと石灰化やカルシウム沈着と思われがちだが，決してそうではない．ドライアイやアレルギー性結膜炎などの慢性的な刺激や，流行性角結膜炎などの強い結膜炎が原因となって結膜上皮細胞が過増殖し，その結果として杯細胞の分泌液が増多してできる黄白色の小結節である．眼瞼結膜のなかでも特に円蓋部にできやすい（図1）．

　多くの場合は患者の症状がないため，結石を認めても経過観察でよい．なかには異物感や点状表層角膜症（superficial punctate keratopathy：SPK），角膜上皮びらんの原因になることもある．その場合には除去が必要である．上記のような症状をみたらしっかり眼瞼結膜を翻転し，結石の有無を確認することが重要である．

Ⅱ 取るべき結膜結石とは？

　前述のように，患者に異物感の訴えがない場合は経過観察でよい．異物感やSPK，角膜上皮びらんの原因になっている場合には除去が必要である（図2）．

　また，結膜上皮下に存在している結石は，異物感やSPK，角膜上皮びらんの原因にはならないので除去する必要はない．

Ⅲ 結膜結石除去に必要なもの

・オキシブプロカイン塩酸塩（ベノキシール®点眼液0.4％）などの点眼麻酔薬
・無鈎鑷子や睫毛鑷子

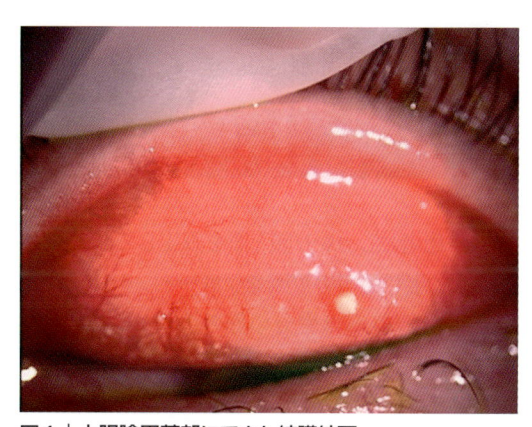

図1｜上眼瞼円蓋部にできた結膜結石

（画像提供：田聖花先生）

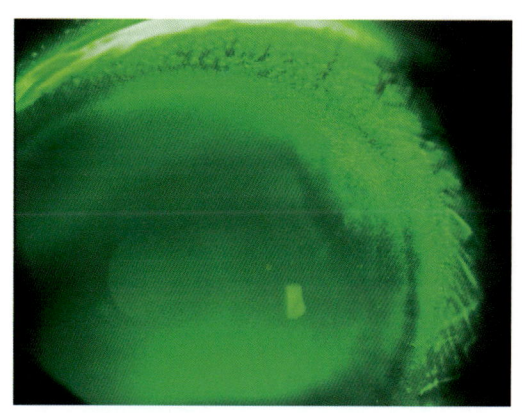

図2｜点状表層角膜症（SPK）の原因になる場合がある
フルオレセイン染色.

（画像提供：田聖花先生）

・27 G針もしくは異物針
・綿棒

Ⅳ 結膜結石除去の方法[1]

　細隙灯顕微鏡下でもベッド上での臥位処置でもどちらで行ってもよい．細隙灯顕微鏡下で行う場

・上眼瞼をつまみ，第二指を押し込んでめくるようなイメージで！
・うまく翻転できない場合→綿棒を眼瞼縁5 mm程度のところに置き，それを支点に睫毛を摘むようなイメージで！

表1｜結膜翻転のポイント

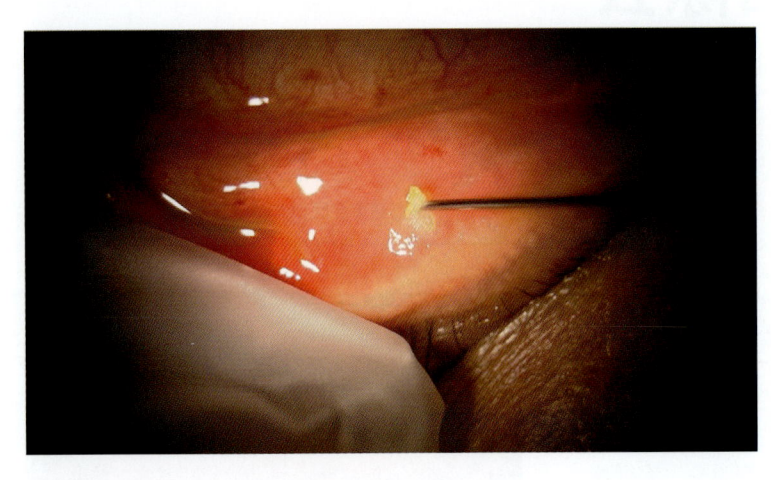

図3｜27 G針を用いて結石を引っ掛けるように摘出
結石を摘出する様子．
（画像提供：田聖花先生）

合は，患者にしっかり額と顎を固定してもらうか，看護師などに患者の姿勢をサポートしてもらうとよい．顕微鏡倍率は自分の好みの倍率でよいが，筆者は16倍で処置することが多い．

まずオキシブプロカイン塩酸塩（ベノキシール®点眼液0.4%）などの点眼麻酔をする．添付文書上ベノキシール®点眼液0.4%では投与後16秒で麻酔効果が発現するので，点眼後少したってから処置を開始する．ポリビニルアルコール（PA・ヨード点眼・洗眼液）などでの眼洗浄は必要ない．

上眼瞼の場合は翻転してから，下眼瞼の場合は上方視させ指で下方に垂直に引っ張る．結膜翻転のポイントを表1に示す．小さな結石は27 G針もしくは異物針で結石を引っ掛けるように除去する（図3）．大きな結石の場合には無鈎鑷子で摘み出すようにするとよい．

上眼瞼はすぐ裏に瞼板があるため摘出しやすいが，下眼瞼は結膜の周囲組織が疎であるため摘出しづらいときがある[2]．27 G針は直針のまま使用してもよいが，鈍角に曲げて使用したほうが使いやすく，また針刺し事故防止にもなる．

出血時には綿棒で軽く圧迫すると止血される．除去後，縫合などの必要はない．

また，処置後に抗菌点眼薬などは必要なく，生活制限もない（入浴なども可能）．ただし，流涙などに混じって出血を認めることがあるので，事前に患者に伝えると余計な不安を抱かせない．

文献
1) 丹羽奈緒美：結膜結石の除去．眼科ケア 19：354，2017
2) 小沢忠彦：結膜結石除去．眼科プラクティス19 外眼部手術と処置，大鹿哲郎編，文光堂，東京，267-269，2008

Ⅲ. 外来処置の手順

3.角膜異物除去

朝里中央病院眼科　花田一臣

Ⅰ 診察時の注目点と工夫

　角膜異物は強い眼刺激症状で外来を訪れる救急疾患である．異物の種類や経過によって病状は多岐にわたり，重篤な病態の場合もあることを念頭に診療を進める．

　角膜への異物飛入は金属，木材，プラスチックなどの製造加工業，建築業，農業，清掃業やリサイクル業の従事者に多く，日常生活でも日曜大工，庭仕事，掃除などのエピソードが聴取される．きっかけに着目して受傷の様子や異物の種類を推測すると，治療方策の組み立てに役立つ．

　初見時は無理に開瞼させず，痛みや流涙で観察に苦慮するときは点眼麻酔薬を用いて刺激症状を取り除く．穿孔性外傷の場合も想定して慎重に取り扱う．開瞼できるようになったら細隙灯顕微鏡を用いて詳細な観察を行い，異物の種類，位置，数，大きさ，角膜組織の損傷の程度と到達深度を確認する．その際に，前房内炎症や虹彩毛様体炎の有無も一緒に把握する．観察時のフルオレセイン染色は上皮障害の確認はもちろん，異物周囲に生じる涙液層の乱れが染色で強調されて透明な異物やごく小さな異物を発見する助けとなる．また，角膜実質に深く突き刺さる異物では，房水漏出を明視化して穿孔の有無を確認できる．

　ところで，救急当番医などから眼洗浄で異物が除去できるか相談を受けることがある．眼洗浄は粉や顆粒状の眼表面異物には有効かもしれないが，角膜に食い込んでいたり刺さったりしている異物は除去できない．眼科医は細隙灯顕微鏡で前眼部を十分に観察して処置を選択する．なお，

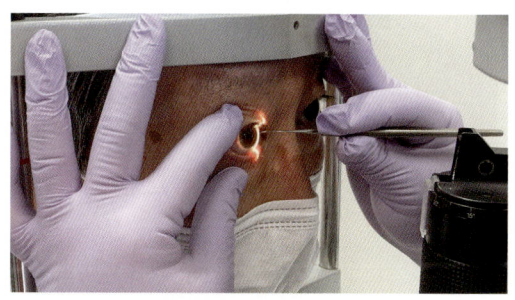

図1｜細隙灯顕微鏡下での操作
術者の指で開瞼を補助する．器具を持つ手指を額台や患者の顔で支えて固定する．器具を指先だけでつまむようにして把持すると微細な操作がしやすい．

セメントや石灰のようなアルカリ性物質は組織浸透性が高く，深部にまで達する組織蛋白の変性を引き起こすので，異物本体の速やかな除去と入念な眼洗浄の両方が必須となる．

Ⅱ 角膜異物除去の基本

　角膜表層から中層にある異物の除去は外来診察室で可能であり，観察に続けて細隙灯顕微鏡下で点眼麻酔のもとに行う（図1）．スリット光の幅を調整して異物の位置や深さを把握する．処置中の開瞼維持は主に術者の指で補うが，閉瞼と瞬目が強いときは開瞼器を用いる．健眼で視標を固視させると，眼球運動をある程度制限できて安全性が高まる．異物除去に用いる器具は，異物針，スパーテル，マイクロ鑷子が一般的で，術者は手指を顕微鏡の額台や患者の顔で支えてしっかり固定し，器具を指先だけでつまむようにして把持すると微細な操作がしやすい．手技による角膜への侵襲は最小限に，あらたに眼表面を傷つけないよう心がける．患者に過度な緊張をさせないよう声

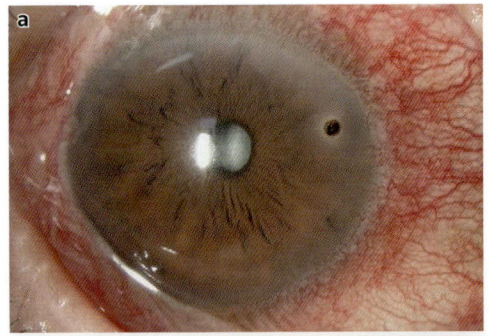
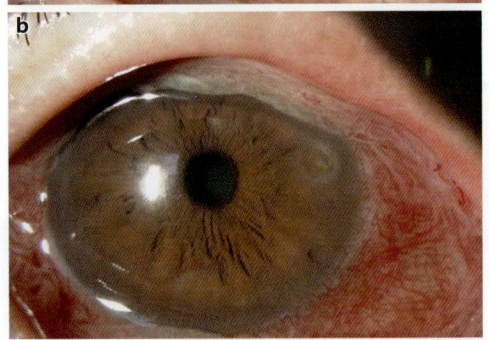
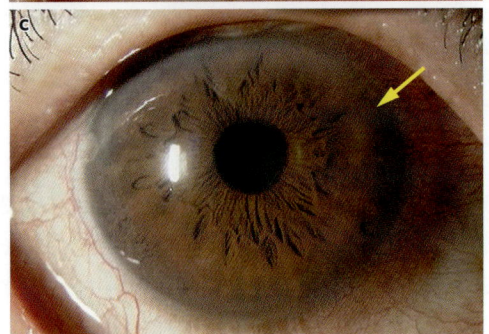

図2｜角膜異物（鉄粉）
a 錆輪を伴い角膜実質浅層にある異物．強い充血と角膜浸潤を生じている．
b 周囲組織を傷めないよう注意して鉄粉の除去と錆の掻爬を行った．
c 除去後5日目．━━▶：異物があった部位．

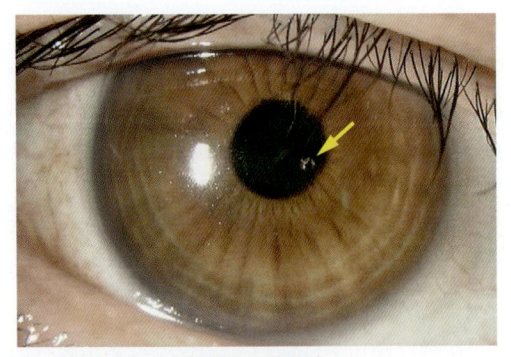

図3｜瞳孔領にある角膜異物（鉄粉）
異物除去後の実質に瘢痕や菲薄化を生じると視機能に影響を及ぼすので慎重に手技を進める（━━▶）．

かけの配慮も大切である．

Ⅲ 鉄粉と錆輪

　鉄粉は角膜異物の代表であり，飛入して角膜上皮から実質表層にとどまると，時間とともに周囲組織を融解しながら錆の沈殿を生じて角膜実質に食い込んだ錆輪[1]となる．鉄紛と周囲の錆輪は，異物針を用いて実質からすくい取るようにして除去する．実質に錆の沈殿が残るときは，周囲組織を傷めないよう慎重に削り取る（図2）．錆の取り残しは実質融解や混濁を進行させるので完全除去を目指すのがよさそうだが，こだわりすぎると除去部の瘢痕や菲薄化を強めることがあるのでむやみに掻爬しない．一度の処置で錆の沈殿を完全に除去できないとき，翌日以降に角膜実質が軟化して脆くなってからのほうが低侵襲で除去できることもあるので，初回の深追いは避けるのがよい．ドリルによる錆輪の掻爬[2]は，異物針による手技と比べて初回の取り残しが少なくなる一方で，実質を削りすぎてしまう欠点がある[3]．先端（ビット）を錆が残った部分にごく軽く当てる程度に加減して低速で用いると，動作を制御しやすく削りすぎを防止できる．特に瞳孔領に及ぶ異物では，除去後の実質の状態が視機能に大きな影響を及ぼす[4]ので慎重に適応を検討する（図3）．

Ⅳ 鋭利な異物・前房に達する異物

　ガラス，プラスチックや鉄片のような鋭利な異物が角膜に突き刺さっているときは，マイクロ鑷子で異物の後端を慎重につまみ，周囲組織をむやみにかき混ぜないよう刺入経路の通りに注意深く引き抜くことで，除去手技による穿孔を回避できる．異物の後端が潜り込んでつかめないときは，ディスポーザブル注射針の先や手術用メスなどの鋭利な器具で，異物の上にあたる実質を小さく切開してから鑷子で異物をつまむと低侵襲の手技となる．または，鍬で地面を掘り起こす要領で，鋭利な器具を異物から少し離れた部位の実質に斜めから突き刺し，異物を奥から手前に押し出すと除去できる．なお，異物を除去したあとに穿孔を確認した場合も，鋭利な異物による新鮮で小さな

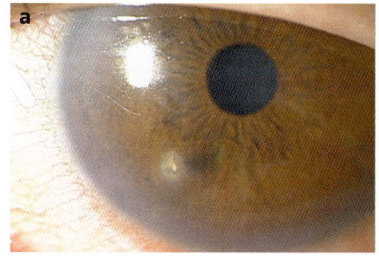
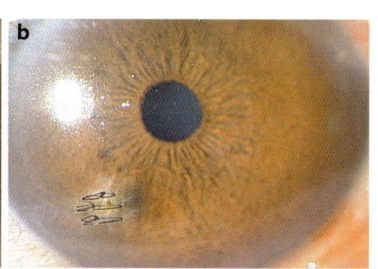

図4｜穿孔を伴う角膜異物（金属片）
a 異物は角膜実質を貫いて前房に達している．錆の浸潤で周囲の実質は脆くなっている．
b 異物除去後に穿孔創を10-0ナイロンで縫合した．

創部なら自己閉鎖が期待できる．房水漏出がわずかで前房が保たれている様子なら，治療用ソフトコンタクトレンズを装用して角膜を保護すると，次第に周囲実質の膨化で創が狭まって房水流出が減り，角膜上皮の再生が促される．穿孔創が大きいときや広範な角膜実質の裂傷や挫滅を伴っているときは，はじめから手術顕微鏡下での手技を採用する．前房の形成が極端に不良なら縫合を追加する（図4）．

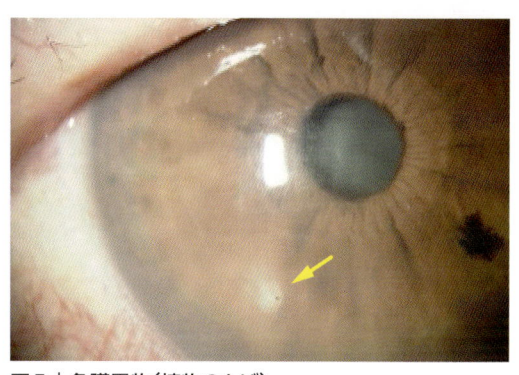

図5｜角膜異物（植物のとげ）
異物（───▶）を中心に実質内膿瘍を形成している．周囲には実質浮腫とDescemet膜皺襞が生じている．

V｜植物性の異物

　植物のとげや木片は角膜実質内で異物反応を強く生じるので，速やかに取り除く．時間経過とともに膨化・腐食が進むと，創部内で異物が折れたり砕けたりするので取り残しのないよう慎重に取り扱う．植物性の異物は細菌や真菌が角膜に入り込み感染性角膜炎を生じるきっかけとなりやすいので，感染症の管理は必須であり注力する（図5）．

VI｜術後管理

　角膜上皮が障害された創部はバリア機能が破綻して易感染性なので，異物除去後は抗菌薬眼軟膏を点入して片眼帯を装用するなど工夫する．術後早期から抗菌点眼薬を投与するが，角膜上皮の再生と保護を目的にヒアルロン酸Na点眼薬を併用してもよい．ステロイド点眼薬は易感染性の環境を作るとともに，消炎によって感染症の徴候を打ち消してわかりにくくしてしまうので用いない．前房内炎症を強く認めるときには，アトロピン硫酸塩眼軟膏を点入するなどして消炎の助けとする．

　術後数日間は症状の軽快・治癒の過程をしっかりと観察し，堅牢な角膜上皮が再生して十分なバリア機能が回復したことを確認する．角膜異物をきっかけに感染性角膜炎を生じると，治癒後も実質混濁を残す．適切に処置されずに経過すれば，角膜潰瘍，虹彩毛様体炎，全眼球炎へと病態は進行して視機能は著しく損なわれる．初診時および経過中に感染性角膜炎を疑うような実質内膿瘍や前房蓄膿がみられる場合には管理を見直し，採取した角膜擦過物や眼脂から原因微生物の同定を試みることが重要である[5]．角膜異物は「除去できれば解決」と安易に捉えず，創治癒過程に注目して視機能に影響を及ぼす徴候を見落とさないように取り扱う．

文献

1）松原　稔：錆輪の基礎と臨床．臨眼 57：1441-1446，2003
2）Brown N, et al：Br J Ophthalmol 59：586-589, 1975
3）Liston RL, et al：Ann Ophthalmol 23：24-27, 1991
4）Utsunomiya T, et al：Cornea 33：1056-1060, 2014
5）日本眼感染症学会感染性角膜炎診療ガイドライン第3版作成委員会：感染性角膜炎診療ガイドライン（第3版）．日眼会誌 127：859-895，2023

4. 結膜下・テノン囊下注射

九州大学眼科　**園田康平**

Ⅰ｜結膜下注射

1. 手技

　結膜下注射は，眼科外来で行う注射では最も頻度の高い手技である．点眼麻酔後に，顕微鏡下で血管を避けながら，27〜30 Gといった細い針をベベルダウンで結膜−強膜間に挿入し，ゆっくりと薬液を注入する（図1）．結膜直下というよりは，むしろテノン囊内に浸潤させるイメージで注入するとよい．注入量は多くても0.7〜1.0 mLであり，これ以上注入しても直後に結膜から薬液が漏れ出る可能性が高い．高齢者ではテノン囊が薄くなっていることが多く，それに伴い注射後に漏れ出る液量が多くなる．ある程度痛みを伴う手技であるため，事前に患者にその旨を説明する．毛様充血が強い症例など注入後激しい痛みが予想される症例では，薬液に0.05〜0.1 mLの1%キシロカイン®を混合することもある．

　結膜下注射は「眼局所投与」ではあるが，水溶性薬剤を用いる限りは，結局は血液を介した「全身投与」になる．一時的に局所濃度を極大上昇させることがメリットであるが，せいぜい2〜3回にとどめておかないと，薬剤による全身副作用が起こりうる．眼局所における「パルス治療」であると認識しておけばよい．

2. 適応疾患

1) ぶどう膜炎

　ぶどう膜炎のなかでは，前部ぶどう膜炎に伴う急性炎症をコントロールするために用いる[1]．虹

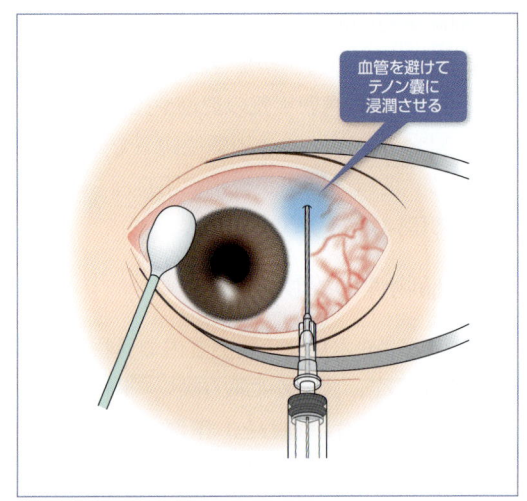

図1｜結膜下注射の手技
顕微鏡下で血管を避けて注入する.

彩毛様体炎は軽症から重症まで程度に差があり，まずは炎症の程度に合わせたステロイド点眼による治療が基本となる．しかし，ステロイド点眼で炎症コントロールが難しく，フィブリンが大量に析出し虹彩後癒着が進行するような症例では，点眼薬に加えてステロイド結膜下注射が行われる（図2）．通常，即効性の高い水溶性ステロイドが用いられる．デキサメタゾンリン酸エステルナトリウム注射液（デキサート®注射液1.65 mg）を0.5 mL程度，結膜下注射することが多い．

2) 感染症

　主に角膜・結膜などの前眼部感染症に対して，病原体に有効な抗菌薬を，一時的高濃度に前眼部に投与したいときに行う．特に角膜感染症が前房内に波及し，さらに後眼部まで移行する恐れがあるようなフェーズの感染症コントロールには有効

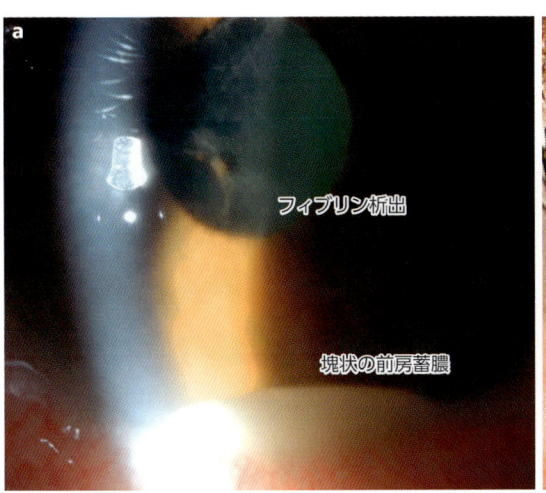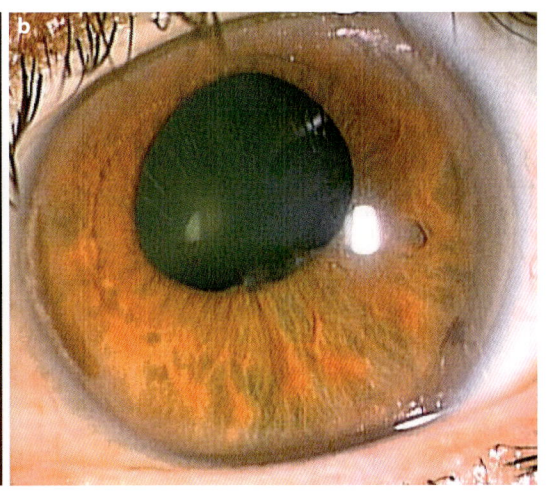

図2｜急性前部ぶどう膜炎に対する結膜下注射
a 注射前，b 注射後．フィブリン析出を伴う前房蓄膿があったために，デキサート®注射液1.65mgの結膜下注射を2回行った．

である．

3) 術後炎症コントロール

　以前はすべての内眼手術終了時に，水溶性ステロイドと抗菌薬を混合した薬液を結膜下注射することが多かった．最近は，通常の白内障手術では結膜下注射をすることは少なくなった．より眼球への侵襲が強い緑内障濾過手術や硝子体手術直後には，今も行われることが多い．

3. 注意点と合併症

　直後から結膜下出血を起こすことがあるが，顕微鏡下で結膜血管走行をよく観察して注射を行うことで大部分予防することができる．視力には直接関係はないが，結膜下出血はできるだけ起こさないように留意するべきである．

　水溶性ステロイドを注射する場合，もちろんステロイドレスポンダー症例では眼圧に注意が必要である．ただし，長期間薬液がとどまるわけではないので，眼圧上昇が慢性化することは少ない．

　虹彩後癒着解除のため，散瞳薬であるトロピカミド・フェニレフリン塩酸塩（ミドリン®P）を水溶性ステロイドに混和して結膜下注射する場合，直後に血圧上昇がみられることがある．また，アナフィラキシーショックが起こりうるため，特に心血管系に合併症を有する患者では，注射後しばらくは外来で様子をみながら，必要に応じてバイタルチェッ

クを行う．

II｜テノン囊下注射

1. 手技

　後眼部炎症コントロールの手段として，デポ型ステロイドであるトリアムシノロンアセトニド（マキュエイド®）の後部テノン囊下注射を行う機会が増えている．そこで，後部テノン囊下注射に絞って解説する．

　点眼麻酔後に，顕微鏡下で耳側下方の結膜円蓋部に小切開を加え，テノン囊も切開したうえで強膜を部分的に露出し，鈍的な後部テノン囊下注入針（24〜25G程度の鈍針が各社から市販されている）を用いて，トリアムシノロンアセトニド20mg/0.5 mLを注入することが一般的である（図3）．視神経の根元まで到達させるような意識で，深く注入する．切開創が大きすぎると薬液が逆流するリスクが上がるため，小切開にすることが重要である．逆流は，薬剤効果が見込めないばかりか，眼圧上昇や白内障のリスクを高める．

　別の手技として，耳側下方円蓋部から鋭針を使って注入する方法もある（図4）．鋭針としては細い針よりも，25G程度の「やや太めの針」を使うほうが，デポ型ステロイドを安定して注入できる．鋭針を使う場合は，ベベルダウンで挿入後，眼

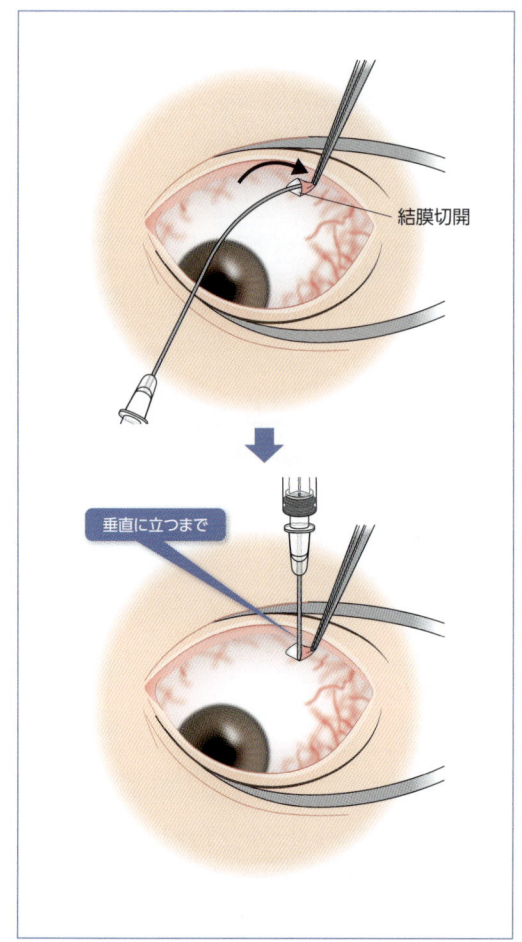

図3｜後部テノン嚢下注射手技：鈍針を使う方法
右眼・術者からみたところ. テノン嚢下注入針が水平面に対して垂直に立つまで入れ込む.

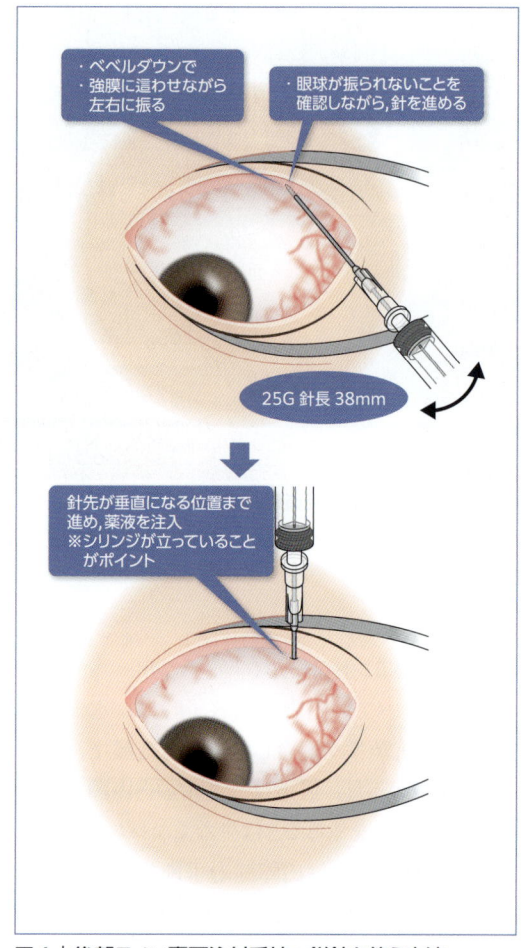

図4｜後部テノン嚢下注射手技：鋭針を使う方法
ベベルダウンで挿入後, 強膜に這わせながら左右に振る. 眼球が振られないことを確認しながら, 針を進める. 針が垂直になる位置まで進め, 薬液を注入する.

球穿孔を避けるために「注射器を振りながら」さらに奥に挿入するとよい. もし強膜に針先がかかった場合, 注射器を振る操作につられて眼球が動く. その場合は挿入操作をやめて眼球が動かない位置まで戻して再挿入するようにすれば, 穿孔を避けることができる. 鋭針を使うメリットは, 出血や痛みが少なく, 注射時間が短く, 薬液逆流がほとんどないことである. 複数回の後部テノン嚢下注射によって組織が線維化している場合でも, 確実に注入が可能である.

2. 適応疾患

1）ぶどう膜炎

　ぶどう膜炎のなかでも, 後眼部慢性炎症のコントロールに最初に行う手技である. 黄斑浮腫や網膜血管炎を伴う硝子体混濁（図5）などが良い適応である.

2）糖尿病網膜症や網膜静脈閉塞症に伴う黄斑浮腫

　第一選択は抗VEGF薬硝子体注射であるが, 抗VEGF抵抗性の場合は, 補助的にデポ型ステロイド後部テノン嚢下注射が行われる.

3. 注意点と合併症

　本手技の施行に際しては, 事前に十分な説明と同意を得ておく必要がある. 結膜下注射と異なり, 後部テノン嚢下注射では長期滞留するデポ型製剤を注射することが多い. トリアムシノロンアセ

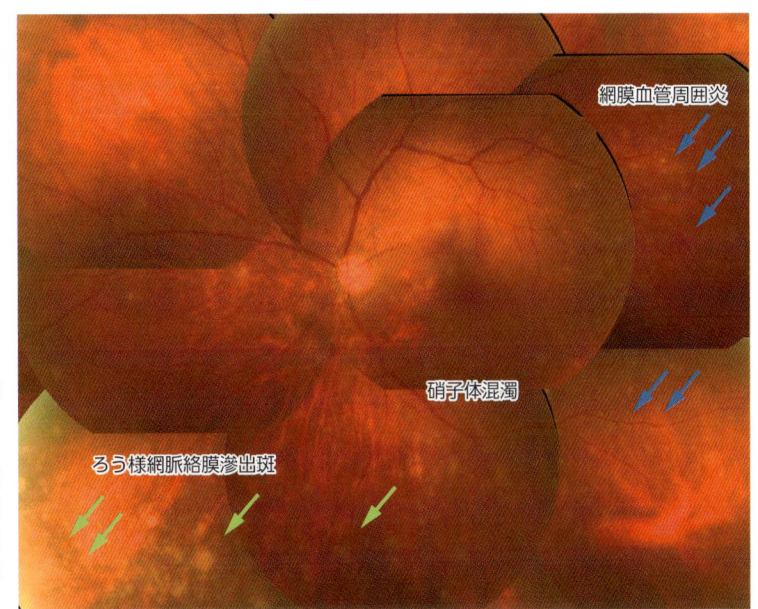

図5｜後部テノン囊下注射の適応症例

サルコイドーシスによるぶどう膜炎. 網膜血管周囲炎（→），ろう様網脈絡膜滲出斑（→），硝子体混濁を認める. ステロイド内服治療の前に，トリアムシノロンアセトニド後部テノン囊下注射を行った.

網膜血管周囲炎

硝子体混濁

ろう様網脈絡膜滲出斑

図6｜結膜下のトリアムシノロンアセトニド除去

a 後部テノン囊下注射後に逆流したトリアムシノロン.
b 結膜切開し，テノン囊ごとトリアムシノロンを除去.
逆流したトリアムシノロンアセトニドは，眼圧が上がった場合には機械的除去を試みる.

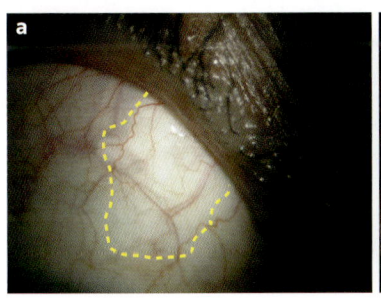

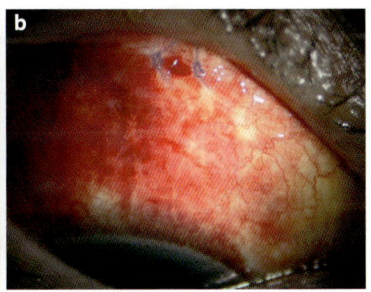

トニドの場合，3ヵ月はテノン囊下にとどまる. これが薬効につながるが，同時にステロイド局所投与に伴う合併症（白内障，眼圧上昇，感染症など）も誘発しやすい[1]. 特に後部テノン囊下注射を複数回施行されている症例では注意を要する. 感染性ぶどう膜炎に対して後部テノン囊下注射を施行する場合，急激に増悪する恐れがある. 感染症のコントロールをとったうえで時期を遅らせて注射すること，または同時に抗菌薬を投与することが大切である. 眼球穿孔は鋭針を使う場合，最も

注意を要する合併症であるが，上述した手技で大部分は回避できる. 眼圧上昇が認められた際に，逆流したトリアムシノロンが前部テノン囊下に観察されることがある. この場合は，結膜側から見える範囲のトリアムシノロンを除去するだけでも眼圧をコントロールできることがある（図6）.

文献

1) 日本眼炎症学会ぶどう膜炎診療ガイドライン作成委員会：ぶどう膜炎診療ガイドライン，日眼会誌123：635-696，2019

5. 涙道洗浄・涙道内視鏡

筑波大学眼科　**田崎邦治**

I　涙道洗浄

1. 処置前にしっかり問診や診察を！

　流涙症や眼脂を訴える患者に対して，検査を兼ねた涙道洗浄を行うケースが多いだろう．再発性の結膜炎や角膜炎の原因に涙道閉塞性疾患が潜んでいることも多いので，普段から積極的に涙道洗浄を行うようにしてほしい．涙道洗浄を行う前に，以下の項目はあらかじめ確認しておく．

1）薬剤使用歴

　ティーエスワン®に代表される抗癌薬関連の涙道閉塞は，進行すると治療が難しい．涙洗針挿入時に抵抗が強い場合などは，早めに涙管チューブを留置し，進行を予防する必要がある．また，ドライアイに対して使用されるレバミピド点眼は，涙道内で固化し涙石症の原因となることがある．流涙や眼脂といった涙道閉塞に特徴的な症状を呈するが，涙道洗浄では問題なく通水することもあり，涙石症を見逃さないよう注意が必要である．

2）前眼部所見

　ドライアイや結膜炎に伴う分泌性流涙，結膜弛緩症や眼瞼の形態・機能異常による導涙障害など，流涙症の原因は多岐にわたる．マイボーム腺機能不全や涙小管炎は特に，流涙症の原因として見逃されることが多く注意が必要である．涙小管炎では涙点の拡大や涙小管に沿った結膜の炎症がみられることがあり，時に眼瞼を翻転して注意深く観察する．また，涙道洗浄を行うにあたり，涙点の位置や閉塞・狭窄の有無なども確認しておく．

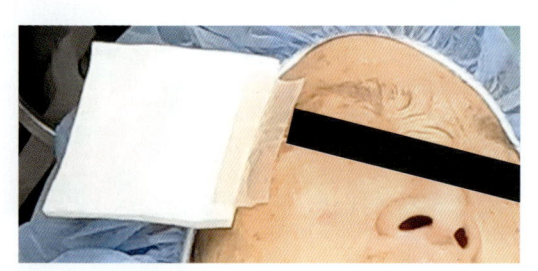

図1 ｜ カット綿の貼付
目尻の脇にカット綿などを貼付しておけば，両手を自由に使用できるので便利である．

2. セッティング：仰臥位で行うのがベター

　筆者の施設では，処置用ベッドで患者を仰向けに寝かせて涙道洗浄を行っている．仰臥位にすることで頭部が安定し，手技が簡便となり観察もしやすい．処置眼の外側の皮膚にカット綿を貼付しておくと，逆流してきた洗浄液をいちいち拭き取る必要がなく便利である（図1）．カット綿の貼付から麻酔薬の点眼（多くの症例は0.4％オキシブプロカイン点眼で十分）まであらかじめスタッフにセッティングしておいてもらえば，忙しい外来の合間に処置を行う時間の短縮とストレスの軽減に役立つだろう．

3. 曲がりタイプの涙洗針を使用

　涙洗針には直線タイプと曲がりタイプがある．直線タイプのものは鼻涙管まで挿入可能だが，涙道内視鏡が普及した現在，熟練した術者を除き盲目的に涙嚢・鼻涙管まで侵襲を加えることは好ましくない．曲がりタイプの涙洗針は，先端から屈曲部までの長さが約8 mmである．涙小管の

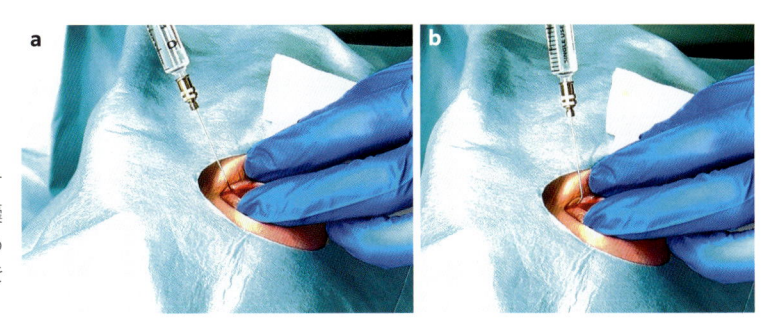

図2｜涙洗針の進め方
涙洗針はまず，涙点に垂直に挿入する（**a**）．2 mm程度進めたら，涙嚢に真っすぐ向くよう針先を転回させる（**b**）．あいている手で，常に眼瞼を外側へ牽引しておく．

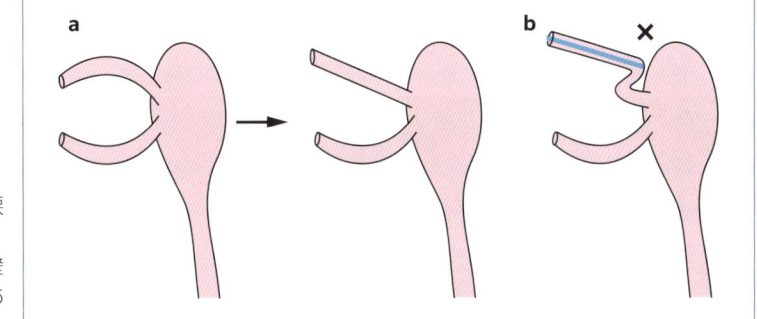

図3｜眼瞼牽引のイメージ
a 眼瞼を外側へ牽引することで，涙小管をできるだけ直線化する．
b 牽引が不十分だと，涙小管の側壁に仮道を形成してしまう可能性もある．

平均長は約11 mmであり，針を目一杯進めると，涙道洗浄を行うのに丁度よい部位まで到達する．先端の細くなった2段針は，涙点への挿入は容易であるが，水圧が十分にかからないためできるだけ1段針を用いる．洗浄液には生理食塩液を使用することが多いが，生理食塩液とポビドンヨードの混合液（16倍希釈）を使用することで，殺菌効果の付加が期待できるうえ，洗浄液の視認性が上がり観察しやすくなる．涙洗針は洗浄液を満たした2.5 mLもしくは5 mLのシリンジに接続するが，2.5 mLのシリンジのほうが扱いやすく，抵抗なども鋭敏に感じられる印象がある．

4. 実践：コツは眼瞼の牽引！

　涙小管は涙点から垂直に2 mmほど走行し，ほぼ直角にカーブして涙嚢側へ向かう．涙洗針を挿入する際にはその解剖を意識するとよいだろう（図2）．必ずシリンジを扱うのと反対の手で，眼瞼を外側へ牽引し，できるだけ涙小管を直線化しておく．直線化が不十分なまま針を進めると，涙小管の側壁に先端が当たって閉塞と誤認することがある（図3）．涙洗針の屈曲部まで針を進め，徐々に圧を強めながらシリンジを押す．抵抗や逆流，

上下交通の有無や，逆流物の性状について評価し，患者に鼻腔内や咽頭への洗浄液の流入を知覚したか確認する（図4）．

5. 排菌を目的とした涙道洗浄

　涙嚢炎を伴う鼻涙管閉塞に対しては根治的治療を行うべきであるが，やむなき事情で涙管チューブ挿入術や涙嚢鼻腔吻合術を行えず，頻回の涙道洗浄による姑息的治療を行うこともある．逆流してくる洗浄液がきれいになるまで，繰り返し洗浄することが肝要である．また筆者は洗浄後，抗菌眼軟膏の涙道内注入を行っている．1 mLのシリンジに24 Gのサーフロー留置針の外筒をつけて，涙道洗浄と同様の手技で軟膏を注入する．鼻涙管閉塞があると軟膏が長期滞留するため，効果は一定期間持続する．

6. 色素残留テストも活用を

　小児患者などで体動が制御できず涙道洗浄が困難な場合，色素残留テストを行うことで導涙機能が推察できる．フルオレセイン染色を行った15分後に蛍光色素の結膜嚢内の残留や，眼瞼への流出がないか評価するもので，先天鼻涙管閉塞

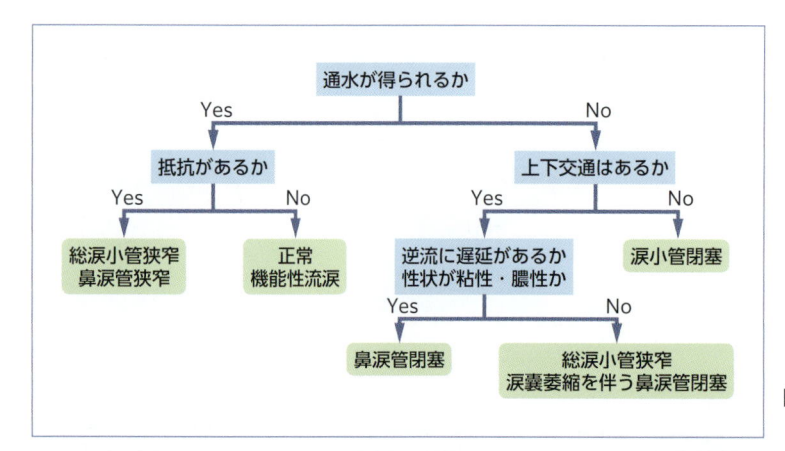

図4｜涙道洗浄の所見により想定される病態

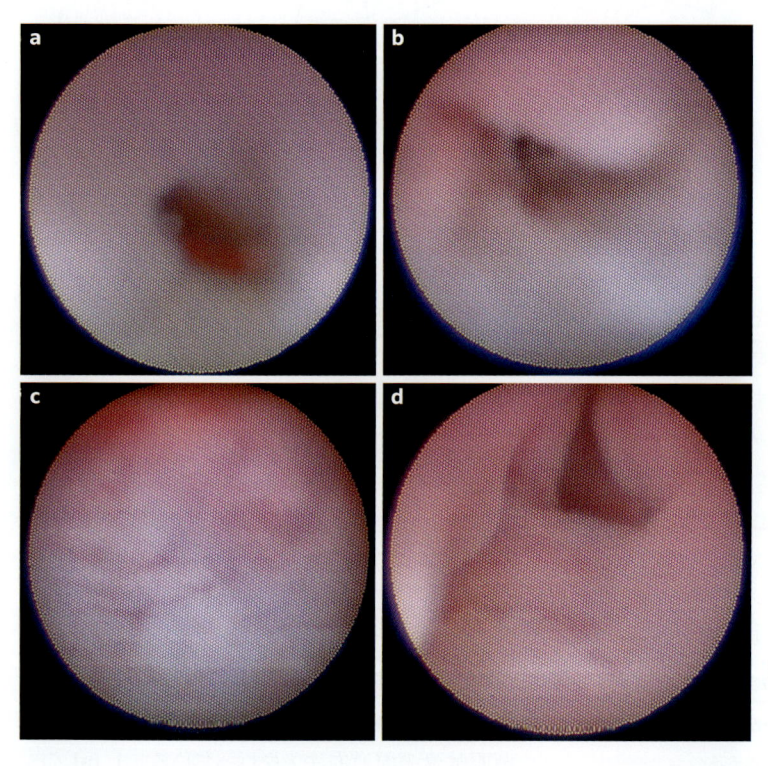

図5｜涙道内視鏡にて観察した涙小管（a），総涙小管（b），涙嚢（c），鼻涙管（d）

症に対する感度は約95％とされている[1]．また，成人においても通水検査と併用することで，機能性流涙の診断に活用できる．

 Ⅱ｜涙道内視鏡

1. まずは非閉塞例の観察から始めよう

　ここでは主に，涙道内視鏡を使用した涙道内の観察方法について述べる．正常な組織を正しく観察できるようになることが，涙道内視鏡を使用した治療への第一歩である．まずは涙管チューブ抜去後の観察症例や，機能性流涙を疑う症例から始めてみるのがよいだろう（図5）．

2. 麻酔：滑車下神経麻酔は刺入の深さに注意を

　涙道内視鏡を使用した処置は，成人であればほぼすべての症例が局所麻酔で施行可能である．4％リドカインを使用した点眼麻酔，涙道内麻酔に加えて，2％リドカインを使用した滑車下神経麻酔を施行する．滑車下神経麻酔を行う際には，内眼角靱帯の頭側で眼窩内壁に沿って垂直に，あるいはやや足側に向かって針を刺入するとよい

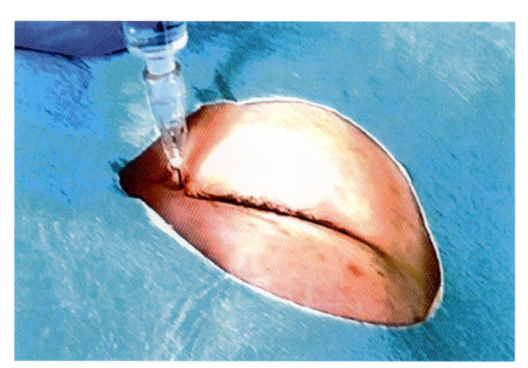

図6｜滑車下神経麻酔
滑車下神経麻酔は深くなりすぎないように注意する．長さ19 mmの針であれば，1/2～2/3程度を目安にしている．

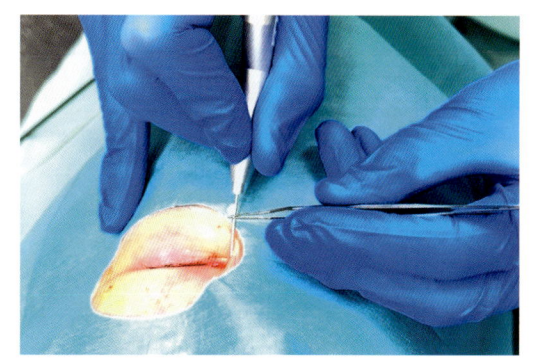

図7｜内視鏡の進展
涙道内視鏡を鼻涙管内へ進展させる際には左手でシースの出し入れを行う．シースにはあらかじめ切れ込みを入れ，把持できるようにしておく．

だろう．涙点拡張針などで押すとえくぼ状に窪む場所があるので，目印にするとよい．

　筆者は3/4インチの27 G針を使用しているが，深く刺入すると眼窩内の神経や血管を損傷するリスクが高まるため，針の1/2～2/3まで刺入し，1.5～2 mLの薬液を注入している（図6）．さらに涙管チューブの留置を行う場合は，鼻粘膜への麻酔も追加する．アドレナリン・リドカインの混合液をガーゼや綿棒に染み込ませ，ガーゼを鼻腔内に，綿棒を下鼻道内にそれぞれ挿入する．もしくは0.05％ナファゾリン硝酸塩と8％リドカインを，噴霧器を使用して5分間隔で鼻腔内に噴霧する，という手もある．

3. 内視鏡挿入：涙小管，総涙小管の観察時は眼瞼をしっかり牽引

　まず内視鏡を挿入できる径まで涙点を拡張する．国内で使用されている内視鏡の外径はφ0.9 mmのものが多く，拡張径はφ1.0 mm程度が目安となる．涙点拡張針にはさまざまなタイプのものがあるが，φ1 mmの部分に目印が付いているものを利用すると便利である．

　内視鏡を挿入するときは，涙小管の垂直部，水平部といった構造を意識する（「Ⅰ．涙道洗浄」の項を参照）．眼瞼を外側へ牽引し，涙小管がしっかり直線化できていれば，上涙点からはほぼ真っすぐに涙嚢へ到達できる．下涙小管は総涙小管へ合流するところで強く屈曲している場合が多く，

仮道を形成しないよう注意する必要がある．

4. 鼻涙管はシースを利用し内視鏡を進展

　総涙小管を越えて涙嚢へ内視鏡が到達すると，まず涙嚢内壁の血管が視認できる．続いて涙嚢壁に内視鏡の先端が触れないよう，先端が足側に向くよう転回させ，鼻涙管を探す．鼻涙管は屈曲の強い組織であり，内視鏡の回旋やシースの出し入れにより，行き先をコントロールする（図7）．2 1/2インチの18 Gサーフロー留置針の外筒をシースに利用する．鼻涙管の開口部であるHasner弁は鼻側へ開口していることが多い．

5. シースを残して涙管チューブを留置

　涙道内に閉塞を認め，うまく開通させることができたら涙管チューブをsheath-guided intubation（SGI）もしくはG-SGIにて留置する．SGIでは鼻腔からチューブを引き抜く際に痛みを生じることが多いので，十分に麻酔をしたうえで，なるべく鼻粘膜に器具が触れないよう丁寧に手技を行う．まれに鼻腔内に流涙症の原因となるような異常（腫瘍性疾患や変形など）を認めることもあるので，鼻内視鏡の操作にも慣れておくとよいだろう．

文献

1）松村　望ほか：先天性鼻涙管閉塞症に対する色素残留試験の感度．臨眼 67：669-672，2013

6. 涙点プラグ

和田眼科医院 **海道美奈子**

Ⅰ 涙点プラグの適応

　涙点プラグによるドライアイ治療は，確実かつ容易に涙液を眼表面に貯留することができる画期的な治療である（図1）[1]．点眼で十分な改善が得られないドライアイは涙点プラグの適応となる．

Ⅱ 涙点プラグの挿入部位

　涙液分泌低下型の重症例では上下涙点へのプラグ挿入が（図2），軽症例や涙液層破壊時間（BUT）短縮型ドライアイでは上下どちらか片方の涙点へのプラグ挿入が望ましい．上下どちらがよいかについては，①眼表面所見への効果は同等[2]，②挿入手技では下涙点への挿入のほうが容易，③プラグ挿入後の視機能では上涙点への挿入のほうが有利[3]という特徴がある．筆者は片方へのプラグ挿入の場合は上涙点を選択しているが，涙点形状も考慮する必要がある．

　平均的な涙点径はおよそ0.5〜0.8 mmで（図3a），上涙点は下涙点より小さい傾向がある[4]．年齢による涙点の大きさの違いや変化の報告はないが，筆者の印象では高齢になるほど涙点が大きく，楕円形に変形していることが多い（図3b）．また，涙点プラグの脱落，再挿入を繰り返すと涙点が拡大する[5]．拡大した涙点には適応する涙点プラグがないため，涙点焼灼による涙点閉鎖術が必要になる[6]．一方，上涙点は極端に小さいこともあり（図3c），この場合プラグ挿入が難しい．

Ⅲ シリコンプラグの挿入手技

　挿入は座位にて細隙灯顕微鏡下で，もしくは

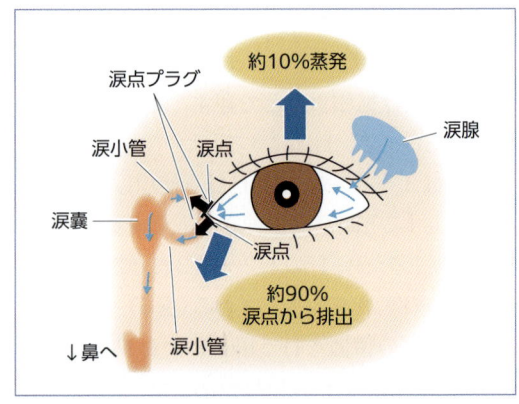

図1｜涙点プラグによる治療
上下涙点への涙点プラグ挿入により眼表面に涙液を保持する．

ベッド上で仰臥位をとり顕微鏡下で行う．下涙点への挿入では下眼瞼を外下方に引っ張り，上涙点への挿入では上眼瞼を翻転し外上方に引っ張り，皮膚にテンションをかけながらプラグを挿入する（図4）．細隙灯顕微鏡下で行う場合，施術者が右利きの場合は左眼上涙点（左利きの場合は右眼上涙点）への挿入は難しく，熟練を要する．

Ⅳ 涙点プラグの特徴

　シリコン素材の涙点プラグにはEagle Vision社製のものとFCI社製のものがある．涙点プラグを使用するうえで重要なことは，①挿入が容易であること，②プラグの脱落が少なく効果が持続すること，③挿入時や挿入後の合併症が少ないことである．挿入時のプラグの迷入は大きな欠点であったため，これまで何度も改良され，現在ではEagle Vision社製ではスーパーイーグル™プラグ（図5），FCI社製ではパンクタルプラグ®F（図6）が主

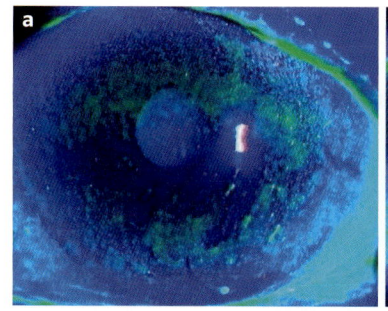
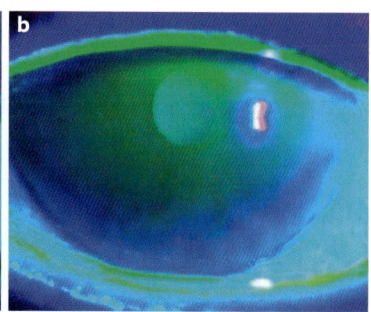

図2｜Sjögren症候群
a 涙点プラグ挿入前. 重度の角結膜のフルオレセイン染色を認め, 糸状物も出現している.
b 涙点プラグ挿入後. 角結膜上皮障害は改善している.

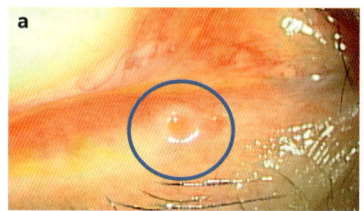
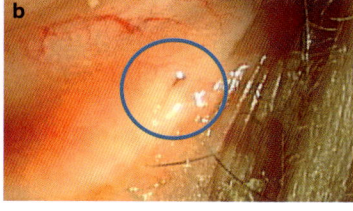
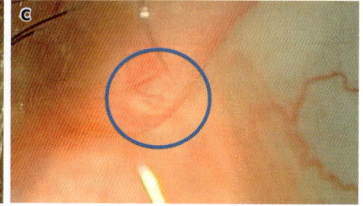

図3｜さまざまな涙点
a 一般的な涙点, b 変形した涙点, c 非常に小さい涙点

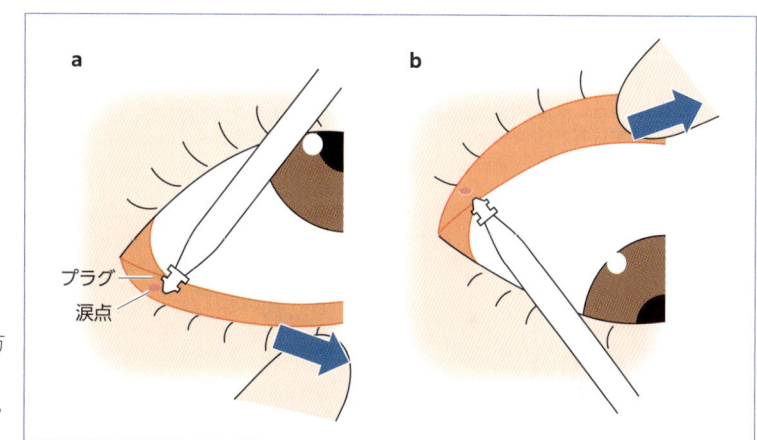

図4｜シリコンプラグ挿入手技
a 下涙点への挿入. 下眼瞼を外下方に引っ張りながら挿入する.
b 上涙点への挿入. 上眼瞼を翻転, 外上方に引っ張りながら挿入する.

プラグ
涙点

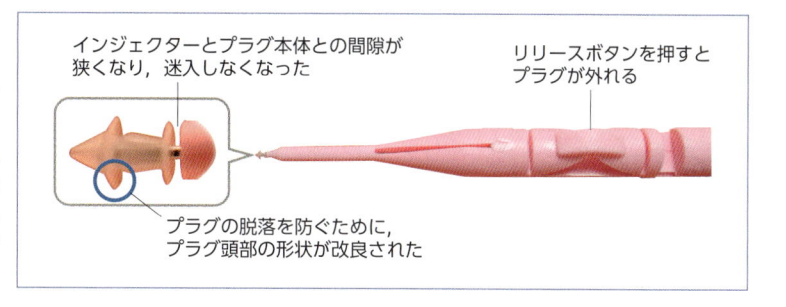

図5｜スーパーイーグル™プラグ（Eagle Vison社）
リリースボタンを押すとプラグが外れる. インジェクターとプラグ本体との間隙が狭くなり, 迷入しなくなった. プラグの脱落を防ぐために, プラグ頭部の形状が改良された.

インジェクターとプラグ本体との間隙が狭くなり, 迷入しなくなった

リリースボタンを押すとプラグが外れる

プラグの脱落を防ぐために, プラグ頭部の形状が改良された

流である.
　Eagle Vision社製のプラグは挿入が非常に容易である. 鉛筆を保持するように持ち, 涙点にプラグを挿入したのち, インジェクターのリリースボタンを人差し指で押すことによりプラグが外れる

仕組みになっている（図5, 7a）. インジェクターとプラグ本体の接続部分に隙間がない（実際には非常にわずかな隙間がある）ことにより迷入のリスクがなくなった[7]. プラグの自然脱落に対して, 保持の安定性が増すようにプラグ頭部の引っかかり

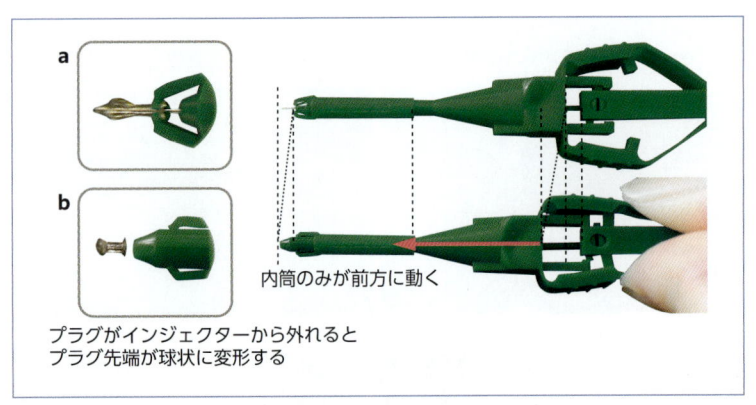

図6｜パンクタルプラグ®F(FCI社)
a プラグはインジェクターに引っ張られた状態で接続されている.
b リリースボタンを押すと前方に動く内筒によってプラグは押され, 接続していた針から外れる. インジェクターから外れるとプラグ先端が球状に変形する.

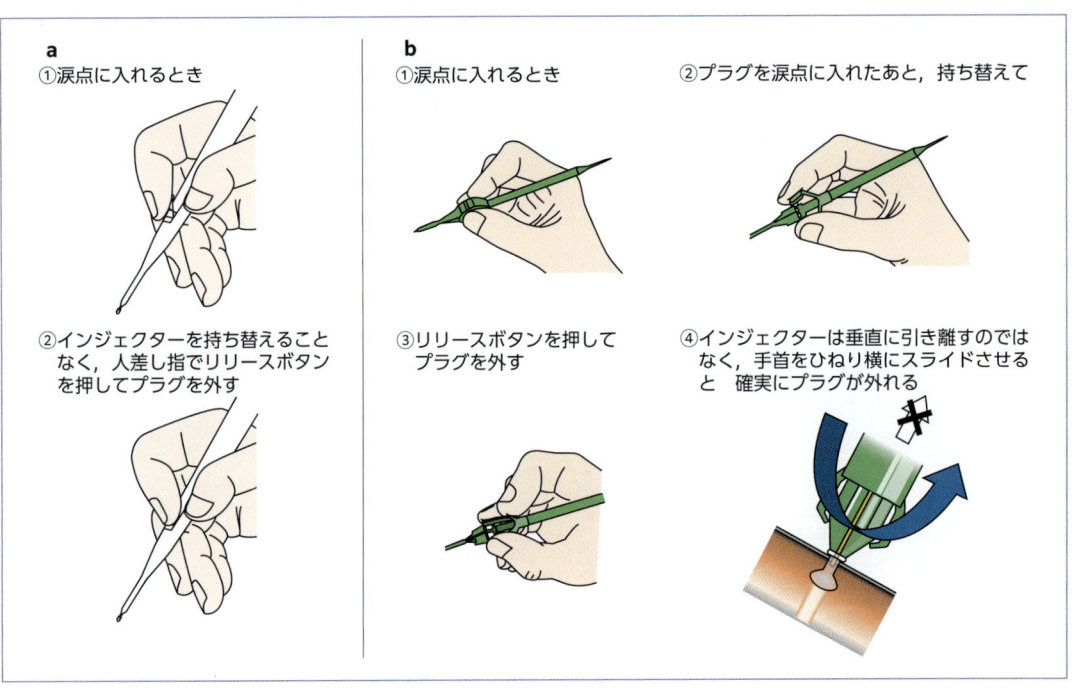

図7｜プラグの挿入手技
a スーパーイーグル™プラグの場合. 鉛筆を持つようにホールドし(①), インジェクターを持ち替えることなく, 人差し指でリリースボタンを押してプラグを外す(②).
b パンクタルプラグ®Fの場合. リリースボタンには触れないようにインジェクターを持ち, プラグを挿入する(①). 挿入したらインジェクターを持ち替えて(②), リリースボタンを押す(③). プラグが挿入されたことを確認後, 手首をひねり, インジェクターを横にスライドさせて確実にプラグを外す(④). 涙点に対しインジェクターを垂直に引き抜くとプラグがインジェクターに接続したまま外れてしまうことがあるので注意する.

幅が広くデザインされているが, 涙小管への刺激が増し肉芽形成が生じやすい印象がある. スーパーイーグル™プラグはプラグサイズがS, M, Lの3種類あり, 涙点径を測定してプラグサイズを決定する. 涙点径の計測にはEagle Vision社製プラグゲージ(図8a)や大高式プラグゲージ(図8b)があり, 後者はゲージを強く押し進めると涙点径を拡大してしまう可能性がある.

FCI社製のパンクタルプラグ®Fはワンサイズプラグで, 涙点径を測定する必要はない. 涙点プラグが伸展された状態でインジェクターに装着されており, プラグ頭部の先端は尖的である(図6a). リリースボタンを押すとプラグを伸展していたフックが外れ, プラグ頭部が丸く膨らむのが特徴である(図6b). 挿入は図7bのとおり, ①鉛筆を持つようにインジェクターを保持して挿入し, ②プラグ

図8｜涙点径ゲージングシステム

a Eagle Vision社製プラグゲージ.
小さいゲージから挿入し，挿入に無理な抵抗を生じないゲージを涙点径とする.
b 大高式プラグゲージ（エムイーテクニカ社）. 無理な力を入れないようにして測定する.

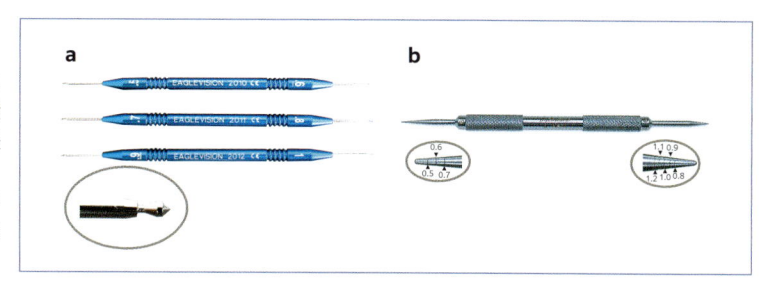

表1｜涙点プラグの特徴

	フレックスプラグ	スーパーフレックス™プラグ	スーパーイーグル™プラグ	イーグルプラグOne™	パンクタルプラグ®F	パンクタルプラグ®
挿入	容易	容易	容易	容易	容易	困難
自然脱落	多い	多い	やや多い	やや多い	少ない	少ない
プラグ迷入	多い	多い	少ない	少ない	少ない	少ない
異物感	少ない	少ない	少ない	少ない	少ない	やや多い
肉芽形成	少ない	少ない	やや多い	少ない	少ない	多い
その他				涙点経の適応範囲が狭い		バイオフィルム形成が多い

（画像提供：株式会社ホワイトメディカル：フレックスプラグ～イーグルプラグOne，
株式会社トーメーコーポレーション：パンクタルプラグF，パンクタルプラグ）

が挿入されたことを確認したのちインジェクターを持ち替えて，③リリースボタンを親指と人差し指の両指で均一にしっかり押し，確実にプラグがインジェクターから外れていることを確認する必要がある. リリースボタンを押してもプラグがインジェクターから完全に外れていない（プラグを保持しているクリップは外れるが，インジェクターの先端針がわずかにプラグに引っかかっている）ことがまれにある. 一度リリースボタンを押してしまうとプラグの再挿入は不可能で，そのプラグは使用できなくなる. プラグを確実に外すには，インジェクターを保持している手の手首をひねり，インジェクターを横にスライドさせる（図7b-④）.

Eagle Vision社製のインジェクターに比べると持ち替える必要があること，プラグ挿入後はインジェクターを横にスライドさせ，プラグが外れていることを確認することなど，挿入手技はやや煩雑である. しかし，涙点径を測定する必要がないこと，

プラグ頭部の先端が鋭角で挿入しやすいこと，挿入後のプラグ頭部は円形で涙小管への刺激が少なく肉芽が生じにくいこと，そして何よりも大きな利点はプラグの脱落が少ないことから[8]，筆者は本プラグを好んで使用している.

表1に涙点プラグのまとめを示す. ワンサイズプラグにはEagle Vision社製の**イーグルプラグ One™**もある. 筆者の使用感としては，プラグの頭部先端は非常に細く軟らかいが，双葉形状になっている頭部本体は硬く弾力がないため，適応涙点径は0.6～0.7 mmと狭く使いづらい印象である. FCI社製のパンクタルプラグ®は古くからあるプラグで，サイズ展開はSS，S，M，Lである. 頭部先端は鈍角なため挿入は難しい. 先端から挿入するのではなく，ボタンをかけるように挿入し，斜めに付いているツバが涙点周囲組織になじむように位置決めする. 涙点径0.9 mm以上と大きく，ほかに適応するプラグがない場合にMもし

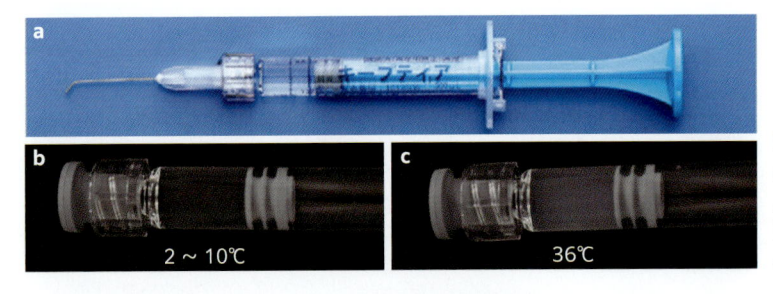

図9｜キープティア(高研社)
a キープティア本体. 冷蔵保存で使用時に室温に戻してから使用する.
b 2 ～ 10℃では透明な液体である.
c 36℃で白色のゼリー状になる.

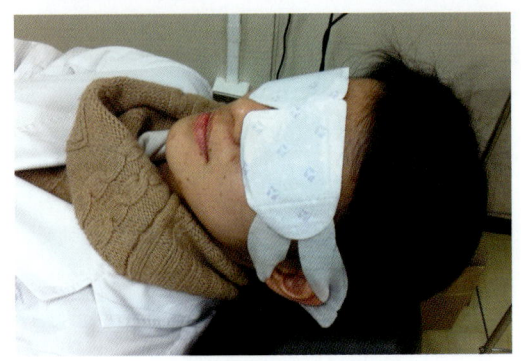

図10｜キープティア注入後のホットパック
注入後は閉瞼してもらい，ホットパックで10 ～ 15分間程度眼周囲を温める.

くはLを使用する. サイズMとLはシャフトの長さが違うだけで，頭部の大きさは同じであるため，涙点径が大きいからといってLを使用する必要はない. プラグの突出を避けるにはサイズMがよいであろう.

Ⅴ｜液体プラグ

　キープティア(高研社)は生体親和性に優れたアテロコラーゲンを主成分とし，涙点に充填後，体温によってゲル化し涙小管を閉塞させる液状プラグである(図9a). 冷蔵庫(2 ～ 10℃)で保管する. 適正温度(36℃前後)になると透明な液体(図9b)はややは白濁しゼリー状に固まる(図9c)が，40℃以上に上昇すると再度液化するという特徴がある. すなわち，温めるすぎるとゲル化したコラーゲンが再液化し，閉塞効果が期待できないことを理解しておくべきである. 実際の使用では，①注入15分前に冷蔵庫から出し，室温の温度に近づける，②涙小管の半分くらいまで針を挿入し下涙点，

上涙点へと注入する(針を深く押しすぎると涙囊にまで入り，大量に充填しても閉塞しないので注意する必要がある)，③注入後は閉瞼してもらい，ホットパックで10 ～ 15分間程度眼周囲を温める(図10). ゲル化したコラーゲンはゼリー状で軟らかく，異物感や周囲組織への刺激がほとんどない. 涙点径測定や涙点拡張の必要がないという利点はあるが，涙点閉塞の効果は一定ではなくシリコンプラグに比べ涙点閉鎖効果は少ない.

Ⅵ｜合併症

　涙点プラグによる重篤な合併症は少ない. 合併症には流涙，プラグの迷入，自然脱落，涙点径の拡大，プラグの接触による角膜上皮障害，肉芽形成，涙囊炎などがある. 合併症を診たときはまずプラグを除去する. 肉芽に対しては涙点閉塞を期待する場合には経過観察を，肉芽の消失を期待する場合にはステロイドの点眼を行う. 涙囊炎ではプラグを除去し，抗菌薬の内服投与を行う.

文献
1) Balaram M, et al：Am J Ophthalmol 131：30-36, 2001
2) Chen F, et al：Invest Ophthalmol Vis Sci 51：5571-5577, 2010
3) Kaido M, et al：Cornea 31：1009-1013, 2012
4) Carter KD, et al：Ophthal Plast Reconstr Surg 4：231-233, 1988
5) Inagaki K, et al：Nippon Ganka Gakkai Zasshi 109：274-278, 2005
6) Yokoi N, et al：Nippon Ganka Gakkai Zasshi 108：560-565, 2004
7) Kaido M, et al：Am J Ophthalmol 147：178-182, 2009
8) Kaido M, et al：Am J Ophthalmol 155：648-653, 2013

7.マイボーム腺処置

大宮はまだ眼科西口分院　**福岡詩麻**

Ⅰ｜マイボーム腺に起こる疾患

　マイボーム腺は眼瞼にある外分泌腺で，瞬目のたびに瞼縁のマイボーム腺開口部から脂質（meibum）を分泌している．meibumは涙液油層を形成し，涙液の蒸発を防ぎ，涙液の安定性を維持する重要な働きをしている[1]．

　マイボーム腺機能不全（meibomian gland dysfunction：MGD）は，「さまざまな原因によりマイボーム腺の機能にびまん性に異常を来した状態で，慢性の眼不快感を伴う」と定義されている[1]．分泌減少型MGDでは，マイボーム腺開口部が閉塞したり，meibumの量や質が低下している．マイボーム腺開口部に角化物や脂質などが詰まり閉塞したものをpluggingという（図1）．

　麦粒腫は眼瞼の腺組織の急性細菌感染症であり，眼瞼の発赤，腫脹，疼痛がみられる．マイボーム腺の感染を内麦粒腫という．一方，睫毛に付属する皮脂腺（Zeiss腺）や汗腺（Moll腺）の感染は外麦粒腫という．麦粒腫の主な起因菌は黄色ブドウ球菌である．

　霰粒腫はマイボーム腺の非感染性慢性肉芽腫性炎症である．瞼板内のマイボーム腺が何らかの原因で閉塞し，meibumが貯留することで生じると考えられている[2]．発赤や疼痛を伴わないものが典型的だが，瞼板外にまで炎症が及んで発赤や痛みを生じたり，自壊することがある．霰粒腫は局所的なMGDとも考えられている．

Ⅱ｜温罨法

　温罨法は，身体の一部を温めるケアで，血流

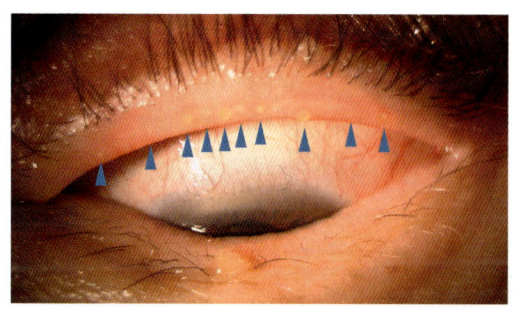

図1｜分泌減少型マイボーム腺機能不全患者の瞼縁所見
マイボーム腺開口部の閉塞所見であるplugging（▶）が複数認められる．

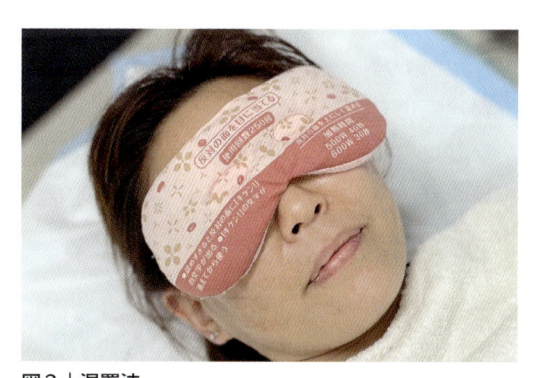

図2｜温罨法
眼瞼を温めてmeibumを溶かし，眼瞼の血流を改善する．

改善や疼痛緩和，疲労回復を図る目的で昔から行われてきた．眼科的には眼瞼を温めることをいう．眼瞼の温度をmeibumの融点よりも上げてmeibumを溶かし分泌を促進し，眼瞼の血流を改善する効果がある．市販されている温熱アイマスクを使用し，自宅で1日2回，5分以上行うよう指導する[3]（図2）．ホットタオルは簡便だが，温度調節が難しく，眼瞼が濡れて気化熱で眼瞼温度が下がってしまう．温罨法は眼瞼清拭とともに，MGDの治療としてMGD診療ガイドラインでも推

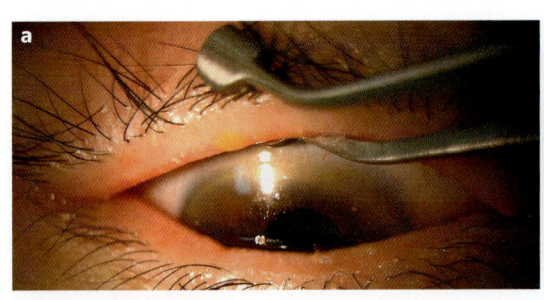
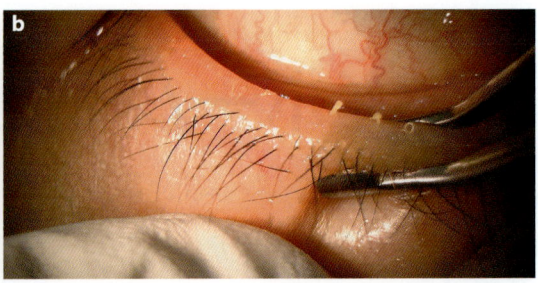

図3 | meibum圧出
点眼麻酔をし，細隙灯顕微鏡の顎台に顔をのせる．上眼瞼を圧出するときは下方視（**a**），下眼瞼のときは上方視（**b**）をしてもらう．圧出専用の鑷子を用いて，眼瞼の奥のほうから瞼縁側に向かって，やさしくゆっくり眼瞼を圧迫する．眼瞼の端から端まで順に圧迫していく．最後に綿棒で圧出されたmeibumを拭き取る．

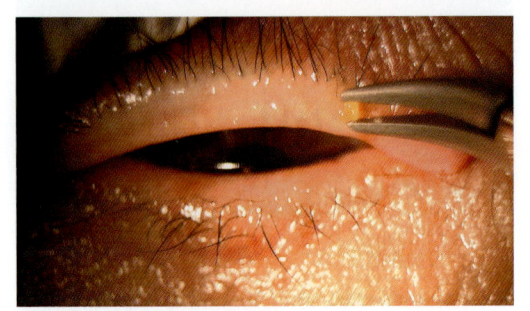

図4 | plugging除去
鑷子でマイボーム腺開口部のpluggingを除去する．

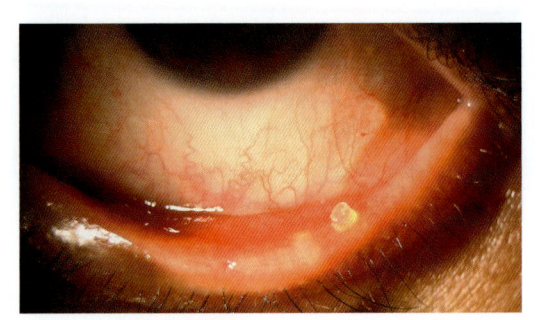

図5 | マイボーム腺梗塞
マイボーム腺開口部に蝋のような塊が突出している．

奨されている[1]．霰粒腫，麦粒腫などマイボーム腺関連疾患でも適応となる．院内でmeibum圧出やplugging除去の処置を行う前に，温罨法を5〜10分程度行っておくとよい．

Ⅲ meibum圧出

マイボーム腺の閉塞物を排出し，腺機能を改善させる目的で行う．分泌減少型MGDがよい適応であり，MGD診療ガイドラインで推奨されている[1]．圧出されるmeibumは正常では透明な液状だが，分泌減少型MGDでは混濁したり（図3a）練り歯磨き状となる（図3b）．指や綿棒，硝子棒などで眼瞼を挟む方法もあるが，専用の鑷子を用いるほうがMGDに対する治療効果は高い．有田式マイボーム腺圧出鑷子（イナミ社）は，meibumを圧出する際の患者の痛みを軽減できるよう先端の形状が工夫されている（図3）．開口部周囲は痛みが強いので，瞼縁の圧迫は避ける．10日から1ヵ月ほどの間隔で継続して行うとよい．あわせて，自宅での温罨法と眼瞼清拭を指導する．

Ⅳ plugging除去，マイボーム腺梗塞除去

大きいpluggingで違和感があるようであれば，点眼麻酔後に鑷子で除去する（図4）．マイボーム腺開口部の奥まで閉塞しているようであれば，綿棒で瞼縁を圧迫するか，meibum圧出鑷子を用いてmeibumの圧出を行う．マイボーム腺の開口部から蝋のようなマイボーム腺梗塞の塊が突出している場合（図5），圧出や鑷子だけでは除去できなければ注射針でマイボーム腺を切開して除去する．

Ⅴ 内麦粒腫の穿刺

内麦粒腫では進行すると，マイボーム腺開口部から膿汁を生じたり，瞼結膜下に溜まった膿が白く透見できる膿点がみられることがある（図6a）．膿点が明らかな場合は，内麦粒腫の穿刺の適応となる．あらかじめ処置には痛みが伴うことを説明しておく．21〜25 G程度の注射針で穿刺し（図6b），綿棒などで排膿し（図6c），抗菌薬を処方する．

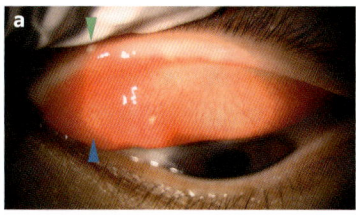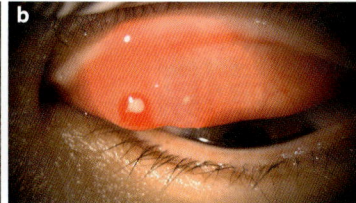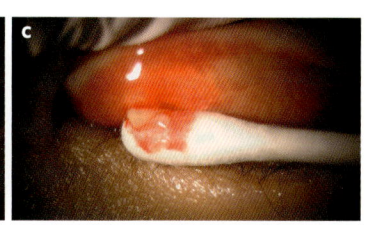

図6｜内麦粒腫の穿刺

マイボーム腺開口部に膿汁（▶），瞼結膜下に白い膿点（▶）を認める（**a**）．点眼麻酔をし，細隙灯顕微鏡の顎台に顔をのせて額をしっかり固定する．針で膿点を穿刺し（**b**），綿棒で圧迫して排膿する（**c**）．

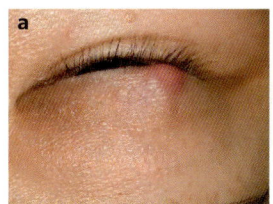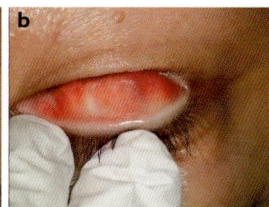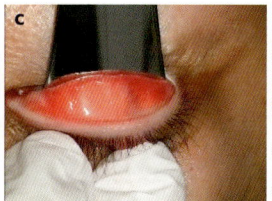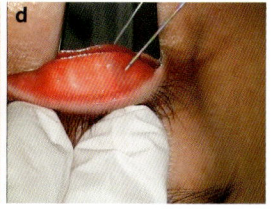

図7｜霰粒腫に対するステロイド注射

a 患者を仰臥位にさせ，点眼麻酔を2〜3回する．施術者は患者の頭側に座る．**b** 眼瞼を翻転し，瞼結膜側から霰粒腫の位置を確認する．**c** 眼球穿孔予防のために角板を挿入する．**d** 瞼結膜側から霰粒腫の中にトリアムシノロンアセトニド2 mg（ケナコルト-A® 40 mg/mL 0.05 mL程度）を注入する．注射終了後，眼瞼にガーゼを当てて圧迫止血する．眼帯は不要である．

Ⅵ 霰粒腫に対するステロイド注射

　霰粒腫の治療としては，切開と掻爬による霰粒腫摘出術が基本とされてきたが，最近では霰粒腫の切らない治療が見直されてきている．ステロイド注射による霰粒腫の治癒率は，1回もしくは2回の注射により60〜90%程度であり，霰粒腫摘出術と同等である[4]．治癒までにかかる期間も5日〜2.5週程度[5]と短い．1 mLシリンジと27〜28 G針を用いてトリアムシノロンアセトニド2 mg（ケナコルト-A® 40 mg/mL 0.05 mL程度）を瞼結膜側から霰粒腫の中に注射する（図7）．皮膚側からではなく瞼結膜側から霰粒腫内に注射することで，トリアムシノロンアセトニドの白色の沈着や皮膚の脱色素の予防ができる[4]．沈着は数ヵ月で自然に吸収される．多発霰粒腫や再発霰粒腫も対象となる．部位を選ばないが，瞼結膜側から腫瘤の位置がわかるもののほうが注射しやすい．注射1〜2週後に再診を指示し，注射の効果の確認とともに眼圧測定を行っておく．2回注射しても軽快しない場合や同部位に再発してくる場合，手術もしくはintense pulsed light（IPL）治療を検討する．脂腺癌など悪性腫瘍を疑う場合は，手術をして病理検査を行う．

Ⅶ マイボーム腺処置の診療報酬

　温罨法，meibum圧出，plugging除去，内麦粒腫の注射針を用いた穿刺は「眼処置」で請求し，処置の内容を併記しておく．meibum圧出とplugging除去は「マイボーム腺梗塞」などの病名をつける．霰粒腫に対するステロイド注射の診療報酬は「霰粒腫の穿刺」である．ケナコルト-A®は「霰粒腫」の病名に対する保険適用はない．「外眼部の炎症性疾患の対症療法で点眼が不適当又は不十分な場合」であれば使用分を請求できる．

文献

1) マイボーム腺機能不全診療ガイドライン作成委員会：マイボーム腺機能不全診療ガイドライン．日眼会誌 127：109-228, 2023

2) Kapcha A, et al：Chalazion. American Academy of Opthalmology
https://eyewiki.aao.org/Chalazion

3) LIME研究会：MGDの診断・治療
http://www.lime.jp/main/mgd/treatment

4) Goawalla A, et al：Clin Exp Ophthalmol 35：706-712, 2007

5) Ben Simon GJ, et al：Ophthalmology 112：913-917, 2005

Ⅲ. 外来処置の手順

8. 角膜熱化学損傷

長崎大学眼科　**上松聖典**

Ⅰ　角膜熱化学損傷の種類

　角膜熱化学損傷は，救急疾患のなかでも特に緊急性の高い疾患である．酸やアルカリなどの化学物質や，高熱の物質の眼への曝露により，眼瞼や角結膜に障害を来す．酸は塩酸，硫酸，硝酸など化学薬品が多く，アルカリは水酸化ナトリウム，水酸化カリウム，石灰，セメント，アンモニアが多い（図1）．熱傷は高温の液体，金属，花火などにより生じる．燃焼後の火薬はアルカリ性となり，熱傷と化学外傷を併発する可能性がある．

Ⅱ　外来で対応と処置の流れ

　角膜熱化学損傷の外来での対応と処置の流れを図2に示す．

Ⅲ　受診の連絡

　重症な場合，本人，そばにいる人，救急隊などから電話連絡があることが多い．疼痛，充血，

視力低下など眼の状態と，受傷の詳細について聴取する．熱化学損傷が疑われれば，どのような物質に曝露したか，どの程度曝露したかを確認する．特に洗剤などの市販品であれば，ラベルに記載された成分と液性を確認し，その商品の容器を持参してもらう．重度の外傷で開放性眼外傷の可能性がある場合は洗眼が禁忌となりうるため，洗眼せずに直ちに受診するよう指示する．また，全身麻酔下での手術の可能性がある場合には，絶飲食も指示する．

Ⅳ　洗眼の指示

　洗眼を可能な限り速やかに開始する．水道水の蛇口を上向きにしたり，ホースを使ったりすると洗いやすい（図3）．どうしても無理な場合は洗面器に水を張り，顔をつけて瞬きをして洗眼する．20分以上行うことが望ましく，可能な限り長く続けることが望ましい．プライマリーケアとして早期に洗眼することは，化学物質を除去し生理的pH

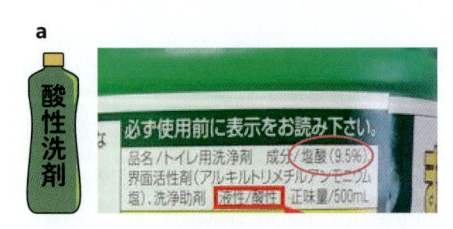
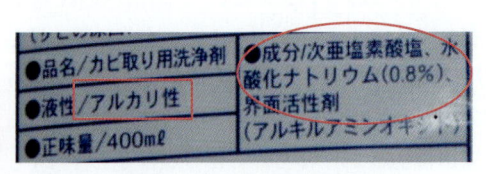

a　塩酸，硫酸，硝酸，バッテリー液（硝酸），トイレ用洗浄剤（塩酸）

b　水酸化ナトリウム，水酸化カリウム，消石灰（肥料など），生石灰（乾燥剤，加温剤），セメント，生コンクリート，モルタル，火薬（遊戯用花火など），カビ取り剤（水酸化ナトリウム），ヘアカラー剤（アンモニア）

図1｜化学外傷の原因となりやすい物質・製品
a 酸性物質，**b** アルカリ性物質．製品のラベルには液性と成分が記載されている．

①**受傷の連絡**
　眼の状態を問診し，どのような物質に曝露したか，どの程度曝露したか確認する

↓

②**洗眼の指示**
　角膜熱化学損傷が疑われれば，早急に大量の水道水で洗眼することを指示する

↓

③**受診時の診察**
　受診したら早急に問診し，前眼部の状態はどうか，残存した異物はないか診察を行う

↓

④**洗眼処置**
　生理食塩液での洗眼，残存異物の除去，pHの確認を行う

↓

⑤**詳細な診察**
　残存異物がないか確認し，フルオレセイン染色で重症度を判定する．視力・眼圧・眼底検査を実施する

↓

⑥**薬物治療**
　抗菌薬点眼，ステロイド点眼，必要に応じて消炎鎮痛薬を処方する

↓

⑦**外来診療**
　軽傷であれば外来で診療するが，重症であれば手術ができる医療施設で入院加療となる

↓

⑧**手術加療**
　重症であれば急性期に羊膜被覆術も検討する．瘢痕期に眼表面再建術を検討する

図2｜角膜熱化学損傷の外来での対応と処置流れ

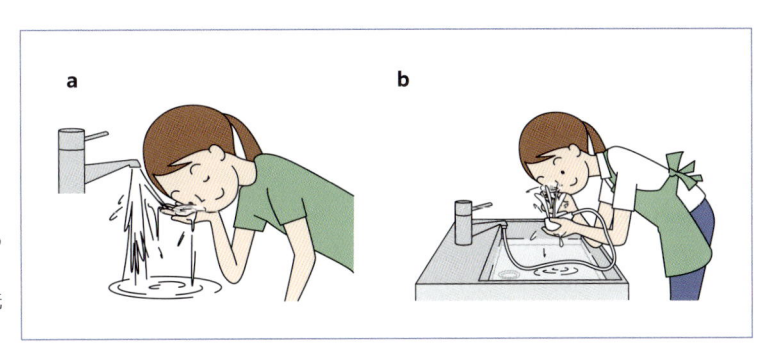

図3｜洗眼の方法
a 手のひらで流水をためて洗眼する方法
b ホース付き蛇口を上向きにして洗眼する方法

を回復させるために極めて重要な処置である．アルカリ熱傷の重症度と治癒時間は，直ちに大量の洗眼を行うことで軽減され[1]，最初の洗眼までの時間も視力予後に大きな影響を及ぼすと思われる．

　救急車内や救急部では，滅菌生理食塩液や乳酸リンゲル液を使用して洗眼を続ける．洗眼は眼科的な評価よりも優先されるべきであることも示唆されている[2]．眼灌流液にノズルをつけて洗眼することもできる（図4）が，点滴のラインを用いると持続的な洗眼が可能である．受水器で水を受け，ガーゼを当てて耳に水が入らないようにする．

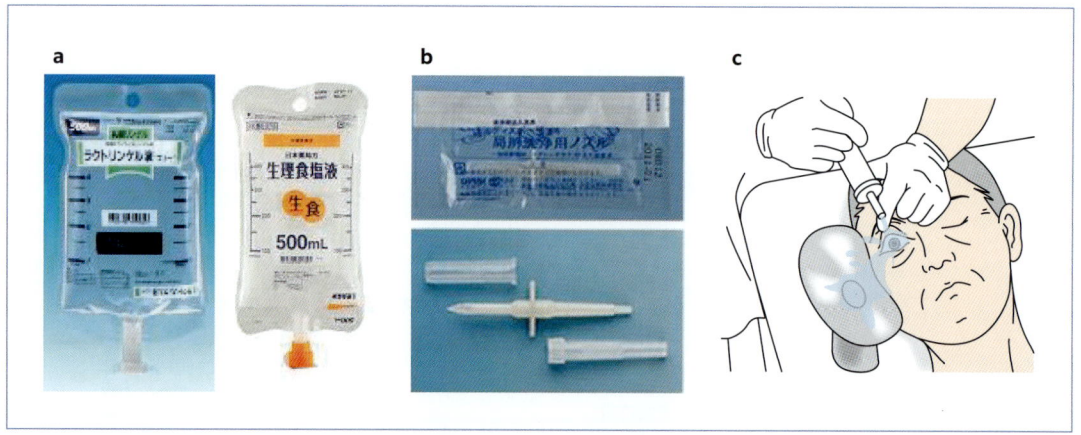

図4｜局所洗浄用のノズルを使用した洗眼の方法
生理食塩液や乳酸リンゲル液のバッグ(**a**)にノズル(**b**)を刺入し洗眼する．洗眼受水器や膿盆で洗浄後の液を受ける(**c**)．

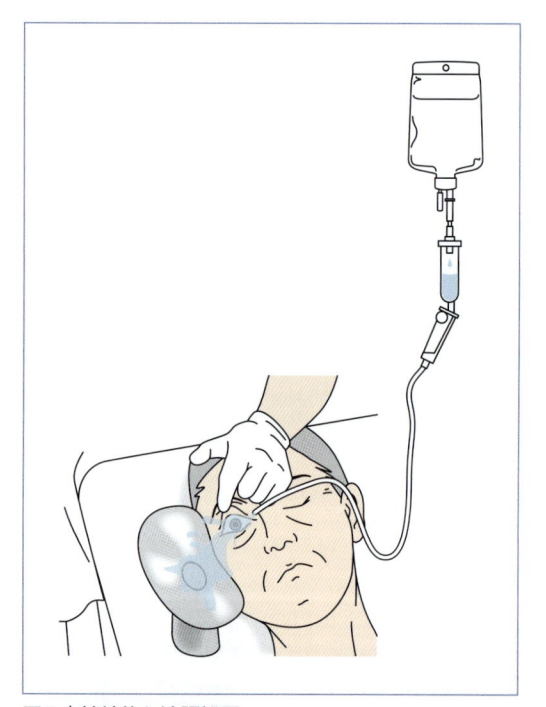

図5｜持続的な洗眼処置
点眼麻酔後，必要に応じて開瞼器をかけて，点滴ルートから持続的に洗眼する．

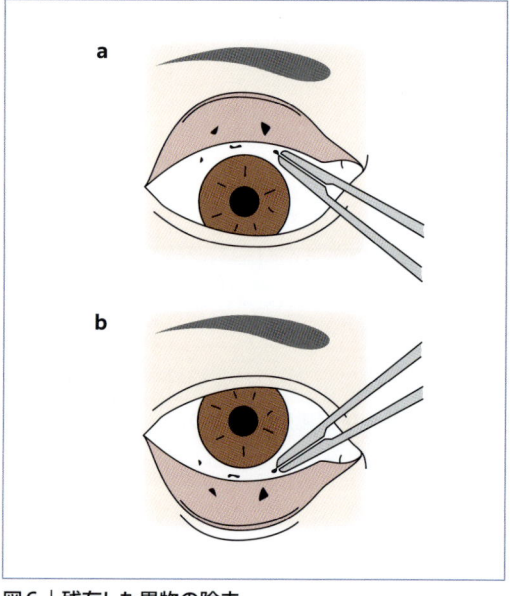

図6｜残存した異物の除去
特にセメントや火薬などは洗眼後も残存しやすいため注意深く観察する．疼痛が強ければ結膜下麻酔や円蓋部麻酔を追加し，上眼瞼(**a**)および下眼瞼(**b**)の円蓋部まで完全に異物を除去することが必要である．異物の除去後も洗眼を行う．

Ⅴ｜受診時の診察

受診したら待たせることなく速やかに問診し，前眼部の診察を行う．
問診：受傷時の状況，曝露した物質と曝露の程度について問診する．
視診：開放性眼外傷がないか確認し，眼瞼やほかの部位の外傷の有無についても確認する．

前眼部診察：角結膜の損傷・炎症・浮腫を確認し，残存異物がないか円蓋部まで確認する．

Ⅵ｜洗眼処置

問診し，細隙灯顕微鏡で前眼部を観察したら，点眼麻酔をして，必要に応じて開瞼器をかけて速やかに洗眼する(図5)．患眼に残存異物があれば，円蓋部まですべて除去する(図6)．疼痛が強い場

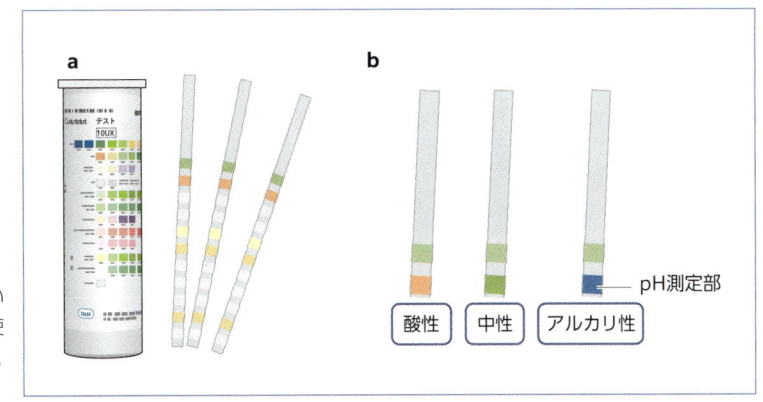

図7｜pH測定
尿検査用のpHの試験紙（**a**）を用いる場合，不要な部分を切り取ると使用しやすい．結膜囊に試験紙を当て，色調からpHを判定する（**b**）．

酸性　中性　アルカリ性　——pH測定部

表1｜急性期の重症度分類（木下分類）

第1度	結膜充血，角膜上皮欠損は認めない
第2度	結膜充血，部分的な角膜上皮欠損を認める
第3度 a	全角膜上皮欠損，輪部上皮の部分消失
第3度 b	全角膜上皮欠損，輪部上皮の完全消失
第4度	全角膜上皮欠損，輪部上皮の完全消失，50％以上の輪部結膜の壊死

合は，結膜下や円蓋部に麻酔薬を注入して処置を行う．化学外傷では試験紙でpHを測定し（図7），中性近くになるまで洗眼する．組織内に化学物質が残存していることがあるため，20分後にpHを再確認し必要なら再度洗浄する．水道水は簡易ではあるが，低張液であり角膜実質への水分流入を増加させ，腐食性物質の眼内へのさらなる拡散と角膜浮腫の増大につながる．そのため，生理食塩液，乳酸リンゲル液など等張液が望ましい．内眼手術に使用する眼灌流液を用いてもよい．

VII｜詳細な診察

洗眼したあとに精査を行う．急性期には障害された角結膜の炎症，上皮欠損，および浮腫を認める．重症例では角膜は変性し白色に混濁し，結膜は壊死し虚血している．一見充血がなく，軽症にみえることがあり注意する．フルオレセイン染色で上皮欠損部を確認するが，角結膜上皮がすべて障害されていると，全体に一様に薄くフルオレセインが染まり，一見上皮欠損がないようにみえることがあり注意する．

視力検査：定期受診でも測定し，視機能の状態を評価する．

フルオレセイン染色：必須の検査である．角結膜

上皮欠損の範囲から，木下分類[3]などで重症度を判定する（表1）．

眼圧検査：急性期の高度な眼圧上昇に注意する．iCare®などで測定するとよい．触診でも確認する．

散瞳検査：固形物が飛入した場合，外傷性白内障，前房・硝子体出血や網膜剥離などを確認する．

VIII｜薬剤治療

軽度から中等度の損傷（木下分類第1，2度）の患者の予後は良好であり，多くの場合，外用薬の治療のみで治癒する．抗菌薬およびステロイドの点眼・眼軟膏を処方し，感染と炎症を抑える．より重度の損傷では，ステロイドの全身投与を約1週間集中的に行い，漸減する．高眼圧があれば高浸透圧薬の点滴，炭酸脱水酵素阻害薬の内服や，緑内障点眼薬を処方する．上皮再生促進のため保護用ソフトコンタクトレンズ装用や涙点プラグ挿入を行ってもよい．

IX｜手術加療

亜急性期以降の経過は輪部障害と組織深達の程度により大きく異なる（図8）．輪部機能が保たれていれば（木下分類第3度a），角結膜上皮が再生し，時に偽翼状片や角膜混濁を残して軽快

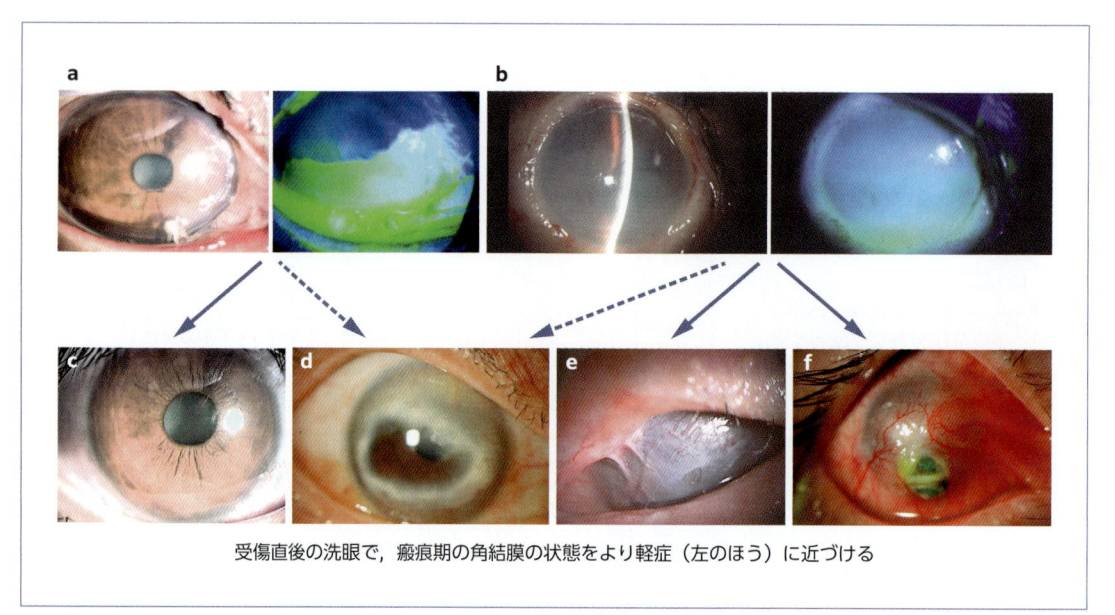

受傷直後の洗眼で，瘢痕期の角結膜の状態をより軽症（左のほう）に近づける

図8｜角膜熱化学損傷後の予想される経過
a 水酸化ナトリウムによる中等度のアルカリ化学外傷の急性期（木下分類第3度a）.
b 重症のアルカリ化学外傷の急性期（木下分類第4度）.
c 中等度のアルカリ化学外傷の治癒後. 角膜輪部の角膜上皮幹細胞が保たれており，完全に上皮が修復されている.
d 重症のアルカリ化学外傷後の瘢痕期. 残存した輪部組織により角膜上皮がかろうじて瞳孔領に保たれているため，視力は矯正0.1である.
e モルタルによる重症のアルカリ外傷後の瘢痕期. 角膜が完全に結膜で覆われ，強い癒着が生じている.
f 水酸化ナトリウムによる重症のアルカリ外傷後の瘢痕期. 下方の角膜は上皮が完全に覆われず，角膜が融解・穿孔し，虹彩が脱出している.

する. 早期の上皮化を期するため，羊膜被覆術を施行することもある. 輪部上皮が完全に欠損した重症例（木下分類第3度b，第4度）では，輪部機能が消失しているため，角膜に結膜上皮が侵入する. 遷延性角膜上皮欠損となり，角膜融解から角膜穿孔に至ることもある. また，重度の角膜新生血管を生じ，石灰化を伴うこともある. 瘢痕期になると角膜が結膜化し，瞼球癒着が生じ，高度な視力障害を来す. 眼瞼皮膚の熱傷を伴う場合は睫毛乱生，眼瞼内反，兎眼を生じることがある. このような重症例では瘢痕期以降に眼瞼手術，培養上皮細胞シート移植，角膜移植，角膜輪部移植や，羊膜移植などを含めた眼表面再建術が必要となる.

難症例では眼表面再建術でも改善困難なことが多く，受傷直後の洗眼処置とその後適切な治療は，眼表面の予後を左右する重要な因子といえる.

文献
1) Ikeda N, et al：Alkali burns of the eye : effect of immediate copious irrigation with tap water on their severity. Ophthalmologica 220：225-228, 2006
2) Chau J, et al：A Systematic review of methods of eye irrigation for adults and children with ocular chemical burns. Worldviews Evid Based Nurs 9：129-138, 2012
3) 木下　茂：化学腐食，熱傷. 角膜疾患への外科的アプローチ，眞鍋禮三ほか監修，木下　茂ほか編，メジカルビュー社，東京，46-49，1992

Ⅲ. 外来処置の手順

9. Nd：YAGレーザー後嚢切開

林眼科病院　**林　研**

Ⅰ 後嚢混濁とレーザー適応は徹照法で診断

　白内障手術後の水晶体嚢内に，術後数ヵ月から数年経過して，後発白内障（after cataract）という組織反応が起こる．これは，最も頻度の高いElschnig真珠と，後嚢線維化・液状後発白内障に分類される．そして，瞳孔領にかかった場合を，臨床的に後嚢混濁（posterior capsule opacification）と呼ぶ．診断手順は，まず未散瞳で後嚢混濁が疑われる場合，散瞳して混濁のタイプと程度を調べる．視機能障害が明らかなら，Nd：YAGレーザーによる後嚢切開を施行する．

　後嚢切開の適応は，主に細隙灯顕微鏡の徹照法を用いて，混濁のタイプ・程度から視機能障害を推定して決定する．手順として，散瞳後に後嚢を徹照して，まず混濁のタイプを調べる．徹照でみると，Elschnig真珠は境界鮮明な小さな粒状増殖であり（図1），線維化は境界不鮮明な多数の皺状なので，容易に鑑別できる．Elschnig真珠は入射光を前方散乱させるので視機能障害が強いが，線維化は後方散乱させるので障害は軽い．また，液状後発白内障は後嚢とレンズ間に白濁した液の貯留が起こるもので，スリットの斜照で診断できるが（図2），さらに徹照してElschnig真珠の合併もみておく．

　次の手順として，混濁程度から視機能への影響を推定するが，視力のみでは判断が難しい．視機能は，コントラスト感度，視力の順で低下するので，霞むという訴えがあっても視力低下がない場合は，コントラスト感度を測定するとよい．一

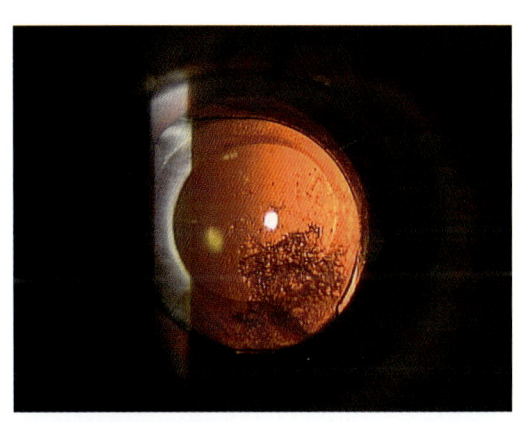

図1｜Elschnig真珠
レンズ後方に侵入した再生水晶体線維細胞が膨化変性して，Elschnig真珠を形成する．この例では，単層の真珠状のElschnig真珠が認められる．

般に，重層化したElschnig真珠があれば，すでに視力低下していることが多く（図3），線維化は軽度ならコントラスト感度の低下のみを起こす．また，90 Dレンズなどでみる眼底透見性も参考になる．しかし，実際は視機能への影響を把握するのは難しいので，明らかな混濁があって黄斑・視神経疾患が除外されれば，現時点では適応としてよい．

Ⅱ Nd：YAGレーザーによる後嚢切開は十字切開で

　切開方法は，後嚢中心から十字形あるいは六角形に切開を入れる方法と，混濁部を円形・塊状に切除する方法がある．Elschnig真珠など後嚢が軟らかい場合は，十字切開で容易に切開窓は広がる（図4）．線維化が著しく後嚢が硬くて広がらない場合は，円形切除をせざるを得ない．円

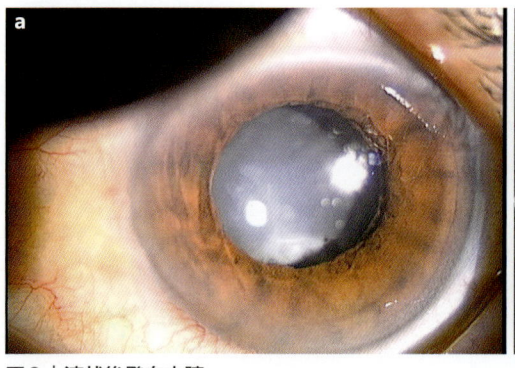
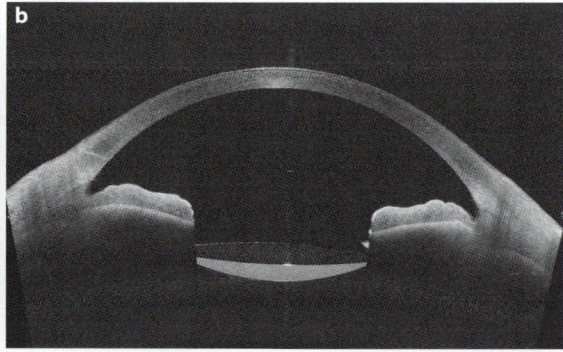

図2｜液状後発白内障
a 嚢内の後嚢とレンズの間に白色の液体が貯留している．白濁が強ければ視機能を障害するが，透明の場合視機能障害は軽度である．
b 徹照すると上方にElschnig真珠が認められ，下方には皮質様の部分がみられる．

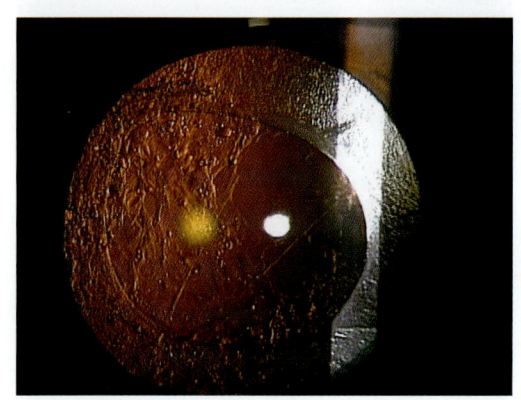

図3｜重層化した Elschnig 真珠
Elschnig真珠が重層化して，厚い混濁を形成している．このような重層化した Elschnig 真珠では視機能障害は強いので，後嚢切開の適応である．

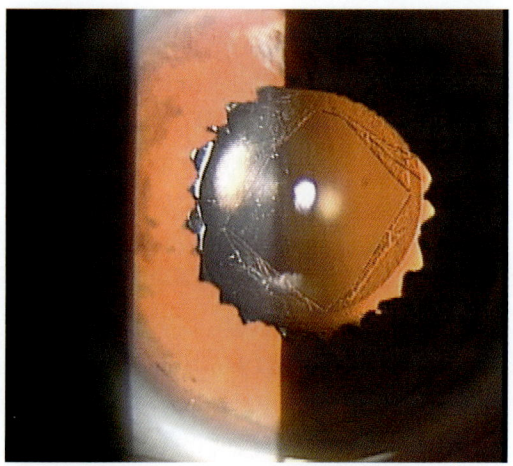

図4｜Nd：YAGレーザーによる後嚢十字切開
Elschnig真珠による後嚢混濁に対して，Nd：YAGレーザーによる十字切開を行った．中央から縦横に切開を入れると後嚢が開くので，十分な切開窓面積が得られる．

形切除は，レーザーの出力が大きくなる傾向があり，切除片は硝子体内に浮遊してしまう．レーザー照射では，後嚢にピントを合わせたあと，やや後方にずらすと光学部への傷害が少ない．切開窓の大きさは，瞳孔領より大きな4〜5 mm径以上を目標にする．液状後発白内障は，後嚢に小さな穴を開けるのみで液状物は硝子体内へ拡散する

が，Elschnig真珠を伴う場合は大きく切開する．なお，レーザー後の合併症として，一過性眼圧上昇を起こすことがある．緑内障による視神経障害が著しい場合などは，数日後に眼圧を測定しておくほうが安全である．また，予防的にアプラクロニジン塩酸塩を点眼してもよい．

Ⅲ. 外来処置の手順

10.急性緑内障発作

原眼科病院　**案浦加奈子**
　　　　　　　原　　岳

Ⅰ 急性緑内障発作とは

　急性に発症する原発閉塞隅角緑内障 (primary angle closure glaucoma：PACG) および原発閉塞隅角症 (PAC) の総称である．急性原発閉塞隅角緑内障 (acute PACG) および急性原発閉塞隅角症 (acute PAC) では眼圧上昇が著しく，しばしば40〜80 mmHgの高値となる．高齢女性の短眼軸，遠視眼に多い．抗コリン薬 (胃内視鏡検査時，睡眠薬，抗精神病薬)，散瞳薬，長時間の下向きの姿勢，夜間の自然散瞳などを契機に発症する．

Ⅱ 症状

　自覚症状としては，視力低下，霧視，虹視症，眼痛，頭痛，悪心・嘔吐がある．他覚症状としては，浅前房，対光反射の減弱・消失，中等度散瞳，結膜充血，角膜浮腫，虹彩炎様色素の飛散がある (図1, 2)．慢性閉塞隅角緑内障 (chronic ACG：CACG) での眼圧上昇は，充血が軽度である場合もある．

Ⅲ 治療方法

　「緑内障診療ガイドライン (第5版)」においては，APAC患者に対しては水晶体再建術が第一選択として推奨されているが，ここでは当日緊急手術が施行できない場合を想定して処置の流れについて記載する．

Ⅳ 検査・処置の流れ

1. 術前の検査と処置

　視力，眼圧，角膜内皮細胞検査 (スペキュラーマイクロスコープ) (とれれば患眼も)，前眼部OCT (表1の鑑別が必要な場合はUBM，OCT，Bモード検査なども)，眼軸長測定などの検査を行う．

　眼痛や角膜浮腫が強い場合は，レーザー虹彩切開術 (laser iridotomy：LI) を想定したうえで，早めに20％マンニトール溶液を30〜60分で点滴静注し (腎機能障害に注意)，1〜2％ピロカルピン塩酸塩の頻回点眼を開始しておく．角膜浮腫が強い場合や腎機能障害でマンニトール点滴が

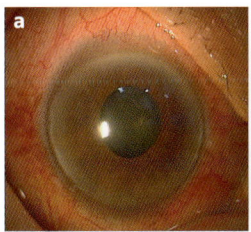
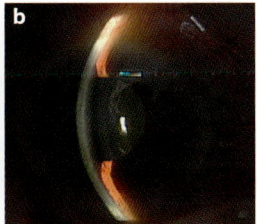

図1｜発作時前眼部
a 充血，角膜浮腫を来している．
b 浅前房となっている．

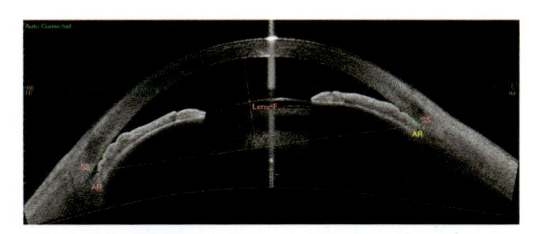

図2｜発作時前眼部OCT
前房深度 (anterior chamber depth：ACD) 1.369 mm
で角膜と虹彩が接触している．

表1｜鑑別診断

悪性緑内障
毛様体前方回旋や硝子体腔内への房水異常流入などによって生じる硝子体の前方偏位に起因する閉塞隅角. 特発例もあるが, 手術歴の有無やUBMを確認する.

続発閉塞隅角緑内障
①膨隆白内障：LI時に前嚢に穴があいてしまうと, 水晶体の融解で炎症性に眼圧上昇を来す可能性があるため, 水晶体再建術を選択することが望ましい(図3). ②水晶体亜脱臼 ③虹彩後癒着：虹彩炎や糖尿病の既往を確認する. ④Vogt・小柳・原田病：脈絡膜剝離や毛様体浮腫を生じて隅角閉塞を来すことがあり, この場合はレーザー治療により炎症を増悪させる危険性もあり, 注意が必要である. ⑤眼内腫瘍, 脈絡膜出血：脈絡膜の膨隆により続発性の浅前房を来すことがある.

不可能な場合, マンニトール点滴の溶液の一部を点眼することで角膜の浮腫軽減を得られる場合がある.

2. レーザー虹彩切開術(LI)

角膜が透明化したら, LIを施行する. 術後一過性眼圧上昇の予防のため, 術1時間前と術直後にアプラクロニジン塩酸塩を点眼する.

3. レーザー虹彩光凝固術

①ベノキシール点眼麻酔下で施行する.
②虹彩切開用コンタクトレンズ〔AbrahamやPollak Iridotomy-Gonio Laser Lens (ともにOcular Instruments社)など〕を使用する.
③虹彩周辺部に照射する. 施行後の羞明を避けるため, 照射部位は可能であれば上眼瞼のかかる部分がよいが, 12時方向は気泡が集まるため避ける. 虹彩窩部分が比較的開けやすいが, なるべく虹彩最周辺部を選択する.

4. レーザー設定

アルゴンレーザーなどの熱凝固レーザーを照射したあとにNd：YAGレーザーで穿孔する(図4).
①第1段階：Strech【アルゴンレーザー】
穿孔予定部位の周囲に照射し虹彩を伸展する.
・スポットサイズ：200～400 μm
・パワー：200 mW
・時間：0.2秒

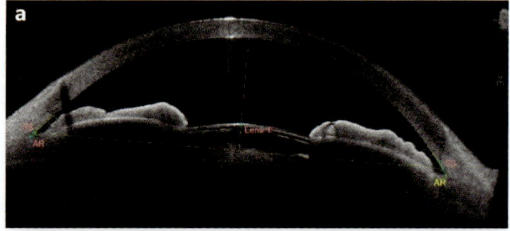
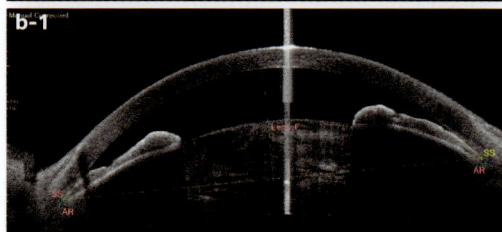
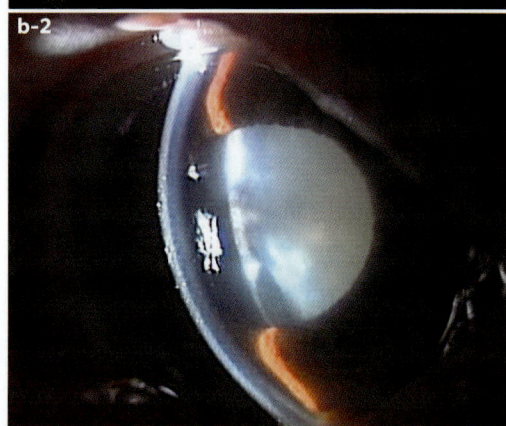
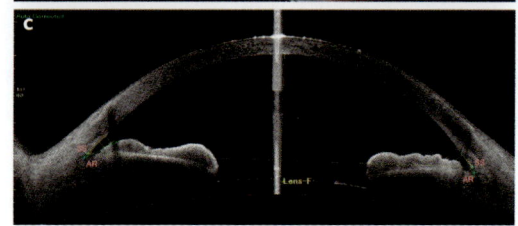

図3｜急激に水晶体の膨隆を来し, 緑内障発作を発症した1例
a 発作3ヵ月前の前眼部OCT. ACD2.427 mmで角膜と虹彩の接触はなかった.
b-1 発作時前眼部OCT. ACD1.485 mmで角膜と虹彩の接触あり. 水晶体の膨隆を認める.
b-2 過熟白内障があり膨化している
c 水晶体再建術後. 前房が深くなっている.

・照射数：2～10発
②第2段階照射：Thinner【アルゴンレーザー】
穿孔予定部位に重ねて照射する. 穿孔直前, または小さく穿孔するまで行う. 出血を抑えるための凝固の役割がある.

打つたびに少しずつ奥にピントを合わせていく

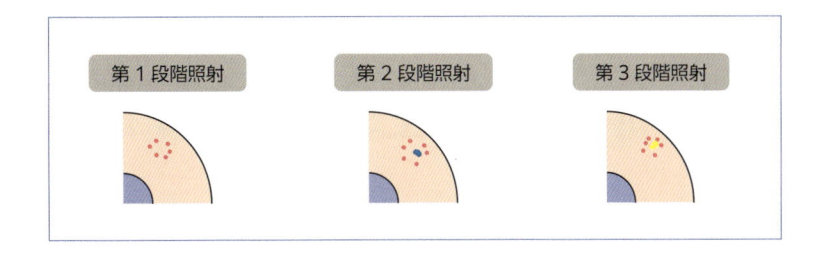

図4｜レーザーでの照射

のがコツである．発作時虹彩が厚くなっていると照射数が多くなりやすいが，内皮ダメージを考慮すると100発未満が望ましい．

- ・スポットサイズ：50 μm
- ・パワー：800～1,000 mW
- ・時間：0.02秒
- ・照射数：5～20発

③第3段階：照射（孔の拡大・仕上げ）【Nd：YAGレーザー】

- ・パワー：2.0～4.0 mJ
- ・照射数：1～2発

穿孔が得られると照射部から色素を含んだ房水の流出が確認できる．施術中に前房出血を来すことがあるため，その場合は圧迫止血で対応する．

5. 術後の処置

施行後は眼圧，隅角開大度を評価し，徹宵があることを確認して，翌日フォローアップとする（表2）．内皮へのダメージを防ぐため，無理なレーザー治療は避けるべきである．角膜浮腫が強くLI施行不可能な場合は，観血的周辺虹彩切除へ切り替える．切り替えが不可能であれば，速やかに手術施行可能な施設への紹介を検討すべきである．

Ⅴ｜合併症

合併症には，前房出血，限局性白内障，再閉塞，水疱性角膜症がある．

Ⅵ｜翌日以降のフォローアップ

施行翌日，可能であれば前眼部OCTで隅角開

表2｜施行後の処方例

0.1%ベタメタゾン点眼液4回＋施行後の眼圧程度に応じて緑内障点眼薬や炭酸脱水酵素阻害薬を併用

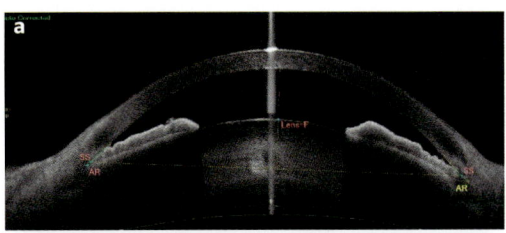

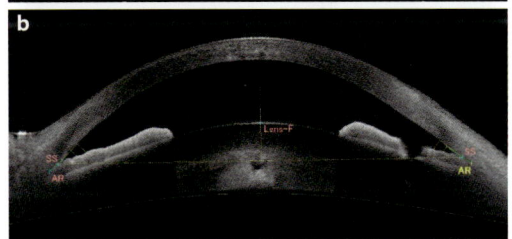

図5｜緑内障発作症例の前眼部OCT所見
a 発作時．
b LI施行後．虹彩にLIが開いており，施行前より前房が深くなっている．

大度を確認する（図5）．高眼圧が持続している場合，慢性的な閉塞隅角により周辺虹彩癒着を起こしている可能性もあるため，速やかに白内障手術を施行できる施設へ紹介する．

なお，僚眼も今後緑内障発作を起こす危険性が高いため，水晶体再建術を検討する必要がある．発作後は麻痺性散瞳が残る場合がある．

文献
1）日本緑内障学会緑内障診療ガイドライン改訂委員会：緑内障診療ガイドライン（第5版）．日眼会誌 126：85-177，2022

11. 硝子体注射（抗VEGF薬）

杏林大学眼科　**片岡恵子**

Ⅰ　硝子体注射を始める前に

　抗血管内皮増殖因子（vascular endothelial growth factor：VEGF）薬の硝子体注射は処置室などで行う一般的な手技の一つとなってきているが，いくつか知っておくべき注意点が存在する．施行する際は，患者，投与眼，薬剤の取り違えが発生する可能性がある．当院では取り違えを予防するために，注射を決定したら首にタグをかけている（図1）．ヨードアレルギーの有無も必ず確認する．投与開始前に，あらかじめ必要な物品を準備する（図2）．

Ⅱ　注射の流れと感染性眼内炎の予防

　硝子体注射の流れを図3に示す．麻酔は，消毒薬が飛び散って僚眼に入る可能性を考慮してベノキシール®点眼液を両眼に，その後4%キシロカイン®点眼液を投与眼に2回行う．眼内の消毒は感染性眼内炎の予防に重要である．PAヨードによる細菌・真菌の不活化効果は，冷蔵庫から出した直後のPAヨードでは低下しているため必ず室温に戻す[1]．また，PAヨードを非密閉容器25%で保存した場合，有効要素残率は5時間で60%まで低下すると報告されているため，調整して長時間経過したPAヨードは使用しない[1]．細菌・真菌の不活化効果には1分程度必要とされているため，洗眼後も閉瞼させ，結膜とPAヨードの接触時間を十分とるなどの工夫が必要である[1]．細菌性眼内炎の起炎菌に口腔内細菌がある．ドレープやマスクなどで口腔内細菌の飛沫を防ぎ，呼気

図1｜色分けしたタグ
左右を色分けしたタグを首からかけ，ベッドの枕元にも左右を色分けして表示する．

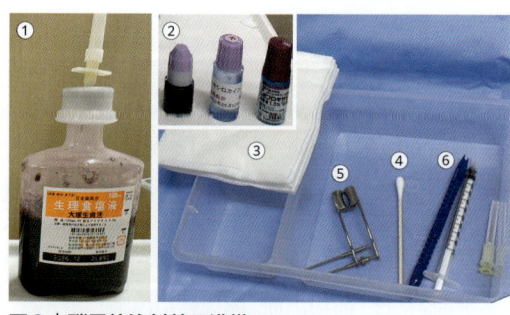

図2｜硝子体注射前の準備
・皮膚消毒用10%ポビドンヨード（①）
・麻酔の点眼，希釈し室温に戻したPAヨード点眼，抗菌薬点眼（必要に応じて）（②）と受水器
・ガーゼ（③），綿棒（洗眼時用と注射時用に3本）（④），テープ付き穴あきドレープ
・開瞼器（⑤），キャリパー（⑥），マイクロ有鈎鑷子
・注射針と注射液（バイアルの場合は1 mLシリンジとバイアル添付のフィルター付き採液針）
・顕微鏡の瞳孔間距離，高さ，倍率（弱拡）の設定

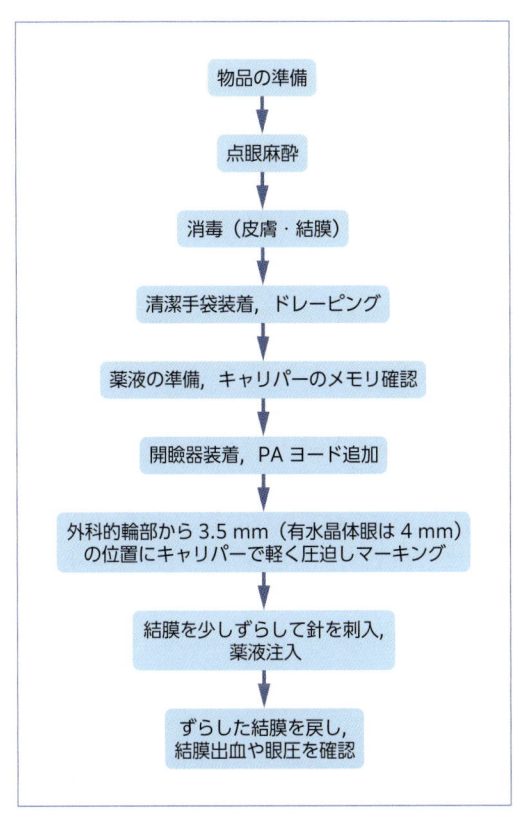

図3｜硝子体注射の流れ

フロー図:
物品の準備 → 点眼麻酔 → 消毒（皮膚・結膜）→ 清潔手袋装着，ドレーピング → 薬液の準備，キャリパーのメモリ確認 → 開瞼器装着，PA ヨード追加 → 外科的輪部から 3.5 mm（有水晶体眼は 4 mm）の位置にキャリパーで軽く圧迫しマーキング → 結膜を少しずらして針を刺入，薬液注入 → ずらした結膜を戻し，結膜出血や眼圧を確認

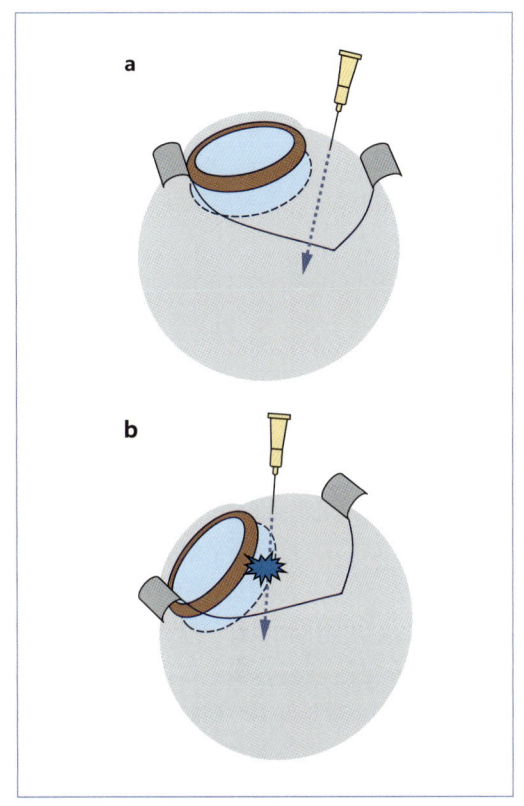

図4｜硝子体注射時の水晶体損傷
a 針の刺入部の結膜が露出するよう軽く下転させ，硝子体腔の中心へ向けて針を刺入する.
b 下転しすぎる，もしくは顎が下がっていると水晶体損傷を来しやすい.

が眼表面へ広がらないようドレープもしくはマスクと眼の間をシールするとよい[2]. 当院では穴の周囲にテープが付いている穴あきドレープを使用し，眼周囲の皮膚とドレープを接着している.

III 注射針による合併症とその予防

　針による合併症で重要なのは，水晶体損傷による白内障の進行，網膜損傷による裂孔原性網膜剥離，毛様体損傷による硝子体出血などがある. いずれも，解剖を理解し，針の刺入位置，針の向きに注意することでリスクを減らすことができる. 角膜の外科的輪部は，幅1〜1.5 mmほどのグレーもしくはブルーゾーンとして観察される部位である. ランドマークとして使用するのは外科的輪部の後端であり，グレーから白に変わるところとされており，ほぼ強膜岬に一致する. しかし，老人環や角膜パンヌスがあるとわかりづらいこともあり，注意が必要である. 外科的輪部から3.5

mm（有水晶体眼は4 mm）で刺入すると，毛様体扁平部で刺入することができ出血することはないが，輪部に近い位置で刺入すると，毛様体皺襞部を損傷し，硝子体出血を生じたり水晶体との距離が近くなることで水晶体損傷を来しやすくなる. 針は硝子体腔の中心へ向かって刺入するとよいが，急な眼球の動きや，眼球の向きを見誤ると水晶体損傷や網膜損傷を生じるので注意が必要である(図4).

文献
1) 秦野　寛ほか：ヨウ素・ポリビニルアルコール点眼・洗眼液（PA・ヨード）の消毒活性における温度・濃度・時間の影響と保存安定性. 日眼会誌 119：503-510, 2015
2) Raevis JJ, et al：Face masks and bacterial dispersion toward the periocular area. Ophthalmology 128：1236-1238, 2021

12. 網膜中心動脈閉塞症

熊代眼科医院　**熊代　俊**

Ⅰ　網膜中心動脈閉塞症とは

　網膜中心動脈閉塞症 (central retinal artery occlusion：CRAO) は，脳卒中に類似した眼科の緊急疾患である．これは，網膜中心動脈の突然の閉塞により引き起こされ，通常，痛みを伴わない片眼の突然の視力喪失として出現する．CRAOの発生率は年間100,000人に1人，外来患者10,000人に1人と推定されており，CRAOの平均発症年齢は60代前半で，男性に多く発生する．視力が自然回復する可能性は低く，治療なしで視機能が回復する可能性はCRAO患者の17.7%程度と報告されている[1]．さらに，CRAOは多くの場合，アテローム性動脈硬化が原因の末端臓器虚血を示し，これらのアテローム性動脈硬化の危険因子は，将来的に脳卒中や虚血性心疾患のリスクを高める．現在，CRAOの治療ガイドラインは確立されておらず，脳卒中と類似した臨床アプローチが推奨されている．

Ⅱ　解剖と病態生理

　網膜中心動脈 (CRA) は，内頚動脈から分岐する眼動脈 (ophthalmic artery：OA) の枝であり，CRAは網膜の内層と視神経乳頭表面に血液を供給し，その後，分岐して網膜の4象限に血液を供給する．また，網膜の視細胞層は，毛様体動脈から分岐する脈絡膜の脈絡毛細管板により血液が供給される．CRAO症例の約1/3には，脈絡膜血管支配である後毛様体循環から派生する毛様網膜動脈が存在し，これは中心視力に重要な中心窩の一部または全体に血液を供給しており，

毛様網膜動脈の存在するCRAO患者では一般的に中心視力が維持されている．CRAOの最も一般的な原因は血栓塞栓症であり，CRAの内腔が最も狭くなる部分，すなわち視神経の硬膜鞘を貫通する部分で発生するとされている．塞栓は頚動脈または心臓のプラークに由来する．

Ⅲ　CRAOの分類

　CRAOは大きく非動脈炎性CRAOと動脈炎性CRAOに分けられる．

1. 非動脈炎性CRAO

　CRAOの90%以上は非動脈炎性であり，一般的な危険因子には糖尿病，動脈性高血圧，冠動脈疾患，頚動脈疾患，一過性脳虚血発作 (transient ischemic attack：TIA)，喫煙などが挙げられる．さらに，血管疾患の家族歴や遺伝的要因もリスクを高める．非動脈炎性CRAOは，永続性非動脈炎性CRAO，一過性非動脈炎性CRAO，そして毛様網膜動脈開存を伴う非動脈炎性CRAOの3つに分類される．永続的非動脈炎性CRAOは，アテローム性動脈硬化による血栓症または塞栓によって引き起こされ，全CRAO症例の2/3を占める．これらの患者の視力は通常0.1未満であり，古典的な所見には網膜浮腫によるcherry red spotが含まれる．一過性非動脈炎性CRAOはTIAに似ており，数分から数時間続く．視覚的予後は最も良好であり，遊走性塞栓が最も多く引き起こされる原因である (図1)．毛様網膜動脈開存を伴う非動脈炎性CRAOでは，毛様網膜動脈が存在し，これは中心窩の網膜循環に

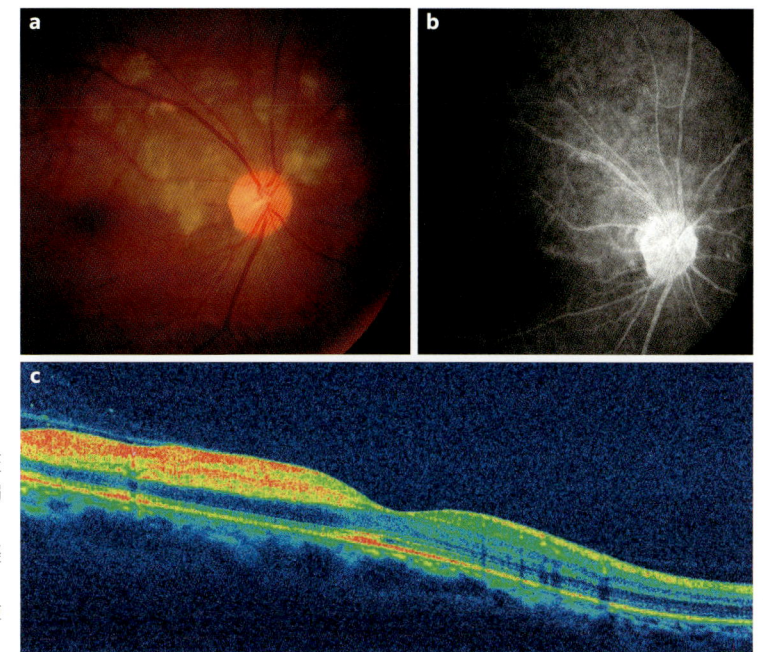

図1｜一過性非動脈炎性CRAO
a 眼底写真. 視神経周囲に軟性白斑を認め, 中心窩上方の網膜の白濁を認める.
b フルオレセイン蛍光眼底造影で軽度の蛍光漏出を認める.
c OCT画像では内層の軽度の肥厚と, 高輝度反射を認める.

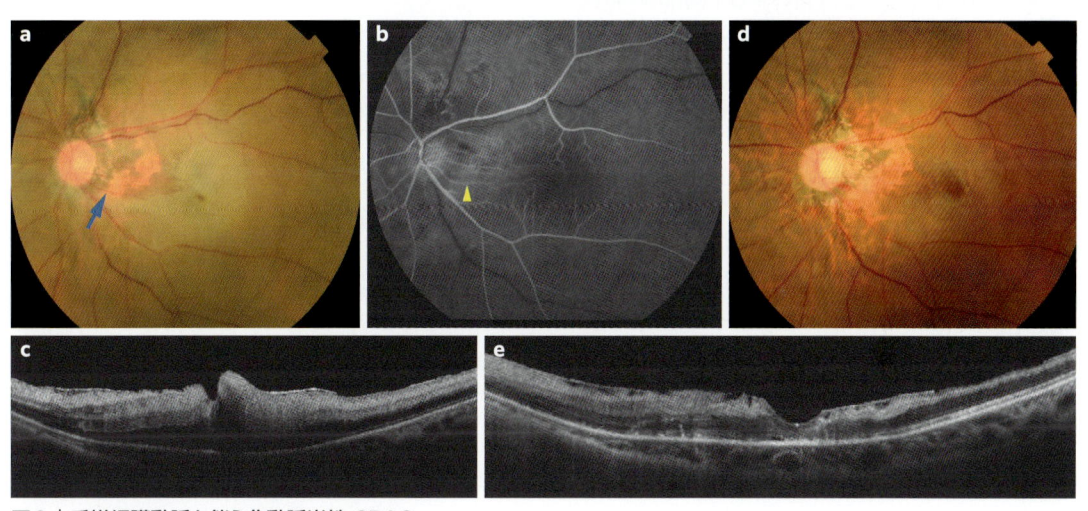

図2｜毛様網膜動脈を伴う非動脈炎性 CRAO
a 左眼の眼底写真. 黄斑周囲は毛様網膜動脈(──▶)によって灌流され, 青白く見える周囲の網膜と比較して, オレンジ色の網膜である.
b フルオレセイン蛍光眼底造影で毛様体網膜動脈(▶)を示す.
c OCTにて網膜内層の著明な浮腫を認める.
d 1ヵ月後眼底写真で網膜の白濁の改善傾向を認める.
e 1ヵ月後のOCT所見. 中心窩耳側で内層の萎縮が認められ, 鼻側では毛様網膜動脈からの血流のため内層は保たれている.

大きく影響を与えており, 良好な視力を維持できる可能性がある(図2).

2. 動脈炎性CRAO

　動脈炎性CRAOは通常, 巨細胞性動脈炎に続発し, CRAO患者の約4%を占め, 4つのタイプの

なかで最も予後が不良である. このタイプのCRAOは70歳以上の患者で発生する可能性が高く, 主に頭と上半身に影響を及ぼす特発性血管炎である. 多くの場合, 中小の動脈の狭窄や閉塞を引き起こし, 診断には側頭動脈生検における巨細胞性動脈炎の所見が重要である. 巨細胞性動脈炎は

眼科の緊急疾患であり，迅速な診断が必要である．そのため，50歳以上のすべてのCRAO患者において，動脈炎性CRAOを除外することが最も重要である．これを見逃すと，両眼に深刻な視力喪失を引き起こす可能性があるため，早期に診断し，発見され次第ステロイドパルス療法が必要となる．

Ⅳ 検査所見

1. フルオレセイン蛍光眼底造影検査所見

腕網膜循環時間の遅延，血管壁の不整，顕著なフルオレセインの漏出，網膜内循環時間の遅延などの所見を呈する．

2. OCT所見

急性期では網膜内層の高輝度と肥厚を認め，その後は数週間かけて網膜および脈絡膜の菲薄化を呈する．一過性非動脈炎性CRAO の特徴には，網膜内部の肥厚が全くない，または軽度で，かつ網膜内層の高輝度が認められる．

Ⅴ CRAOの治療

CRAOの管理は，主に3つの段階に分類される．まず，急性期には血流の回復が目指される．次に，亜急性期では二次合併症の予防が重要となる．そして最後に，今後の血管虚血イベントの全身制御と予防に焦点を当てる．

CRAOは，網膜循環が再灌流されなければ，多くの場合不可逆的な視力喪失を引き起こす可能性がある．急性CRAOの管理に関しては，一致したコンセンサスがなく，さまざまな治療が提唱されている．網膜が虚血に耐えられる時間は，さまざまな実験で研究されており，急性期治療は約4時間以内に行う必要があるとされている．また，CRAOの回復できる正確な時間は不明であり，4.5〜12時間の間であると推測されている．

治療法は非侵襲的および侵襲的治療に大別される．非侵襲的治療には網膜中心動脈の血管拡張，眼圧の低下，網膜浮腫の軽減が挙げられる．血管拡張薬には硝酸イソソルビド舌下，カーボゲン吸入，ペントキシフィリンなどがあり，これらや

高圧酸素治療は血流の増加を促すが，全身血圧の低下などのリスクも伴う．眼圧の低下を目的とした治療には眼球マッサージや炭酸脱水酵素阻害薬の静脈内投与があり，これにより網膜動脈の拡張が促され塞栓が除去される可能性がある．侵襲的治療法には前房穿刺，組織プラスミノーゲン活性化因子(t-PA)の静脈内および動脈内投与などが報告されている．これらの方法は血栓溶解や塞栓の物理的除去を目的としているが，全身への重大な合併症のリスクもあり慎重に行う必要がある．

CRAO後の亜急性管理では再灌流不全による慢性網膜虚血が眼の血管新生を引き起こす可能性がある．新生血管発生までの時間的関係の報告では有病率は2.5〜31.6%である[2,3]．血管新生を発症した患者には，糖尿病などのほかの血管新生の原因がないことが確認されている．CRAO後に血管新生が観察されるまでの平均期間は8.5週間との報告もあり[4]，網膜静脈閉塞と同様にCRAOでも血管新生が発生する可能性があり，それによる合併症を防ぐためにもCRAO後4ヵ月程度は定期的な眼科検査が重要とされている．

Ⅵ 合併症予防

CRAO患者は，全身の虚血性イベントのリスクが増加しており，長期の合併症予防には内科医との連携が重要である．CRAO後の患者の約60%は，少なくとも1つの未診断の血管危険因子を有しており，脂質異常症が最も一般的である．また，全身性アテローム性動脈硬化の危険因子には，高血圧，脂質異常症，肥満，閉塞性睡眠時無呼吸症候群などがあり，食事療法，定期的な運動，および禁煙も重要な要因となっている．CRAOにおける抗血小板療法は，軽度の脳卒中に対する米国心臓協会のガイドラインと同様で，禁忌がない患者には現在のガイドラインで推奨されている．

引用文献

1) Schrag M, et al : JAMA Neurol 72 : 1148-1154, 2015
2) Rudkin AK, et al : Eur J Ophthalmol 20 : 1042-1046, 2010
3) Jung YH, et al : Korean J Ophthalmol 30 : 352-359, 2016
4) Rudkin AK, et al : Eye(Lond) 24 : 678-681, 2010

One Point Advice

網膜中心動脈閉塞症における脳卒中科との連携

筑波大学眼科　**田崎邦治**

なぜ脳卒中科との連携が必要か

　網膜中心動脈閉塞症（central retinal artery occlusion：CRAO）は主に眼動脈から分岐する網膜中心動脈の血栓もしくは塞栓性閉塞により起こるとされている．眼動脈は内頚動脈より分岐するが，その下流で内頚動脈はさらに前大脳動脈，後交通動脈，前脈絡叢動脈を分岐し，中大脳動脈となって終わる．すなわち，眼動脈より下流で内頚動脈の塞栓性閉塞を起こした場合，脳梗塞を発症することになる（**図1**）．そのため，CRAOと脳梗塞は治療やリスク因子に共通点が多く，脳卒中を専門とする診療科との連携が重要となる．

発症早期に脳梗塞を合併

　CRAO患者の約30％，網膜動脈分枝閉塞症（branch retinal artery occlusion：BRAO）患者の約25％に，発症から1週間以内に脳梗塞の合併が認められる[1]．CRAOやBRAO，一過性黒内障は脳梗塞とリスク因子（動脈硬化や頚動脈病変，心房細動，弁膜症など）を共有しており，これらの疾患に遭遇した場合には，脳梗塞やその発症リスクに関する評価を速やかに行う．適切に対処することができれば，脳梗塞等による機能障害を予防することにつながる．全身的な評価が必要となるため，脳卒中科や放射線科，検査科など関連する診療部門とあらかじめ連携を図っておくとよいだろう．

脳卒中科と連携したt-PA療法

　CRAOの自然経過での視力回復率は10〜20％であるが，発症早期に血栓溶解療法を行うことで40％前後まで上昇する[1,2]．前房穿刺や眼球マッサージなどはエビデンスに乏しく，むしろ視力回復を妨げる可能性も示唆されている．

　これまでに血栓溶解薬としてウロキナーゼが使用されてきたが，全身の血液に作用するため出血性の合併症を生じやすく，効果もいまひとつであった．t-PA（tissue plasminogen activator）製剤は血栓に特異時に吸着し作用するため，効果，副作用の両面で優れており，今のところ急性期のCRAOに対してはt-PA療法が最善の治療であると考える．

　国内ではアルテプラーゼ（アクチバシン®）というt-PA製剤が脳梗塞や心筋梗塞の治療に使用されているが，CRAOに対する適応は未承認である．しかし，国内の複数施設において，急性期のCRAOに対する適応外使用の承認を経て，アルテプラーゼの静注療

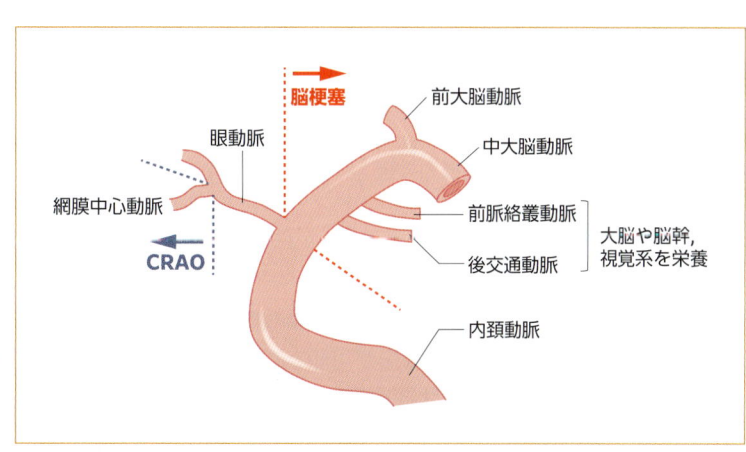

図1｜側方からみた内頚動脈とその分岐
眼動脈より下流で閉塞を起こすと脳梗塞となる．

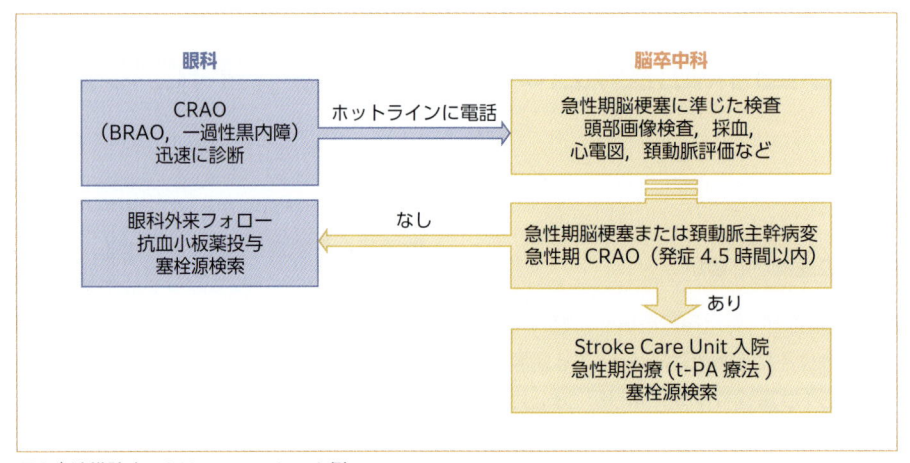

図2｜連携診療におけるフローチャート例
地域内・施設内であらかじめ意識を共有しておくことでスムーズな診療を図る.

法が行われている．出血性脳梗塞など重篤な合併症のリスクがあるため，アルテプラーゼの投与は脳血管治療専門医，もしくはそれに準ずる経験を要する医師が行うことと定められている．CRAOに対するt-PA治療の導入を検討している脳卒中治療専門病院もあると聞くので，ぜひタッグを組んでCRAOの診療を行うパートナーを見つけてほしい．

迅速な診断のために

CRAOでも脳梗塞と同様に，発症から4.5時間以内がt-PA療法の効果が期待できる目安となる[2]．さらに，投与までの時間が短いほど良好な転機が期待できるため，診断にかかる時間は極力短くしなければならない．

米国心臓協会（American Heart Association）は，発症早期のCRAOは眼底の変化に乏しいため，cherry red spotを認めなくても下記の要件がそろえばCRAOを強く疑い速やかな治療を行うべきとしている．
①無痛性・急性発症の片眼性視力障害
②相対的瞳孔求心路障害陽性
③網膜剥離なし
④正常な視神経乳頭所見

OCT検査は検査時間も短く発症早期から網膜内層の浮腫を検出できるため，迅速な撮影が可能であれば施行する．蛍光眼底造影検査は再灌流の有無など

血行動態を把握するのに有用であるが，所要時間や合併症のリスクを鑑みると，急性期には施行するメリットがデメリットを下回る．海外では眼底写真を利用した遠隔診断も行われており，除外的な診断になっても治療導入までの時間短縮を優先すべきである．

今後の展望

このほかにも海外では，経動脈的にカテーテルを挿入し，眼動脈に選択的に血栓溶解薬を注入する局所線溶療法なども行われている[3]．特に発症6時間以内のCRAOに対して有効性が認められているが，治療により脳出血や脳梗塞を生じるリスクは静注療法より高い．今後も治療のトレンドは変化していくと考えられるので，脳卒中科と密に連携して，施設内・地域内で情報や方針を共有しておくことが望ましい（**図2**）．

文献

1) Mac Grory B, et al：Intravenous Fibrinolysis for central retinal artery occlusion：a cohort study and updated patient-level meta-analysis. Stroke 51：2018-2025, 2020
2) Schrag M, et al：Intravenous fibrinolytic therapy in central retinal artery occlusion. JAMA Neurol 72：1148-1154, 2015
3) Huang L, et al：Efficacy and safety of intra-arterial thrombolysis in patients with central retinal artery occlusion：a systematic review and meta-analysis. Graefes Arch Clin Exp Ophthalmol 261：103-113, 2023

IV. 書類の書き方

Ⅳ. 書類の書き方

1. 同意説明文書

大阪公立大学眼科　**平山公美子**

Ⅰ　インフォームドコンセント（informed consent：IC）

　医師が患者や患者家族に対し，書面等を用いて検査および治療内容の説明を行い，同意が得られたことを確認したうえで検査，治療を開始するというICは，今や日常診療において当たり前に行われている．なぜこのICが必須かといえば，成人に達した個人には自己の身体に対する決定権つまり「自己決定権」があり，医療はその患者の同意のもとで成り立つとされるからである．また単なる同意ではなく，「十分な説明を受けたうえでの同意＝informed consent」である必要があるため，この十分な説明を行うことが医師側に説明義務として求められる（図1）．口頭では記録として残らないため検査，治療にあたって同意説明文を作成し，同意書に患者に署名してもらうことで書面として記録することが必要になる．

Ⅱ　同意説明文に含まれるべき項目

　医師の説明義務の内容としては**表1**に示すとおりであり，これまでの医療訴訟で用いられる原則としても，①病名および病状，②実施予定の検査および治療の内容，③実施予定の検査および治療に付随する危険性，④実施予定の検査および治療を実施しない場合の危険性，⑤ほかに選択可能な治療方法があればその内容と利害得失，⑥予後，であるとされ，危険性の説明については出現頻度の高い合併症や症状の重篤な合併症が対象となると考えられる．そのため，同意説明文にはそれらが盛り込まれた該当検査，治療の一般

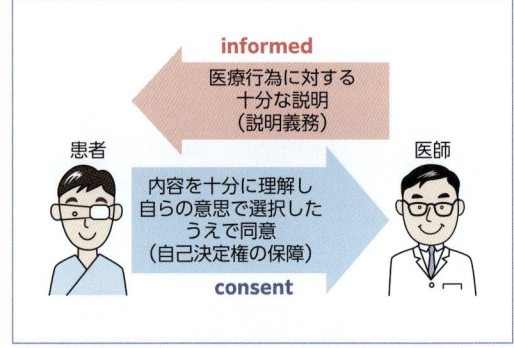

図1｜インフォームドコンセント（IC）の概念

表1｜説明義務があるとされる内容

①現在の症状及び診断病名
②予後
③処置及び治療の方針
④処方する薬剤について，薬剤名，服用方法，効能及び特に注意を要する副作用
⑤代替的治療法がある場合には，その内容及び利害得失（患者が負担すべき費用が大きく異なる場合には，それぞれの場合の費用を含む）
⑥手術や侵襲的な検査を行う場合には，その概要，危険性，実施しない場合の危険性及び合併症の有無
⑦治療目的以外に臨床試験や研究などの他の目的も有する場合には，その旨及び目的の内容

（文献1）より）

的な内容の説明を記載することが基本である．

　また，その際に患者観点からは「文章ばかりで読んでもわからない」や「専門用語は理解できない」といった声があることを踏まえ，患者にとって理解できる表現で記載されている必要がある．そのためには，できるだけ平易な言葉を用いて絵や図を併用し，専門外の人にもわかりやすい文書を作成することが推奨される．

　表2に一般的な同意説明文の作成時に含まれるべき項目と留意点を挙げる．

表2 | 同意説明文に含まれるべき項目と留意点

(1)患者の病名，病状 　①病名や検査名，病気の一般的な説明 　②病気の病態生理，現在の症状の説明等 **(2)治療や検査の必要性** 　現在の患者の病状から，その治療や検査が必要であるという医学的根拠 **(3)治療や検査の内容およびその方法，対象となる身体の部位（左右，上下など）** 　①提案する治療方法や検査方法の名前 　②その具体的な内容の説明（プロトコールやシェーマがあればあわせて示すとよい） **(4)治療や検査の一般的な経過・予定と注意事項** 　①今回提案する治療・検査を受けなかった場合の予後・デメリット 　②その他の方法も含めて，全く何も受けなかった場合の予後・デメリット **(5)期待される効果** 　医学的な効果，予後改善の見込み **(6)予想される危険・合併症・副作用と対処方法** 　①副作用・合併症の名前 　②副作用・合併症の発生率 　③それぞれの対処法 　　頻度の高いものや，非常にまれだが起こると重篤であると知られているもの，教科書的に記載されているもの，文献や学会等で広く知られているものを記載する	**(7)ほかの治療方法の有無，比較** 　①ほかの治療方法や検査方法の名前 　②その具体的な内容（プロトコールやシェーマがあればあわせて示すとよい） 　③それぞれの方法の長所と短所：期待される効果，副作用・合併症の発生率 　④今回提案する方法との比較 **(8)ほかの治療方法の選択の自由** **(9)セカンドオピニオンが取得できること** **(10)同意はいつでも取り消せること** 　①いったん同意したあとでも，患者・家族の意向によりいつでも撤回できること 　②医師その他職員は，提案した治療や検査に同意しなくても不利益な取り扱いは一切しないこと 　③どのような場合でも，全力を尽くして最善の方法を探索すること **(11)遠慮なく質問できること** 　疑問点，不明な点はいつでも相談できること **(12)費用について** 　①合併症に伴う治療費は，診療の範囲内であること 　②自費診療の場合は，費用の内容について詳細に説明すること 　③費用に関する情報提供

Ⅲ 同意の相手と説明方法

病名等は患者の個人情報のため，家族に伝えてもよいかは患者本人の希望に沿うべきであり，基本的にはIC取得のための説明および同意取得は患者本人に対して行う．しかしながら，リスクの高い診療行為においては家族等の同席を求め，患者本人の意思能力が十分ではない場合には家族等に対して行い同意を得ることが望ましい．眼科には乳幼児から高齢者まで幅広い年齢の患者が来院する．例えば，認知症と診断されている患者は，たいてい家族が診察にも同伴していることが多いが，独居で生活している高齢の患者のなかには，日常生活は問題なくできているものの軽度の認知機能の低下がある場合がある．眼科ではそのような患者は一人で来院することも多いため，IC取得のために説明を行った際に医療者側が患者本人の理解力が乏しいと判断した場合には，積極的に家族等の同席を求めるほうがよいと思われる．未成年の場合には保護者に対する説明と同意のもとに治療を行うが，患者本人に対しても発達段階に合わせて説明を行い，理解を促し了承を得るインフォームドアセントが勧められる．おおむね小学生以上の患者には本人が理解できる範囲でわかりやすい説明をし，インフォームドアセントを得ることを試みることが望ましい．

説明を行う際にはプライバシー保護に配慮し，患者本人や家族に対して同意説明文に沿って行い，必要に応じて眼の解剖図や模型等を用いながら理解を促していく．最近ではタブレット等を使用する医療機関も増えており，動画やパワーポイントでよりわかりやすく説明する努力もなされている．患者や家族のなかには，不安や心配があってもなかなか自ら質問できない人も多く，説明終了時には最後に質問の機会を設ける配慮が求められる．また，同意取得にあたっては患者や家族が内容について十分に検討する時間がもてるように努め，署名された同意書は該当する医療行為が開始されるまでに受け取ることが必要である．

Ⅳ 説明の記録と文書の保存

医師法第24条には「医師は，診療したときは，遅滞なく診療に関する事項を診療録に記載しなければならない」とあり，診療記録の重要性は高い．

IC取得の際には，本人や家族に対して説明を行ったあとに説明日，説明を受けた者および説明を行った者，同席者，説明内容，説明後に患者およびその家族が納得していたかどうかなどの反応を記載することが望ましい．

　同意説明文を渡し，患者は説明を受け同意するのか，セカンドオピニオン等を再検討するのか，同意しないのかを同意書に患者本人もしくは家族等の代諾者により意思表示を記録してもらう．同意書の受け取りの際には，日付の記載と署名がされているかを確認し，必ず診療録に保存することが必要である．

Ⅴ｜個別説明

　これまで一般的な検査および治療に対する同意説明文について記載した．しかしながら，臨床現場において症例によっては通常の定型的な説明のみでは不十分となることもあり，その場合は個別で追加の説明を行うことが望ましい．例えば白内障手術といっても，小瞳孔や成熟白内障，外傷眼といったように特殊例は多岐にわたる．このすべてを画一的な説明文書でカバーすることは困難であり，特殊例に関してはまずは一般的な説明を行ったあとに個々の患者の眼の状態に応じた追加の説明を行い，それに関しても説明内容を記録しておくことが求められる．また，多焦点眼内レンズにおいては通常の単焦点眼内レンズよりも患者の期待値が高い可能性があり，術前に十分な時間を設けてレンズの種類や費用，術後の見え方等に納得してもらう必要がある．

Ⅵ｜同意書による説明および同意書の取得が必要とされる医療行為

　侵襲を伴う医療行為であっても侵襲の程度および危険性が低く，一般的であり単純かつ頻回に行われるもの（例としては採血や散瞳といった医療行為）は，書面による説明と同意を省略することができる．眼科診療において同意説明文を要する医療行為は手術，眼内注射，レーザー治療，侵襲を伴う検査であるフルオレセイン・インドシアニングリーン蛍光眼底造影検査と考えられ，当科ではそれらに対して同意説明文を作成している．図2，3に当院で使用している同意説明文を示す．

　現代は医療に対する期待値が高く，特に白内障手術のイメージが強いためか，眼科では治療で視力が改善するという期待をもった患者も多い印象を受ける．しかしながら，網膜剥離や緑内障，加齢黄斑変性などへの治療はあくまで悪化予防であり，必ずしも治療で視機能が改善するわけではない疾患も多い．期待値が高い患者は，たとえ同意説明文を渡され説明を受け同意書に自署していたとしても，後々になって治療を受けているのに一向によくならないことに不満を訴えることもある．そのような患者にはその都度丁寧に同じ説明を何度も繰り返すことで，徐々に病状を受け入れてくれる人が多い．ICは医療行為を開始する前に行うものではあるが，それ以降の診療においても医療者と患者のコミュニケーションを大切に患者に納得してもらえるまでしっかりと説明を行い，適切な診療を継続していく必要がある．

文献

1）厚生労働省：診療情報提供等に関する指針の策定について，平成15年9月12日

まず正常の状態を説明する
専門的な用語の説明も図示しておく

説明書

令和 ●年●月●日

白内障（はくないしょう）手術をうけられる方へ

説明・同意書

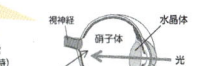
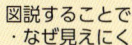

正常
（若い時）

視神経　水晶体
硝子体　光
黄斑　網膜　角膜

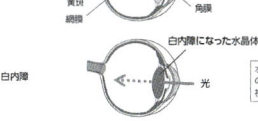

白内障になった水晶体

白内障　光

水晶体が白内障になってくると、外界の光が眼内へ到達しにくくなるので、視力が落ちます。

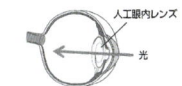

白内障手術後

人工眼内レンズ　光

白内障を手術で取り去り、人工眼内レンズを移植すると、再び眼内に光がよく入って、視力が上がります。

図説することで
・なぜ見えにくくなっているのか
・なぜ手術を受ける必要があるのか
を理解してもらいやすくする

1、病名、病状

　手術の対象となる病名は白内障です。白内障は老人における視力障害の原因として最も多くみられ、個人差はありますが、だいたい50歳を過ぎると少しずつ白内障がみられます。
　カメラのレンズの役目をする水晶体（すいしょうたい）が混濁することで、光が眼の中に入りにくくなり、徐々に物がかすんで見えるようになります。

2、手術目的・手術術式・内容

　白内障手術は、混濁した水晶体（カメラのレンズの役目）を取り除き、今まで さえぎられていた光をカメラのフィルムの役目をする網膜（もうまく）に届かせることを目的としています。しかし、レンズのないカメラのままではピントが合わないように、手術後には牛乳瓶の底のような強い眼鏡や、コンタクトレンズが必要になります。最近では、このような眼鏡やコンタクトレンズの代わりに、人工水晶体（眼内レンズ）を挿入することが一般的であり、ほとんどの方で眼内レンズ挿入可能です。しかし、眼内レンズを支えるはずの膜などが弱くて眼内レンズを挿入できない場合もあります。この場合、術後にコンタクトレンズや分厚い眼鏡が必要となります。

できるだけ平易な言葉で
わかりやすい表現を心がける

1

令和 ●年●月●日

　入院の上、手術を行います。片眼を手術し、必要であれば数日後に逆の眼を手術します。入院から退院までの日数は個々のケースで若干異なりますが、だいたい4、5日から10日間程度です。
　麻酔はほとんどの場合、局所麻酔で行います。局所麻酔には、球後麻酔やテノン嚢下麻酔、点眼麻酔があり、患者さまに合った麻酔の方法を提案・選択します。球後麻酔は注射針を下眼瞼から刺し、眼球の後ろに麻酔薬を注入します。皮膚に針を刺すときと、麻酔薬が効き始めるときに痛みが生じます。テノン嚢下麻酔は結膜の下のテノン嚢に麻酔薬を入れる方法です。点眼麻酔は、目薬で点入する方法です。テノン嚢下麻酔と点眼麻酔は眼球の動きをとめず、痛みだけを除きます。そのため眼球の動きについては、術中に患者さまご自身でコントロールをお願いしないといけません。通常これらの麻酔で疼痛を予防できます。
　角膜の上方を切開し、水晶体（レンズ）の袋面を包む膜（水晶体嚢）の表だけを、円形に切開します。その部分から超音波乳化吸引装置（ちょうおんぱにゅうかきゅういんそうち）と呼ばれる特殊な機械を用いて覆った水晶体を破砕しながら吸引します。最終的には水晶体を包んでいた薄い透明な膜の袋が残ります。この袋の中に眼内レンズを挿入して手術は終了です。

3、手術後について

　手術による影響で、目の中で炎症が生じます。炎症の程度によって、見えてくる時期には個人差があります。術後から、感染予防の点眼剤、炎症をおさえるための点眼剤を点眼していただきます。この目薬は、少なくとも術後約1ヶ月間は必要です。また、術後の結果下出血はほぼ全例で認めますが、これは内出血ですので問題ありません。日にち薬で、経過と共に消退します。
　視力障害の原因が白内障だけの場合、術後には良好な視力が得られることが多いです。しかし、糖尿病網膜症や緑内障、老化による眼底病変などが存在すると視力がでにくいこともあります。これは、カメラのレンズを新しく購入しても、フィルムが悪いときれいな写真が撮れないのと同じ原理です。また、眼内レンズにはピント合わせの機能がなく、一定の距離にあるものしかよく見えません。すなわち、遠方重視で挿入するレンズの度数を合わせると、近方が見えづらく老眼鏡が必要です。逆に、近方重視でレンズを合わせると、遠方側の眼鏡が必要です。したがって、眼内レンズは遠近両用ではないため、術後には眼鏡が必要となります。

4、手術に伴う危険性、合併症

　次の様な合併症が起こる可能性があげられます。
　　1）局所麻酔の合併症
　　　球後麻酔に伴う合併症として球後出血というものがあります。眼球の後ろで、針が血管に当たるとそこから出血が起こり、眼球自体を圧迫するため安全に手術をすることができなくなり、手術が後日に延期されることがあります。また、稀ですが麻酔の針で眼球

2

令和 ●年●月●日

が傷つき、網膜剥離を起こしたり、眼内に麻酔薬が入ってしまったことがあります。
　この場合には早急に眼内に入った麻酔薬を除去する必要があります。いずれの麻酔でも、血圧の急激な低下や意識喪失（ショック）、呼吸困難が起こることがあります。この場合、緊急処置が必要となります。

　　2）後嚢破損（こうのうはそん）
　　　水晶体（レンズ）は、透明で非常に薄い膜で包まれていますが、この膜が弱い場合や膜を支えているチン氏帯と呼ばれる糸が弱い場合に生じます。後嚢破損が生じても多くの場合、眼内レンズを挿入できますが、水晶体核（レンズの一部）が硝子体内に落下した場合、再手術が必要となることもあります。また、眼内レンズがぐらついて固定が悪いと術中または術後に判断した場合、眼内レンズを縫着する場合があります。

　　3）駆逐性出血（くちくせいしゅっけつ）
　　　非常に稀ですが、手術中に眼底の血管が破れて出血を起こすことがあります。これは、手術によって眼内の圧力が急激に変化した場合に、眼底の血管が破れて出血を起こします。数千人に一人程度の確率であると言われています。どちらかといえば、80歳以上の高齢者、強度近視で眼の底が弱っている人、緑内障手術を受けられている人、高血圧を有する人に起こると言われています。非常に稀であるものの、起これば失明する可能性のある合併症です。この合併症に対する予防対策は現在のところありません。

　　4）眼内炎（がんないえん）
　　　細菌が眼内に混入することで、術後眼内炎を生じることがあります。術前術後に抗生物質などを投与しても完全には殺菌できないことから、白内障に限らず眼の手術全般において問題となることがあります。予防のため、術前からの抗生物質の点眼薬と術後の点滴などで万全を期しますが、眼内炎を発症すると、再手術が必要です。ただし、手術を行っても失明や眼球摘出する可能性があります。

　　5）内皮障害、水疱性角膜症（すいほうせいかくまくしょう）
　　　角膜の内面には、角膜を透明に保つための大切な細胞が存在します。この細胞は加齢でもその数が減少しますが、手術のストレスによって損傷され、角膜が濁ってしまうことがあります。術前に角膜の状態を検査することである程度の予防が可能です。その可能性がある場合にはできるだけ角膜への負担が少なくなる方法をとります。しかし、その場合でも、そのような可能性はないと思われても発症することがあります。発症すれば角膜移植が必要になります。

　　6）不同視（ふどうし）、眼内レンズ入れ替え
　　　術前検査により眼軸の長さと角膜のカーブの程度を測定し、白内障手術を受けられる方それぞれの眼内レンズの度数を決定いたします。しかし、術後の検査で術前に予測したレンズの値と大きく異なる場合や左右のバランスが悪い場合は眼内レンズを入れ替える再手術が必要となります。

3

図2｜当院で使用している同意説明文①

令和 ●年●月●日

7）続発緑内障（ぞくはつりょくないしょう）

白内障手術後に眼圧が上昇することがあります。多くは眼圧を下げる点眼薬や内服薬、点滴にて数日間で治療できます。しかし、稀に続発緑内障の薬を継続しなければならない場合や緑内障手術が必要となることがあります。

8）後発白内障

一般に白内障手術時には、眼内レンズを固定するために水晶体の表面の透明で薄い膜を残します。白内障手術後、この膜に濁りが生ずることを後発白内障と言います。後発白内障が起きるまでの期間は個人差があります。また、後発白内障により視力が低下した場合、レーザーにより混濁部を破る治療をします。この治療は外来で可能で、痛みを伴いません。

9）異物感、結膜下出血

これらは術後合併症ではありません。術後、異物感や結膜下出血を認めますが、徐々に軽減していきます。結膜下出血の程度や吸収のスピードには個人差がありますが、心配いりません。

10）再検査、再手術・治療の必要性

手術術中あるいは術後に、上記のような病状を認め、それに対し処置が必要と思われたら、治療のため再度検査や手術が必要になる場合があります。

11）眼底病変

眼の底の網膜（カメラのフィルム）の下に新しい血管が生じてきて出血する加齢性黄斑変性症、網膜剥離、網膜血管閉塞症など、白内障手術後にこの病気が出てくることがあります。術後、上記のような病態が認められた場合は、それに対し治療を要します。

12）その他

手術中に意図せず体や眼が動かれたりすることにより、安全に手術が実施できないとがあ り、その結果視機能が低下することがあります。そのため、必要があれば後日に全身麻酔などの安静が保てる環境において手術や処置が必要になる可能性があります。

5. 深部静脈血栓症と肺塞栓症

エコノミー症候群としても知られている疾患です。時間のかかる手術をうける際に、下肢の深部静脈に血栓が生じ（深部静脈血栓）、その血栓が静脈の血流にのって心臓を経由して肺につまり、肺塞栓症を発症すると死亡率が高まります（10%程度）。年齢や手術時間によりますが、予防法の一つに弾力ストッキングを着用してもらうことがあります。発症を完全に防ぐことは出来ませんが、ストッキング着用および早期離床により、死亡率を下げることが出来ます。

対象者には医師や看護師から説明がありますので、指導に従って下さい。

4

令和 ●年●月●日

6. 他の治療法

白内障は、手術以外に治す方法はありません。白内障の目薬がありますが、これは白内障の進行を遅らせるためのものです。この目薬では、進行をとめることはできませんし、治すこともできません。

7. 治療を受けなかった場合

放置されますと白内障が進行するため、視力低下が進みます。また、進行した白内障（過熟白内障）になると手術方法も大がかりなものになるため、手術に伴う危険も増します。

8. 費用について

この治療は、通常の健康保険の範囲内で行われ、高額医療費制度が適応されます。

その他の診療科や個々の内服薬の薬代、個室使用料などの費用は含まれませんので、同様の検査を受けた患者様でも、請求額が異なる場合があります。合併症で副作用が出現し、必要な検査や治療を受けていただいた場合には、別途に医療費が追加されますので、あらかじめご了承ください。医療費の詳細につきましては医療スタッフもしくは病棟事務職員にご相談ください。

9. セカンドオピニオンの取得について

セカンドオピニオンとは、現在の病気の現状、検査、治療方針等について、当院の医師以外の医師に意見、判断を求め、患者様ご自身やご家族が納得された上で検査、治療を受けていただくもので、患者様の権利として保証されています。ご希望される場合は、主治医または担当医までお申し出ください。また、セカンドオピニオンを希望し、別の治療方法の選択した場合でも、その後の診療に不利益が生じることはございません。

10. 自己決定権と中止する権利

治療を受ける決定権は患者にあり、同意書を交わした後でも治療を中止することができます。同意を撤回された場合でも不当な対応をされることはありません。

> 同意はいつでも撤回できることを記載しておく

5

同 意 書

令和 ●年●月●日

右眼　白内障（はくないしょう）手術に関する説明書・同意書

> 左右間違いを防ぐため治療眼を記載する

【同意書】
病院長様

説明日：　　　　　　　年　　月　　　日
説明者：　眼科　　医師（署名）
　　　　　眼科　　医師（署名）
同席者：　職種　　　　　　氏名（署名）
　　　　　職種　　　　　　氏名（署名）

□病名、病状
□治療・検査の必要性
□治療・検査の内容及びその方法
□治療・検査を実施することによって期待されること
□治療・検査を実施することによって起こり得る副作用・合併症とその対処方法
□選択しうる他の方法の有無と、この治療・検査との比較（長所・短所）
□この治療・検査を受けなかった場合どうなるか
□費用について
□セカンドオピニオンについて
□同意は治療・検査を実施するまでは、いつでも撤回できること 、その場合でも最善を
尽くすこと
　□その他

> 医師が同意書に沿って必ず全項目の説明を行い，各項目にチェックを記入する

‥‥‥‥‥‥‥‥‥‥‥‥‥‥‥‥
　※以下は、患者様・代諾者様にチェックしていただく、あるいは記入していただく項目です
私は別紙説明書を用いて上記の説明を受け、
　□よく理解できたので、同意します。
　□セカンドオピニオン等、再度検討します。
　□今回は同意しません。
内容を理解し同意した日　　　　　年　　　月　　　日
　　　　　　　　　　ご本人　氏名（署名）
　　　　　　　　　代諾者・代筆者　氏名（署名）
　　　　　　　　　　　　患者との続柄　（　　　　　　）
※ご本人が未成年、または意識障害などで署名できない場合は、親族・保護者・親権者・後見人等の代諾が必要です。

> 同意書は手術前に受け取り，必ず自署で同意があるかを確認する

> 未成年の場合には，本人が理解できる範囲でわかりやすく説明し，インフォームドアセントを得ることを試みる　同意書は保護者から取得する

図3｜当院で使用している同意説明文②

Ⅳ. 書類の書き方

2. 紹介状と返書

筑波大学眼科　**木内　岳**

Ⅰ　紹介状

1. 紹介状の目的

　紹介状（診療情報提供書）は，紹介先の医療機関や施設において加療を継続するにあたり，必要な医療情報を伝達するために記載する．専門医や専門施設での精査・加療を依頼する「紹介」と，専門施設における診断・治療後，継続的なフォローアップを家庭医などに依頼する「逆紹介」が多いが，セカンドオピニオンや介護施設等への入所時など，ほかの場面でも作成を求められることがある（図1）．

　限られた紙面内で，過不足なく，かつ正確に医療情報を伝えるというビジネス文書であると同時に，手紙である以上，相手の医師や医療機関に対して失礼がなく，配慮がなされた文面とする必要がある．特定の薬剤や専門的な治療を要す

る場合は，ホームページなどで，相手側の専門分野，病院の規模，検査設備などを把握しておくことも重要である．

2. 紹介状（診療情報提供書）の記載内容と様式

　診療情報提供書に記載が必要な項目は法令で定められており，①紹介先医療機関情報，②紹介年月日，③紹介元医療機関情報，④紹介元医師名，⑤患者基本情報（氏名，性別，住所，電話番号，生年月日，年齢，職業），⑥傷病名，⑦紹介目的，⑧既往歴および家族歴，⑨症状経過および検査結果，⑩治療経過，⑪現在の処方，⑫備考の12項目である．厚生労働省から上記項目を含んだ基本的な様式が公開されているが（図2），項目が満たされていれば各施設で適宜様式を変更してよい[1]．また，医師は診療で知った医療情報に関して守秘義務を負っているため，紹介状の作成にあたっても原則として患者からの同意

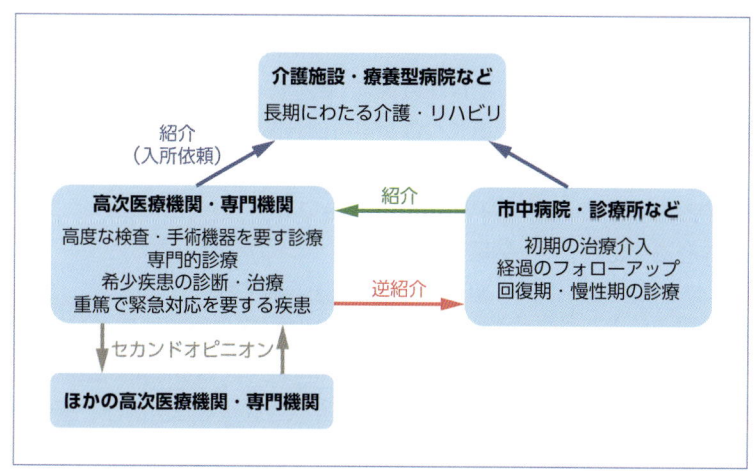

図1 ｜ 紹介の種類

紹介先医療機関等名

　　担当医　　　　科　　　　　　　殿

　　　　　　　　　　　　　　　平成　年　月　日

　　紹介元医療機関の所在地及び名称
　　　電話番号

　　　　　　　　　　　医師氏名　　　　　　　印

| 患者氏名 患者住所 電話番号 生年月日　明・大・昭・平　年　月　日（　歳）職業 | 性別　男・女 |

| 傷病名 |
| 紹介目的 |
| 既往歴及び家族歴 |
| 症状経過及び検査結果 |
| 治療経過 |
| 現在の処方 |
| 備　考 |

備考　1．必要がある場合は続紙に記載して添付すること．
　　　2．必要がある場合は画像診断のフィルム、検査の記録を添付すること．
　　　3．紹介先が保険医療機関以外である場合は、紹介先医療機関等名の欄に紹介先保険
　　　　薬局、市町村、保健所名等を記入すること。かつ、患者住所及び電話番号を必ず記
　　　　入すること．

図2｜厚生労働省が公開している診療情報提供書様式

（文献3）より）

を確認する必要がある．

3. 紹介状の書き方

　多忙な外来業務のなかでは，紹介文が長いとそもそも全文を読まれない可能性がある．できる限り1，2ページ以内にまとめるよう心がける．どうしても長くなる場合は，先に要点のみを手短にまとめ，補足情報として末尾に詳細な経過を記載するとよい[2]．

①紹介先医療機関情報

　複数診療科がある医療施設への紹介時は科名を記載する．担当医師名が不明の場合は「御担当先生」などと記載するが，専門性の高い分野や，特定の医師の診察の希望がある場合などは，医師名を記載しておくことで紹介先でも対応がスムーズになる．宛名なしの紹介状作成を依頼される場合があるが，紹介先が明確でないことで通院中断につながる可能性や，診療情報提供書の要件を満たさず，保険請求ができなくなる可能性があるため避けるべきである．

②紹介年月日

　紹介状の作成日を記載する．

③紹介元医療機関情報，④紹介元医師名

　紹介先から問い合わせができるよう，住所・電話番号とともに紹介状を作成した医師など窓口となる医師名を記載する．

⑤患者基本情報

　記載に誤りがないか十分に注意する.

⑥傷病名

　紹介目的との関連性が強く, 現時点で問題となっている疾患名を記載する. 左右の区別が必要な場合は必ず記載する. すでに治療が完了し経過観察となっている疾患, 眼症状との関連が低い全身疾患などは既往歴に記載する. 医師や医療機関によって使用する略語が異なる場合があるため, 略語での記載は避けるべきである.

⑦紹介目的

　精査・診断, 加療, 経過観察, 転居による転院など, 紹介目的を具体的に記載することで, 紹介先の医師は効率的に次の診療計画を立てやすくなる. 紹介元では, 患者自身にも紹介の目的や必要性を口頭でも伝えておくとスムーズである. ただし, 治療方針の最終判断は紹介先医療機関が行うため, 「手術をお願いします」や「緊急入院です」のような断定的な表現は控え, 「手術の検討をお願いします」や「緊急入院の可能性があります」のように伝える.

⑧既往歴および家族歴

　眼疾患のなかには糖尿病や高血圧, 脂質異常症など, 生活習慣病がリスクとなる疾患が少なくない. ほかにも, 自己免疫疾患や血液疾患, 脳血管障害, HIV感染症などの疾患の既往は, 診断や検査結果の解釈のうえで重要である. 既往歴に関連した薬剤情報も重要であり, 特にステロイドや前立腺肥大症治療薬, 抗がん薬, 抗凝固薬などは, 疾患診断や治療・手術方針の決定に影響するため記載漏れがないようにしたい. また, 薬剤アレルギーの既往も重要であり, 特に散瞳点眼薬や抗菌点眼薬に対するアレルギーは, 紹介先の初回受診時から必要な情報である.

⑨症状経過および検査結果, ⑩治療経過

　経過や検査結果から重要な点を抜粋し, 診断の根拠と紹介に至った経緯を簡潔に記載する. 眼科診療では画像検査も多く, 診療の鍵となる検査結果については, カラーコピーなどで同封することが望ましい. また, 疾患について患者にどのように説明したのかも重要な情報である.

　治療や使用薬剤の変遷は, その後の方針決定にも影響する. 重複した治療を行わないためにも, 治療内容とその効果, 治療法を変更した理由などを記載する. 手術加療を行った場合は, 簡単な術中所見や挿入インプラントの型番を記載する. 紹介先での薬剤調整を依頼する場合は, 変更時期や調整方法を具体的に記す. いずれにおいても, 日時の記載を忘れないようにする.

⑪現在の処方

　薬剤名, 用量, 服用・点眼方法を記載する. 点眼薬に関しては必ず左右を明記し, 内服薬を併用している場合は点眼と内服は分けて記載するとわかりやすい.

⑫備考

　添付する検査画像やCD-ROMなどがある場合は, その種類と枚数を記す. 患者のADLや透析の有無, 性格, 介護認定やキーパーソンの有無などの情報は, 入院時対応や退院支援の際にも役立つ.

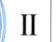 **II　返書**

1. 返書の目的・意義

　患者が紹介状を持参して来院した際, その患者が来院したことや疾患の状態, 今後の見通しを紹介元に伝える文書である. 紹介元に対し患者が通院を継続していることを伝え, 安心してもらうことが一番の目的だが, 返書内に診断や検査結果の記載があれば, 紹介元医師にとっては医学的知見をブラッシュアップする機会にもなる[2].

2. 返書の書き方

　来院報告など, 診療情報提供料を算定しない場合は定められた項目や様式はないが, 紹介状と同様に, 担当医師名や連絡先は明確にしておくべきである. 返書は来院後迅速に発送することに意義があるため, あらかじめ定型文を作成しておくなど, 作業の効率化を図っておくことも必要である.

　単なる来院報告だけでなく, 一文でも検査結果や診断名, 治療方針や今後の見込みを記載する

■■■ 病院
眼科　●●先生 御机下

●●● 病院

眼 科

担当医：

TEL

TEL

2024年　月　日

報告書(退院)

(フリガナ) 患者氏名	性別	生年月日 昭和　年　月　日(　年　月　日)
住所	TEL	

平素より大変お世話になっております。

貴院よりご紹介いただいた上記患者様が、当院眼科を受診されましたのでご報告申し上げます。

今後当院にて外科的加療を予定して参ります。

今後当院で精査のうえ、治療方針を検討して参ります。

来院後、同日緊急入院とし、早急に加療する方針となりました。

早期の外科的加療が必要と思われ、●月●日に手術予定となりました。

このたびは貴重な症例をご紹介いただき、誠にありがとうございます。
今後とも何卒よろしくお願い申し上げます。

図3｜返書の定型文の一例
状況により不要な部分を削除，または加筆して発行する．

よう心がける．また，複数の疾患が併存している場合は，今後の治療の役割分担を明確にし，処方の重複や予期せぬ治療中断を防ぐ必要がある．すべての加療を引き継ぐのか，一部の疾患治療のみ引き継ぎ，ほかの疾患については紹介元で継続加療してもらうのかなど，具体的に記載する．

3. 電子カルテの導入とテンプレートの作成

近年では9割以上の医師が，紹介状や返書をパソコンで作成しており，返書や白内障手術前後の紹介など，頻繁に使用する文面は定型文として電子媒体に保存しておくことで効率化できる(図3)．また，電子カルテを使用していれば，診療経過や視力検査なども容易に複写できる．ただし，文言が紹介状として適切か，記載内容が最新の状態に更新されているかなど注意を払う必要がある．

文献

1) 厚生労働省：診療情報の提供等に関する指針 https://www.mhlw.go.jp/shingi/2004/06/s0623-15m.html(2024年5月閲覧)
2) 一杉正仁ほか：医師のためのオールラウンド医療文書書き方マニュアル．メジカルビュー社，2015
3) 厚生労働省：診療報酬の算定方法の一部改正に伴う実施上の留意事項について，別紙様式11 診療情報提供書

Advanced Techniques

英文での紹介状

東京大学眼科　**齋藤　瞳**

英文紹介状が必要な場面

　近年のグローバル化を受けて，わが国の病院でも英文紹介状・診断書を書かなければならない場面が増えている．日本人の年間渡航人数は1,000万人前後であり，留学や長期出張などで持病の治療を海外で受ける必要がある人も多いと思われる．また，円安に伴ってインバウンドの旅行客も年間2,500万人と右肩上がりに増えているため，日本滞在中に医療を受ける旅行客も多い．さらに，アジア諸国からメディカルツーリズムで来日する外国人は現在年間1万人程度であるが，今後40万人程度の潜在的な需要があると推測されており，将来的に増えてくることが予想される．

　このような海外に行く日本人や来日している外国人の医療的な文書のやり取りは，なるべく多くの人に通じるよう英語で行うことが必須となる．紹介状・診断書は患者の健康にとって重要な伝達事項をたくさん含むので，送り先の医療機関や医師と意思疎通がうまくいかないと患者の健康被害を招く可能性があるため，英文紹介状・診断書の記載の基本を学んでおく必要がある．

英文紹介状・診断書作成に必要な記載項目

　英文であっても和文であっても，紹介状・診断書の基本は変わらない．紹介状は英語でmedical referral letterやmedical reference letter，診断書はmedical certificateなどと呼ばれている．一番上に紹介状発行の日付および重要患者情報（患者名，紹介元施設の患者ID，患者住所，生年月日，年齢，性別）を記載する．生年月日は，アメリカでは月/日/年の順で記載するが，ヨーロッパでは日/月/年の順で記載することもしばしばあるので，月をspell outするか年/月/日の順で記載すると通じやすい（**図1①**）．日本語で「担当先生御侍史」に相当するのは本文の頭にある"To Whom It May Concern"だが，紹介宛

の医師が決定している場合はDear Dr. ○○でもよい（**図1②**）．

　紹介の目的を冒頭に必ず述べる．経過観察の継続を依頼するのか，手術加療を依頼するのかなどを明確に記載する（**図1③**）．

　次に，患者の現在の所見を簡潔に述べる（**図1④**）．わが国では視力を少数表記しているが，北米やヨーロッパではSnellen chartをもとにした分数表記が広く使われているので注意が必要である．アメリカはメートル法を用いていないので，Snellen chartを20フィートの距離に置いて検査しているため，分母が20になる分数表記を使用しているが，ヨーロッパなどは6 mの距離で検査しているため，分母が6となっている（例：小数視力1.0は，アメリカでは20/20，ヨーロッパでは6/6と表記される）．また，紹介状に各種検査結果を添付することもあるが，検査結果も日本語で書かれているため，英訳する必要がある項目があれば対応する．

　診断書には作成者の連絡先が書かれていることが望ましい．紹介状を受け取った医師が補足情報や確認事項を求めたときに，手紙のやり取りや電話では連絡がうまく取れないことが予想されるため，FAX番号やe-mailアドレスなどの連絡手段を明記しておく（**図1⑤**）．紹介状の最後は"Yours truly""Yours sincerely" "Best regards"などの表現で締める．日本語で頻用する「どうぞよろしくお願いします」に相当する表現はない（**図1⑥**）．

その他注意点

　日本に西洋医療が伝わったときに，ドイツなどのヨーロッパ諸国から伝わった情報とアメリカから伝わった情報が入り交じったため，日本の医師がカルテに記載する際に用いる横文字は必ずしも英語とは限らず，ドイツ語（patient：クランケ，suture：ナート，eye glasses：brilleなど），ラテン語（right eye：oculus dexter/OD, left eye：oculus sinister/OS,

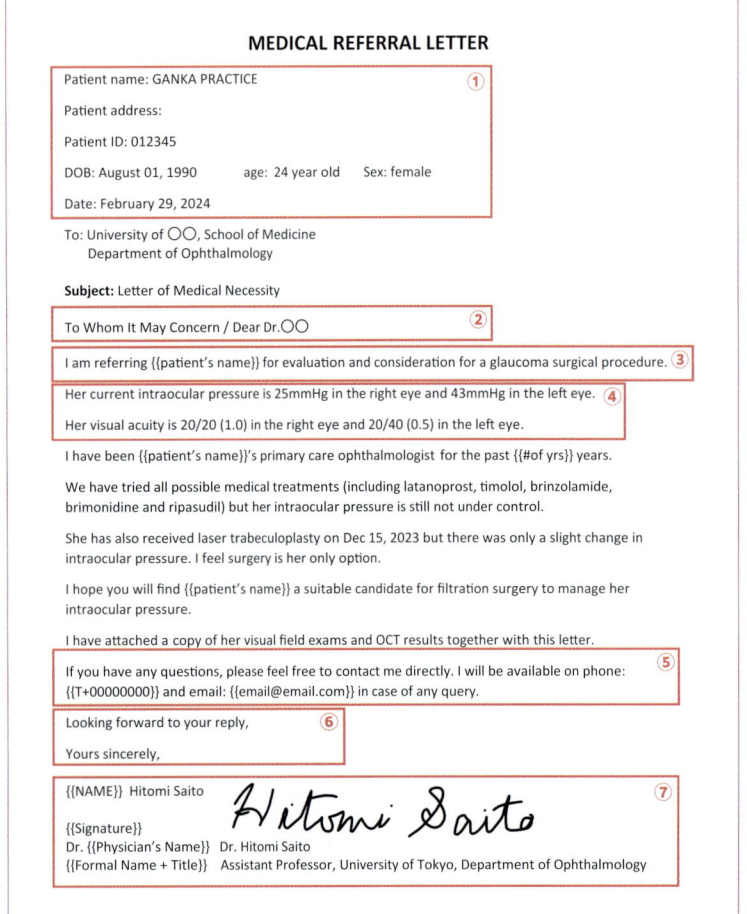

図1｜英文紹介状の例
①重要患者情報
②宛名
③紹介の目的
④患者所見
⑤紹介医連絡先
⑥手紙の締め
⑦紹介医の氏名＋署名

both eyes：oculi unitas/OU, twice a day：bis in die/b.i.d. など）が混在している. これらの用語は全く通じない国も多いため, 略語はなるべく避けて誰にでも通じる平易な英語で記載することが重要である.

　病名や薬剤名も同様に, 国際的に通じる表記で書くことが齟齬を避ける一番の方法である. 病名の略語も国によって略し方が異なることもあるため, 略さずに full spell out するように心がける〔例：落屑緑内障は pseudoexfoliation glaucoma（PEG）, exfoli-ation glaucoma（XFG）, capsular glaucoma などさまざまな名称がある〕. 薬剤名も, 成分は同じであっ

ても国によって商品名が異なるため, 成分名で書くのが望ましい（例：コソプト, ドルモロールは商品名なの で ×, dorzolamide/timolol ophthalmic solu-tion は○）.

　英文の正式な文書は所属機関のレターヘッド付き便せんにタイプ書き＋署名が通常である（**図1⑦**）. わが国の紹介状はまだ手書きでやり取りされることがあるが, 手書きは法的に正式な文書とみなされない国も多いので注意が必要である. また, 押印文化は日本以外で通じないので, 文書の最後に手書きで署名をつけることを忘れないようにしよう.

One Point Advice

診療情報開示への対応

筑波大学眼科　**長谷川優実**

診療情報開示とは

2003年5月に個人情報保護法が成立し，診療情報にも個人情報が多く含まれるため，厚生労働省は2003年9月に「診療情報の提供等に関する指針」[1]を定め，医療機関がこれを遵守することを求めた．「診療情報」とは，診療の過程で，患者の身体状況，病状，治療等について，医療従事者が知り得た情報のことをいう．「診療記録」とは，診療録，処方箋，手術記録，看護記録，検査所見記録，放射線画像，紹介状，入院要約，説明文書等の記録をいう．診療記録の開示とは，患者の求めに応じ，診療記録の写しを交付したり，閲覧できるようにすることをいう．

診療情報開示を請求できる者

原則として患者本人が診療記録の開示を請求できる．以下の者は患者の代理で請求することがきる（**表1**）．

①法定代理人（親権者，成年後見人）．ただし，満15歳以上の未成年者については，患者本人のみの請求を認めることもある．

②診療契約に関する代理権が付与されている任意後見人（将来認知症などによって判断能力が不十分となった場合に備えて，あらかじめ患者本人が契約に従って定めた後見人）

③患者本人から代理権を付与されている親族等

④患者が成人で判断能力に疑義がある場合，現実に患者の世話をしている親族等

家族であっても患者本人の意向が確認できない場合は請求に応じることはできない．上記①〜③の場合，代理権を証明する書類等の提示，④の場合は，同居しているかなどの確認が必要となる．委任状による開示請求の場合は，本人確認書類を添えてもらうなど本人の意思に基づく委任状であることを確認する．

表1｜診療情報開示を請求できる者

- 患者本人
- 法定代理人（親族，成年後見人）
- 診療契約に関する代理権が付与されている任意後見人*
- 患者本人から代理権を付与されている親族等
- 患者が成人で判断能力に疑義がある場合，現実に患者の世話をしている親族等
- 遺族〔患者の配偶者，子，父母およびこれに準ずる者（これらの法定代理人を含む）〕

*将来認知症などによって判断能力が不十分となった場合に備えて，あらかじめ患者本人が契約に従って定めた後見人のこと．

遺族に対する診療情報の開示

患者が死亡した際は，患者の配偶者，子，父母およびこれに準ずる者（これらの法定代理人を含む）が診療情報の開示を請求することができる．遺族に対する診療情報の提供にあたっては，患者本人の生前の意思，名誉等を十分に尊重することが必要である．

ほかの医療従事者からの求めによる診療情報の提供

患者の診療のために必要がある場合，患者の同意が得られれば，その患者を診療した医療機関，または現在治療しているほかの医療機関に対して診療情報の提供を求めることができる．診療情報の提供の求めを受けた医療従事者は，診療情報を提供する前に，患者の同意を確認する必要がある．

診療情報開示の流れ

▶診療記録開示の申し立て

診療記録の開示を求める者が医療機関に申し立てる．方法は各医療機関が定める方法となるが，書面での申請が望ましい．患者等の自由な申し立てを阻害しないため，申し立ての理由の記載を要求することは不適切である．

▶申立人の証明

申立人は，診療情報開示の請求ができる者であることを証明する（代理権を証明する書類や，本人確認

表2｜診療情報開示を拒否できる場合

- 診療情報の提供が，第三者の利益を害するおそれがあるとき
- 診療情報の提供が，患者本人の心身の状況を著しく損なうおそれがあるとき

書類などを提出する）．

▶開示するかどうかの決定

医療機関の管理者は，担当の医師等の意見を聞いたうえで，速やかに診療記録の開示をするかどうかを判断し，申立人に伝える．

▶開示

開示には，診療記録を閲覧する方法と写しを交付する方法がある．医療機関の管理者は，日常診療への影響を考慮して，開示の日時，場所，方法等を指定することができる．

診療情報開示の費用

医療機関の管理者は，申立人から診療記録の開示に要する費用を徴収することができ，その費用は「実費」を考慮して合理的と認められる範囲内の額にしなければならないとされている．

平成29年の全国の特定機能病院および大学病院87施設を対象とした調査では，「999円以下」が67%，「1,000～1,999円」が0%，「2,000～2,999円」が2%，「3,000～3,999円」が15%，「5,000円以上が16%であった[2]．

診療情報開示を拒否できる場合（表2）

医療従事者は，患者等が患者の診療記録の開示を求めた場合には，原則としてこれに応じなければならない．ただし，次に挙げる場合は診療情報の提供の全部，または一部を提供しないことができる．拒否する場合には，その理由を文書で示さなければならない．

①診療情報の提供が，第三者の利益を害するおそれがあるとき

②診療情報の提供が，患者本人の心身の状況を著しく損なうおそれがあるとき

【例1】診療記録に，家族や知人から聞き取った情報が記載されていて，これを本人に開示することにより家族や知人に危害が及ぶおそれがあるとき

【例2】診療情報を開示することで患者本人に重大な心理的影響を与え，その後の治療効果等に悪影響を及ぼす場合

文献

1) 厚生労働省：診療情報の提供等に関する指針
https://www.mhlw.go.jp/shingi/2004/06/s0623-15.html（2024年5月閲覧）
2) 厚生労働省：診療情報の提供等に関する指針について（周知），平成30年7月20日
https://www.mhlw.go.jp/web/t_doc?dataId=00tc3511&dataType=1&pageNo=1（2024年5月閲覧）

IV. 書類の書き方

3. 他科受診依頼

信州大学眼科　**中村麻里恵**
村田敏規

I なぜ他科紹介が必要か?

　他科紹介(コンサルテーション,　コンサルト)とは,　診断や治療について他科に問い合わせをしたり,　診察加療などの対応を依頼したりすることである.　近年,　医療はどんどん細分化して専門性が増し,　自科だけでは対応困難な症例に数多く遭遇する.　より安全な医療を提供するためにも他科紹介が必要である.　さまざまな科に他科紹介をする機会があるが,　眼科からコンサルトを出す頻度が高い科の一つに糖尿病・内分泌内科がある.　時には糖尿病治療に対するコンプライアンス不良の患者に直面するが,　眼科医が血糖コントロールをすることは難しい.　そこで本稿では,　筆者自身で経験した糖尿病患者の例(図1)をもとに他科紹介のポイントについて述べる.

II 他科紹介前にすべきこと

　例えば糖尿病でかかりつけ医に通院中であれば診療情報提供書を入手し,　血糖コントロール,　合併症,　処方について確認してから他科紹介することが望ましい.　ただし緊急性が高い場合は,　情報提供書到着を待たずに先に紹介することもある.

III 他科紹介の基本型　電話か紹介状か

　緊急性が高い場合や,　当日の紹介が必要な場合などは,　オンコール医もしくは日直医(呼称は施設によって異なる)に電話で他科紹介を行う.　そうでない場合は電子カルテなどで予約をとり,　院

【症例】
○歳男性.　右)増殖糖尿病網膜症・牽引性網膜剝離で○年○月○日に当科初診.　○月○日に右)水晶体再建術+硝子体茎顕微鏡下離断術施行予定.

10年以上糖尿病治療歴があるが,　内科にはここ数ヵ月通院しておらず,　自己血糖測定もしていない.　以前から服薬コンプライアンスが不良であり,　数ヵ月前に処方された内服薬が自宅に余っている.　現在はその薬を自己判断で適当な用法・用量で内服している.

図1｜糖尿病患者の症例

内紹介状を作成するのが一般的である.　ただし院内紹介の場合,　複雑な症例であまりに紹介状が長くなるようなら直接相談するほうがよい場合もある[1).　以下に電話・紹介状のそれぞれのポイントを記載する.

1. 電話の場合

　各科や医師によって好みがあるので絶対的なものはないが,　次の順序で伝えることが推奨される[1).
①自分の所属と名前を伝える.
　「眼科の○○です」
②相手の名前とオンコールかどうか確認する.
　「本日,　○科のオンコール担当でよろしいでしょうか」
③要件を端的に伝える.
　「当科入院中の糖尿病患者の血糖コントロールについてご相談です」
④詳細を伝える.
　「もともと糖尿病がありますが,　内科通院を中断

○歳男性です．右）PDRで○月○日に右）PEA+IOL+vitrectomy+SO tamponade予定です．右）視力低下で○年○月○日に近医眼科を初診．両）DMR指摘され，両）IVA投与後に両）PRP開始．その後両）DMEが出現したため，IVAの3+TAE投与を施行するも通院自己中断．
○年○月○日からの右視力低下・視野障害を自覚し，○月○日近医眼科再診．RV=m.m.でVHと牽引性RD認め，当科紹介になり手術予定となりました．DMに関しては○年から近医通院中ですが自己中断されています．お薬手帳持参なく，内服・インスリンの詳細は不明です．ご高診お願いいたします．

図2｜良くない紹介状の一例

#1）　2型糖尿病　　　　　　　　　　　　　　　　　　　　　④
#2）　両）増殖糖尿病網膜症，右）硝子体出血・牽引性網膜剥離
平素よりお世話になっております．入院中の血糖コントロールをお願いいたします．
　　　　　　　　　　　　　②
①
○歳男性，右）増殖糖尿病網膜症・牽引性網膜剥離に対し，○月○日に白内
　　　　　⑤
障手術+硝子体手術を施行予定で，1〜2週間の入院を予定しています．
　　　　　　　　　　　　　③
#1に対し，10年ほど前から近医通院中ですが，通院を自己中断されていま
　　　　　　③
す．詳細な治療歴・処方内容などは近医に問い合わせ中です．ご多忙のところ恐縮ですがご高診ご加療お願いいたします．
　　　　　　①
なお，現在の視力は右が手動弁，左が(0.1)程度です．移動の際などご注意
　　　　　⑥
いただけますと幸いです．

図3｜ポイントを押さえた紹介状一例
①挨拶を入れる
②目的を簡潔に書く
③必要な情報がある
④長すぎない
⑤科独自の専門用語や略語は使わない
⑥視機能が特に不良の場合は記載する
#1は，コンサルした科に診てもらいたいメインの疾患
#2以降は現在，自分の科で診ている病気やその他の既往歴

されていた方です．増殖糖尿病網膜症による牽引性網膜剥離で本日緊急で手術を施行するのですが，入院中の血糖コントロールをお願いできないでしょうか」

2. 紹介状の場合

　まずは良くない紹介状の一例を図2に示す．この紹介状の問題点は，挨拶文がないこと，コンサルトの目的があいまいなこと，専門的な略語が多く病歴がわかりづらいことなどが挙げられる．紹介状作成の際にポイントになる点は以下のとおりである（図3）．

1）冒頭・文末の挨拶を入れる

　これは冒頭の「平素よりお世話になっております」や文末の「ご多忙のところ恐縮ですがご高診ご加療をお願いいたします」などの文章のことである．よく使用する定型文で，違和感なく文章を仕上げるとよい[2]．

2）目的を書く（表1）

　文頭に"何を依頼したいのか"を書き，一目でコンサルトの目的がわかるようにする．コンサルテーションでは「何をしてほしいのか」を明確に伝えることが重要である．「相手の科に丸投げ」という姿勢だと，主科での診療の大きな流れと乖離した意思決定がなされてしまう可能性がある[3]．

場面	コンサルトの目的
診察の依頼	○○疑いの患者様のご高診をお願いしたく紹介させていただきます.
治療の方針に関する相談	○○の治療方針に関してご助言いただきたく, 紹介させていただきます.
電話等で事前承諾済みの依頼	先ほどご相談させていただいた件ですが, 改めて○○の実施をお願いしたく紹介させていただきます.
外来継続加療の依頼	○○の患者様の外来診療継続をお願いしたく紹介させていただきます.
手術可否に関する相談	手術可能かご教示いただきたく, 紹介させていただきます.

表1｜場面とコンサルタントの目的に応じた書き方例

3）必要な情報がある

専門科は忙しいなかコンサルトを受けてくださっていることを常に意識し, 改めてカルテ情報をさかのぼらなくてすむように基本情報が盛り込まれた依頼文を作成する[2]. 病院によって違いはあるが, 眼科は独自の電子カルテを使用している場合や手書きカルテを使用していることも多い. 専門科がここから必要な情報を探すことは困難であり, 簡潔にまとめて記載する. 最低限次のことは入れる必要がある[2].

☑ 患者の年齢・性別
☑ 主疾患
☑ 入院か外来通院か
☑ 何を疑っているか

4）長すぎない

礼儀の文などを含めて全部で200字程度がよいだろう. これより長くなるようならかなりややこしいコンサルトということなので, 直接口頭で説明すべきである[2].

5）科独自の専門用語は使わない

自科であれば当たり前の略語でも, 他科では当たり前ではない. 同じ略語でほかの意味である可能性もある. 特に眼科は専門性が高いため, 自科の常識は通じない.

6）視機能が特に不良の場合はそのことも記載する

視機能が極めて不良の患者に関しては, その旨を紹介状に記載したり, スタッフに伝えておくと患者転倒などのインシデント予防になると思われる. 例えば「右眼はすでに失明しており, 左眼も視力 (0.1) で視野も極めて狭くなっています」などと記載しておくと, 他科受診の移動時などでスタッフが注意でき医療安全につながる.

文献

1) 佐藤弘明：コンサルトの基本. 各科に本音を聞いた他科コンサルト実践マニュアル, 佐藤弘明ほか編. 羊土社, 東京, 14-24, 2021
2) 中山祐次郎：コンサルトのキホン. 恥をかかない5年目までのコンサルト—この一冊, 10年使えます!, シービーアール, 東京, 2-35, 2021
3) 藤岡愛璃咲ほか：院内紹介状. レジデントノート 25：438-443, 2023

Ⅳ. 書類の書き方

4. 診断書

関東労災病院眼科 **佐藤新兵**

Ⅰ 診断書は交付義務がある

診断書とは，傷病名・障害名，治療の経過や現症，結果などを記載した文書で，医師が作成する証明書のことである．医師には診断書の交付義務があり，「診察若しくは検案をし，又は出産に立ち会った医師は，診断書若しくは検案書又は出生証明書若しくは死産証書の交付の求があった場合には，正当の事由がなければ，これを拒んではならない」と規定されている（医師法第19条2項）．この義務が認められたのは，診断書が官公署への申請の添付書類として，あるいは保険金請求の証明書類として使われるなど，社会的にそれに対する必要性が高いからである．また，医師が公務所に提出すべき診断書に虚偽の記載をなした場合，3年以下の禁錮または30万円以下の罰金に処せられる（刑法第160条）．医師の作成する診断書の真正を確保しようとする趣旨である．

しかし，診断書作成業務は医師にとって診療以外の仕事の相当量を占める業務であり，業務軽減の対策が課題となっていた．そこで，2008年度診療報酬改定で新設された医師事務作業補助体制加算および「医師及び医療関係職と事務職員等との間等での役割分担の推進について（厚生労働省医政局長通知．平成19年12月28日）」により，医師が最終的に確認し署名することを条件に，事務職員が医師の補助者として記載を代行することが可能となった．

診断書には大きく分けて，人の健康状態に関する医師の医学的判断を表示・証明する文書（通常の診断書）と，医師が自ら診療した傷病により死亡した人の死因などに関する医学的判断を証明する文書（死亡診断書）がある（図1）．眼科外来診療において死亡診断書を記載する機会は極めてまれであり，本稿では死亡診断書以外の通常の診断書について述べる．

Ⅱ 診断書の種類と提出機会

医師が記載しなければならない診断書は，公的なものだけでも50種以上に及ぶ．眼科で記載する機会が多い診断書には以下のようなものが挙げられる．

1. 入院・手術等で療養する場合の診断書

決まった書式はないため，医療機関それぞれで独自のものを作成する（図2）．記載内容に関しては患者の要望をしっかり聴取し，記載すべき項目に過不足がないよう確認する．可能であれば，その場で記載内容に過不足がないか，患者自身に確認してもらうのが望ましい．

以下の点は，最低限記載が必要な項目である．
・患者の氏名，生年月日
・病名，医師の所見，療養上の注意点
・療養期間の見込み
・その他，提出目的に沿って必要な内容
・医師の氏名，医師の印鑑
・病院名，病院住所

記載にあたっては，療養に要する期間をしっかり確認する必要がある．基本的には，最低限その期間は休職して治療に専念しなければならない期間である．厳密に規定するのは困難であり，地域や医療機関，医師，患者それぞれの事情によっ

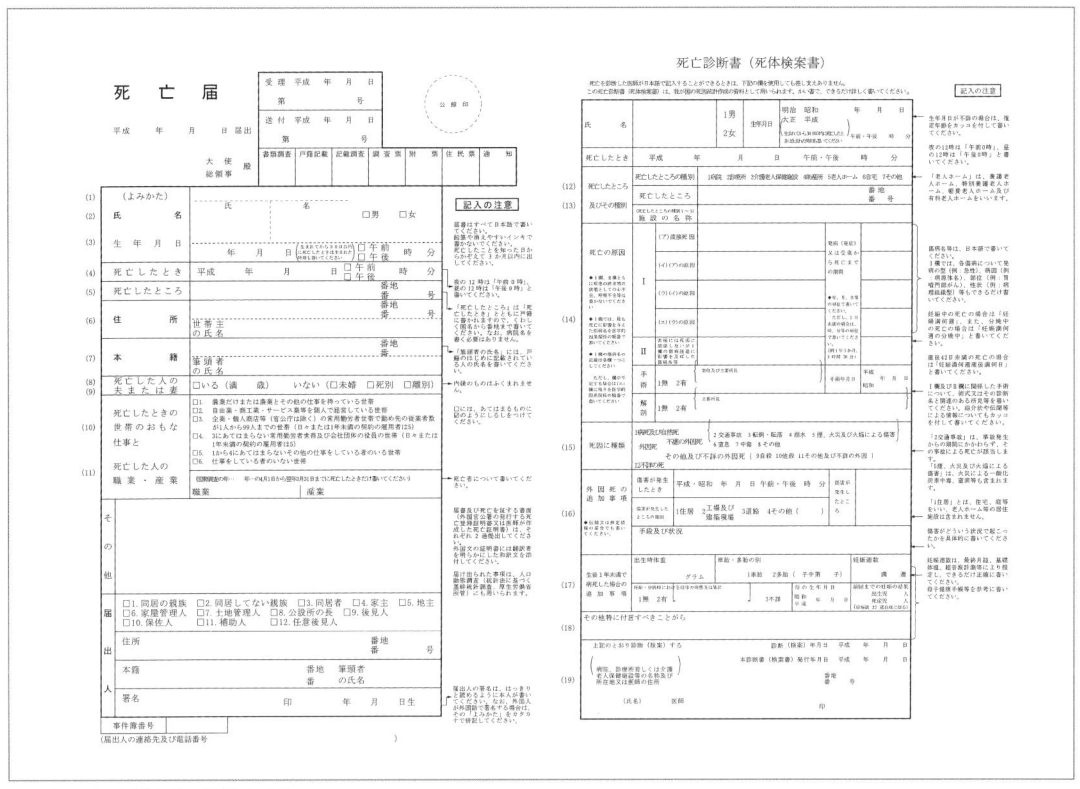

図1｜死亡診断書（死体検案書）
眼科外来診療で記載する機会は極めてまれである.

て期間は増減しうる. 診断書には,「○月○日〜
○月○日まで, ○○のため休職を要する」などと
記載する. 通常, 療養の場合は14〜28日間程
度を上限とすることが多い. 通常の疾患で, 当初
から1ヵ月以上の療養期間を予想することは困難
なためである. そのため, さらに長期に及ぶ場合
は, 再度診断書を交付する必要がある.

2. 民間生命保険会社の保険金・給付金請求時の診断書

医療保険の給付金請求に伴う手続きは保険会
社によって異なるが, 一般的には医療機関が発行
した診断書を提出し, 所定の請求手続きを行う必
要がある. 診断書の提出を求める理由は, 治療
の内容が給付金の支払事由に該当するかどうかを
確認するためである. 例えば, 入院給付金付きの
医療保険に加入している人が病気・けがによって
入院し, 手術を受けたとしても, 入院日数が約款
所定の日数に満たなかったり, 受けた手術が約款

所定の支払い対象とならなかったりする場合は,
「支払事由に該当しないケース」とみなされ, 給付
金支払いの対象外となる.

従来の保険会社の診断書には, フリー記入欄
として『経過』欄が設けられていたが, フリー記入
欄は医療機関における負荷が極めて大きく,「医
師が作成した診断書が正確に読めない」「記入漏
れがある」など, 診断書記載に起因する保険会社
による医療関係保険金の大規模な不払い問題に
もつながった. そのため, 医療機関の諸団体から
一般社団法人生命保険協会（生保協会）に対し,
診断書様式の統一の要請が度々なされてきた. こ
れを受け, 生保協会として, 診断書様式の統一
にまでは至らなかったものの,『診断書様式作成
にあたってのガイドライン』[1]が策定され, 現在で
は入院・手術等証明書に関しては, フリー記載か
ら穴埋め式の記載へ更新することが推奨されてい
る(図3).

また生保協会は, これまでの保険金・給付金

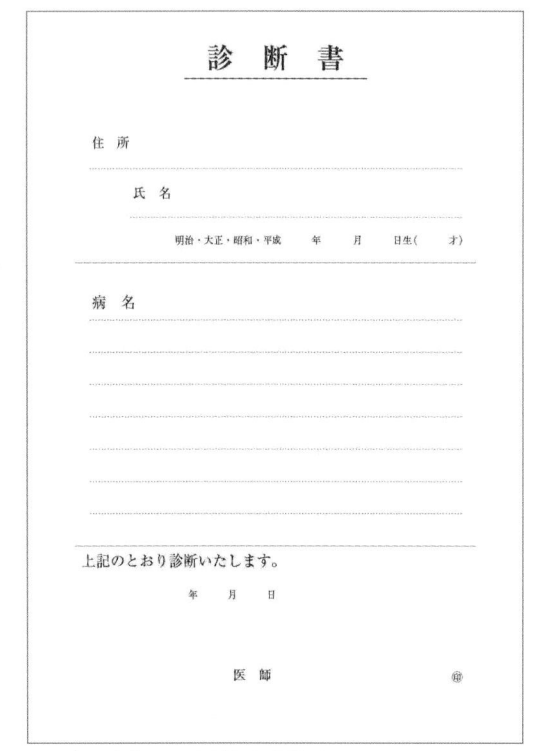

図2｜医療機関の診断書書式雛形
決まった書式は定められていない. 記載すべき内容に過不足がないよう確認する.

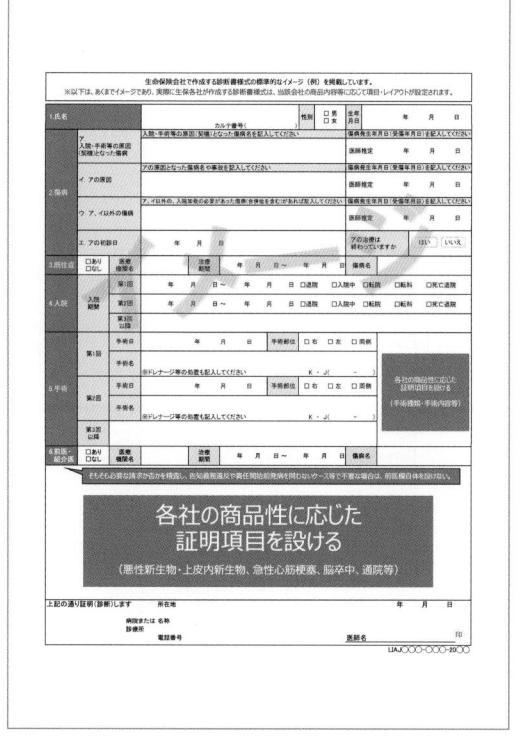

図3｜入院・手術等証明書（診断書）の標準的なイメージ（例）
フリー記載から穴埋め式の記載への更新が推奨されている.

（文献1）より）

等の支払い漏れの発生原因等を踏まえ，保険金・給付金等の支払いに関するインフラ整備として，診断書の機械印字ソフトの普及を図るための取り組みを行ってきた. これにより，診断書を電子的に作成できるようになり，また電子カルテ等から傷病名や入院・手術情報の引用が可能になり，診断書作成の効率化が推進されている.

3. 学校感染症による出席停止の診断書

　学校保健安全法第19条では「校長は，感染症にかかっており，かかっている疑いがあり，又はかかるおそれのある児童生徒等があるときは，政令で定めるところにより，出席を停止させることができる」と定められている. 出席停止は，学校内の感染拡大を防止するため，特に感染力の高い「学校において予防すべき感染症」（以下，学校感染症）の，まん延防止対策として行われるものである.

　学校感染症には第一種から第三種まであり，それぞれに出席停止期間が定められている. 第一種は感染症予防法第6条に規定する一類ならびに二類感染症，第二種は飛沫感染するもので児童生徒等の罹患が多く，学校における流行を広げる可能性が高いもの，第三種は学校教育活動を通じ学校において流行を広げる可能性のある感染症である. 眼科疾患では,第二種に咽頭結膜熱（プール熱），第三種に流行性角結膜炎および急性出血性結膜炎が含まれている. 出席停止期間は，咽頭結膜熱では発熱・咽頭炎・結膜炎などの主要症状が消失した後2日を経過するまで，流行性角結膜炎および急性出血性結膜炎では，病状により学校医その他の医師が感染のおそれがないと認めるまで，である.

　学校感染症に罹患した場合の診断書発行は，診断された時点ではなく，治癒して再登校する際の「治癒証明書」として提出が義務付けられている

出席停止について
（学校において予防すべき感染症）

学校保健安全法の規定により、学校において予防すべき感染症であるため、出席停止の扱い（欠席に加算されない）となります。下記に医師の証明を受けて担任までご提出してください。

学校において予防すべき感染症 一覧　（平成２７年４月１日 施行）

分類	病気の種類	出席停止の期間
第一種感染症	エボラ出血熱、クリミア・コンゴ出血熱、痘瘡、南米出血熱、ペスト、マールブルグ熱、ラッサ熱、急性灰白髄炎、ジフテリア、重症急性呼吸器症候群、中東呼吸器症候群、特定鳥インフルエンザ ※重症急性呼吸器症候群は病原体が SARS コロナウィルスであるものに限る。 ※中東呼吸器症候群は病原体が MERS コロナウィルスであるものに限る。 ※特定鳥インフルエンザの病原体の血清亜型は現時点でＨ５Ｎ１及びＨ７Ｎ９。	治癒するまで
第二種感染症	インフルエンザ（特定鳥インフルエンザを除く）	発症した後５日を経過し、かつ解熱後２日（幼児にあっては３日）を経過するまで
	百日咳	特有の咳が消失するまで、又は５日間の適正な抗菌性物質製剤による治療が終了するまで
	麻疹	解熱後３日を経過するまで
	流行性耳下腺炎（おたふくかぜ）	耳下腺、顎下腺又は舌下線の腫脹が発現した後５日を経過し、かつ、全身状態が良好になるまで
	風疹	発疹が消失するまで
	水痘（みずぼうそう）	すべての発疹が痂皮化するまで
	咽頭結膜熱（プール熱）	主要症状が消退した後２日を経過するまで
	結核	病状により学校医その他の医師において感染のおそれがないと認めるまで
	髄膜炎菌性髄膜炎	病状により学校医その他の医師において感染のおそれがないと認めるまで
第三種感染症	コレラ、細菌性赤痢、腸管出血性大腸菌感染症、腸チフス、パラチフス、流行性角結膜炎、急性出血性結膜炎、その他の感染症	病状により学校医その他の医師において感染のおそれがないと認めるまで
	条件によっては出席停止の措置が考えられる疾患（溶連菌感染症、ウィルス性肝炎、手足口病、伝染性紅斑、ヘルパンギーナ、マイコプラズマ感染症、感染性胃腸炎など）	全身状態が悪いなど、医師の判断で出席停止を要する場合など

証明書

年　組　番　生徒氏名

診断名：

療養期間：令和　年　月　日 ～ 令和　年　月　日

上記のとおり療養を要した事を証明します。

令和　年　月　日

保護者氏名：　㊞

※医療機関受診をした際の領収書のコピーを添付して担任まで御提出ください。

図4｜学校感染症治癒証明書
患者が持参した書式に記載する場合が多い.

ケース番号	
地区名	
発行取扱者	

医療要否意見書

※ 1 医科　2 歯科　※ 1 新規　2 継続（単・併）

（氏名）　生　に係る　以降の医療の要否について意見を求めます。

院(所)長 殿

傷病名又は部位	(1) (2) (3)	初診年月日	(1) (2) (3)	転帰	治ゆ	死亡	中止
主要症状及び今後の診療見込	（今後の診療見込みに関する臨床諸検査結果を記入してください。）						

診療見込期間	入院外	か月　日間	概算医療費	(1) 今回診療日以降1か月間	(2) 第2か月目以降6か月目まで	福祉事務所への連絡事項	入院 退院
	入院 期間	か月　日間		円 （入院料　円）	円 （入院料　円）		
	入院 年月日（予定含）						

上記のとおり(1 入院外 ・2 入院)医療を(1 要する ・ 2 要しない)と認めます。

殿　指定医療機関の所在地及び名称
院（所）長
担当医師（診療科名）　印

※嘱託医の意見		※受理年月日

（切取線）

※ 発行年月日	
※ 受理年月日	

診療料・検査料請求書

殿

下記のとおり請求します。　指定医療機関所在地名称
院（所）長又は開設者氏名　印

この券による診療年月日		※受診者氏名	（　歳）		
請求額 診療料 料 料	初・再　点 点 点	（検査名）			
合計	点 円	※社保等負担額	円	差引計	円

振込先	銀行　支店　普通　当座　口座番号

記入要領※印の欄は福祉事務所が記入します。

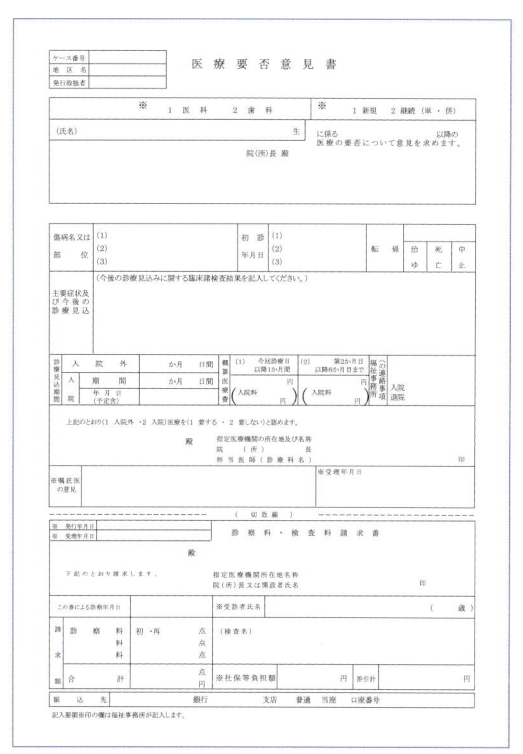

図5｜生活保護での医療要否意見書
医療機関の院（所）長および担当医師の記載が必要である.

自治体・学校が多い（図4）. 治癒証明書の書式は決まっておらず，患者に持参してもらった自治体・学校ごとの治癒証明書に記載する場合が多いが，必要があれば医療機関の書式で記載する.

4. その他の診断書

医療機関で取り扱う診断書は以下のように多岐にわたる.

・生活保護での医療要否意見書（図5）
・自動車損害賠償責任保険後遺障害診断書などの証明書類（図6）
・傷病手当金支給申請書
・障害年金
・身体障害者手帳
・介護保険（主治医意見書）（図7）

各書類についての詳細は割愛するが，基本的には医療機関の書式や保険会社の診断書記載方法に準じて記載する.

個々の様式に合わせて書類作成が必要なことに伴う事務作業負荷や，過去の診療記録の確認のための負荷が医師にとって多大な負担となっていることは，労働実態調査の結果から明らかになっており，これらは患者への直接の診療に関係しない場面での医師の負担軽減に向けての課題と考えられる. 診断書のなかでも，民間医療保険診断書は詳細な診療情報の記載を求めているものがいまだに少なくなく，カルテ照合には従来と同様の時間を要するため，記入方法が穴埋め式だったとしても文書作成業務が大幅に軽減されたとは言い難い.

III　診断書の発行を拒否できる場合

前述のとおり，医師は患者から診断書交付の請求があった場合には，これを記載・発行する義務がある. 診断書は診察に当たった医師のみが発行でき，官公署に対する各種の書類の添付書類として，また各種保険金の支払い請求等の証明書類として社会的に必要性が高いので，その発行

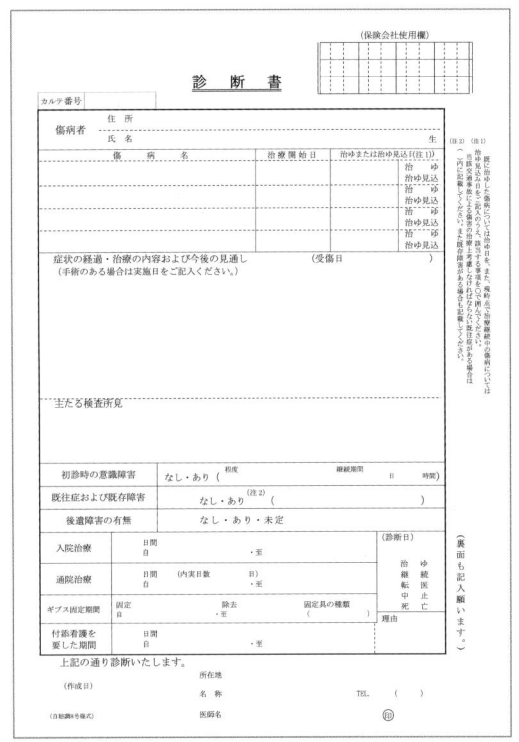

図6｜自動車損害賠償責任保険後遺障害診断書
受傷部位を図示する.

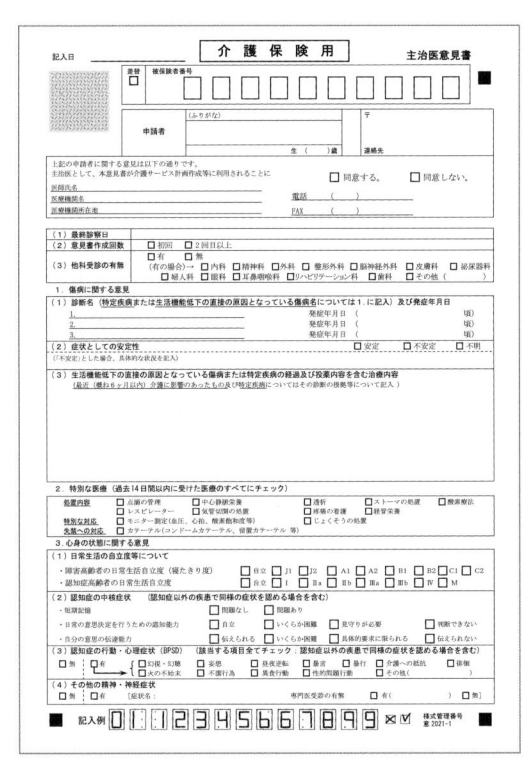

図7｜介護保険用主治医意見書
日常生活や，眼以外の身体の状況に関しても記載が必要である.

を医師の恣意ないし専断に委すことは許されていない．しかし，以下のような正当な事由がある場合は診断書の発行を拒むことができる．

①患者に病名を知らせることが好ましくないとき．がん告知が拒否されている場合などが該当する．

②診断書が恐喝や詐欺など不正使用される恐れがあるとき．暴力団の脅しで，偽りの診断書を強要される場合などが該当する．偽りの診断書を作成した場合，公文書偽造で医師が有罪となるため，断ることができる．

③雇用者や家族など第三者が請求してきたとき．患者のプライバシー守秘義務に抵触するからであり，本人ないし承諾権者の承諾がある場合は発行しなくてはならない．

④医学判断が不可能なとき．

文献

1) 生命保険協会：診断書様式作成にあたってのガイドライン，平成31年3月20日
https://www.seiho.or.jp/activity/guideline/pdf/sindansyo.pdf(2024年5月閲覧)

Ⅳ. 書類の書き方

5. 身体障害者手帳

国立障害者リハビリテーションセンター病院眼科　**堀　寛爾**

Ⅰ　身体障害者手帳と等級

　身体障害者福祉法に定められた程度の視機能の患者は，身体障害者手帳（以下，手帳）の申請ができる．現行の視覚障害の基準は2018年7月に改正され，視力障害は1〜6級，視野障害は2〜5級が定められている（図1，2）．なお，障害が重い方，等級の数字が小さい方を上側として表現することが慣習となっているので，本稿でもそれに倣う．つまり，「4級以上」とは「1〜4級」を意味し，「等級が上がる」とは「3級から2級になる」ことなどをいう．もっとも，障害程度の軽重と実際の困りごとの多寡は必ずしも一致せず，手帳等級はあくまで各種制度利用にかかる線引きである，と理解するとよい．

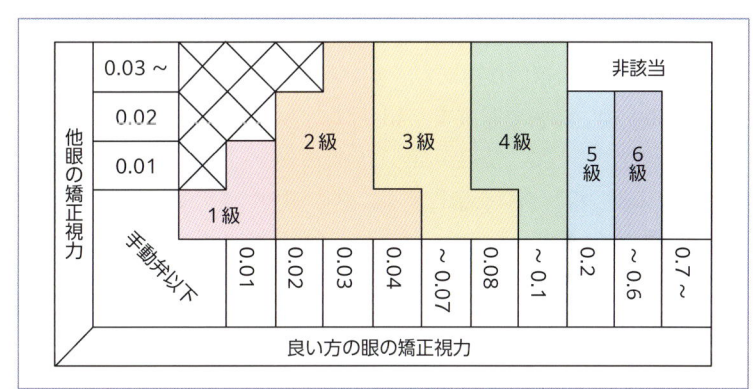

図1│視力障害の等級
2018年7月の改正により，認定基準は「両眼の視力の和」から「良い方の眼の視力」になった．

図2│視野障害の等級
2018年7月の改正により，自動視野計（AP）による認定基準が追加された．

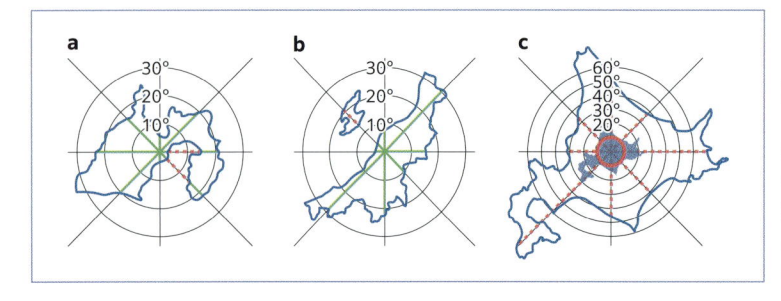

図3｜ゴールドマン型視野計の結果の見方
緑実線は計上し, 赤点線は無視する. 半島は間の湾を差し引いて数え(**a**), 離島は無視する(**b**). 半径10°以上の中心暗点は, 周辺の広さにかかわらず視野ゼロ扱いである(**c**).

Ⅱ　視覚障害者に該当しそうか

　該当しそうな場合は, 手帳申請を前提とした方法で検査を行うこととなる. 実際の臨床では, 外来通院しているすべての患者に対して, 手帳に該当しそうか否かを個別に検討する余裕はないと思われる.

　視力障害に関しては, 普通自動車免許(5 t限定準中型免許および8 t限定中型免許を含む)の更新が十分に可能なら確実に非該当であり, 良い方の眼の矯正視力が(0.2)未満であれば4級以上が確定するので, この2つのラインを意識するとよい. 視野障害については緑内障, 網膜色素変性, 加齢黄斑変性, 頭蓋内疾患など, 多くの疾患で起こりうる. 視力障害で非該当でもしばしば視野障害には該当するので, 経過が落ち着いた段階で一度は手帳用の視野検査を施行するとよい. 手帳は等級が軽くても受けられるサービスがいろいろとあり, 患者にとってメリットになることも多いことを知っておきたい.

Ⅲ　手帳申請用の視力検査

　手帳申請用の診断書・意見書に記載する視力は, 厚生労働省の通知により「万国式試視力表又はこれと同一の原理に基づく試視力表により測定する」と定められている. Landolt環による一般的な視力検査で十分だが, 万国式試視力表では0.1の次は0.2であり, 0.15や0.2 pはすべて0.1とみなされる.

　法令等には視力検査手順が事細かく書かれているわけではなく, 関連各所でもコンセンサスはない. 治療効果判定などを評価する学術の場合と, 日常生活や就学・就労上の困難を評価する福祉制度の場合で, 測るべき視力は異なるだろう. こ

の両者の違いを筆者は「東京タワーの最上部は海抜高351 mだが, 展望台のトップデッキは海抜高250 mである」といった比喩で説明している. 具体的には, 標準的には1つの視標につき3秒程度で回答が得られない場合はFailとすること, 次の視標提示は字づまり視力表では前の視標に隣接した視標, 字ひとつ視標では同じ位置に提示することなどを心がけたい. 偏心視を十分に獲得しているなら, 偏心視域での視力値を採用して差し支えない.

　片眼を遮閉しないと生活できないほどの複視がある場合, 手帳の等級計算の例外処理として遮閉眼の視力は0として扱うこととなっている. 麻痺により片眼の眼球運動が著しく制限されている複視で麻痺眼の視力の方が良いとしても, 現実に麻痺眼を遮閉しているのであれば, 麻痺側を視力0として扱う.

Ⅳ　手帳申請用の視野検査

　ゴールドマン型視野計(Goldmann perimeter：GP)による方法と自動視野計(automated perimeter：AP)による方法が規定されている. 図2に示すとおり, 周辺視野はGPではI/4視標を, APでは両眼開放エスターマンテストを, 中心視野はGPではI/2視標を, APでは10-2プログラムを用いることとなっている. GPとAPの結果を混在して申請することはできない. つまり, GPならGPのみの結果, APならAPのみの結果を用いる.

　GPでは図3に示すとおり, 視野の島でいう陸路のみで到達可能な領域を対象として, 固視点を通る8方向の経線上で計測する. 途中に暗点などでイソプタ外となる部分があれば差し引く. 図3aのように8方向以外でもつながっている半島部

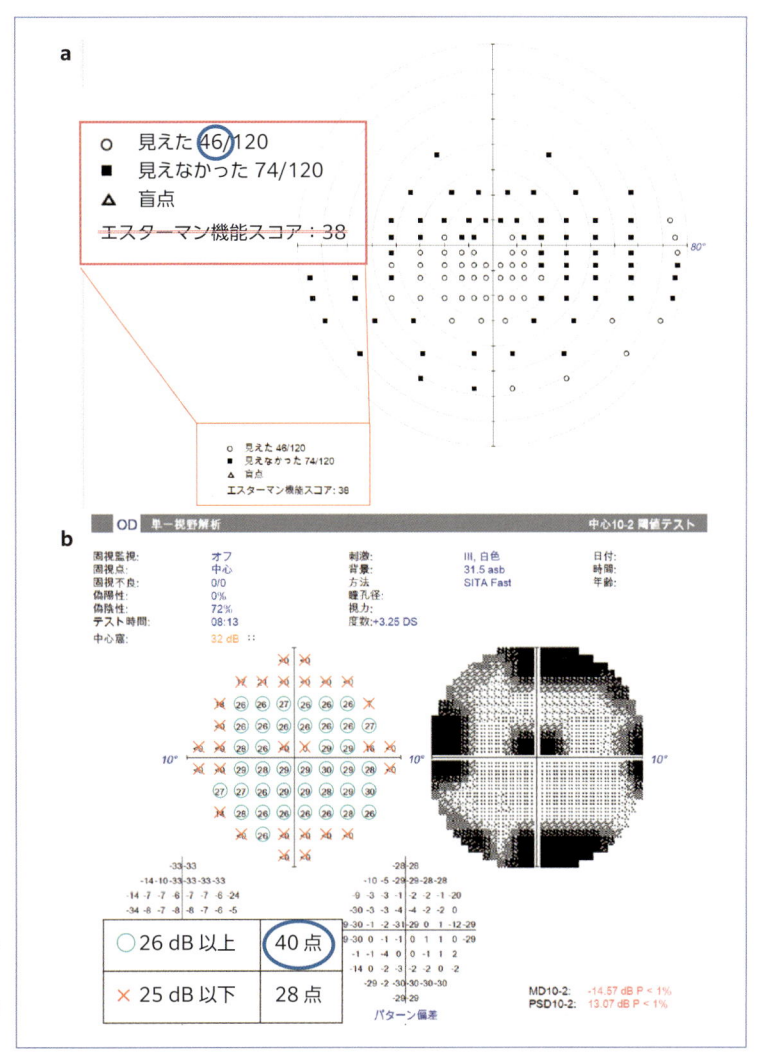

図4｜自動視野計の結果の見方
a 周辺視野は両眼開放エスターマンテストの見えた点の数を用いる.
b 中心視野は10-2プログラムの26 dB以上の点の数を用いる.

分は計上するが，図3bのように完全に離島となっている部分は8方向の経線上に乗っていても無視する．また，図3cのように中心10度に陸地が全くない場合は，周辺にいくら土地があっても視野ゼロ扱いとなる．これらの例外処理はI/4視標でもI/2視標でも同様に適用される.

　APの場合，周辺視野は図4aに示すとおり，両眼開放エスターマンテストの見えた点の数を使う．エスターマン機能スコアの欄にある値ではないことに注意する．中心視野は図4bに示すとおり，背景輝度31.5 asb，視標輝度10,000 asbを0 dBとしたスケールで，26 dB以上の感度を有する測定点の数を用いる．APの機種により0 dBの水準が異なるものがあるが，その場合は換算したうえ

で評価する．例えばオクトパス900（Haag-Streit社）は，標準設定として視標輝度4,000 asbを0 dBとしたスケールで表示するため，22 dB以上の測定点を数えることになる．詳細は各々の視野計の取扱説明書や販売元の資料を参照されたい.

V｜視覚障害の何級に該当しそうか

　手帳の診断書・意見書を的確に作成することは，患者が円滑に手帳を取得でき，必要なサービスを利用できることにつながる．すなわち，診断書・意見書に時間がかかることは，患者にとって不利益であることをぜひ知っておきたい．視覚障害での手帳の新規申請は，ロービジョンケアを行っている眼科であっても平均すると月に1〜3

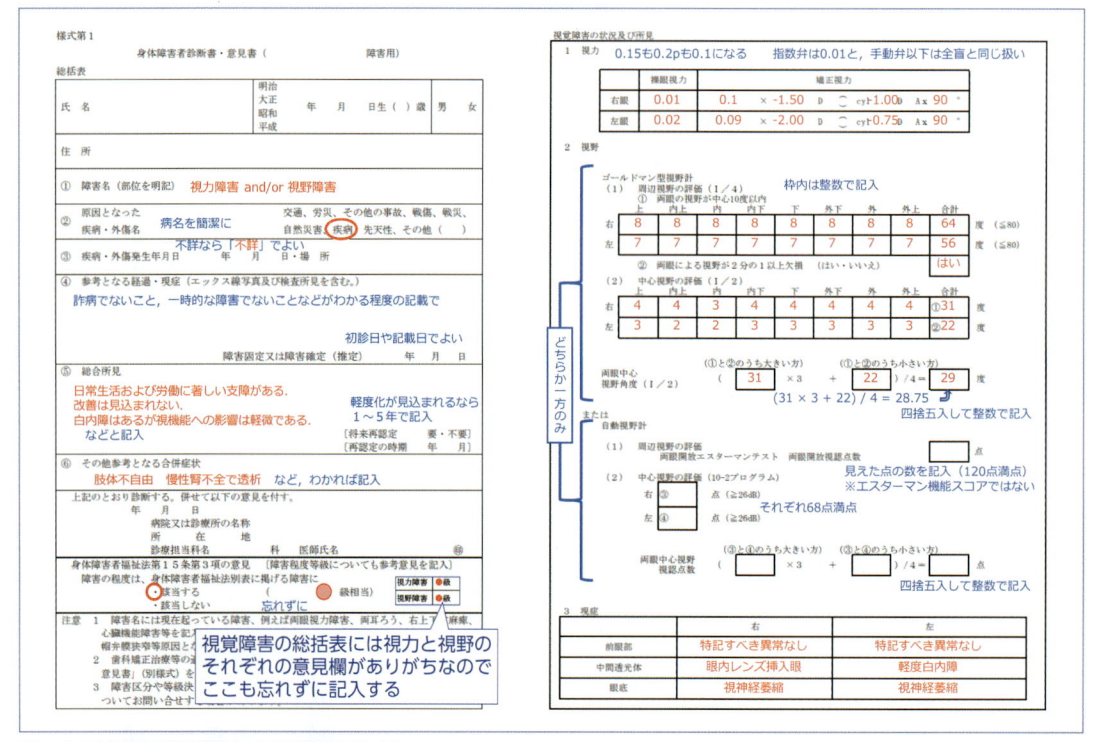

図5 | 身体障害者診断書・意見書の記入例
赤字が記入例, 青字が注意事項などである.

件程度[1]といわれており, 慣れなければ間違える
し, 慣れてくるとうっかりミスをする. 筆者が作成
した視覚障害者等級計算機[2,3]は, 視力や視野の
データから手帳, 障害年金, 労災の等級を表示
する. 医療機器プログラムではないので, 最終的
な判断は身体障害者福祉法第15条の指定医(以
下, 指定医)の責任のもとに行う必要があるが,
検算の用途として参考にされたい.

Ⅵ 身体障害者診断書・意見書(視覚障害用)の書き方

　手帳を交付する主体は都道府県知事または政
令市・中核市の市長であり, 診断書・意見書の
様式は地域によっていくらか異なる. とはいえ,
必要なことが書かれていれば申請者の居住地以
外の様式であったために差し戻されたという話は
聞かない. 診断書等作成支援システムが電子カ
ルテに搭載されているなら, 発行する医療機関の
所在地の様式で構わないだろう. この診断書・意
見書は指定医が書く. 地域により多少異なるが,
概ね眼科専門医認定試験の受験資格を得られる
程度の臨床経験があれば, 知事または市長に届
け出ることにより指定医となれる. 開業, 転勤,
出向などで都道府県市の外の医療機関で主に従
事する場合は, 新たな勤務先の知事または市長
から指定を受け直すこととなる.

　各欄の記入すべき内容と要点を図5に示す. 1
枚目の総括表が意見書部分である. 障害があるこ
とを証明する診断書・意見書であるので, 詐病で
ないこと, 一時的な障害でないこと, 患者が困っ
ていることなどが伝わるように記載するとよい. 将
来再認定の欄には重度化する場合の選択肢が
残っている地域もあるが, 現行の法令の解釈では
再認定となるのは軽度化が見込まれる場合であり,
重度化した場合には再申請とするのが妥当である.

　2枚目以降が診断書部分である. 視力は前述の
とおり, 0.15も0.2 pも万国式試視力表に従い0.1
とすることを忘れない. 著しい複視のために視力
0扱いをする場合, ここの視力欄には0と記入する.
視野の欄はそれぞれ整数で記載し, 小数点以下

障害年金	基礎	1級		2級		非該当		
	厚生	1級		2級	3級	手当金		

手帳等級	視力	1級	2級	3級	4級	5級	6級	非該当
	視野		2級	3級	4級	5級		
税金の障害者控除		重度 特別障害者		中等度		軽度 障害者		なし
障害者雇用		フル：2人換算 時短：1人換算		フルタイム：1.0人換算 時短勤務：0.5人換算				なし
交通機関の障害者割引（鉄道の例）		第1種 ・距離問わず介助者と ・100 km 超の単独利用			第2種 ・距離問わず介助者と			なし
障害者総合支援法		・補装具費支給制度 ・障害福祉サービス（同行援護など）						なし

図6｜障害者手帳の主なメリット
各種制度のなかで，手帳の有無は大きい．「1～2級でないと意味がない」などという妄言は淘汰されるべきである．

の端数が生じる場合も四捨五入により整数にして記入する．GPとAPはいずれか一方に記入するものであり，両方に記入してはならない．視野障害を申請する場合は必ず視野図の写しを添付する．

Ⅶ｜手帳のメリット・デメリット

　身体障害者が手帳を申請するメリットについて，図6に示す．障害者に対する制度の基本は，障害者総合支援法にある障害福祉サービスや補装具費支給制度，日常生活用具給付等事業であるが，ほかの法令に定められたさまざまな制度においても，その対象となる障害者を手帳の交付を受けた者と定義していることが多い．「手帳は1～2級でないとほとんど意味がない」という言説がしばしば聞かれる．確かに2級以上と3級以下の間に壁があるのは事実であるが，それ以上に大きな壁が6級と非該当の間にある．

　また，これらの明示的なメリットのほかに，自治体がそこに障害者が住んでいることを認識する効果がある．これは平時には何の意味もなくても，災害時などに活きてくる可能性を考えれば，避難行動要支援者登録[4]を目的として適時に手帳申請を勧めるべきではないだろうか．

　デメリットといえば当事者や家族の心理的な問題がある．逆にいえば，デメリットはそれだけである．家族や地域住民，職場の無理解への方策は本稿では割愛するが，そのほかに風説として語られるデメリットは手帳そのものと関係ない．つまり，手帳基準相当の視力なら，手帳の交付を受けているか否かを問わず普通自動車免許の更新の際に適性検査で不合格になる，ということである．

　なお障害者総合支援法の対象者は，同法の対象疾病で手帳相当の者も含まれるため，「これらのサービスに手帳は必須ではない」という命題は真ではある．ただし，手帳相当なら手帳申請を行ったほうがよく，あるいは境界線上の症例についてはロービジョンケアの中級・上級編レベルとなるので，他書を参照されたい．

文献
1) 平塚義宗ほか：ロービジョン・ケア最大の問題はアクセスである．日本の眼科 87：499-503，2016
2) 国立障害者リハビリテーションセンター：視覚障害者等級計算機
   http://www.rehab.go.jp/hospital/department/consultation/shinryo/ganka/ganka-keisanki/（2024年5月　閲覧）
3) 堀　寛爾：手帳・年金等級の計算から始めるロービジョンケア．日本の眼科 93：1670-1671，2022
4) 辻　拓也：視覚障害者への災害支援において眼科医が出来ること．日本の眼科 92：276-277，2021

Ⅳ. 書類の書き方

6.特殊診断書（障害年金・育成医療等）

国立障害者リハビリテーションセンター病院眼科 堀　寛爾

Ⅰ 障害年金に該当するか

　障害年金は，ロービジョン患者にとっては身体障害者手帳（以下，手帳）の次に重要な手続きであり，患者の経済的基盤となるため，ぜひ知っておきたい．障害年金を受給するためには，原則として老齢年金の受給開始前である65歳未満であることを前提として，次の3要件が問われる．
①初診日時点で，国民年金または厚生年金の被保険者である．
②初診日時点で，年金保険料を適切に納付している．
③障害認定日時点で，一定程度の障害がある．
　障害認定日は原則として初診日の1年半後なので，障害年金においては手帳と異なり初診日の確定が極めて重要となる．診断書を記載する医療機関が初診医療機関であるなら初診日は明らかであるが，そうでない場合は初診日の証明のために初診医に後述の受診状況等証明書を発行してもらうことになる．請求者は障害年金請求書に，診断書や受診状況等証明書，病歴・就労状況等申立書，基礎年金番号確認書類，本人確認書類などを添えて申請することになる．

　障害年金における初診日とはどの時点となるか，概略を表1に示す．基本的には，傷病名に関連する症状を自覚して初めて医療機関を受診した日が初診日となる．初診医で確定診断に至らなくても，あるいは究極的には初診医の診断が誤診であっても，一連の症状について受診しているのであればそこが初診日となる．眼科の受診歴があっても，「近視で眼鏡やコンタクトレンズを作った」「アレルギー性結膜炎で点眼処方を受けた」など，当該傷病名に関係ない受診は無視する．眼科疾患で特筆すべきものは，糖尿病網膜症については糖尿病の内科初診日となること，網膜色素変性などについては症状が出て初めて受診したときが初

傷病名	初診日
一般の眼科疾患	×健康診断の結果が届いた日 ○症状に関して初めて医療機関を受診した日 　※究極的には初診医の診断名が誤診であっても，その医療機関の初診日 ×確定診断をした医療機関の初診日
網膜色素変性	×遺伝相談外来を受診したが検査に異常がなかった ○自覚症状が出て受診した ○無症状だが検査で異常が検出された
糖尿病網膜症	○糖尿病についての内科初診日 ×眼科の初診日 ×糖尿病網膜症の所見が初めて現れた日
緑内障	コンセンサスがない ●健診で要精査として受診した日？ ●前視野緑内障の扱いは？

表1｜障害年金の初診日とは

診日となることなどがある.

II 受診状況等証明書

初診日を証明するための資料として，医療機関から発行される様式が受診状況等証明書（**表2**のリンク先を参照）である．これは本来初診医が記載するものであるが，初診から長期間経過しているため診療録を廃棄している場合や，初診医がすでに廃業している場合など，初診医が記載できない場合は2番目の医療機関に請求される．そして2番目もだめなら3番目といったように，取得可能な最古の情報を探しにいく．それゆえ，「初診医ではないから」はこの証明書の発行を断る理由にはならない.

これはあくまで証明書であり，診療録や受診記録，前医からの診療情報提供書などに記載されている事実のみに基づいて記載する．傷病名について経過や受診時期の妥当性などの医師の見解を記載するものではなく，特にあいまいな情報は記載しないほうがよい．③発病年月日や④傷病の原因又は誘因は，不明・不詳ならそのように記載すればよい．⑤の経過には，不確定な情報や医師の意見などを含めない．⑨の経過にも，②の傷病名に直接関係ない経過は記載しない．⑤の紹介状の有無や，⑩の番号に○印を付けるところが記載漏れとなりやすいので注意する.

III 障害年金診断書

手帳の診断書・意見書は身体障害者福祉法第15条の指定医のみが書けるが，障害年金の診断書や証明書に指定医や認定医などの要件はないので，眼科医なら誰でも書ける．初診日が確定し，保険料納付要件を満たしている場合，障害程度が何級に該当しているかを確認する．視覚障害について障害程度の基準は2022年1月に改正され，手帳の基準と概ね同様となった．等級の数字は「IV-5．身体障害者手帳」の図6（p265）に示すとおり，一部の例外を除き手帳の等級の1つ上が障害年金の等級となる．つまり，手帳で3級相当なら障害年金2級相当であり，手帳で1〜2級相当なら障害年金1級相当となる．手帳の場合と同

表2｜障害年金の申請にかかる様式

受診状況等証明書
https://www.nenkin.go.jp/service/jukyu/todokesho/shougai/shindansho/20140421-20.files/0000012239XWI83snsjt.pdf
障害年金診断書（眼の障害用）
https://www.nenkin.go.jp/service/jukyu/todokesho/shougai/shindansho/20140421-22.files/01-1.pdf
病歴・就労状況等申立書
https://www.nenkin.go.jp/service/jukyu/todokesho/shougai/shindansho/20140516.files/01.pdf

様，検算には視覚障害者等級計算機が活用できる.

初診日時点で国民年金の被保険者であった場合は，基礎年金のみなので1級または2級の場合に受給できる．初診日時点で厚生年金の被保険者であった場合は，3級および障害手当金相当でも受給可能である．また，後述の⑦欄に記載するとおり，改善に見込みはなく徐々に増悪するのみである傷病の場合は，障害程度が障害手当金相当でも3級の年金が受給できる．眼疾患の多くはこれに該当すると考えられる.

障害年金の請求方法を**表3**に，診断書の有効な現症日を**表4**に示す．障害認定日の有効期間に視力や視野の検査を施行していない場合は，必然的に事後重症請求となる．特に視野障害を来す眼科疾患は初診から緩徐に進行する場合が多く，眼科において障害年金は事後重症請求が主となると思われる.

障害年金診断書の①欄が傷病名である．初診医の記載した受診状況等証明書の傷病名と異なる場合には，⑬の備考欄に両傷病名が一連のものであることがわかるよう補足を記載するとよい．②欄の発生年月日や④欄の原因・誘因は，不詳なら不詳と記載する．③欄の初診日が，前述のと

表3｜障害年金の請求の方法

請求の方法	診断書	支給される障害年金
認定日請求（1年以内）	認定日	障害認定日から
認定日請求（遡及請求）	認定日＋申請日	申請日から最長5年遡って
事後重症請求	申請日	申請日から

表4｜診断書の有効な現症日

必要な診断書の現症日		その日の定義	具体的な現症日の有効範囲
障害認定日	一般の場合　初診日時点で18歳6ヵ月以降	初診日から1年半後	当該日～3ヵ月後
	20歳前傷病　初診日時点で18歳6ヵ月未満	20歳の誕生日	当該日～3ヵ月後
申請日			3ヵ月前～当該日～3ヵ月後

おり非常に重要である。⑦欄は、視覚障害となる眼科疾患の多くは将来的に徐々に悪くなるのであるので、症状固定には該当せず「傷病が治っていない場合…症状のよくなる見込」は「無」となると思われる。

⑩の現症欄は、年月日の記載を忘れないように注意する。視力や視野の欄は手帳と同様である。その他の障害がなければ斜線などを引くか、「該当なし」などと記載するとよい。⑪欄の能力には「日常生活および労働に著しい支障がある」など、⑫欄の備考には「白内障はあるが軽微であり、視機能への影響は限定的である」、またすべて1級相当で改善が見込まれない場合は、「永久認定として問題ないと考える」などの意見を記載することもできる。しかし、これ以上治らないという印象を患者に与えることにもなりかねないので、記載することで1～5年ごとの更新の手続きをしないで済む可能性がある旨を患者にしっかり説明しておく必要がある。患者への説明なしに記載することは避けたほうがよい。

Ⅳ｜病歴・就労状況等申立書

障害年金の申請に際してもう一つ重要なのが、この病歴・就労状況等申立書である。これは医療機関側が記載するものではないが、申請者にとってどのような情報が必要であるか、という観点としては重要であるので、医療従事者も既眼は知っておくとよい。いつからいつまで、どの医療機関で、どんな治療をしたか、ということを時系列に沿って記載するもので、医療機関ごとに、あるいは経過3～5年ごとに、1段に記入する。患者からこれに関連して受診の証明書の発行依頼があった場合は、それを踏まえて情報提供するとよい。

これも受診状況等証明書と同様に診断書との整合性が重要であるため、確認できる事実を中心にシンプルに書く。例えば、緑内障の点眼加療は点眼「点眼薬を処方された」のみで十分であり、眼科内容の変遷まで詳述する必要はない。また、眼科受診歴だからといって「中学生の頃に近視の眼鏡を処方された」などといった、申請の傷病名と直接的には関係のないことは書くべきではない。

Ⅴ｜患者の年齢、特に60代前半に要注意

障害年金の申請は65歳未満のうちに完了する必要がある。2級以上の障害年金を受給したことがない場合、65歳以降に老齢年金と障害年金に切り替えることはできない。障害基礎年金と老齢厚生年金という受給の組み合わせもありうること、障害年金2級の受給歴がある者は障害が増悪し1級相当となった場合には65歳以降でも額改定請求ができることなどから、少なくとも2級相当の障害があるなら申請すべきと考えられる。

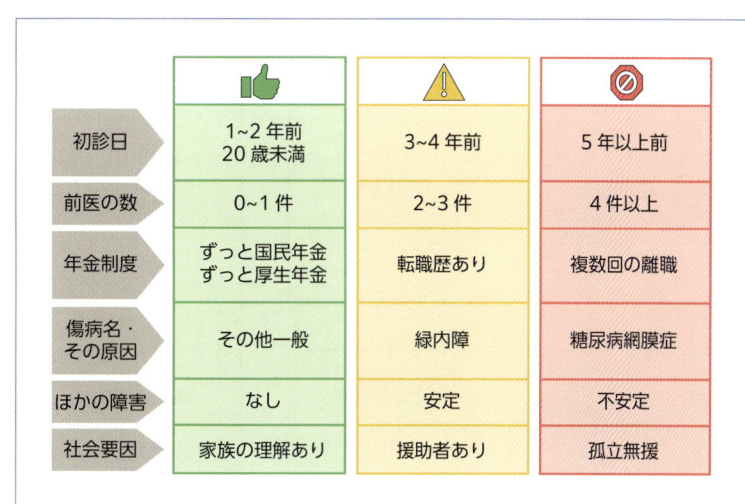

図1｜状況と申請の難しさ（筆者の体感）
黄色が2項目以上あるいは赤色が1項目以上あるなら，専門家である社労士に任せるべきである．

	👍	⚠️	⛔
初診日	1~2年前 20歳未満	3~4年前	5年以上前
前医の数	0~1件	2~3件	4件以上
年金制度	ずっと国民年金 ずっと厚生年金	転職歴あり	複数回の離職
傷病名・ その原因	その他一般	緑内障	糖尿病網膜症
ほかの障害	なし	安定	不安定
社会要因	家族の理解あり	援助者あり	孤立無援

　具体的なタイムリミットは65歳の誕生日の前々日である．視野検査の予約を入れる期間や，前述の受診状況等証明書を依頼し受け取るまでの期間を考えると，時間は意外とあっという間に過ぎてしまう．60代前半で現在障害年金を受給しておらず，しかしすでに2級相当またはそれ以上の障害がある場合には，申請に向け早々に着手すべきである．

　もう一つ重要な点として，障害年金は月単位で計算されるので，書類作成から申請までをできるだけ月をまたがず行うべきである．医療側の都合でのんびり構えていると，それだけ患者にとっては経済的な不利益を被ることになるので，心しておきたい．

　なお，国民年金の保険料は20歳以降に納付義務があり，つまり20歳未満では厚生年金保険の加入者でなければ保険料を納付していない．これを福祉の観点から救うため，20歳前に初診日がある場合は保険料納付要件を問われない．ただし，20歳前傷病の場合は所得制限がある．逆にいえば，この20歳前傷病の場合を除き，障害年金は本人や世帯の所得を理由に減額されることはなく，働いていても受給できる．この点は患者にとって大切な情報なので，ぜひ知っておきたい．

VI｜専門家は社会保険労務士

　自院が初診医ですぐにも診断書が書ける場合

以外は，社会保険労務士（社労士）に相談することを勧めるとよい．特に初診日が5年以上前である場合，初診から複数の医療機関を渡り歩いてきた場合，初診日付近で就職・離職・転職などがあり当時どの年金制度の被保険者であったかが不確実な場合（図1）などは，眼科で抱え込むことなく直ちに社労士に相談すべきである．病歴・就労状況等申立書の書き方で迷っている様子があれば，それも直ちに社労士に相談すべきである．

　社労士に依頼した場合，報酬は受給額の数ヵ月分というのが相場と聞く．患者自身や家族，また医療従事者などがあれこれと迷っている間に数ヵ月過ぎてしまうくらいなら，前述したように障害年金は月単位で計算されるため，社労士に依頼したほうが万事うまく進む可能性が高い．周囲に心当たりの社労士がいない場合には，社労士が中心となっているNPO法人障害年金支援ネットワークに相談するのも一案なので，患者に説明する際にはこのNPOの連絡先などを印刷しておいて渡すとよいだろう．

VII｜育成医療と更生医療

　身体障害児・者が「その障害を除去・軽減する手術等の治療により確実に効果が期待できる」場合，その医療費の自己負担額を軽減する公費負担制度がある．障害児（18歳未満）の場合は育成医療，障害者（18歳以上）の場合は更生医療と

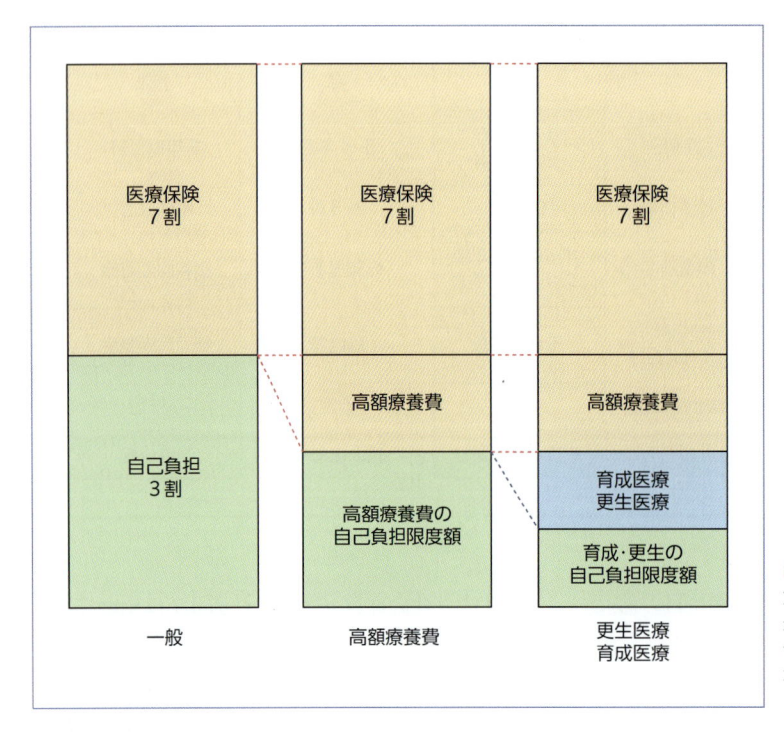

図2｜育成医療・更生医療の守備範囲
対象は限定的ながら，障害程度の改善が見込まれる手術などは高額療養費制度よりも低い自己負担限度額が設定されており，経済的理由で治療を諦める状況が救われている.

いう名称である．都道府県・政令市・中核市の指定を受けた医療機関で，指定を受けた医師が主となって施行する治療が対象となる．傷病名と治療については，眼科に関して具体的には白内障の水晶体摘出術や円錐角膜の角膜移植術などが対象である．図2に例示するとおり，ほかの医療費の制度を活用したうえでなお残る自己負担分に対して，上限額を設けて残りを支給する制度である．したがって，図に示した高額療養費制度のほか，難病法の指定難病や乳幼児に関する医療費助成制度など（詳細は第Ⅴ章を参照）の対象であ

れば，それらが優先される．

　障害があると，確かにいろいろなことにお金がかかるが，手帳に関連するものや障害年金，高額療養費や育成医療・更生医療など，経済的な負担を補う制度もまたいろいろある．治療や就学・就業はもちろん趣味なども含め，制度を知らないがために経済的理由で何かを諦めることがあってはならない．医療ソーシャルワーカーの業務の一つに「経済的問題の解決，調整援助」がある．必要に応じて医療職の職員のほか，これらの社会福祉の専門家の介入を検討するとよい．

V. 保険診療

1. 医療保険と医療費助成

あかしな野中眼科　**野中隆久**

I　医療保険

1. 医療保険制度の特徴

　わが国の医療保険制度の特徴は,「皆保険制度」「医療機関を自由に選べる(フリーアクセス)」「安い医療費で高度な医療を提供するための現物給付制度」であり(**表1**),皆保険制度を維持するために,公費が投入されている.

2. 医療保険制度の種類

　医療保険制度には,サラリーマン等が対象の被用者保険制度(協会けんぽ,各共済組合,船員保険等)と国民健康保険制度の2つに大別され,75歳以上の高齢者については後期高齢者医療保険制度が適応される.各医療保険制度の保険者数と加入者数を**表2**に示す.

　各保険制度の財政状況は,加入する被保険者の違いが反映される.

　健康保険組合は,加入者の平均年齢がほかの医療保険制度と比べると比較的若く,1人あたりの医療費は低いが,平均所得は比較的高いため,財政的には余裕がある.一方,国民健康保険は加入者の平均年齢が比較的高いため,1人あたりの医療費は高く,さらに平均所得が低いことから,財政基盤が不安定になりやすい.

　現役世代の多くは健康保険組合や協会けんぽに加入する一方で,退職して所得が低くなり,医療費が高くなる高齢者になると国民健康保険に加入するという構造的な問題がある.このため,65歳未満についての制度間の財政調整は基本的には行われていないが,65～74歳の前期高齢者については,加入率を用いて制度間の財政調整を行う仕組みがある.75歳以上の後期高齢者については,1割を後期高齢者の保険料,5割を公費,4割を被用者保険および国民健康保健からの支援金で賄うという,後期高齢者医療制度が設けられている.

国民皆保険制度	すべての国民が何らかの公的保険制度に加入している
フリーアクセス	患者自らの意思により,自由に医療機関を選んで受診できる
現物給付制度	医療行為が先に行われ,費用は保険者から医療機関に事後に支払われる

表1｜わが国の医療保険制度の特徴

医療保険制度	保険者数	加入者数
国民健康保険	1,716	約2,537万人
全国健康保険協会管掌健康保険(協会けんぽ)	1	約4,027万人
組合管掌健康保険	1,388	約3,838万人
共済組合	85	約869万人
後期高齢者医療制度	47	約1,843万人

表2｜主な医療保険制度とその保険者数,加入者数(令和4年3月末現在)

(文献1)より)

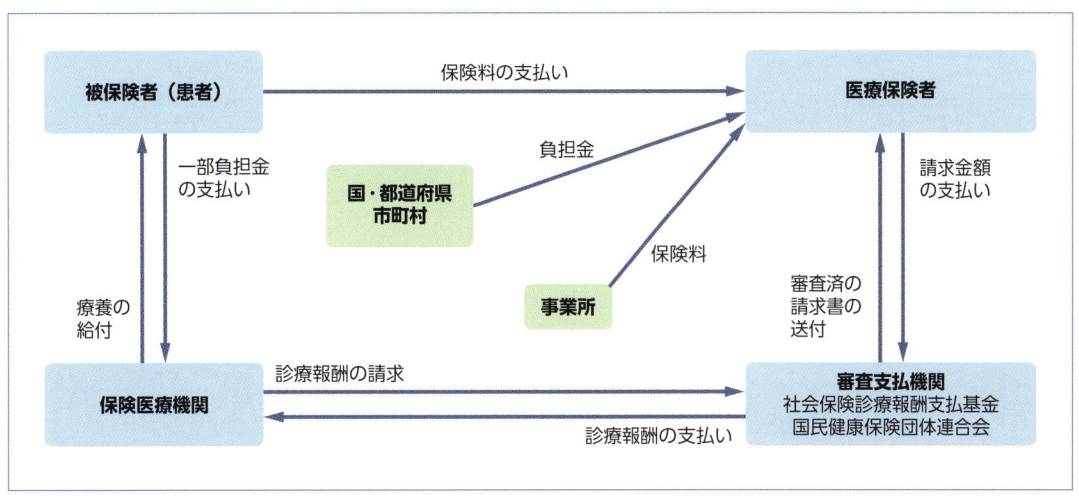

図1｜保険診療の流れ

3. 保険診療の流れ

　保険診療は現物給付制度となっている．すなわち，保険医療機関において患者に対する医療行為がまず行われる．その際，患者は医療機関の窓口に一部負担金を支払い，残りの費用については，保険者から審査支払機関を通じて保険医療機関に支払われる(図1)．

　保険診療は，保険者と保険医療機関との間で交わされた，公法上の契約に基づく「契約診療」である．この現物給付の仕組みは，健康保険法，国民健康保険法，高齢者の医療の確保に関する法律等で規定されており，その規定に自由意思によって参加した医療機関が，保険医療機関として登録される(医療機関が必ず保険医療機関となる必要はない)．

　審査支払機関には，社会保険診療報酬支払基金(以下，支払基金)と国民健康保険団体連合会(以下，国保連)の2つがある．

　支払基金は，「社会保険診療報酬支払基金法」により昭和23年に特殊法人として設立され，その後民間法人化され，健康保険組合，協会けんぽ，共済組合等の審査・支払いのほか，生活保護等の公的負担医療の審査も行っている．国保連は，昭和13〜17年に国民健康保健組合連合会が全国で順次設立され，国民健康保険，高齢者医療，介護保険等の審査・支払いを行っている．

　支払基金は全国規模の一法人で，第三者的な性格であるが，国保連は都道府県単位の47法人があり，保険者により設立されている保険者団体である．したがって，各県の国保連に集まる診療報酬明細書(以下，レセプト)は，その大部分が自県の保険者分であるのに対し，支払基金では他県の保険者に対するレセプトの割合が多くなり，被保険者によって利用される医療機関が全国に所在するような全国規模の保険者も多い．そのため支払基金においては，全国統一のルールによる審査が進められている．

4. 医療費の一部負担割合

　それぞれの年齢層における一部負担(自己負担)割合は図2のとおりである．所得による区分は，前年の住民税課税所得等に基づき決定され，毎年8月1日に見直される．

5. 高額療養費制度

　高額療養費制度とは，家計に対する医療費の自己負担が過重なものとならないように，医療機関の窓口において医療費の自己負担を支払ったあと，月ごとの自己負担限度額を超える部分について，事後的に保険者から償還払いされる制度である．現在は，同一医療機関で自己負担限度額を超える場合には，原則として患者は超過分の窓口負担をせず，保険者より医療機関に直接支払わ

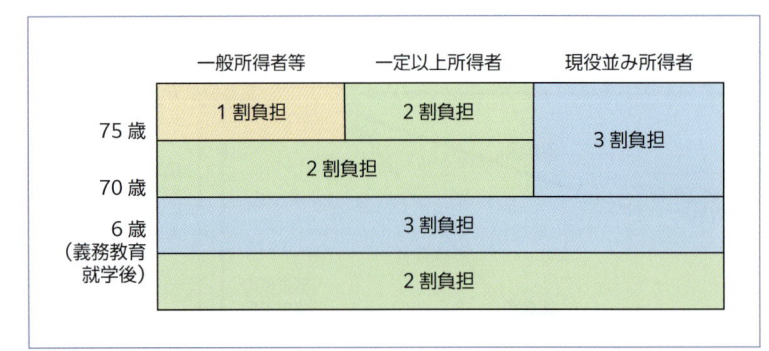

図2｜医療費の一部負担割合

		月単位の上限額（円）	
70歳未満	年収約1,160万円〜	252,600＋（医療費－842,000）×1%〈多数回該当：140,100〉	
	年収約770〜1,160万円	167,400＋（医療費－558,000）×1%〈多数回該当：93,000〉	
	年収約370〜770万円	80,100＋（医療費－267,000）×1%〈多数回該当：44,400〉	
	〜年収約370万円	57,600〈多数回該当：44,400〉	
	住民税非課税	35,400〈多数回該当：24,600〉	
		外来（個人ごと）	世帯ごと
75歳以上	年収約1,160万円〜	252,600＋（医療費－842,000）×1%〈多数回該当：140,100〉	
	年収約770〜1,160万円	167,400＋（医療費－558,000）×1%〈多数回該当：93,000〉	
	年収約370〜770万円	80,100＋（医療費－267,000）×1%〈多数回該当：44,400〉	
	〜年収約370万円	18,000	57,600〈多数回該当：44,400〉
	住民税非課税	8,000	24,600
	住民税非課税（所得が一定以下）		15,000

表3｜高額療養費自己負担限度額（令和4年10月〜）
多数回該当とは，過去12ヵ月間に3回以上，上限額に達した場合，4回目から自己負担上限額が引き下げられるしくみ.

れる制度が導入されている．自己負担限度額は，被保険者の所得に応じて設定されている（表3）．

平成20年からは，高額医療・高額介護合算療養費制度が開始され，医療保険と介護保険における1年間（毎年8月1日〜翌年7月31日）の医療・介護の自己負担の合算額が高額となり，限度額を超える場合に，被保険者にその超えた金額が支給され，自己負担が軽減されるようになった（表4）．

II　医療費助成

医療費の助成制度とは，医療費の負担軽減のため，設定上限を超えた一部負担金に対して，国や地方自治体が助成をする制度で，主なものとしては表5のような制度がある．前述の高額療養費制度も医療費助成の一つである．

1. 指定難病に対する医療費助成制度

指定難病とは難病のうち表6の要件を満たすものについて厚生科学審議会（指定難病検討委員

表4｜高額医療・高額介護合算療養費制度による自己負担限度額

	75歳以上	70〜74歳	70歳未満
	介護保険＋後期高齢者医療	介護保険＋被用者保険または国民健康保険	
年収約1,160万円〜	212万円	212万円	212万円
年収約770〜1,160万円	141万円	141万円	141万円
年収約370〜770万円	67万円	67万円	67万円
〜年収約370万円	56万円	56万円	60万円
住民税世帯非課税等	31万円	31万円	34万円
住民税世帯非課税（年金収入80万円以下等）	19万円(注)	19万円(注)	34万円

（注）　介護サービス利用者が世帯内に複数いる場合は31万円.

表5｜主な医療費助成制度

- 高額療養費制度
- 指定難病に対する医療費助成
- 小児慢性特定疾患に対する医療費助成
- 自立支援医療費制度
- 乳幼児の医療費助成
- 障害者医療費助成制度

表7｜眼科に関係する指定難病の対象疾患の一例

- 網膜色素変性症
- 中隔視神経形成異常症／ドモルシア症候群
- 眼皮膚白皮症
- 黄斑ジストロフィー
- レーベル遺伝性視神経症
- アッシャー症候群
- 前眼部形成異常
- 無虹彩症
- 膠様滴状角膜ジストロフィー

対象疾患の検索，診断基準や重症度分類については，「難病情報センター」[3]のホームページで確認できる.

表6｜指定難病として指定されるための要件

- 発病の機構が明らかでないこと
  原因が不明，病態の解明が不十分であるなど
- 治療方法が確立していないこと
  治療方法が全くない，対症療法はあるが根治のための治療方法がないなど
- 長期の療養を必要とすること
  疾病に起因する症状が長期にわたって継続する場合（基本的には発症してから治癒することなく，生涯にわたって症状が継続あるいは潜在する場合）
- 患者数が日本国内で一定の人数に達しないこと
  「人口の0.1%程度」に達しない場合
- 診断に関し，客観的な指標による一定の基準が定まっていること
  血液などの抗体検査，画像検査，遺伝子解析検査，生理学的検査，病理検査などの結果や，理学的所見を含めた客観的な指標がある. 関連学会などによる承認を受けた基準などがある

会）が審議を行い，厚生労働大臣が指定したもので，令和6年4月現在341疾病が指定されている[2].

　医療費助成の対象となるのは，原則として「指定難病」と診断され，「重症度分類等」に照らした病状の程度が一定程度以上の場合である. 対象疾患の診断基準とそれぞれの疾病の特性に応じた重症度分類等が，個々の疾病ごとに設定されている. 眼科に関係する対象疾患の一例を表7に示す. それぞれの疾患の診断基準や重症度分類については，「難病情報センター」のホームページに掲示されている[3].

　指定難病の診断を行う「難病指定医」や治療を行う「指定医療機関」を，都道府県知事・指定都市の市長が指定する制度が導入されており，医療費助成を受けるためには指定医による診断書が必要であり，難病に係る医療費助成の対象となるのは指定医療機関で受診した際の医療費となる. その医療費に対する自己負担上限額を表8に示す.

　この「難病指定医」となるためには，「専門医」資格を有するか，都道府県知事の行う研修を修了する必要がある.

2. 小児慢性特定疾病児童等への医療費助成制度

　この制度は，小児慢性特定疾病児童等の健全育成の観点から，患児家庭の医療費の負担軽減を図るとともに，患児データを効率的に収集し治療研究を推進するため，治療に要した医療費の自

表8｜指定難病患者の自己負担上限額

階層区分	階層区分の基準		患者負担割合：2割		
			自己負担上限額（外来＋入院）		
			一般	高度かつ長期[*]	人工呼吸器等装着者
生活保護			0	0	0
低所得I	市町村税非課税	本人年収：～80万円	2,500円	2,500円	1,000円
低所得II		本人年収：80万円超～	5,000円	5,000円	
一般所得I	市町村民税　7.1万円未満		10,000円	5,000円	
一般所得II	市町村民税　7.1万円～25.1万円未満		20,000円	10,000円	
上位所得	市町村民税　25.1万円～		30,000円	20,000円	
入院時の食費			全額負担		

[*]月ごとの医療費総額が5万円を超える月が年間6回以上あること.

表9｜小児慢性特定疾病児童等への医療費助成制度の対象

- 慢性に経過する疾病であること
- 生命を長期に脅かす疾病であること
- 症状や治療が長期にわたって生活の質を低下させる疾病であること
- 長期にわたって高額な医療費の負担が続く疾病であること

己負担分の一部を助成するものである．助成対象者は，原則18歳未満の児童のうち症状が一定程度の者とされている．眼科に関連する疾患は，眼皮膚白皮症（先天性白皮症），網膜芽細胞腫などがある．表9にあるように，原則として「生命を長期に脅かす疾病」が対象であるため，眼科疾患は少ない．対象疾患の検索は，小児慢性特定疾病情報センターのホームページから行うことができる[4]．

　その医療費に対する自己負担上限額は表10のようになっている．

3. 自立支援医療制度

　自立支援医療制度は，心身の障害を除去・軽減するための医療について，医療費の自己負担額を軽減する公費負担医療制度であり，以下の3種類の医療制度がある．

精神通院医療：精神保健福祉法第5条に規定する統合失調症などの精神疾患を有する者で，通院による精神医療を継続的に要する者．

更生医療：身体障害者福祉法に基づき身体障害者手帳の交付を受けた者で，その障害を除去・軽減する手術等の治療により確実に効果が期待できる者（18歳以上）．

育成医療：身体に障害を有する児童で，その障害を除去・軽減する手術等の治療により確実に効果が期待できる者（18歳未満）．

　眼科的には，白内障による視覚障害を来している児童に対する水晶体再建術などが育成医療の対象となる場合がある．

　その医療費に対する自己負担上限額は表11のようになっている．

4. 乳幼児の医療費助成制度

　乳幼児医療費助成制度とは，乳幼児の医療機関での一部負担金に対し，その費用の一部または全額を自治体が助成する制度で，対象となる子どもの年齢は各自治体により異なる．令和3年4月1日現在の対象年齢ごとの全国の市区町村の数を表12に示す．そのほとんどが中学卒業または高校卒業までとなっている．近年の少子化対策，子育て世代応援施策のため，徐々に対象年齢を拡大する市区町村が増えてきている．

文献

1) 厚生労働省：我が国の医療保険について
https://www.mhlw.go.jp/stf/seisakunitsuite/bunya/kenkou_iryou/iryouhoken/iryouhoken01/index.html

表10｜小児慢性特定疾病患者の自己負担上限額

階層区分	階層区分の基準		患者負担割合：2割		
			自己負担上限額（外来＋入院）		人工呼吸器等装着者
			一般	重症*	
生活保護			0円		
低所得I	市町村税非課税（世帯）	本人年収：～80万円	1,250円	1,250円	500円
低所得II		本人年収：80万円超～	2,500円	2,500円	
一般所得I	市町村民税　7.1万円未満		5,000円	2,500円	
一般所得II	市町村民税　7.1万円～25.1万円未満		10,000円	5,000円	
上位所得	市町村民税　25.1万円～		15,000円	10,000円	
入院時の食費			1/2自己負担		

*①1月ごとの医療費総額が5万円を超える月が年間6回以上あること、②現行の重症患者基準に適合するもの、のいずれかに該当。

表11｜自立支援医療の自己負担上限額

階層区分	階層区分の基準		更生医療・精神通院医療	育成医療	重度かつ継続
生活保護			0	0	0
低所得I	市町村税非課税	本人又は障害児の保護者の年収：～80万円	2,500円	2,500円	2,500円
低所得II		低所得Iを除く	5,000円	5,000円	5,000円
一般所得I	市町村民税　～3.3万円未満		(*)	5,000円	5,000円
一般所得II	市町村民税　3.3万円～23.5万円未満			10,000円	10,000円
上位所得	市町村民税　23.5万円～		対象外	対象外	20,000円

（＊）総医療費の1割または高額療養費（医療保険）の自己負担限度額。

表12｜乳幼児医療費助成制度における対象年齢ごとの全国の市区町村数

対象年齢	通院	入院
実施市区町村数計	1,741	1,741
就学前	40	3
9歳年度末	11	0
12歳年度末	36	28
15歳年度末	832	810
18歳年度末	817	892
20歳年度末	3	3
22歳年度末	2	2
24歳年度末	0	3

現在、多くの市区町村が中学卒業または高校卒業年度末までをとしているが、対象年齢は拡大される傾向にある。

（2024年5月閲覧）
2）厚生労働省：指定難病
https://www.mhlw.go.jp/stf/seisakunitsuite/bunya/0000084783.html（2024年9月閲覧）
3）難病情報センター
https://www.nanbyou.or.jp/（2024年5月閲覧）
4）小児慢性特定疾病情報センター
https://www.shouman.jp/（2024年5月閲覧）

はら眼科　**原　　信哉**

Topics

包括評価制度

短期滞在手術等基本料は，短期滞在手術等（日帰り手術，1泊2日入院による手術および4泊5日入院による手術および検査）を行うための環境および当該手術を行うために必要な術前・術後の管理や定型的な検査，画像診断等を包括的に評価したものであり，必要な要件を満たしている保険医療機関（DPC対象病院を除く）で対象となる手術や検査を行った場合に算定できる．令和4年4月の診療報酬改定において，短期滞在手術等基本料1ならびに3の対象手術が変更となり，また令和6年4月の改定において対象となる手術が「主として入院で行う手術」と「それ以外の手術」に細分化された．本稿では外来に関連する短期滞在手術等基本料1（以下，短手1）について解説する．

眼科領域で短手1の対象となる手術を**表1**に，施設基準を**表2**に示す．施設基準に挙げられている，同意書の様式（別紙様式8）については，内容が網羅されていれば独自のものを用いても問題ない．許可病床である必要はないため，無床の診療所でも算定可能であるが，**表2**に掲載する施設基準を満たし，届出していることが必要である．再診料は所定点数に含まれるため，別に算定はできない．以下に算定にあたっての注意点を解説する．

施設基準に関する事項

短手1では，「看護師が常時患者4人に1人の割合で回復室に勤務していること」とされている．この場合は，准看護師では認められないことに注意する必要がある．

採血に関する事項

術前に行う採血については当該基本料に包括されるため，別に請求できない．しかし，B型肝炎についての採血に関して，短手1に包括されているのは〈D013 1 HBs抗原定性・半定量〉であるが，現在はオーダーできない状態となっているため，〈D013 3 HBs抗原，HBs抗体〉で行っている場合がほとんどである．この場合は別に算定できる．また，前月までに行った場合は本検査についての〈D026 6 免疫学的検査判断料〉もあわせて算定できる．さらに，採血の手技料である〈D400 血液採取〉も包括されていない

表1｜眼科領域で短期滞在手術等基本料1の対象となる手術

		手術名	
イ　主として入院で実施されている手術	水晶体再建術	K282 1 イ	縫着レンズを挿入するもの
		K282 2	眼内レンズを挿入しない場合
		K282 3	計画的後嚢切開を伴う場合
ロ　イ以外の場合	涙管チューブ挿入術	K202 1	涙道内視鏡を用いるもの
	眼瞼内反症手術	K217 2	皮膚切開法
	眼瞼下垂症手術	K219 1	眼瞼挙筋前転法
		K219 3	その他のもの
	翼状片手術	K224	弁の移植を要するもの
	治療的角膜切除術	K254 1	エキシマレーザーによるもの（角膜ジストロフィーまたは帯状角膜変性に係るものに限る）
	緑内障手術	K268 6	水晶体再建術併用眼内ドレーン挿入術
	水晶体再建術	K282 1 ロ	その他のもの

表2｜短期滞在手術等基本料1の施設基準

「厚生労働省告示第55号（令和4年3月4日）」によるもの	(1)手術を行うにつき十分な体制が整備されていること． (2)短期滞在手術を行うにつき回復室その他適切な施設を有していること． (3)当該回復室における看護師の数は，常時，当該回復室の患者の数が四又はその端数を増すごとに一以上であること．
「基本診療料の施設基準等及びその届出に関する手続きの取扱いについて（保医発0304 第2号，令和4年3月4日）」によるもの	(1)手術を行う場合にあっては，術後の患者の回復のために適切な専用の病床を有する回復室が確保されていること．ただし，当該病床は必ずしも許可病床である必要はない． (2)看護師が常時患者4人に1人の割合で回復室に勤務していること． (3)手術を行う場合にあっては，当該保険医療機関が，退院後概ね3日間の患者に対して24時間緊急対応の可能な状態にあること．又は当該保険医療機関と密接に提携しており，当該手術を受けた患者について24時間緊急対応が可能な状態にある保険医療機関があること． (4)短期滞在手術等基本料に係る手術（全身麻酔を伴うものに限る．）が行われる日において，麻酔科医が勤務していること． (5)術前に患者に十分に説明し，「診療報酬の算定方法の一部改正に伴う実施上の留意事項について」における別紙様式8を参考として同意を得ること．

表3｜短期滞在手術等基本料1における麻酔について

*1 2022年4月28日　疑義解釈資料の送付について（その7）問13
*2 2022年4月28日　疑義解釈資料の送付について（その7）問14

		麻酔とは？*1	
		イ	ロ
麻酔医の勤務*2	必要	マスク又は気管内挿管による閉鎖循環式全身麻酔	開放点滴式全身麻酔
	不要	硬膜外麻酔	迷もう麻酔
		脊椎麻酔	球後麻酔

ため，別に算定できる．

　術前の採血を内科など他院に依頼した場合の費用は短手1に包括されるため，依頼を受けた医療機関では検査料を徴収せず，医療機関同士の合議により手術を行う医療機関が支払う．また，短手1での手術が採血後に中止となった場合，当該月のレセプトを取り下げ，症状詳記を添えて出来高で算定し直すことができる．

麻酔に関する事項

　短手1において，〈イまたはロ　(1)麻酔を伴う手術を行った場合〉の麻酔とは次の3つである．
①〈L002　硬膜外麻酔〉
②〈L004　脊椎麻酔〉
③〈L008　マスク又は気管内挿管による閉鎖循環式全身麻酔〉
　したがって，〈L000　迷もう麻酔〉〈L007　開放点滴式全身麻酔〉はいずれも〈イまたはロ　(2)(1)以外の場合〉での算定となる．

　一方で，短手1の施設基準における全身麻酔とは次の2つとされている．
①〈L007　開放点滴式全身麻酔〉
②〈L008　マスク又は気管内挿管による閉鎖循環式全身麻酔〉
　そのため，麻酔科医の勤務については，迷もう麻酔の場合は不要，開放点滴式全身麻酔の場合は必要である〔いずれも2022年4月8日発出の疑義解釈資料（その7）問13，14による〕．以上を**表3**にまとめる．

複数手術に関する事項

　短手1の対象である手術と対象でない手術を同時に行った場合，例えば水晶体再建術と硝子体茎顕微鏡下離断術を同時に行った場合は短手1を算定できる．また，両眼，片眼の区別はないため，短手1の対象手術を両眼同日に施行した場合でも，短手1は1回のみの算定となる．

V. 保険診療

2. 病名と保険請求

柿田眼科　**柿田哲彦**

表1｜ワープロ病名と標準病名

ワープロ病名	標準病名	ワープロ病名	標準病名
水晶体起因性緑内障	水晶体原性緑内障	ポスナー・シュロスマン症候群	ポスナー・シュロスマン症候群
房水産生過剰緑内障	過分泌緑内障	人工水晶体眼	眼内レンズ挿入眼
老人性白内障	加齢性白内障	後嚢下白内障	後のう下白内障
水晶体融解性緑内障	水晶体融解緑内障		

I｜標準病名を正確に入力して査定・返戻を防ぐ

保険診療で行った医療行為が社会保険診療報酬支払基金（以下、基金）等の審査機関に認められるには、その根拠となる日本語の傷病名をレセプト（診療報酬明細書）に入力する必要がある。例えばEKCではなく、「流行性角結膜炎」または「アデノウイルス角結膜炎」とし、また、結膜弛緩症やlid wiper epitheliopathyにハミミ下懸濁点眼液やシクアホソルナトリウム点眼液が有効であるかもしれないが、レセプトの病名には「ドライアイ」と記載しなければ査定されてしまう。現行のレセプト審査の基本は、薬剤治療や診療行為と傷病名の適否、つまり「病名漏れ」のチェックである。病名漏れは基本的に査定の対象となる。

レセプトには1行に1傷病名を入力する。傷病名は左右両どちらの眼かをはっきり記載し、傷病名の転帰欄はこまめにチェックすることが必要である。急性疾患で治癒した場合の傷病名は、速やかに「治癒」か「中止」とする。「疑い病名」での検査は認められるが、処置・手術・投薬は認められない。例えば「流行性角結膜炎の疑い」の傷病名だけで抗菌点眼薬を処方できない。「急性結膜炎」「細菌性結膜炎」などの診断が確定した病名（確定病名）が別途必要である。同様に、緑内障などの診断が確定したら、「緑内障の疑い」ではなく「緑内障」「高眼圧症」などの確定病名が必要である。ちなみに「視神経乳頭陥凹拡大」も認められない。疑い病名が多いとレセ

ト病名（審査支払機関での査定を免れるための架空の傷病名）と解されることがあり、査定や返戻の対象となるので注意が必要である。「疑い病名」は診断がついた時点で、速やかに確定病名に変更するか中止する。長期間に数カ月間にわたって疑い病名を継続することは認められない。

「保険請求に用いる傷病名については、原則として『磁気テープ等を用いた請求に関して厚生労働大臣が定める規格及び方式』別添3に規定する傷病名を用いること」と定められている。この厚生労働大臣が定めた規格による傷病名が「標準病名」と呼ばれ、2024年1月1日時点で27,383種類認められている。レセプトに入力する傷病名には標準病名が最も望ましい。電子カルテでは傷病名を検索すれば標準病名を選択し入力可能である。そのほか、病名検索ツールには診療報酬情報提供サービス「傷病名マスター検索」[1]「病名さん」[2]や、標準病名以外の傷病名は未コード化傷病名であり、一般的に「ワープロ病名」と呼んでいる。表1に緑内障・白内障関連のワープロ病名と

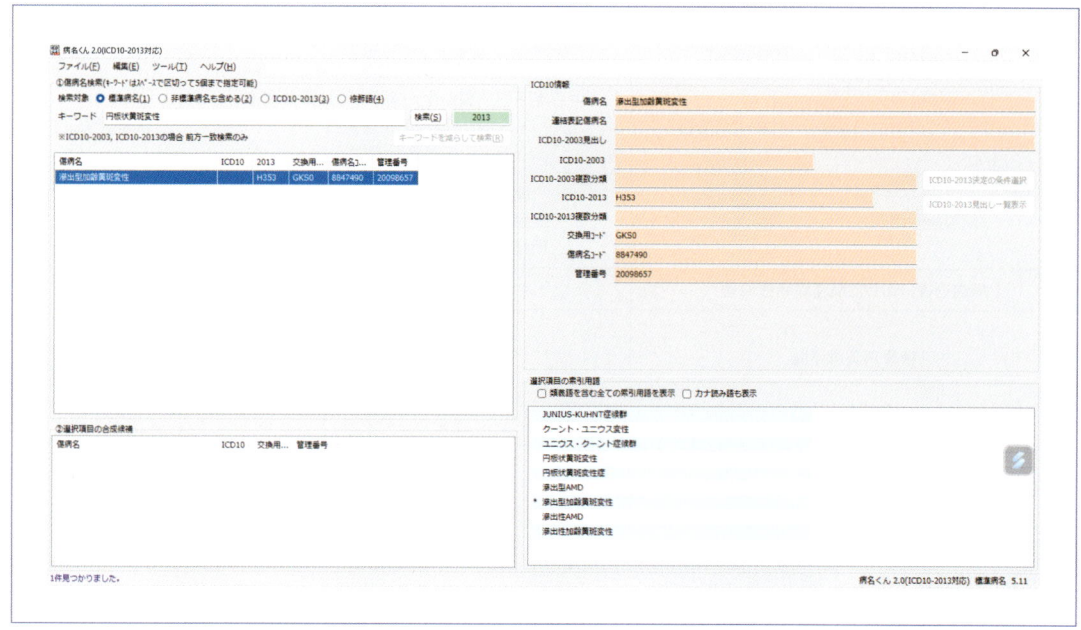

図1 | 「病名くん 2.0」による傷病名検索の一例

対応する標準病名を列挙した．特に「続発（性）」などの「性」の有無で標準病名ではない傷病名が散見されるので気をつけてほしい．標準病名のなかにふさわしい傷病名がないと判断した場合は，医療用医薬品では添付文書の「効能又は効果」にある傷病名，あるいは日本眼科学会「眼科用語集」（現在は2018年第6版）に掲載されている傷病名をワープロ病名として手入力する．同じ傷病名でも電子カルテで検索せず入力するとワープロ病名となり審査の際にチェックされるので，検索して標準病名を入力するよう気をつけてほしい．

　「病名くん2.0」による傷病名検索の一例を図1に示す．以前は加齢黄斑変性を「円板状黄斑変性」と呼んでおり，現在も「眼科用語集」に残っている．「病名くん2.0」でキーワードに「円板状黄斑変性」と入力すると，標準病名として「滲出型加齢黄斑変性」に変換され検出される．表2は，添付文書や「眼科用語集」にあるが標準病名にないため自動変換される傷病名の一例である．以前はなかった「中心窩下脈絡膜新生血管を伴う加齢黄斑変性」が現在は標準病名に加えられているように，標準病名は年々更新されているので時々チェックしてアップデートしてほしい．

　1例として，表3にアイリーア®硝子体内注射液

表2 | 「病名くん 2.0」で標準病名に変換される傷病名の一例

添付文書または眼科用語集に記載の病名	変換される標準病名
円板状黄斑変性	滲出型加齢黄斑変性
豹紋状眼底	紋理眼底
網膜剥離裂孔	裂孔原性網膜剥離
錐体ジストロフィ	錐体ジストロフィー
モーレン角膜潰瘍	蚕蝕性角膜潰瘍
アトピー皮膚炎	アトピー性皮膚炎

40mg/mLの適応病名を列挙する．アイリーア®の適応にある標準病名を入力しておけば，基本的に審査機関のコンピュータチェックで抽出されることはない．例えば添付文書の「網膜静脈閉塞症に伴う黄斑浮腫」の病名は標準病名にはなく，検索すると「網膜静脈閉塞症による黄斑浮腫」がヒットするので，その標準病名を入力する．ただし，標準病名でも「網膜静脈閉塞症」と「黄斑浮腫」を2行に分けて入力するのではなく，「網膜静脈閉塞症による黄斑浮腫」と入力しないとチェックが入るので気をつけてほしい．

　チェックの入ったレセプトを審査委員は目視で確認する．ワープロ病名でも医学的に適応があれ

表3｜アイリーア®硝子体内注射液40 mg/mLの適応病名

添付文書記載の病名	算定可能な標準病名	眼科用語集
中心窩下脈絡膜新生血管を伴う加齢黄斑変性	中心窩下脈絡膜新生血管を伴う加齢黄斑変性 滲出型加齢黄斑変性 加齢黄斑変性	加齢黄斑変性
網膜静脈閉塞症に伴う黄斑浮腫	網膜静脈閉塞症による黄斑浮腫 網膜中心静脈閉塞症による黄斑浮腫 網膜静脈分枝閉塞症による黄斑浮腫	該当なし
病的近視における脈絡膜新生血管	近視性脈絡膜新生血管	該当なし
糖尿病黄斑浮腫	糖尿病黄斑浮腫 1型糖尿病性黄斑浮腫 2型糖尿病性黄斑浮腫	該当なし
血管新生緑内障	血管新生緑内障	血管新生緑内障
未熟児網膜症	未熟児網膜症	未熟児網膜症

表4｜屈折検査

1　6歳未満の場合　69点 2　1以外の場合　69点 注　1について，弱視又は不同視と診断された患者に対して，眼鏡処方箋の交付を行わずに矯正視力検査を実施した場合には，小児矯正視力検査加算として，35点を所定点数に加算する．この場合において，区分番号D263に掲げる矯正視力検査は算定しない．	（屈折検査について） (1)(2)略 (3)屈折検査と区分番号「D263」矯正視力検査を併施した場合は，屈折異常の疑いがあるとして初めて検査を行った場合又は眼鏡処方箋を交付した場合に限り併せて算定できる．ただし，本区分「1」については，弱視又は不同視が疑われる場合に限り，3月に1回（散瞳剤又は調節麻痺剤を使用してその前後の屈折の変化を検査した場合には，前後各1回）に限り，D263矯正視力検査を併せて算定できる． (4)「注」に規定する加算は，「1」について，弱視又は不同視と診断された患者に対して，眼鏡処方箋の交付を行わずに矯正視力検査を実施した場合，3月に1回（散瞳剤又は調節麻痺剤を使用してその前後の屈折の変化を検査した場合には，前後各1回）に限り，所定点数に加算する． （屈折検査に関する事務連絡） 問　弱視又は不同視が疑われる6歳未満の小児に対して，D261屈折検査とD263矯正視力検査を併施した場合は，3月に1回に限り併せて算定できるが，散瞳剤又は調節麻痺剤を使用してその前後の屈折の変化を検査した場合には，前後各1回の合計2回算定できるか． 答　算定できる．

（文献3)より)

ばその算定は認められるが，審査委員は時間をかけて詳細にレセプトのほかの箇所も審査するため，新たな問題点を発見する機会が増えることとなる．査定・返戻を減らす意味からも，適切な標準病名を入力することをお勧めする．

　傷病名を標準病名に統一することで，レセプト博士®NEO，Mighty Checker®などのレセプト点検ソフトを活用できる．それらを使えば，病名漏れのチェックはもちろん，縦覧，算定日チェックなどにも対応できる．日本医師会ORCA（Online Receipt Computer Advantage）による日医標準レセプトソフトでも各医療機関でチェックマスタの作成を行えば，簡易的なレセプト点検は可能である．レセプト点検ソフトを使用して不本意な査定や返戻を防ぐことは非常に有益である．

II　青本と添付文書が教科書

　保険診療では，2年ごとの診療報酬改定に合わせて社会保険研究所が出版している厚生労働省発出の告示・通知をそのまま収載した法令集「医科点数表の解釈」を「青本」と呼び，これを算定根拠としている．表4は屈折検査に関する記載[3]だが，「弱視又は不同視が疑われる」と「弱視又は不同視と診断された」を明確に区別し，屈折検査，矯正視力検査，小児矯正視力検査加算の算定について細かく定めている．これに従ってレセプトを作成する必要があるので，青本を熟読して理解する必要がある．このように，青本には医科点数表や施設基準等に関する通知，厚生労働省より発出された疑義解釈，Q&Aなどがまとめられている．そのほかの出版社や保険医協会からも解説書が

出されているが，いずれも民間会社が独自に解釈しているものであるので，それを保険請求の根拠とすることはできない．あくまで参考書と考えるべきである．

　添付文書には，表5の項目の届出が製造販売業者に義務付けられている．それらのなかで保険診療に重要なポイントは，「警告」「禁忌」「効能又は効果」「用法及び用量」「慎重投与」「重要な基本的注意」などである．保険者は添付文書の記載内容を基に合致していない病名のレセプトに対し，返戻や再審査請求を行う．例えば，ジクアス®点眼液3%の効能・効果は「ドライアイ」である．単なる角膜炎や角膜びらんでは認められない．また，「乾性角結膜炎」では保険者は病名漏れだと判定して返戻してくることがある．無用な査定・返戻を避けるために，「ドライアイ」のような効能・効果に記載されている傷病名を入力していただきたい．

　ドライアイ患者がコンタクトレンズ装用時にも点眼できるように，防腐剤フリーのヒアレイン®ミニ点眼液を処方することがあるかもしれない．しかし，添付文書の〔保険給付上の注意〕に，「ヒアレイン®ミニ点眼液0.1%，ヒアレイン®ミニ点眼液0.3%は，シェーグレン症候群又はスティーブンス・ジョンソン症候群に伴う角結膜上皮障害の患者に使用した場合に限り算定するものであること」と記載されている．シェーグレン症候群あるいはスティーブンス・ジョンソン症候群の病名が必要である．

　青本と添付文書に合致しない診療内容は，基本的に査定されても仕方がない．青本は可能なら購入することをお勧めするが，勤務先の病院には常備していると思われる．現在は「しろぼんねっと」[4]というWebサイトで，青本の内容をある程度調べることができるので参考にしていただきたい．添付文書は現在インターネットで容易に入手できるので，初めての薬剤を処方する場合は添付文書に一度目を通すことをお勧めする．

Ⅲ　傷病名のピットフォール

　傷病名には適応病名以外に禁忌病名もある．

表5｜添付文書に届出が必要な事項

- 販売名
- 警告
- 禁忌（原則禁忌を含む）
- 効能又は効果に関連する使用上の注意
- 用法及び用量に関連する使用上の注意
- 慎重投与
- 重要な基本的注意
- 相互作用
- 副作用
- 高齢者への投与
- 妊婦，産婦，授乳婦等への投与
- 小児等への投与
- 臨床検査結果に及ぼす影響
- 過量投与
- 適用上の注意
- その他の注意
- 取扱い上の注意

表6｜エイベリス®点眼液0.002%の禁忌

禁忌（次の患者には投与しないこと）
1. 本剤の成分に対し過敏症の既往歴のある患者
2. 無水晶体眼又は眼内レンズ挿入眼の患者
　　［嚢胞様黄斑浮腫を含む黄斑浮腫，及びそれに伴う視力低下及び視力障害を起こすおそれがある．］
3. タフルプロストを投与中の患者
　　［併用禁忌（併用しないこと）
　　薬剤名等 タフルプロスト：タプロス®点眼液，タプコム®配合点眼液］

　例えばエイベリス®点眼液0.002%の禁忌に「無水晶体眼又は眼内レンズ挿入眼の患者」が記載されている（表6）．エイベリス®は「無水晶体眼」または「眼内レンズ挿入眼」の病名があると，効能・効果である緑内障や高眼圧症の病名を入力していても査定される．特に注意してほしい点は，無水晶体眼または眼内レンズ挿入眼の「患者」が禁忌であることである．片眼が有水晶体眼であっても，その眼にこの点眼液は使用できない．添付文書をしっかり読み込む必要がある．

　眼科手術用粘弾性物質は白内障手術と全層角膜移植術が適応である．つまり，白内障または角膜混濁などの全層角膜移植術が必要な傷病名が必要である．緑内障手術や硝子体手術のみでは算定できない．さらに，同じ眼科手術用粘弾性物質でも全層角膜移植術の適応であるものとないものがある（表7）．眼科医なら角膜移植にシェルガン®，ビスコート™，ヒーロンV®が有用であることはわかるが，適応病名がなければ査定されても

白内障手術・全層角膜移植術の適応	白内障手術の適応のみ
ヒーロン®眼粘弾剤1%シリンジ オペガン®眼粘弾剤1% オペガンハイ®眼粘弾剤1% ヒアルロン酸Na眼粘弾剤1%MV「センジュ®」 ヒアルロン酸Na眼粘弾剤1%HV「センジュ®」 ヒアルロン酸Na眼粘弾剤1%「アルコン」 ヒアルロン酸Na眼粘弾剤1%シリンジ「日点」 ヒアルロン酸Na眼粘弾剤1%「生化学」 ヒアルロン酸Na眼粘弾剤1%「NIG」	シェルガン®0.5眼粘弾剤 ビスコート™0.5眼粘弾剤 ヒーロンV®眼粘弾剤2.3%シリンジ0.6 mL

表7｜粘弾性物質の適応病名

表8｜傷病名が限定されている検査の一例

コントラスト感度検査	●白内障（矯正視力が良好な）
角膜形状解析検査	●初期円錐角膜などの角膜変形患者 ●角膜移植後の患者 ●高度角膜乱視（2ジオプトリー以上）を伴う白内障患者の手術前後
前眼部三次元画像解析	●急性緑内障発作を疑う狭隅角眼 ●角膜移植術後 ●外傷後毛様体剥離
網膜機能精密電気生理検査 （多局所網膜電位図）	●前眼部又は中間透光体に混濁があって，眼底検査が不能な黄斑疾患 ●黄斑ジストロフィー ●網膜手術の前後
黄斑局所網膜電図 全視野精密網膜電図	●黄斑ジストロフィー ●網膜色素変性疾患
角膜内皮細胞顕微鏡検査	●眼内手術，角膜手術における手術の前後 ●円錐角膜 ●水疱性角膜症

文句はいえない．

　最近新しい診療報酬として認められた検査や手術は，厚生労働省が経済的影響を試算できる範囲の傷病に限定し医療費が想定外に増えないように工夫されている（表8）．記載の傷病名でないと医学的に有用だと考えても算定できない．

IV｜レセプト病名と疑われないよう正確なレセプトを

　現在のコンピュータ審査では統計を取ることが容易なので，全レセプトの8〜9割に緑内障に関連した病名または疑い病名が記載されているような困った医療機関が見つかることがある．疑い病名を付ければどのような検査も認められると誤解しているのかもしれない．保険医療機関及び保険医療養担当規則第20条では濃厚（過剰）診療が禁止されている．このような医療機関は個別指導の対象になる可能性が非常に高くなる．

V｜日本眼科医会の取り組み

　青本と添付文書だけではわからない場合，日本眼科医会が日眼医見解をホームページのメンバーズルームに社会保険Q＆Aとして公表している[5]ので参考にしてほしい．一例として「屈折」で検索すると，令和6年6月2日に開催された全国審査委員連絡協議会で決議した最新の日眼医見解がトップにヒットするので有用である（図2）．ただし，日眼医見解はあくまでもガイドラインであり，医師の裁量性を拘束するものではないこと，都道府県眼科医会の見解と日眼医見解が相違する場合は都道府県眼科医会の見解を優先することをご理解願いたい．日本眼科医会は毎年，日本臨床眼科学会のインストラクションコース「適切なレセプト作成法―レセプト赤ペン先生―」で保険診療に関する情報をアップデートしているので，ぜひ参加していただきたい．また，その内容からピックアップしたQ＆Aを「日本の眼科」に連載しているので

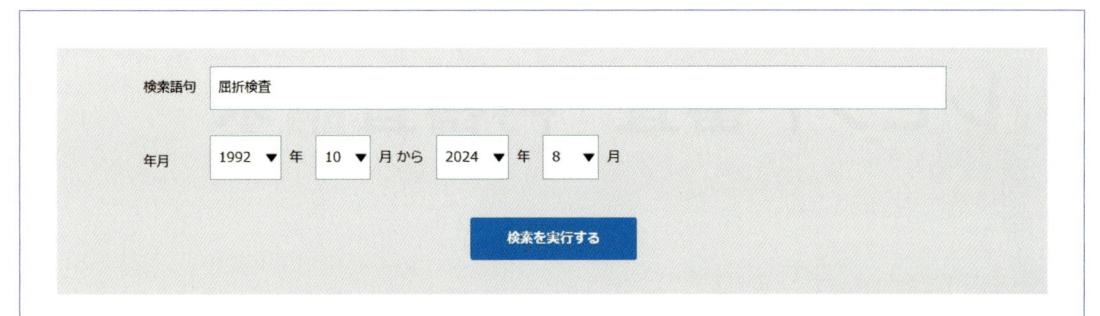

図2 | 社会保険Q&A検索

（文献5）より）

読んでいただけると幸甚である.

文献

1) 診療報酬情報提供サービス：傷病名マスター検索 https://shinryohoshu.mhlw.go.jp/shinryohoshu/ searchMenu/doSearchInputBp（2024年5月閲覧）
2) 標準病名マスター作業班：病名さん・病名くん2.0 http://www.byomei.org/index.html（2024年5月閲覧）
3) D261 屈折検査. 医科点数表の解釈 令和6年6月版. 社会保険研究所, 595, 2024
4) しろぼんねっと：令和6年医科診療報酬点数表 https://shirobon.net/medicalfee/latest/ika/r06_ika/ （2024年8月閲覧）
5) 日本眼科医会：社会保険Q＆A https://www.gankaikai.or.jp/members/tebiki/index. html（2024年5月閲覧）

V. 保険診療

3.レセプト審査・再審査請求

三原眼科医院　**三原　敬**

I｜レセプト審査・支払制度の仕組み

　わが国の医療保険制度は，被保険者，保険者，医療機関，審査支払機関の4つの組織の相互の信頼関係において成立している(図1)．被保険者(患者)は，保険者に対して保険料の支払いを行うことにより保険証を獲得することができ，誰でも，どこでも，いつでも医療を受けることができる(国民皆保険制度)．保険医療機関は被保険者に対して行った保険医療行為(一部負担金を徴取)について，審査支払機関に対して診療報酬の請求を行ったあと，審査支払機関から診療報酬の支払いを受け医療機関としての経営が成り立っている．一方，審査支払機関は保険者に対して審査済みの請求書を送付し，保険者側から請求金額の支払いが行われるが，一部負担金以外は公費で賄われている．本稿では，我々医療機関が最も関心の高い審査支払機関におけるレセプト審査・再審査請求について詳しく解説する．

II｜審査委員会の構成

　審査委員会は，支払基金，国保連合会ともに中立公正な運営を確保するために，診療者代表，保険者代表，学識経験者の三者で構成されている(図2)．ちなみに社会保険診療報酬支払基金(以下，社保)では「診療担当代表」「保険者代表」「学識経験者代表」，国民健康保険団体連合会(以下，国保)では「保険医・保険薬剤師代表」「保険者代表」「公益代表」と若干名称が異なる．なお，国保の審査委員会は都道府県の管轄となり，審査員も都道府県知事の認可を得て任期を更新するが，社保も国保も審査委員会は非公開であるため，協議の内容については外部からはわからない仕組みになっている．

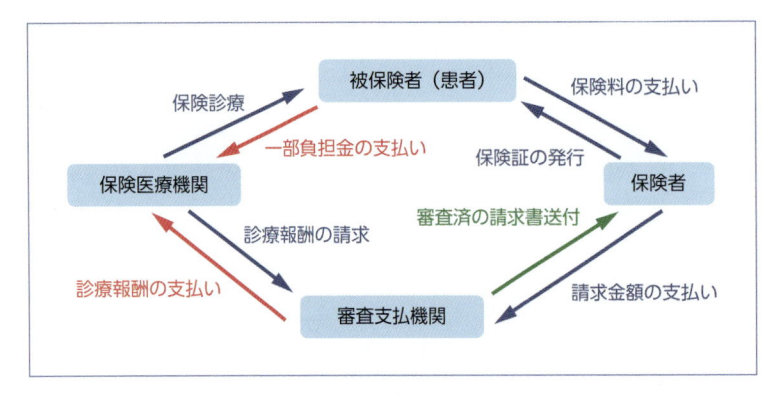

図1｜わが国の医療保険制度(診療報酬制度)
わが国の医療保険制度は被保険者，保険者，医療機関，審査支払機関の4つの組織の相互の信頼関係において成立している．

(文献1)より)

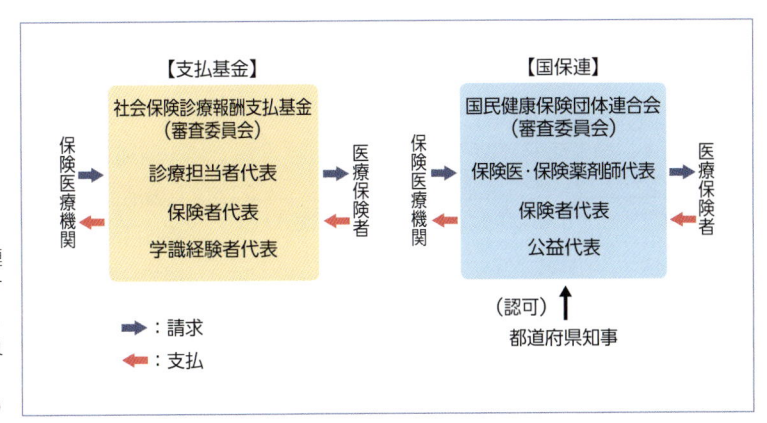

図2｜審査支払機関の概要
審査委員会は，支払基金，国保連合会ともに中立公正な運営を確保するために，診療者代表，保険者代表，学識経験者代表の三者で構成されている．

（文献1）より）

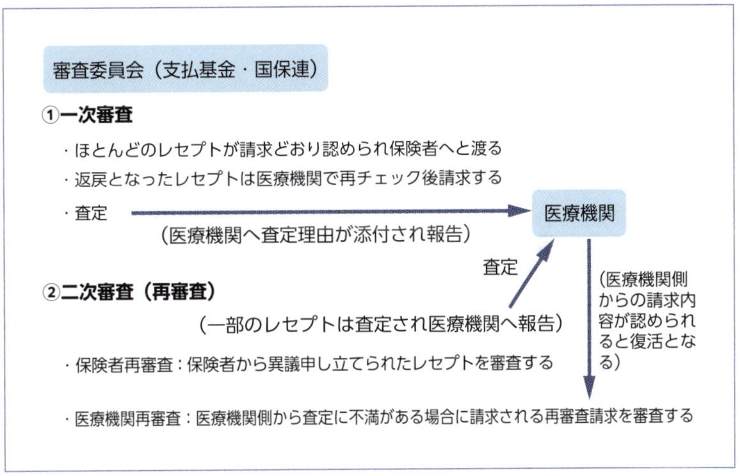

図3｜審査の流れ
2次審査（再審査委員会）では，保険者側から異議申し立てされたレセプトを協議する以外に，医療機関側から査定に不満がある場合に請求される医療機関再審査に関しても協議がなされる．

（文献1）より）

III｜審査支払機関への請求と審査の流れ

1. 審査支払機関への請求（医療機関➡審査支払機関）

　各保険医療機関は，医療サービスを提供された患者（被保険者）の保険者を確認して社保，国保の請求先を決定する．審査支払機関に提出されたレセプトは，審査委員会における審査を受ける前に事務局によるチェックを受ける．

　事務的なチェックにおいては以下の点を確認する．
①所定点数の誤り，計算ミス
②施設基準の遵守，厚生労働省告示・通知に準じた算定，薬剤の適応外使用など

不適切であると判断された場合は，その部分を明示して審査委員会に進む．

2. 審査の流れ（審査支払機関➡保険者）

1）1次審査

　審査委員会における審査は，図3に示されるように概して1次審査と2次審査に分かれている．1次審査でチェックが終了したレセプトは，審査支払機関から保険者への請求となる．1次審査ではほとんどのレセプトが請求どおり認められ，そのまま保険者へと渡るが，査定の対象となったレセプトは医療機関へ報告される．査定理由については表1に示されるように「増減点事由」が添付されるので，次回請求の際参考となると思われる．特に，「D」査定となった事例においては，厚生労働省の通知・告示と明らかに矛盾した請求であるため認められておらず，医科点数表の解釈（青本）の通知・告示を確認する必要がある．

表1｜増減点事由

A：適応外等
B：過剰・重複等
C：A・B以外の医学的不適当
D：告示・通知の算定要件に合致しない
J：縦覧点検によるなど

査定理由については上記のような増減点事由が添付される.

表2｜保険診療の基本的ルール

保険診療として診療報酬が支払われるには，次の条件を満たさなければならない
①保険医が
②保険医療機関において
③健康保険法，医師法，医療法，医薬品医療機器法の各種関係法令の規定を遵守し
④「療養担当規則」の規定を遵守し
⑤医学的に妥当適切な診療を行い
⑥診療報酬点数表に定められたとおりに請求を行っていること

・保険診療は，健康保険法等の各法に基づく，保険者と保険医療機関との「公法上の契約」に基づいている.
・保険医療機関は，健康保険法等で規定されている保険診療のルール（契約内容）に従って，療養の給付および費用の請求を行う必要がある.
・保険医は，保険診療のルールに従って，療養の給付を実施する必要がある.

なお，厚生労働省保険局医療課医療指導監査室より「保険診療の基本的ルール」（表2）が示されている．実際の審査会ではあくまで医療の現場サイドから医師の裁量権を守る審査が行われているが，レセプトを提出する際に病名漏れ，必要に迫られて複数回検査や再手術を行った例などの希少例はできるだけ詳記を行うことが望ましいと思われる．1次審査では，審査員サイドもこのままでは保険者側からチェックが入るため返戻しており，返戻された際はいま一度病名，詳記漏れなどがないかを確認することが大切である.

2）2次審査（再審査）

次に，再審査いわゆる2次審査について説明する．図3において，返戻されたレセプトを除いて請求レセプトは保険者に渡ると，保険者によるレセプトチェックが行われる（図3②）．保険者から異議を申し立てられたレセプトは，再度，審査支払機関へと戻る（保険者再審査）．ここで，保険者から明らかに適応病名の漏れた投薬などが容認されると査定（図3）となるが，レセプトは公文書

として扱われているため，病名記載漏れ，追加コメントは認められていないことに注意が必要である.

前述した返戻の目的として，診療内容から判断し審査決定することが困難な事例で症状詳記を求める目的以外に，明らかに傷病名が漏れている事例で，診療行為の大部分が査定となるものも含まれている．保険者側としては，少しでも診療行為を査定して請求点数を減少させることが目的であるため，表3に示すように膨大な数の原審査（1次審査）に比例して，保険者側からの再審査請求も年々増加している.

また，2次審査では上記の保険者側から異議申し立てされたレセプトを協議する以外に，医療機関側から査定に不満がある場合に請求される医療機関再審査請求に関しても協議がなされる（医療機関再審査）．医療機関側から再審査請求される場合は，再審査時に病名を追加することはできないが，明らかな審査会の間違いは，たとえ少額であっても再審査請求することが大切である．医療機関側からの請求内容が認められると復活なる（図3）．審査委員会の現場では，表3に示すように返戻・査定の陰には膨大な数の保険者との攻防があり，査定される前に返戻の意図をくみ取ることが大切である.

Ⅳ｜レセプト審査の動向と今後の課題

図4に示すように年々請求レセプトは増加しているが，職員数は社保国保ともに減少しており，審査支払機関での職員ならびに審査員の業務は大変厳しいものとなっている．この背景にあるのが，国の診療報酬審査の改革である（規制改革実施計画，平成28年6月2日閣議決定）.

ICTの抜本的活用により，人手を要する事務手続きを極小化するため，審査における判断基準の明確化や統一性の確保が必要であり，審査業務の効率性のために審査の透明性の向上や医療機関および保険者の理解促進を図る必要性が指摘された．また，社保および国保のレセプト情報の共有化および点検条件の統一化を図ることを掲げ，審査統一に向けた工程表（図5）が示された.

支払基金と国保連の原審査状況（令和2年3月審査分）

医科・歯科計		支払基金	国保連
令和2年3月審査分原審査請求件数	…(a)	64,582,796件	53,068,406件
令和2年3月原審査査定件数 （査定率）	…(b) …(b)／(a)	713,058件 （1.10%）	649,108件 （1.22%）

支払基金と国保連の再審査状況（令和2年3月審査分）

医科・歯科計	支払基金	国保連
保険者再審査請求件数	789,099件	810,742件
医療機関再審査請求件数	22,571件	37,470件

表3｜審査支払機関における審査の件数

膨大な数の原審査（1次審査）に対して大量の保険者側からの再審査請求があり，返戻・査定の陰には，激しい保険者との攻防があり，査定される前に返戻の意図をくみ取ることが大切である．

（注）上記の原審査の件数については，突合審査の件数を含んでいる．

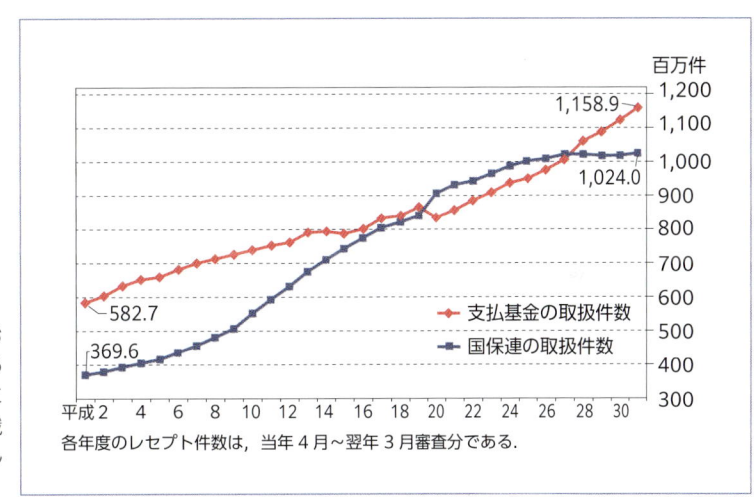

図4｜レセプト取扱件数の推移

請求レセプトは膨大な数になっており，さらに年々請求は増加しているが職員数は支払基金，国保連ともに減少しており，審査支払機関での職員ならびに審査員の業務は大変厳しいものとなっている．

各年度のレセプト件数は，当年4月～翌年3月審査分である．

具体的には，地域により審査基準が異なる項目が現状社保で約33,000件，国保では約18,000件あるとされているが，今後審査基準の統一を推進していくため，原則として8割以上が採用している基準をもとに統一化を推進するという動きである．保険診療では個々の患者の症状や病態，環境など地域の特性に応じて考慮すべきことが多く，すべてをパターン化することは不可能である．現状は審査委員が医学的判断により審査を行っているが，今後，AI導入による画一的な審査になると，症状詳記などがある機械的に処理できないレセプトなどの審査に影響が出る恐れがあり，ひいては医療現場における治療の方向性にも影響が出ることが懸念される．

文献

1) 三原　敬：眼科医と患者のために行われるレセプト審査．日本の眼科 94：164-170，2023
- 厚生労働省保険局医療課医療指導監査室：保険診療の理解のために［医科］（令和5年度）
https://www.mhlw.go.jp/content/001113678.pdf
（2024年5月閲覧）
- 厚生労働省保険局：審査支払機関の現状と課題について
https://www.mhlw.go.jp/content/12401000/0000681120.pdf（2024年5月閲覧）
- 厚生労働省：審査支払機能に関する改革工程表，2021年3月31日
https://www.mhlw.go.jp/content/12401000/000763452.pdf（2024年5月閲覧）
- 厚生労働省保険局：審査支払事務のAI化に伴う審査委員会の運営見直し
https://www8.cao.go.jp/kisei-kaikaku/kisei/meeting/wg/2210_03medical/230330/medical08_020203.pdf
（2024年5月閲覧）

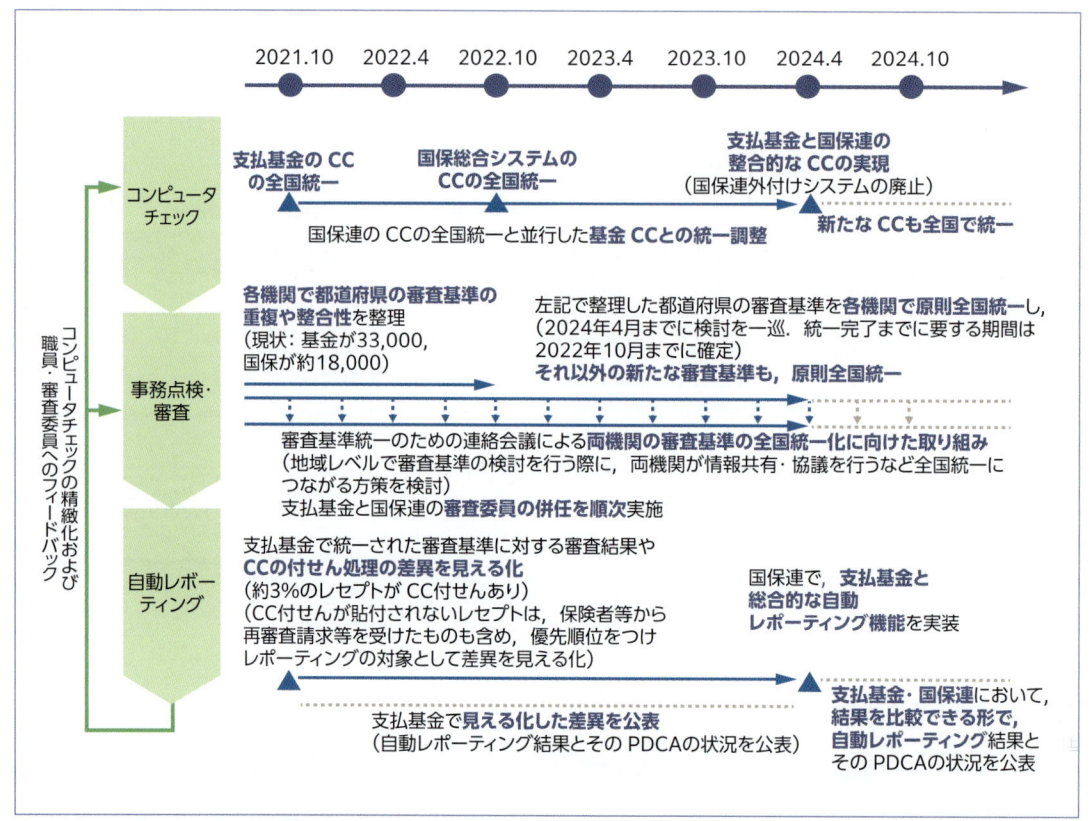

図5｜国の審査統一を掲げた改革工程表
地域により審査基準が異なる項目が社保で約33,000件，国保では18,000件あるとされている．原則として8割以上が採用している基準をもとに統一化を推進するという動きであるが，保険診療では個々の患者の症状や病態，環境など地域の特性に応じて考慮すべきことが多く，すべてをパターン化することは不可能である．
CC：コンピューターチェック，PACD：計画，実行，評価，改善

Advanced Techniques

ロービジョン補助具と公的援助

鹿児島大学眼科　**斉之平真弓**

　公的援助が受けられるロービジョン補助具には，「補装具」と「日常生活用具」の2つがある（**表1**）．「身体障害者手帳の取得者」または「指定難病・難病の該当者」に給付される．

補装具（表2）

　眼鏡（矯正用・遮光用・コンタクトレンズ・弱視用），義眼，視覚障害者安全つえ（白杖）の3種目がある．利用者負担は原則1割で，世帯の所得により<u>負担上限価格</u>が設定されている．視覚障害者安全つえ以外は指定医[*1]の補装具費支給意見書[*2]が必要になる．実施主体は国で，支給補装具の種類や<u>上限価格</u>は全国一律である．

日常生活用具（表3）

　視覚障害者用ポータブルレコーダー，視覚障害者用時計，視覚障害用拡大読書器，視覚障害者用活字文書読み上げ装置，視覚障害者用読取装置，情報・通信支援用具，音声式補助具（体温計・体重計・血圧計・電磁調理器），点字タイプライター，点字ディスプレイ，点字器，地上デジタル放送対応ラジオなどが参考例として挙げられる．実施主体は市町村で，各自治体で日常生活用具給付の種類や<u>基準額</u>，給付対象者に相違がある．iPad®や暗所視支援眼鏡，メガネ装着型音声読書器を給付している自治体もあり，近隣の福祉サービスを把握しておく必要がある．

文献

1) こども家庭庁・厚生労働省告示第6号：補装具の種目，購入等に要する費用の額の算定等に関する基準，令和6年3月29日
https://www.mhlw.go.jp/content/001081660.pdf（2024年5月閲覧）

表1｜補装具と日常生活用具の比較

	補装具 （補装具費支給制度）	日常生活用具 （日常生活用具給付等事業）
事業の位置づけ	総合支援法に基づく自立支援給付	総合支援法に基づく地域生活支援事業
給付対象種目	● 眼鏡 ● 義眼 ● 視覚障害者安全つえ（白杖） ※特例補装具の取り扱いあり	● 視覚障害者用ポータブルレコーダー ● 視覚障害者用時計 ● 視覚障害者拡大読書器 ● 音声式補助具，その他
給付基準額	厚生労働省告示による規定 ※特例補装具の取り扱いあり	市町村が決定
給付対象者	身体障害者更生相談所等の判定に基づき，市町村が決定	市町村が決定
利用者負担	● 定率1割負担 （高額所得者世帯は支給対象外） ● 世帯所得による負担上限あり ● 低所得世帯への軽減措置あり	市町村が決定

※特例補装具：障害の現症や生活環境その他，真にやむを得ない事情で必要な場合は，更生相談所等の判定に基づき市町村が決定

*1 身体障害者福祉法第15条指定医師または視覚障害者用補装具適合判定医師研修会を受講終了した医師
*2 補装具支給意見書または難病患者用補装具意見書（自治体で名称が異なる）

表2｜視覚障害者用補装具

種目	名称		上限価格（円）	耐用年数（年）	障害等級	備考
眼鏡	矯正用	6D 未満	16,900	4	1～6級	● 視野障害のみは不可 ● 上限価格はレンズ2枚1組のもので，枠を含むもの ● 乱視矯正が必要な場合，4,350円増し ● 遮光用機能が必要な場合は上限価格31,200円
		6D 以上10D 未満	20,200			
		10D 以上20D 未満	24,000			
		20D 以上	24,000			
	遮光用	前掛け式（矯正不可）	22,400	4	1～6級	● 視野障害のみの場合，視力矯正機能の追加費用のみ自己負担 【補装具支給意見書に必須となる記載事項】 ● 羞明がある ● 羞明の軽減に，遮光眼鏡の装用より優先される治療法がない ● 遮光眼鏡装用の効果（まぶしさや白んだ感じが軽減する，文字や物などが見やすくなるなど）
		掛けめがね式（矯正不可）	31,200			
	コンタクトレンズ	レンズ1枚	13,000	2	1～6級	● 多段階レンズ7,150円，虹彩付きレンズ5,150円増し ● 強度の屈折異常や角膜白斑などで視力低下があり，コンタクトレンズにて良好な視力が得られるもの
	弱視用	掛けめがね式	38,200	4	1～6級	● 高倍率（3倍率以上）の主鏡を必要とする場合は焦点調整式の上限価格の範囲内で必要額を加算 ● 掛けめがね式高倍率（3倍率以上）の対象者→職業上，教育上に必要なもの
		焦点調整式（単眼鏡）	18,600			
義眼	レディメイド		17,900	2	1～6級	オーダーメイドが主流
	オーダーメイド		86,900			
視覚障害者安全つえ	普通用		2,700～4,200	2～5	1～6級	材質により，上限価格と耐用年数に相違あり
	携帯用		3,300～5,200	2～4		
	身体支持併用		4,600	4		

補装具の個数：原則1種目1個であるが，障害状況により，職業または教育上に必要と認められた場合は2個支給も可能．　　例）遠用と近用の矯正眼鏡，屋外用と屋内用の遮光眼鏡，円錐角膜や高度の白内障術後無水晶体眼，矯正用眼鏡とコンタクトレンズを同時に使用する場合など．
補装具の差額自己負担：本人が希望するデザインや素材により，上限価格以上になる場合は差額を自己負担して取得できる．

（文献1）を基に作成）

表3｜視覚障害者用日常生活用具の参考例（自治体によって相違あり）

名称	種類	規準額（円）	耐用年数（年）	障害等級	備考
視覚障害者用ポータブルレコーダー	再生専用機	48,000	6	1・2級	学齢児以上
	録音再生機	85,000			
視覚障害者用時計	触読式	14,040	5	1・2級	
	音声式	14,585		1・2級	手指の感覚に障害がある等のため触読式時計の使用が困難な者
視覚障害者用拡大読書器	据え置き型（図1a）	198,000〜268,000	8	1〜6級	学齢児以上 3種類のうち，1機種のみ支給
	携帯型（図1b）				
	音声読書器（図2）				
視覚障害者用活字文書読み上げ装置（図3）		99,800	6	1・2級	学齢児以上 音声コードリーダー
視覚障害者用読取装置（図4）		60,000	6	1・2級（視覚障害者のみの世帯，又はそれに準ずる世帯）	視覚障害者用音声ICタグレコーダー
情報・通信支援用具	パソコン等周辺機器	100,000	5	1・2級	学齢児以上 パソコンの操作等を容易にする周辺機器やパソコン用ソフト
	アプリケーションソフト	153,360	6		学齢児以上 パソコンのアプリケーションソフト
音声式補助具	体温計	9,000	5	1・2級（視覚障害者のみの世帯，又はそれに準ずる世帯）	学齢児以上
	体重計	18,000	5		
	血圧計	17,100	5		
	電磁調理器	41,000	6		
点字タイプライター		130,000	5	1・2級	
点字ディスプレイ		383,500	6	1・2級	18歳以上
点字器	標準型	7,000〜10,400	7	1〜6級	学齢児以上
	携帯型	1,650〜7,980	5		
地上デジタル放送対応ラジオ		29,000	6	1・2級（視覚障害者のみの世帯，又はそれに準ずる世帯）	

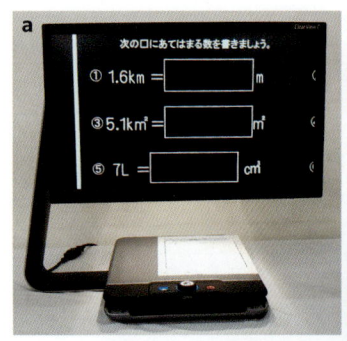
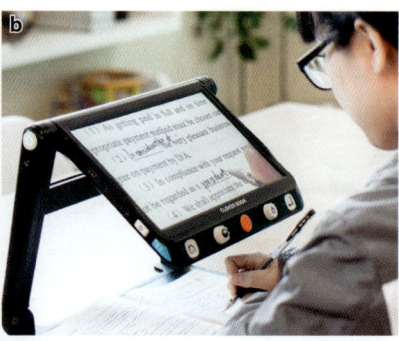

図1｜視覚障害者用拡大読書器（システムギアビジョン社）
a 据え置き型：クリアビュー C One 22
b 携帯型：クローバーブック・ライト

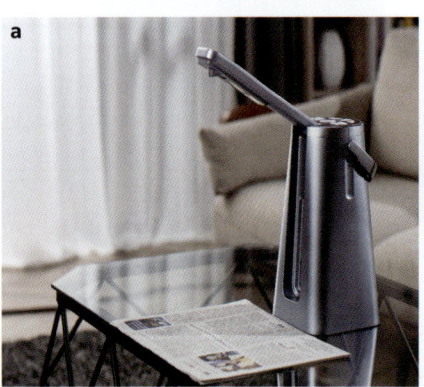
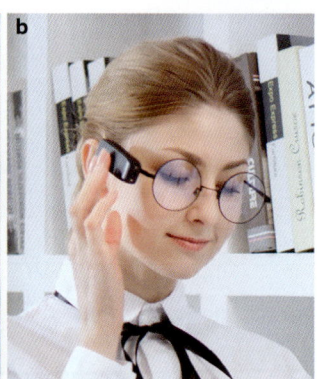

図2｜音声読書器（システムギアビジョン社）
a 携帯型：エンジェルビジョンデスクトップリーダー．文書（書籍，資料など）を撮影し，音声で読み上げる.
b メガネ装着型：エンジェルビジョングラスリーダ．メガネに取り付けた小型カメラが目の前の文章を撮影し，音声で読み上げる.

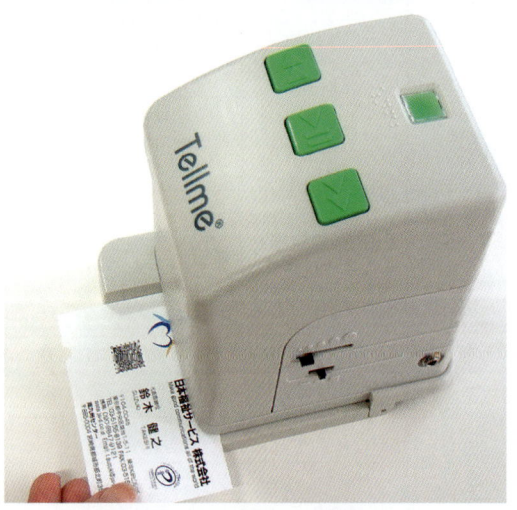
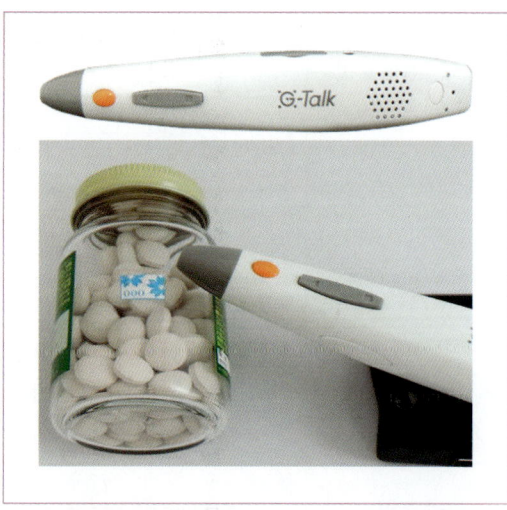

図3｜視覚障害者用活字文書読み上げ装置（音声コードリーダー）（Tellme®，日本福祉サービス社）
SPコード内の情報を音声として読み上げができる．SPコードを100個まで記憶可能.

図4｜視覚障害者用読取装置（タッチボイス，システムギアビジョン社）
商品名等を付属のシールに簡単に録音登録し，シールにタッチすることで，商品内容を音声で判別できる.

4. 労働者災害補償保険

産業医科大学眼科　**永田竜朗**

I　労働者災害補償保険とは

わが国の労働災害補償制度を規定する法律は現在，一般労働者を対象とする労働者災害補償保険法（industrial accident compensation insurance, 労災保険法），国家公務員を対象とする国家公務員災害補償法，地方公務員を対象とする地方公務員災害補償法がある．このなかで，労災保険法は労災補償制度の基幹となっている．

労災保険は労災保険法に基づき，基本的には従業員を1人でも雇用した場合は会社が加入する義務がある強制保険である．業務上の理由または通勤によって，労働者がけがや病気，死亡に至ったときに，労働者やその遺族に治療や休業，障害・死亡に対する補償など必要な給付を行う[1]．労災保険の適応される事業場で使用されるすべての労働者が保険給付対象となる（図1）．

II　労働者死傷病報告の提出義務

①労働災害における負傷，窒息または急性中毒で死亡し，または休業した場合

②就業中の負傷，窒息，急性中毒で死亡し，または休業した場合

③事業場内または附属建物内における負傷，窒息，急性中毒で死亡し，または休業した場合

事業者は，上記①〜③のような労働災害等により労働者が死亡または休業した場合に遅滞なく，労働者死傷病報告等を労働基準監督署長に提出する義務がある（労働安全衛生法第100条，労働安全衛生規則第97条）．これは，労災保険を使用するかどうかにかかわらず提出しなければならない[2]．通勤災害は提出する義務はないが，労働局の運用上は，労災かどうか判断が容易ではない精神疾患，心疾患，脳疾患の労災の場合も含めて提出するべきとされる．報告書の提出時

労災保険の対象災害

業務災害
労働者が事業主の支配管理下にある状態で発生した事故（業務遂行性）で，業務と発生した労働者の死傷病等との間に相当因果関係がある（業務起因性）
（例：作業準備中，後片付け中，事業場の施設で休憩中など）

通勤災害
①業務と関連のある往復である
②住居（通常は自宅）から就業の場所（業務開始場所から業務終了場所）までの経路上である
③往復する経路と手段が合理的なものである
④事故が，通勤と相当因果関係にある
（例：帰宅途中に夕食購入のために店に寄り通常の経路に戻ったあとの事故，帰宅途中にひったくりに遭って受けたけがなど）

【保険給付の対象者の例】
○正社員
○アルバイト
○パートタイマー
○派遣労働者（派遣元で加入している）

【保険給付の非対象者の例】
×会社の社長
×労働の実態がない会社役員・家族従事者
×請負で仕事をしている人（一人親方）

図1｜労災保険の対象災害と給付の対象者
労災保険給付の認定は，業務遂行性と業務起因性の2点から労働基準監督署が判断する．

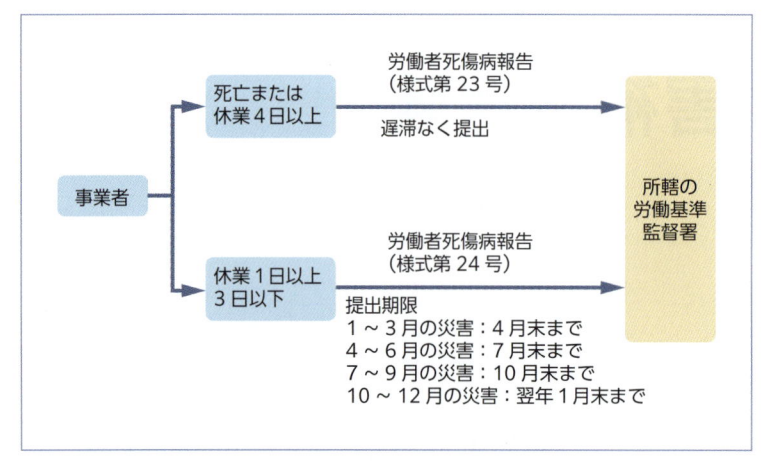

図2｜事業者による労働者死傷病報告の手続き
労働災害等により労働者が死亡または休業した場合に遅滞なく，労働者死傷病報告等を労働基準監督署長に提出する義務がある．

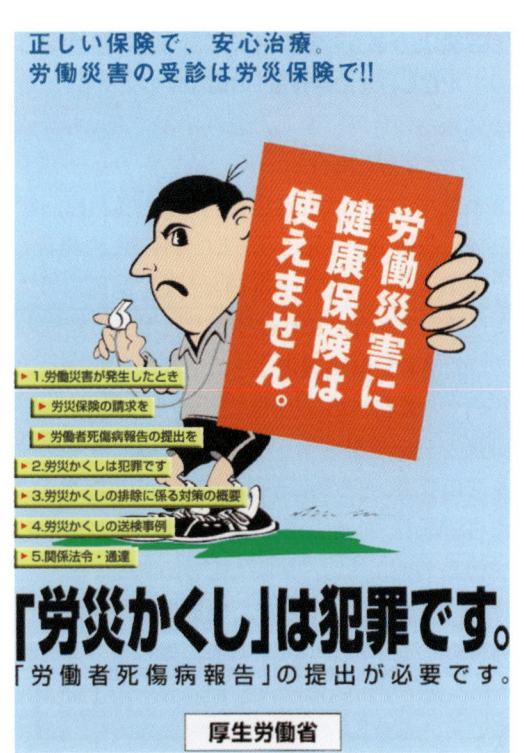

図3｜労災かくし防止警鐘ポスター
労働災害では，健康保険は使用できず，労災保険での受診が必要となる．

（文献3）より）

期や様式は，休業が必要となった日数によって異なる（図2）．

III｜労災かくしが発生する原因

「労災かくし」とは，事業者が労災事故の発生を隠すため，労働者死傷病報告を，①故意に提出しないこと，②虚偽の内容を記載して提出する

ことをいう．労災かくしは犯罪であり，50万円以下の罰金が課せられる．労災かくしの実数は不明だが少なくないとされ，厚生労働省のホームページにもその防止警鐘が掲げられている（図3）．労災かくしが発生する理由で考えられるものを表1にまとめた．眼科領域では，業務中の角膜外傷などで発生しやすいので注意する．医師は診察患者が業務中の受傷で明らかに労災である場合は，健康保険ではなく労災保険での受診を指示する．

IV｜労災の保険給付の種類

労災保険の給付には，療養（補償）給付，休業（補償）給付，傷病（補償）年金，障害（補償）給付，遺族（補償）給付，介護（補償）給付，葬祭給付（葬祭料），二次健康診断等給付がある（表2）．

通勤災害のときは名称に「補償」を付けないが，業務災害の場合は「補償」を付ける．葬祭費用の給付については，業務災害の場合は葬祭料，通勤災害の場合は葬祭給付と呼ぶ．

なかでも，被災者だけでなく医師にも誤解される傾向にある休業（補償）給付，傷病（補償）年金，障害（補償）給付の関係について説明する．

休業（補償）給付は，まず，①治癒した場合に終了する．この治癒した場合には，「治療が終了して元の状態に戻った」だけでなく，「完全に元の状態に戻っていなくても，これ以上治療効果がない状態になった症状固定状態」も含む．

また，②傷病（補償）年金に移行する場合に終了する．傷病（補償）年金へ移行するのは，休業（補

保険料上昇の懸念	事業場における労働災害の発生率に応じて労災保険料の額を増減させる制度があり，「メリット制」と呼ばれる．労災が発生しなければ企業が支払う保険料が安くなり，労災報告が多ければ高くなるという仕組みで，従業員100人以上の企業および危険な作業を伴う事業者などに適用されている．要するに，事業者が支払う保険料を上げたくないため
報告書作成回避と立ち入り調査への懸念	報告書作成の煩雑さを避けるため，また，報告に基づき労働基準監督署の立ち入り調査が行われるが，事故やそれ以外でも法律違反が発覚し，刑事責任や行政処分を問われることを恐れるため
今後の事業への影響	大事故となればメディアで報道され，労働災害を報告した結果，企業イメージが損なわれる恐れがあるため．また特に建設業では，現場ごとに工事に参加する企業すべてが一つの事業体として取り扱われ，下請会社で労災事故が起きた場合でも元請会社に迷惑をかけ，今後の発注を敬遠されることを恐れるため

表1｜労災かくしが発生する理由

表2｜労災保険給付の種類

給付の種類	給付事案	受けられる給付
療養（補償）給付	業務上または通勤による負傷・疾病について療養が必要な場合	①指定病院等で，治療（診察，薬剤，手術等），看護，移送を無料で受けられる（現物支給）②指定病院以外でかかった治療費等の療養に要した費用（現物支給）
休業（補償）給付	療養によって労働できず，賃金を受けられない場合	休業開始4日目以降，賃金を受けていない日について，給付基礎日額の60％（特別支給金と合わせると80％）支給
傷病（補償）年金	療養開始から1年6ヵ月経過しても治らない場合	傷病の等級（1〜3級）に応じて，給付基礎日額の245〜313日分を年金で支給
障害（補償）給付	療養後，治癒（症状固定）して，一定の障害が残った場合	障害等級に応じて給付額が異なる．1〜7級：給付基礎日額の131〜313日分を年金で支給 8〜14級：給付基礎日額の56〜503日分を一時金で支給
遺族（補償）給付	業務上または通勤により死亡した場合	受給権者および生計を同じくしていた遺族の合計人数に応じ，原則年金で支給（給付基礎日額の153〜245日分）
介護（補償）給付	障害が残り，常にまたは随時介護を受けている状態の場合	介護費用としてかかった費用分（給付額に上限，下限あり）
葬祭給付（葬祭料）	業務上または通勤により死亡した場合	原則，給付基礎日額の30日分＋315,000円（給付基礎日額の60日分が最低保障される）
二次健康診断等給付	定期健康診断等の結果，脳，心臓疾患に関連する一定の項目について異常所見がある場合	二次健康診断，特定保健指導（二次健康診断の結果に基づく医師または保健師の保健指導）

償）給付の受給開始から1年6ヵ月を経過し，所轄の労働基準監督署長が，傷病等級第1〜3級に該当すると認定した場合である．ただし，傷病等級第1〜3級に該当しない場合，そのまま休業（補償）給付が支給可能であるが，診察回数が少なくなって療養状態でないとみなされると症状固定と判断され，休業（補償）給付は終了となる．このとき，障害等級第1〜14級の後遺障害に認定された場合，それぞれに設定された給付を受けられる．また，労災による傷病が治った（症状固定

を含む）あと，再発や後遺障害を伴う新たな病気の発症を防ぐため，必要に応じて診察や検査，保健指導などを労災保険の指定医療機関において受けられるアフターケア制度も存在する．これは，労災に遭った労働者の円滑な社会生活をサポートすることを目的としている．アフターケアの対象となる傷病は20種類で，障害等級の規定も設けられているが，眼科領域のアフターケアも含まれている．白内障などの眼疾患に関するアフターケアを図4に挙げる．

白内障等の眼疾患に関するアフターケア（コードNo.05）

趣　旨

白内障等の眼疾患にり患した方は、症状固定後も視機能に動揺をきたすおそれがあることから、アフターケアを行います。

対象者（以下の(1)~(3)のすべて、または(1)及び(4)を満たす方が対象）

(1) 業務災害または通勤災害による白内障、緑内障、網膜剥離、角膜疾患、眼瞼内反等の眼疾患の方
(2) 労災保険法による障害補償給付もしくは障害給付を受けている方、または受けると見込まれる方（症状固定した方に限る）
(3) 医学的に早期にアフターケアの実施が必要であると認められる方
(4) 障害補償給付または障害給付を受けていない方（症状固定した方に限る）のうち、医学的に特に必要があると認められる方

措置範囲

(1) 診　　察：原則として1か月に1回程度
(2) 保健指導：診察の都度
(3) 保健のための処置
　ア　睫毛抜去
　　眼瞼内反による睫毛乱生のために必要な方に対して行います。
　イ　薬剤の支給
　　① 外用薬
　　② 眼圧降下薬
(4) 対象となる検査

① 矯正視力検査 ② 屈折検査 ③ 細隙燈顕微鏡検査 ④ 前房隅角検査 ⑤ 精密眼圧測定 ⑥ 精密眼底検査 ⑦ 量的視野検査	診察の都度、必要に応じて実施

アフターケア手帳の有効期間

(1) 新規の交付
　交付日から起算して2年間です。
(2) 更新による再交付
　更新前の手帳の有効期間が満了する日の翌日から起算して1年間です。

図4｜白内障等の眼疾患に関するアフターケア

労災による疾病は，治癒（症状固定）後も「アフターケア制度」により，労災保険指定医療機関において無料で診察・保健指導・検査などを受けられる．

（文献4）より）

障害（補償）給付は障害等級によって給付額が違うが，障害等級は労働者災害補償保険法施行規則の別表第1[5]で決定される．眼科領域の障害等級の条件について抜粋して**表3**にまとめた．一方，傷病等級は第1～3級まであり，労働者災害補償保険法施行規則の別表第2に記される．眼科領域の項目に関しては，別表第1の障害等級第1～3級の条件と同じである．しかし，身体障害者（身体障害者福祉法施行規則別表第5号）や国民年金の障害基礎年金（国民年金法施行令別表）および厚生年金の障害厚生年金（厚生年金保険法施行令別表第1）の等級とは別であるので注意が必要である．

また，保険給付のほかに，労災保険制度の一環として，国が社会復帰促進等事業を行っており，該当する場合，特別支給金を受けたり各種サービスを受けたりすることができる．例えば労働災害による休業支給金としては，休業4日目以降，休業（補償）給付（給与基礎日額の60%）と休業特別支援金（給与基礎日額20%）と合わせて平均賃金の約80%の給付を受けることができる．

V　労災保険請求の流れ（図5）

労災保険給付を請求するのは，業務災害または通勤災害に遭った労働者自身かその遺族である．原則として，所轄の労働基準監督署に所定の様式による請求書を提出する．監督署は，請求書を受理するとその災害が業務上もしくは通勤によるものかどうかを審査し，労災と認定されて初めて保険給付の支給が決定する．療養，休業，障害および遺族の保険給付を請求する際，請求書に事業主の証明が必要となる．事業主は労働者やその遺族から求められたら速やかに請求手続きに協力する必要がある．

文献

1) 森本英樹：労働者災害補償保険法とその関連法律について．産業保健ストラテジーシリーズ第1巻 産業医ストラテジー，上原正道ほか編，浜口伝博監修，バイオコミュニケーションズ，神奈川，90，2013
2) 全国労働基準関係団体連合会編：万一，労働災害が発生したときは．知らなきゃトラブる！労働関係法の要点，第6版，全国労働基準関係団体連合会，東京，168-174，2019
3) 厚生労働省：「労災かくし」は犯罪です．https://www.mhlw.go.jp/general/seido/roudou/rousai/（2024年5月閲覧）
4) 厚生労働省：アフターケア制度のご案内 https://www.mhlw.go.jp/content/11200000/001239940.pdf（2024年9月閲覧）
5) 厚生労働省：障害等級表 https://www.mhlw.go.jp/bunya/roudoukijun/rousaihoken03/index.html（2024年5月閲覧）

障害等級	身体障害（眼科領域のみ抜粋）
第1級	両眼が失明したもの
第2級	一眼が失明し，他眼の視力が0.02以下になったもの 両眼の視力が0.02以下になったもの
第3級	一眼が失明し，他眼の視力が0.06以下になったもの
第4級	両眼の視力が0.06以下になったもの
第5級	一眼が失明し，他眼の視力が0.1以下になったもの
第6級	両眼の視力が0.1以下になったもの
第7級	一眼が失明し，他眼の視力が0.6以下になったもの
第8級	一眼が失明または一眼の視力が0.02以下になったもの
第9級	両眼の視力が0.6以下になったもの 一眼の視力が0.06以下になったもの 両眼に半盲症，視野狭窄又は視野変状を残すもの 両眼のまぶたに著しい欠損を残すもの
第10級	一眼の視力が0.1以下になったもの 正面視で複視を残すもの
第11級	両眼の眼球に著しい調節機能障害又は運動障害を残すもの 両眼のまぶたに著しい運動障害を残すもの 一眼のまぶたに著しい欠損を残すもの
第12級	一眼の眼球に著しい調節機能障害又は運動障害を残すもの 一眼のまぶたに著しい運動障害を残すもの
第13級	一眼の視力が0.6以下になったもの 一眼に半盲症，視野狭窄又は視野変状を残すもの 正面視以外で複視を残すもの 両眼のまぶたの一部に欠損を残し又はまつげはげを残すもの
第14級	一眼のまぶたの一部に欠損を残し，又はまつげはげを残すもの

表3 ｜ 労働災害補償保険法施行規則の障害等級（眼科領域の障害基準を抜粋）

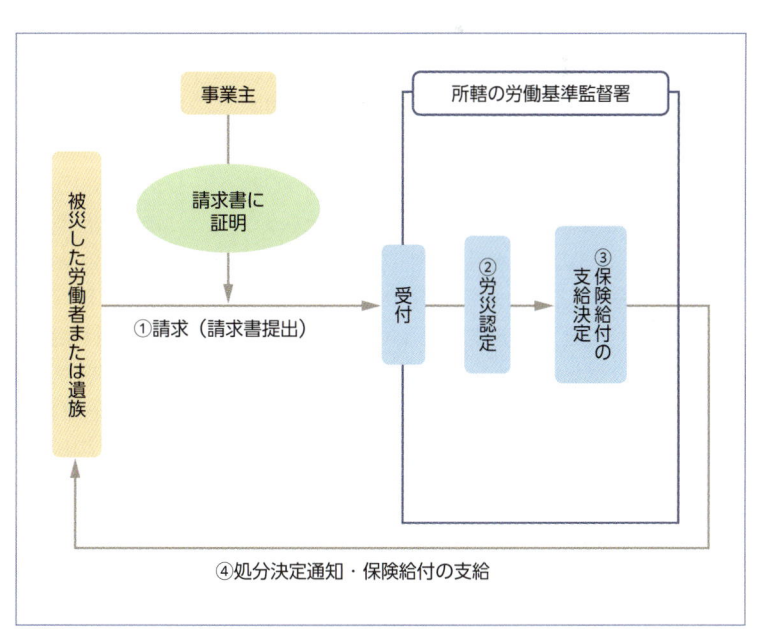

図5 ｜ 労災保険請求の流れ
労災保険給付を請求するのは，業務災害または通勤災害に遭った労働者自身かその遺族であり，請求書には事業主の証明が必要となる．事業主は速やかに請求手続きに協力する必要がある．

One Point Advice

産業医

産業医科大学眼科 **永田竜朗**

産業医と臨床医の連携

産業医（occupational health physicians）は，労働者が職場において心身ともに健康で快適な作業環境のもとで仕事ができるように，専門的立場から指導・助言を行う医師である．産業医の職務は主に，労働衛生の3管理（作業環境管理，産業管理，健康管理）に労働衛生教育，統括管理を合わせた5管理である（労働安全衛生規則第14～15条）．

臨床医（主治医）と産業医との連携が特に必要になる場面は，①疾病についての診断・治療目的での受診時（産業医→臨床医），②職場復帰時，③通院治療中である労働者に就業上の問題が生じたときである．

まずはじめに臨床医が産業医と連絡をとるうえで知っておくべきことは，事業所の規模によって企業における産業保健サービスの内容に差があることである．産業医については，常時50人以上の労働者を使用する事業場において，事業者は産業医を選任する法的義務があり，常時1,000人以上の労働者を使用する事業場または法定の有害業務に常時500人以上の労働者を従事させる事業場では，その事業場に専属の産業医を選任する必要がある．ただし，50人未満の事業場の産業医の選任は努力義務になっており，全国にある地域産業保健センターが中心となって産業保健サービスの提供を行うことになっている．

専属産業医がいる場合は，臨床医は比較的スムーズに連携をとることが可能である．しかし，日本の企業の99％以上は労働者が1,000人未満であるため，産業医が選定されていても非常勤で通常は月1度程度の巡視にしか来ない嘱託産業医であったり，そもそも法的義務がない小規模事業者で産業医が選任されていなかったりするため，連携をとりづらい場合も多い．産業医が選定されていない事業所の場合は，臨床医が人事労務管理者へ直接状況を説明しなくてはならないが，事案によっては地域産業保健センターに相談し産業医に介入してもらうことを勧める．

眼科医と産業医との連携

特に，人間の知覚において80％を超える情報入力源である視覚において，視機能の低下が労働者の仕事に与える影響は当然大きく，復職などの就労支援で眼科医と産業医の連携は非常に重要となる[1]．

患者である労働者の視機能が低下もしくは将来的に低下が予想される状況において，周りから本人へ行う最も重要なアドバイスは，安易に「離職をしない」ことである．労働者本人が視機能低下でこれ以上働くことはできない，またできなくなると考え，落ち込んで離職してしまうことがあるが，いったん離職してしまうとロービジョンとなった人が次に就職するのは困難であることが多く，ジョブコーチなど雇用状態であることによって使用できる就労支援リソースが使用できなくなることもある（**図1**）．

障害をもった労働者の雇用に際しては，障害者差別解消法で令和6年4月1日より「合理的配慮（reasonable accommodation）の提供」が義務化された．これは事業者の責任でもあるが，企業イメージの上昇につながったり，企業ごとに目標が設定されている障害者雇用率を上昇させたりと，企業にとってメリットになりうる．

また，近午，治療と仕事の両立支援（support for balancing work and treatment）という概念も広まっている．これは医療技術の飛躍的な進歩により，早期発見や治療成績の向上で，重大疾病に罹患しても長期生存が期待できる可能性が高くなってきたことにより，治療を続けながら働くことを希望する労働者が増加している．そこで，治療と仕事の両立を支える目的で，厚生労働省は2016年2月に身体疾患に罹患した労働者の復職の方策を示した「事業場における治療と仕事の両立支援のためのガイドライン」[2]を作成した．下降の一途であるわが国の生産年齢人口に対して定年の延長などがなされ，病気や加齢など何らかの働きにくさを抱えた労働者が労働市場に参入

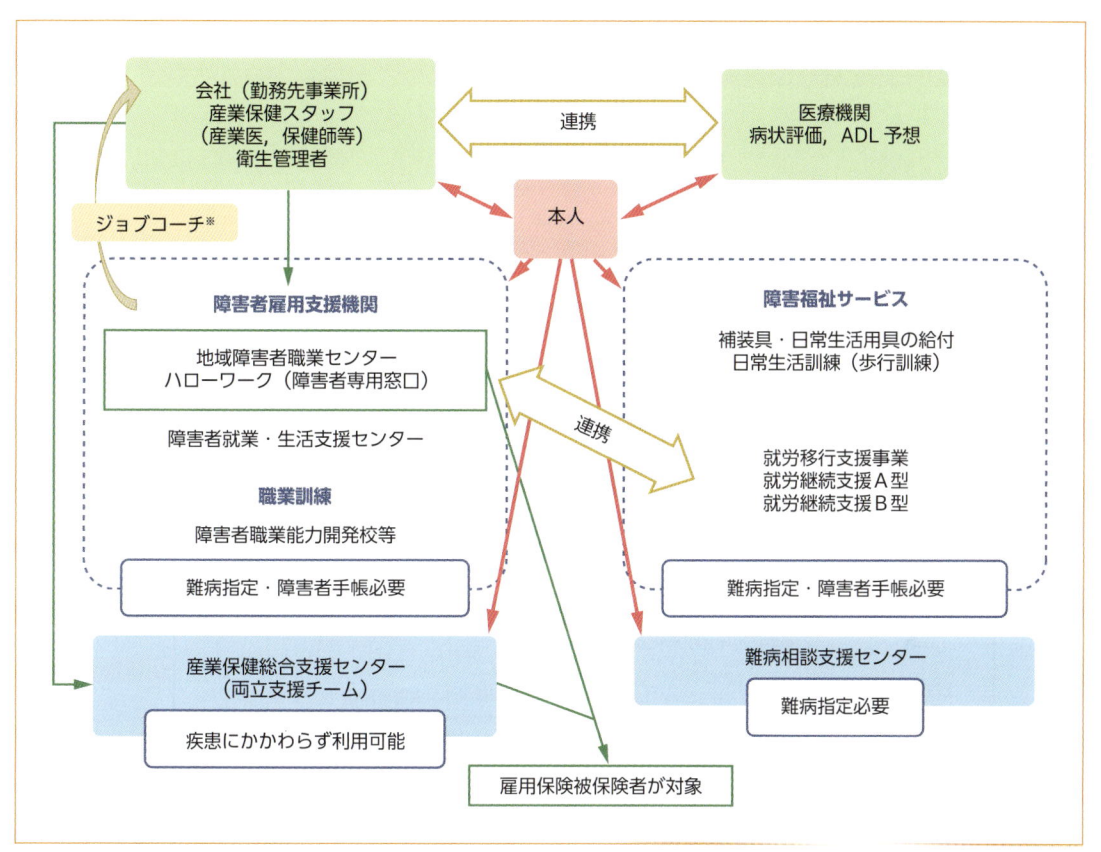

図1｜就労支援のリソースと連携体制
就労支援機関は多く存在するが，難病指定や障害者手帳などの条件があることが多い．雇用されている状態でないと使用できないサービスもあり，患者がロービジョンとなって働きづらくなっても安易に離職しないようにアドバイスする．
※ジョブコーチ：障害者が企業で働くときには，何らかの支援が必要なケースがあり，専門的な役割を担う人をジョブコーチ（職場適応援助者）と呼ぶ．

していることも，このガイドラインが必要になった一因である．ガイドラインには，労働者や事業者が利用できる主な支援制度および支援機関の一覧や，主治医が就業上の意見等を提示するための様式なども掲載されており，臨床医にも有用である．

企業へ提出する診断書と就業上の意見書の書き方

これらの現況を踏まえて，眼科医は視機能の低下した労働者が働くことができるように，企業や産業医と連携をとる必要がある．連絡手段としては，診断書や労働者の就業上の意見書（以下，意見書）が挙げられるが，基本的に診断書では医学的事項を，意見書では患者本人の同意のもと，職場での配慮事項を記載する[3]．

▶診断書発行時の注意点

診断書は休職の開始の際や復職の際に提出を求め

られる．ただし，診断書の内容は通常端的で要点のみの記載となることが多い．例えば休職時の診断書には，「〇〇病のため〇週間の加療期間を要する」など，職場復帰時には「〇月〇日より職場復帰可能．ただし職場訓練を必要とする」や「〇月〇日から午前のみ就労開始可能」などと記載する．

職場での診断書の影響は大きく，復職時の事故も職場の責任となってしまうため，リスクが高く見積もられ，「現場作業禁止」「出張禁止」など実際は可能なことも禁止とされていることが多い．職場と連携をとり，正確な情報を伝えることが望まれる．

▶意見書発行の注意点

意見書は診断書よりも，詳細な情報を職場に提供することができるため，積極的に提示すべきである．仕事による疾病悪化および自傷他害の可能性については，積極的に情報提供する．意見書には本人の同

Ⅰ. 本人記載欄

氏名	生年月日

住所

職務内容（有期雇用の場合は雇用契約期間も併せてご記入ください）

勤務時間_____ 時_____分～_____時_____分（休憩_____時間。週_____日間。）

1　上記職務内容に含まれる作業（右記(1) ～ (3)について該当する作業に○を記してください）	(1)身体上の負荷がある作業	① 立位作業 ②-a 重量物の取扱作業　②-b 体を大きく動かす作業 ③ 暑熱/寒冷/屋外作業 ④ 振動工具の取扱作業 ⑤-a 不特定多数の人と対面する作業　⑤-b 病原体等の取扱作業 ⑥ 化学物質や粉塵等で呼吸用保護具を装着する作業
	(2)事故の可能性が高まる作業	① 1人作業 ② 高所作業 ③ 危険な機械操作・自動車運転
	(3)心身の負担が高いと感じられる作業	① 残業・休日労働など（長時間労働） ② 出張 ③ 夜勤 ④ その他
	(1) ～ (3)の作業について、特に医師意見を求める作業内容およびその理由	

2　利用可能な社内制度	□時間単位の年次有給休暇　□半日単位の年次有給休暇 □傷病休暇・病気休暇　□勤務日数短縮（週___日勤務）　□短時間勤務 □時差出勤　□フレックスタイム　□試し出勤　□在宅勤務 □その他（　　　　　　　　　　　　　　　　　　　　　　　）
勤務形態	□常昼勤務　□交替勤務（深夜勤務なし）　□交替勤務（深夜勤務あり） □その他 ※例：自発的な離席が困難な勤務形態等 （　　　　　　　　　　　　　　　　　　　　　　　　　　）
通勤方法（該当すべてに✓し通勤時間をご記入ください）	□徒歩　□公共交通機関（着座可能）　□公共交通機関（着座不可能）　□自動車 □通勤なし（在宅勤務）　□その他（　　　　　　　　　　　　） 通勤時間　片道_____分
年次有給休暇日数	残_____日間

図2｜労働者から主治医への勤務情報提供書と主治医から会社への就業配慮の意見書
「事業場における治療と仕事の両立支援のためのガイドライン」のなかには，様式例集があり利用できる.

（文献2）より）

Ⅱ．医師記載欄

診断名	
現在の症状	
今後の治療内容	
通院頻度	
就労に関する意見	□可　□下記ア～ウの条件付き可(___年___月___日～___年___月___日)　□現時点で不可

ア　病勢の悪化や労働災害など事故に巻き込まれることを防ぐために配慮が必要な事項（本人記載欄1の作業に対応する配慮事項）	(1)①作業	□作業可	□立位の時間の制限　□椅子等の準備	□作業は当面不可
	(1)②作業	□作業可	□作業時間や回数の制限　□負荷の削減	□作業は当面不可
	(1)③作業	□作業可	□作業時間や回数の制限　□空調機器の利用	□作業は当面不可
	(1)④作業	□作業可	□振動の少ない工具の利用　□作業時間の制限	□作業は当面不可
	(1)⑤作業	□作業可	□作業時間の制限　□保護具の着用	□作業は当面不可
	(1)⑥作業	□作業可	□作業時間の制限　□作業強度の制限	□作業は当面不可
	(2)作業	□作業可	□当人や他者への危害を防止する安全装置等 □当人の安全を確認できる配置等	□作業は当面不可
	(3)作業	□作業可		□作業は当面不可

イ　本人記載欄1の作業について、上記ア以外の必要な配慮事項・アの配慮の補足事項	□負担の少ない保護具着用　□紫外線をできるだけ避ける □食事内容により病勢が悪化するため会食を避ける □排尿・排便回数が多くなるためトイレが利用しやすい環境整備 □残業・休日労働(長時間労働)の制限　□出張の制限　□夜勤の制限 □その他

ウ　本人記載欄2の利用可能な社内制度を踏まえた、上記ア・イ以外の、患者が働き続けるために医学的理由から配慮が望ましい事項 ※次ページ＜配慮の例＞も参照の上で、ご記入ください	□治療スケジュールに合わせた休暇等　□作業中の適宜休憩 □短時間勤務　□時差出勤　□フレックスタイム　□試し出勤 □在宅勤務　□その他　　※例：長時間情報機器作業を制限する等

医師署名欄	上記の通り診断し、就労の可否や配慮に関する意見を提出します。 令和　　年　　月　　日　医療機関名　　　　　　(主治医署名名)
本人署名欄	上記内容を確認し、職場での配慮に関する措置を申請します。 令和　　年　　月　　日　　　　　　　　　　(本人署名)

表 1　眼科医が意見書を作成するために必要な情報と意見書で伝えるべき情報

眼科医が意見書を作成するために事業所から必要な情報	●勤務時間：夜間勤務，日の出前，日没後の勤務や通勤があるかどうか ●通勤方法：自家用車での通勤か，公共交通機関を利用するか ●就労場所：屋内，屋外など ●職種：事務職，現場労働，専門職など ●職務内容：パソコン作業，危険作業，高所作業，有害業務の有無，車両運転の有無（車両の種類，運転する場所と環境や時間帯など） ●労働時間内の移動と頻度・手段，社内での移動通路の段差，照明，広さなど ●作業に必要な視距離 ●休業・休職などの社内制度 ●職場の規模や産業保健スタッフ体制 ※「危険作業」「高所作業」「有害業務」といった表現では，就労について意見しにくいので，職務内容と職場環境を具体的に聴取する．作業場などの写真を付けてもらうとわかりやすい
眼科医が意見書で事業所に伝えるべき情報	●自傷他害の可能性（車両運転の可否など） ●勤務時間（就業時間）および勤務や通勤中の配慮の必要性 ●屈折矯正の方法の有無と業務時における必要性 ●通院（ロービジョンケアを含む）の必要性の有無と頻度および期間

意見書作成に必要となる情報を収集するが，最優先されるのは自傷他害の回避である．車両運転の可否は通勤手段にも関わり，重要な判定項目となることが多い．

意が必要であるが，自傷他害に至るリスクが高い場合は個人情報の守秘より優先される．車両運転の可否は主治医が情報提供しないと，不可でも継続されていることもあり，判断は難しいが主治医がコメントすべきである．意見書の様式として，「事業場における治療と仕事の両立支援のためのガイドライン」の様式が有用である（**図2**）．職場環境の情報収集は，職場規模，通勤方法や時間帯，職場内の作業環境全般および作業内容，休暇や休職などの社内制度など多岐にわたる（**表1**）．

多職種連携とロービジョン外来の活用

　臨床医は日常診療のなか，就労支援が整っていない企業の場合は，なかなか連絡を取ることができない場合も多い．よって，社会的なリソースを臨床医が把握しておくことは重要である（**図1**）．それでも限られた診療時間内に連携をとることは厳しいことが多く，ロービジョン外来を活用することを推奨する．ロービジョンケアを行う施設は日本眼科医会のホームページ[4]にも掲載されている．ロービジョン外来では，障害者手帳が取得できずに見え方に困っている人に対して，視認性を上げるために適切なデバイスやその使用方法を提案したり，就労支援のために有用な施設や職種との連携の補助を行ったりすることが可能である．また，多職種連携（multidisciplinary collaboration）を積極的に行い介入することで，医療機関内だけでは対応できないサポートも可能になる．病院内のソーシャルワーカーや都道府県ごとにある産業保健総合支援センターの治療と仕事の両立支援のサービスなどに依頼すると，よりスムーズな連携が可能となる．

文献

1) 川島素子：視覚障害者の就労支援―産業医の立場から―．日本の眼科 95：40-45，2024
2) 厚生労働省．事業場における治療と仕事の両立支援のためのガイドライン，令和6年3月版．https://chiryoutoshigoto.mhlw.go.jp/dl/download/guideline.pdf（2024年5月閲覧）
3) 村上美紀：就労支援．新篇眼科プラクティス7　誰でもロービジョンケア，石子智士ほか編，大鹿哲郎監修，文光堂，東京，191-194，2023
4) 日本眼科医科：ロービジョンケア施設一覧 https://www.gankaikai.or.jp/lowvision/shisetu/（2024年5月閲覧）

5.難病外来指導管理

神戸アイセンター病院　**横田　聡**

　難病外来指導管理とは何か，診療報酬の「難病外来指導管理料」から紐といていきたい．

　「B001 7 難病外来指導管理料(270点)(2024年現在)」は，「注1 入院中の患者以外の患者であって別に厚生労働大臣が定める疾患を主病とするものに対して，計画的な医学管理を継続して行い，かつ，治療計画に基づき療養上必要な指導を行った場合に，月1回に限り算定する(注2以下略，図1参照)」とされている．すなわち，保険診療においては診療報酬上，厚生労働大臣が定める疾患(指定難病)の患者に，「計画的な医学管理」を継続して行い，「治療計画に基づく療養上必要な指導」を行うことが，難病指導管理となる．

I｜難病の歴史

　まずは，「難病」とは何かを考える．わが国での難病対策は，スモンの発生にさかのぼる．原因不明の神経症状に対して，スモン調査研究協議会が組織され，整腸剤キノホルムとの関連が示された．またその間に，スモン入院患者への医療費助成が始まっていた．これらの経緯から，研究開発，患者の経済的負担の軽減，医療施設の整備を対策の3つの柱とした難病対策要綱がまとめられた．1973年(昭和48年)，特定疾患治療研究事業として，スモン，Behçet病，重症筋無力症，全身性エリテマトーデス，サルコイドーシス，再生不良性貧血，多発性硬化症，難治性肝炎を対象に難病対策が始まった．うち，スモン，Behçet病，重症筋無力症，全身性エリテマトーデスが医療費助成の対象であった．2009年，特定疾患は56疾患まで増加したが，都道府県の負担増や疾病間での不公平が生じたため，新たな難病対策として2014年に「難病の患者に対する医療等に関する法律(難病法)」が成立し，2015年より施行された．

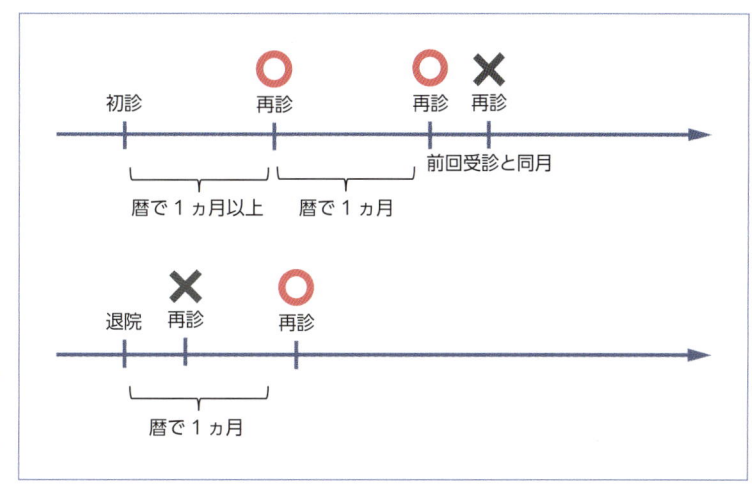

図1｜難病指導管理料の算定のタイミング
初診時や初診から1ヵ月以内，退院から1ヵ月以内は算定できない．

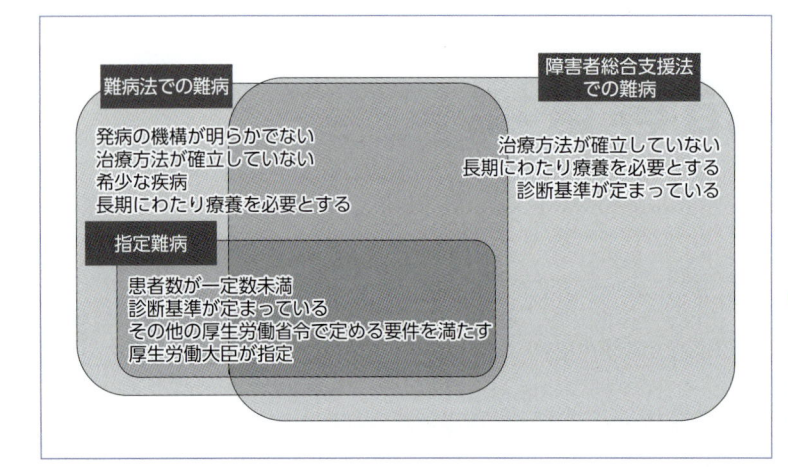

図2│難病と指定難病，障害者総合支援法の難病の枠組みの違い
指定難病に特定の疾患を加えたものが障害者総合支援法での難病となっている.

II｜指定難病

難病法では，難病を以下のように定義している（図2）.

①発病の機構が明らかでなく，

②治療方法が確立していない希少な疾患であり，

③当該疾病にかかることにより長期にわたり療養を必要とすることとなるもの

個別の施策体系があるがんや精神疾患，感染症，アレルギー疾患などはこれに含まれない. 難病のうち，国が「難病」の具体的な疾病を継続的かつ専門的に選定し，そのうち以下の2要件を満たす疾患を「指定難病」と位置づけ，医療費の助成が行われている.

①患者数がわが国で一定数に達しない

②客観的な診断基準，またはそれに準ずる基準が確立している

2024年4月1日より，難病医療費助成制度の対象疾病（指定難病）は，3疾病が追加され341疾病となった[1]. 眼科領域では，網膜色素変性，黄斑ジストロフィ，Leber遺伝性視神経症，無虹彩症，膠様滴状角膜ジストロフィがある. また，他科との関連疾患として，重症筋無力症，多発性硬化症/視神経脊髄炎，天疱瘡，Stevens-Johnson症候群，中毒性表皮壊死症，高安動脈炎，全身性エリテマトーデス，サルコイドーシス，Budd-Chiari症候群，中隔視神経形成異常症/De Morsier症候群，眼皮膚白皮症，弾性線維性仮性黄色腫，IgG4関連疾患などが挙げられる.

III｜指定難病と障害者総合支援法での難病

難病医療費助成制度の対象疾病と異なる枠組みとして，障害者総合支援法での難病がある（図2）. 指定難病との違いとしては，発病の機構が明らかでないことは要件とされておらず，患者数が人口の0.1%程度に達していないことも要件とされていない. 指定難病ではないが，障害者支援法の対象となる難病としては，加齢黄斑変性，急性網膜壊死，サイトメガロウイルス角膜内皮炎，スモン，ペルーシド角膜辺縁変性症などがある[2].

IV｜指定難病医療費補助

指定難病は対象疾病の診断基準を満たし，重症度分類から病状が一定程度以上の場合もしくは軽症高額該当の場合に医療費補助を受けることができる. 難病指定医が臨床調査個人票を作成し，ほかの書類とあわせて当事者が都道府県・指定都市に申請する. 審査の結果，支給認定されると「医療受給者証」が交付され，難病指定医療機関で医療受給者証を提示することで医療費の助成が受けられる.

V｜医療費助成のタイミングの変化

2023年10月より指定難病医療費助成の助成開始のタイミングが変わった（図3）. 旧来は，難病医療費助成申請を行った日からの助成開始で

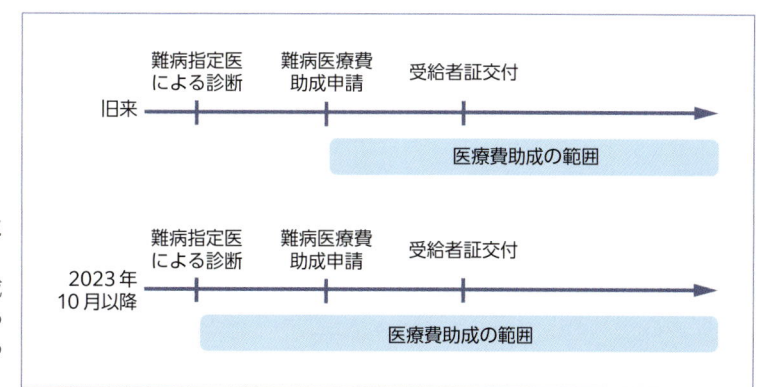

図3│指定難病医療費助成のタイミングの前倒し
2023年より指定難病の医療費助成は申請時ではなく，診断時まで遡って請求することができるようになった．

あったが，それが，「重症度分類を満たしていることを診断した日等」と変更された．遡れる期間は原則として申請日から1ヵ月とされているが，診断書の受領に時間を要したなどのやむを得ない理由があるときは最長3ヵ月まで遡れる期間は延長される．

VI │ 管理とは

　診療報酬の通則では，「計画的な医学管理を継続して行い，かつ，治療計画に基づき療養上必要な指導を行った場合」とされている．確立された治療法はないものの，併発しやすい合併症の予防や早期発見治療，原疾患による生活上必要な困難さの解消の助言がこれに当たると考えられる．例えば，網膜色素変性では，後極の白内障や黄斑浮腫が起きやすいことが知られているが，これらによる視力低下は治療可能性のあるものである．患者本人の判断に委ねると，原疾患の悪化による視力低下と思い込み，医療機関で相談されるまで時間がかかることもしばしばみられる．そういった観点からも定期受診を促し，周辺情報も含めた情報提供ができることが重要である．また，視覚障害は情報障害と表現されることもあるように，必要な情報に辿り着けていないことも多い．ロービジョンケアを含めた正しい情報にアクセスできるような環境整備も主治医としては重要である．

文献
1) 厚生労働省：指定難病
https://www.mhlw.go.jp/stf/seisakunitsuite/bunya/0000084783.html（2024年5月閲覧）
2) 厚生労働省：障害者総合支援法の対象疾病（難病等）
https://www.mhlw.go.jp/stf/seisakunitsuite/bunya/hukushi_kaigo/shougaishahukushi/hani/index.html
（2024年5月閲覧）
● 難病情報センター
https://www.nanbyou.or.jp（2024年5月閲覧）
※厚生労働省補助事業により公益財団法人難病医学研究財団が運営．診断基準や臨床調査個人票もダウンロード可能．

V. 保険診療

6. 母子保健

柏井眼科医院　**柏井眞理子**

I　母子保健法とは

わが国では，母性ならびに乳児および幼児の健康の保持および増進を図るため母子保健法が1965年に定められた．母子保健法は，母性ならびに乳児および幼児に対する保健指導，健康診査，医療その他の措置を講じ，もって国民保健の向上に寄与することを目的とする．そのなかで「妊産婦＝妊娠中または出産後1年以内の女性」「幼児＝満1歳から小学校就学の始期に達するまでの者」「乳児＝1歳に満たない者」「新生児＝出生後28日を経過しない乳児」と定義されている．

主に保健指導は妊産婦に行い（母子保健法第10条），健康診査は1歳6ヵ月児および3歳児に対して市町村が実施する（第12，13条）．それ以外の市町村は必要に応じ，妊産婦または乳児もしくは幼児に対して健康診査を行い，健康診査を受けることを推奨する．そのほか母子保健法では妊娠の届出（第15条），母子健康手帳（第16条），低体重児の届出（第18条），養育医療（未熟児の養育に必要な医療）（第20条）について規定している．

II　乳幼児健康診査

わが国の乳幼児健診は母子の健康向上に貢献しており，乳児死亡率（出生千対）も戦前1939年の「106」から2020年には「1.8」と激減している．

現在母子保健法で定められている乳幼児健康診査は，1歳6ヵ月児および3歳児のみである．小学校就学までの期間に市区町村が公費負担をして実施する乳幼児健診は，国の調べによれば2021年度の実施状況は1〜2ヵ月児健診

表1｜母子健康手帳の問診票例（眼科関連）

3〜4ヵ月	めつきや目の動きがおかしいのではないかと気になりますか？
6〜7ヵ月 9〜10ヵ月	ひとみが白く見えたり黄緑色に光って見えたりすることがありますか？
1歳6ヵ月	極端にまぶしがったり目の動きがおかしいのではないかなど気になりますか？

32.8％，3〜5ヵ月児健診99.5％，9〜12ヵ月児健診81.0％，4〜6歳児健診15％となっている．乳幼児健診は標準化を目指し，現在国立成育医療研究センター「改訂版乳幼児健康診査 身体診察マニュアル」が基本とされていることが多い．

現在，各時期での乳幼児健診会場等に眼科医が出務することはほとんどなく，主に小児科医に眼科検診を委ねている状況であり，他科の医師による視覚検査には限界があると思われる．そのような状況では，母子健康手帳等の問診票（表1）は大変重要な意味をもつ．乳幼児時期の眼疾患には頻度は少ないものの重篤な視力障害に至る疾患が多く，可能な限り早い発見が望まれる．以下に眼科に関係することを記す．

3・4ヵ月健診において，視診や固視・追視の確認は実施されていると考えられる．理想をいえば，出生時や1ヵ月健診には「Red reflex検査」（図1），そして3歳児健診までにも眼位検査（角膜反射法や遮閉試験）などの実施が望まれる．また，保護者が自宅で撮影した写真などを持参してもらい，健診医が確認することも有効であろう．2023年度より母子保健が厚生労働省からこども家庭庁に移管され，乳幼児健診の見直しが行われているので，今後の対応にも期待したい．また，各自

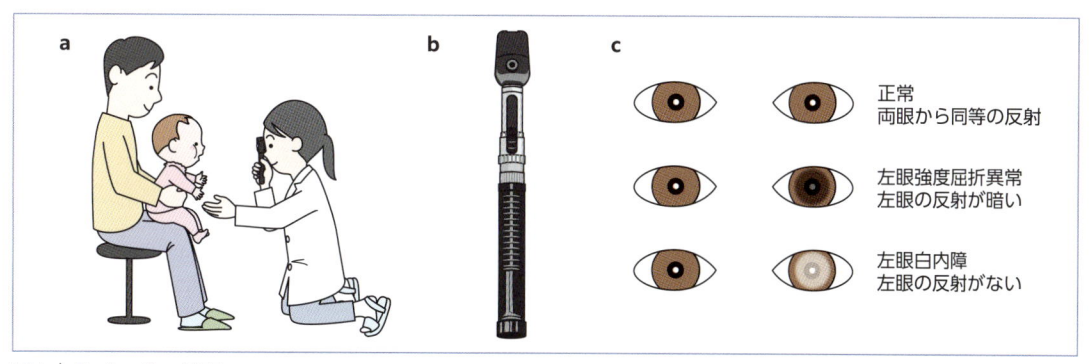

図1 | Red reflex検査
a 検査の仕方，b 検影器，c 反射による判定.

正常
両眼から同等の反射

左眼強度屈折異常
左眼の反射が暗い

左眼白内障
左眼の反射がない

（文献1）を基に作成）

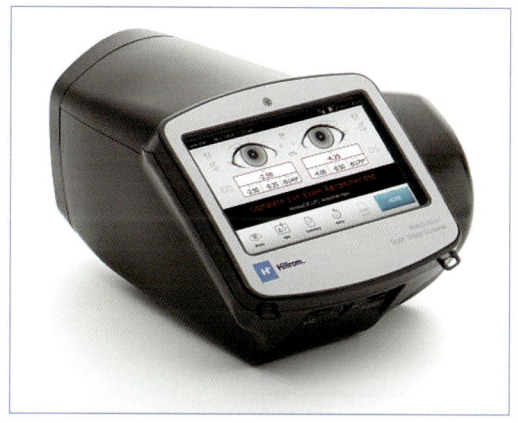

図2 | 両眼開放手持ちレフラクトメータ（Spot™ Vision Screener, Welch Allyn社）
光と音で子どもの固視を促し数秒で測定可能. 眼位もスクリーニング可能.
（画像提供：ウェルチ・アレン・ジャパン株式会社）

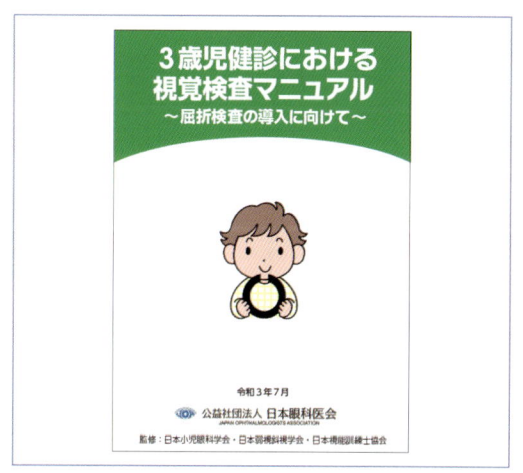

図3 | 日本眼科医会「3歳児健診における視覚検査マニュアル」
全国の自治体に配布されている.　　（文献1）より）

治体で3歳児健診用として購入が進んでいる眼位スクリーニング機能付き「フォトスクリーナー」（図2）を1歳6ヵ月健診などに「眼位の確認」として活用することも一案である.

Ⅲ | 3歳児健診における視覚検査

　3歳児健診は視覚が発達中の大切な時期にあり，弱視を発見し適切に治療に結び付けていかなければならない重要な健診である.

　わが国では，戦後1948年児童福祉法により都道府県の保健所にて乳幼児健診が開始され，3歳児健診は1961年に開始されたが，視覚検査が導入されたのは30年後の1991年である. さらに，2005年からは都道府県から市町村へ管轄が移行され，全国の市町村で実施される健診内容

等に差がでていた. 視覚については，主に自宅での視力検査と問診票で判定されてきた. そのような状況下で，2015年に海外から輸入されたスクリーニング用の屈折検査機器「フォトスクリーナー」（図2）が非常に使いやすく，実際いくつかの自治体の3歳児健診で活用された結果，約2％といわれている弱視の発見率が著明に向上した. 2022年，日本眼科医会では「3歳児健診における視覚検査マニュアル〜屈折検査の導入に向けて〜」[1]（図3）を作成し自治体に配布，屈折検査導入を要望してきた結果，自治体が屈折検査機器を導入するための国からの補助金（半額補助）の予算措置が取られ，2023年度現在全国1,741の自治体のうち85.3％で屈折検査が導入された.

　屈折検査を導入した3歳児健診視覚検査のフ

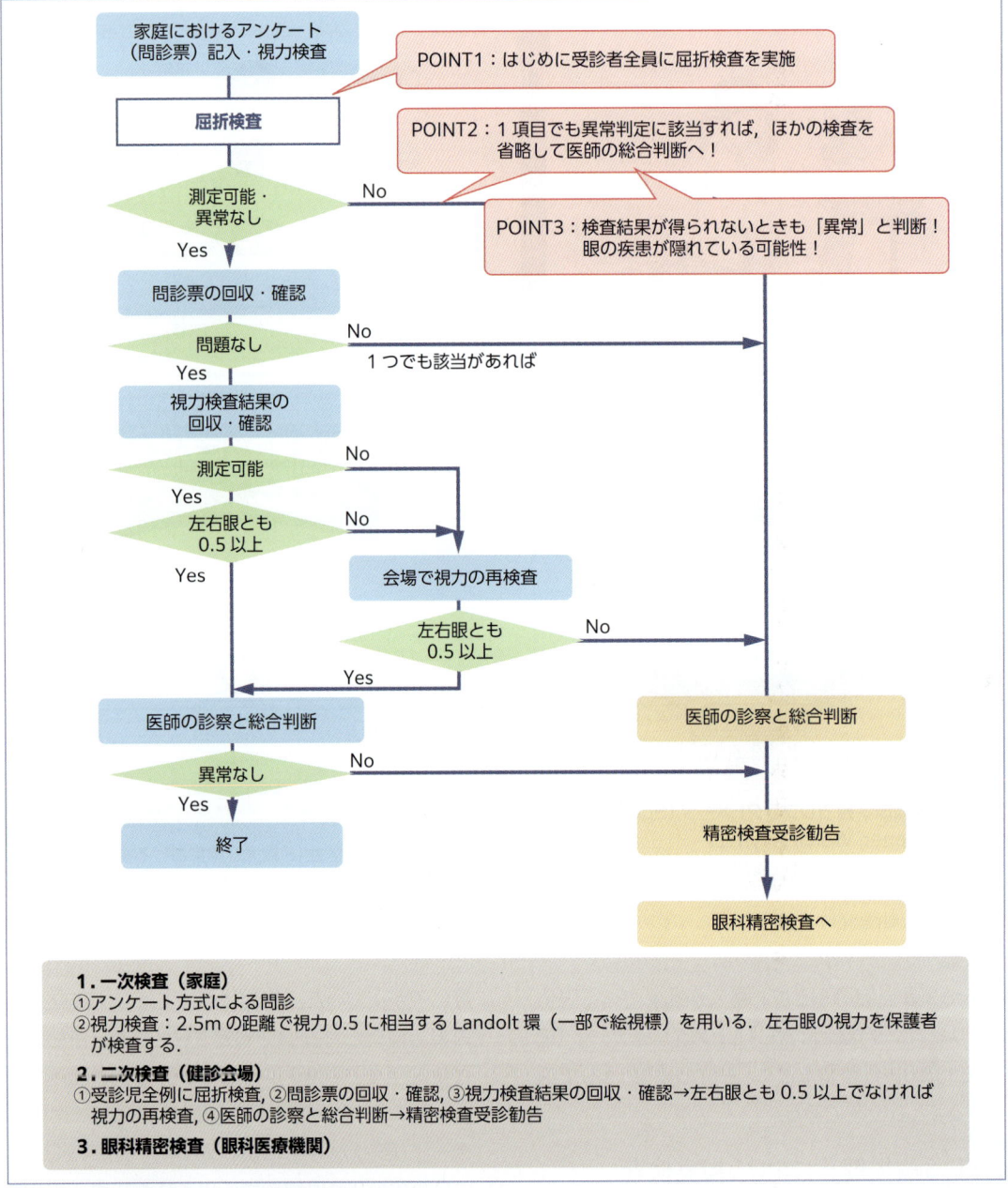

図4｜屈折検査を導入した3歳児健診視覚検査のフローチャート

（文献1）より）

ローチャートは**図4**のとおりである．一次検査は，自宅での視力検査（0.5の視標）と問診票（**図5**），二次検査は保健センター等での集団健診方式が主である．まず全員に屈折検査を実施し，場合によっては視力検査の再検査を行い，その後小児科医等による診察となっている．一次検査，二次検査を通し，「屈折検査での異常・検査不可」「視力不良」「問診票にチェックがある」など，弱視や

眼疾患が疑われる幼児は「要精検」（**表2**）として眼科医療機関での精密検査を受けることになる．しかし，日本眼科医会の調べ[2]では，要精検になるも約25%の幼児が眼科受診をしていないことを把握している．

　保護者や社会に対しては，乳幼児の視力の発達や臨界期，また弱視の早期発見治療の重要性についてまだまだ周知できていない．そこで，厚

家庭での視力検査結果

検査用の視標（0.5）を2.5mの距離で正しく答えられたら○
正しく答えられなければ×

	○	C	○	C
右目				
左目				

4方向を見せて、3つ方向以上正しく
答えられたら「見えた」となります。

検査中に気になること（見え方に左右差
がある、目を細める等）があったら記入
しましょう。

アンケートに答えましょう

目のことで心配なことがあれば該当するものにチェックをつけましょう。
□ 目つきや目の動きがおかしい
□ 黒目が内側に寄る、外、上、ななめ上にずれる
□ ひどくまぶしがる
□ ものを見るとき頭を傾けたり、横目で見たりする
□ 物に近づいて見る
□ 明るい屋外で片目をつぶってものを見ることがある
□ 黒目の中心が白っぽく見える
□ 黒目の大きさが左右で違う
□ 目が揺れている
□ まぶたがさがっている
□ 親、兄弟姉妹に弱視、斜視、生まれつきの目の病気の人がいる
□ その他（　　　　　　　　　　　　　　　　）

これらの質問は治療が必要な病気のサインでもあります。
気になることは「その他」の欄に記入しましょう。

図5｜問診票　　　　　　　　　　　　　（文献1）より）

表2｜精密検査受診勧告の基準

1）視診にて異常所見がある
2）固視の異常がある
3）斜視がある、あるいはその疑いがある
4）眼球運動異常がある
5）問診票に1つでも該当項目がある
6）二次検査で視力の再検査を実施した結果、左右いずれか
　　でも視力が0.5に満たない、もしくは検査不能
7）屈折検査を導入している場合
　　a. 異常判定基準に該当する
　　b. 検査ができない
　　c. 検査に協力的でも測定不能

（文献1）より）

生労働省の研究班[3]で作成されたリーフレットを要精検児の保護者に渡し、精密検査受診を促したり、2023年度に作成した日本眼科医会3歳児健診啓発ポスター（図6）を各自治体に配布し、啓発を進めている。

　一方、2023年度より、母子健康手帳の3歳児健診の記録部分に屈折検査項目が追記された。今後、3歳児健診での屈折検査が義務化されるとともに、健診結果をしっかりと集め精度管理に努めることが求められる。

Ⅳ｜今後望まれること

　眼科医全体が乳幼児の視覚の管理について関

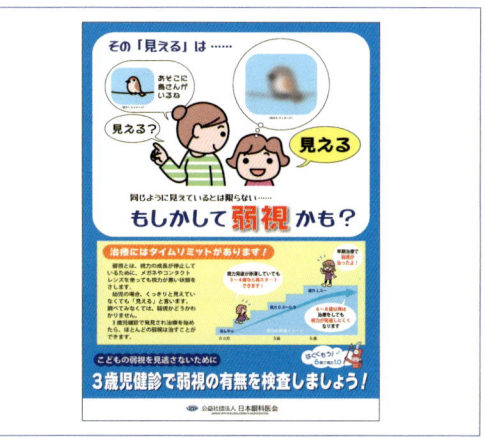

図6｜日本眼科医会の3歳児健診啓発ポスター
1,741の全自治体に配布されている。社会での弱視の理解を促すことを目的に作成されている。

心をもち、尽力することが求められている。日々の外来での乳幼児の対応はもちろん、3歳児健診事後措置での要精検児に対し真摯に眼科精密検査を実施し、弱視など治療が必要な場合はしっかりと対応することが求められる。さらに、都道府県内で3歳児健診の検討会議を開催し、視覚検査の標準化、そして精度管理を推進することが望まれる。

　一方、3歳児健診で漏れ落ちてしまう幼児の存在に対しては、幼児が所属する幼稚園・保育所等での視力検査の推進や、現在国は神経発達症などに対応するため就学時健診より早い時期での5歳児健診に力を注いでいるが、弱視漏れを見つけるために5歳児健診での問診票の工夫等を国に要望している。医療関係者のみならず社会で子どもたちの目の成長と健康を見守っていけるよう「こどもの目の日」などを通し啓発していきたい。

文献
1）日本眼科医会：3歳児健診における視覚検査マニュアル〜屈折検査の導入に向けて〜，2021
2）柏井眞理子ほか：日本の眼科 94・328-340，2023
3）キャンサースキャン：令和4年度子ども・子育て支援推進研究事業「3歳児健康診査における視覚検査の実施体制に関する実態調査研究」：市区町村及び都道府県のための3歳児健診における視覚検査の円滑な実施と精度管理のための手引書，2023

Ｖ. 保険診療

7. 学校保健

川添丸山眼科　**丸山耕一**

Ｉ　学校保健のルーツ

　学校保健は，1872年（明治5年）の学制発布に始まる．学校衛生の観点から，その柱は3つで，伝染病の予防，健康管理そして学校環境衛生である．これらは少しずつ形を変えながらも，基盤として生き続けている．当時わが国では，江戸時代から続く痘瘡やコレラが蔓延しており，学校は今でいうクラスターの発生箇所として注意が払われていた．のちに感染症の主役は，全身疾患では結核，眼疾患では大流行したトラホームに代わり，令和の時代にはパンデミックを引き起こした新型コロナウイルス感染症（COVID-19）へと変遷していく．

　健康管理もまた眼科と関わりが深い．すなわち，裸眼視力測定を含めた眼科学校健診がそれにあたる．特に1人1台端末を謳うGIGAスクール構想がスタートするなかで，児童生徒の裸眼視力の低下に歯止めがかからない．COVID-19への対応，そこで教育DX（デジタルトランスフォーメーション）が進むなか，眼科学校医は裸眼視力の低下と近視の進行にどう対処すべきかを概説する．加えて，視覚障害のある児童生徒にとっての端末の有用性についてもまとめておく．

Ⅱ　学校保健安全法と感染症

　学校保健安全法（当初は学校保健法）は1958年（昭和33年）に成立し，その後時代の趨勢に合わせて改正を行い，最近では2023年4月に同法の一部を改正している[1]．これは，学校等を介しての感染拡大を予防することを第一に，COVID-19等への対応の根拠となるよう配慮されている（表1）[2]．結膜炎を起こしうる病原微生物（第一種を除く）として，第三種では流行性角結膜炎のアデノウイルスD種8，37，53，54，56および64/19a型，同じく急性出血性結膜炎では主としてエンテロウイルス70（EV70）とコクサッキーウイルスA24変異株（CA24v）が原因ウイルスとなる．

表1｜学校において予防すべき感染症の種類と出席停止期間の基準（抜粋[*]）
学校保健安全法施行規則第18条（令和5年5月8日施行）

第二種感染症	インフルエンザ〔鳥インフルエンザ（H5N1）を除く〕	発症した後5日を経過し，かつ，解熱後2日（幼児にあっては3日）を経過するまで
	風疹	発疹が消失するまで
	水痘（みずぼうそう）	すべての発疹が痂皮化するまで
	咽頭結膜熱（プール熱）	主要症状が消退した後2日を経過するまで
	結核	症状により学校医その他の医師において感染の恐れがないと認めるまで
	新型コロナウイルス感染症	発症した後5日を経過し，かつ，症状が軽快した後1日を経過するまで
第三種感染症	流行性角結膜炎	症状により学校医その他の医師において感染のおそれがないと認めるまで
	急性出血性結膜炎	

[*]眼科疾患もしくは眼科診療において遭遇しうる感染症を抜粋した（第一種感染症は除く）．

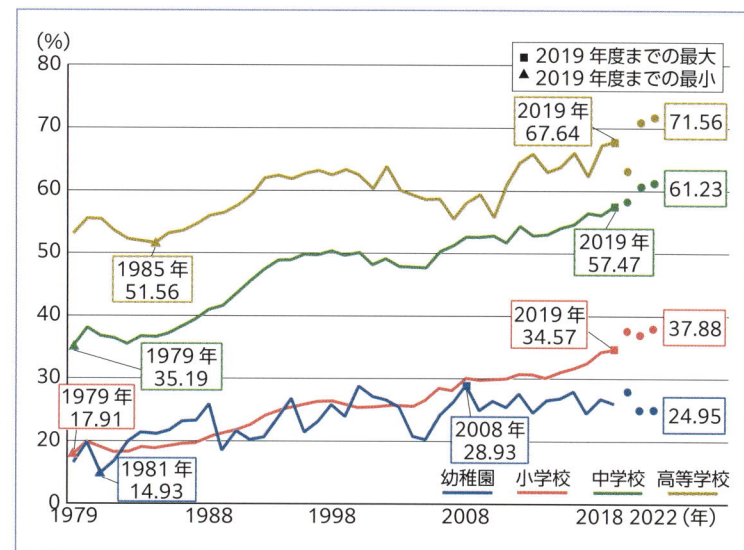

図1｜裸眼視力1.0未満の者の割合（幼稚園・小学生・中学生・高校生）（2022年度までの確定値）

（文献7）より）

また第二種において，咽頭結膜熱を引き起こす病原微生物はアデノウイルス1，2，3，4，5型が多いとされる[3]．新しく第二種に加わった病原微生物は新型コロナウイルスであり，男性に多く，結膜充血，結膜浮腫，流涙，漿液性眼脂などの症状を含む結膜炎を感染早期から発症することが少なくないという[4]．

COVID-19では，一般的に発症した後5日を経過し，かつ，症状が軽快した後1日を経過するまでが出席停止となっている．ただし，学級閉鎖や学校休業の措置は，COVID-19に対しての「感染拡大の予防」に有効と判断される場合に行う[5]．もちろん，COVID-19が5類に移行したため，そこで「5類感染症への移行後の学校における新型コロナウイルス感染症対策について（通知）」[6]をもとに，学校におけるCOVID-19対策の見直しを行い，児童生徒が安心して充実した学校生活を送ることができるよう，積極的な取り組みを要望している．その目的は，児童生徒等が持続的に教育を受ける権利を保障すること，学校における感染およびその拡大のリスクを低減させること，学校の運営を適切に継続することであり，そのすべてが「感染拡大の予防」につながる．

学校における感染拡大の予防は，児童生徒そして教職員の手指の消毒，流水による手指の洗浄から始まる．そのうえで，児童生徒等や教職員の感染が確認された場合，校長が，感染者および濃厚接触者を出席停止とする．さらに，学校の全部または一部の臨時休業を行う必要があるか否かは，設置者が保健所の調査や学校医の助言等を踏まえて判断することになる．なお，児童生徒等の健康診断・眼科検診は，コロナ前までは6月30日までに行っていた．ところが2019年以降のコロナ禍においては，6月30日締めではなく当該年度内に検査を行っておけばよいように，文部科学省から自治体の教育委員会に向けて通知がなされている．

一方で，2023年5月からCOVID-19は5類感染症となった．移行後も，病院や診療所等の医療施設や介護施設は来院者にマスクの着用をお願いしている．しかし，学校では多くの児童生徒等がマスクを外しており，新たに未知の感染症が発生し蔓延しない限り，現況が大きく変わることはないだろう．眼科学校医や健診医は，COVID-19やインフルエンザウイルスへの感染対策を講じて，病原微生物を自施設に持ち込まないよう眼科学校健診に臨みたい．

Ⅲ　GIGAスクール構想と目の健康

1978年からおおよそ半世紀にわたって，裸眼視力1.0未満の者の割合は，児童生徒等の視機能の一つの指標として測定されてきた（図1）．近

- 正しい姿勢で，画面と垂直に目を30 cm以上離す
- 30分画面を見たら1回は，20秒以上遠くを見て目を休める
- 角度調整や反射低減フィルムで照明の映り込みを防ぐ
- 教室の明るさに応じて，端末の明るさを調整する
- 寝る1時間前には，画面を見ないようにする
- 外でのびのび楽しく活動する（屋外活動2時間程度を推奨）

【参考】日本眼科医会：子どもの目・啓発コンテンツについて
https://www.gankaikai.or.jp/info/detail/post_132.html

表2｜1人1台端末を利活用する際の留意点

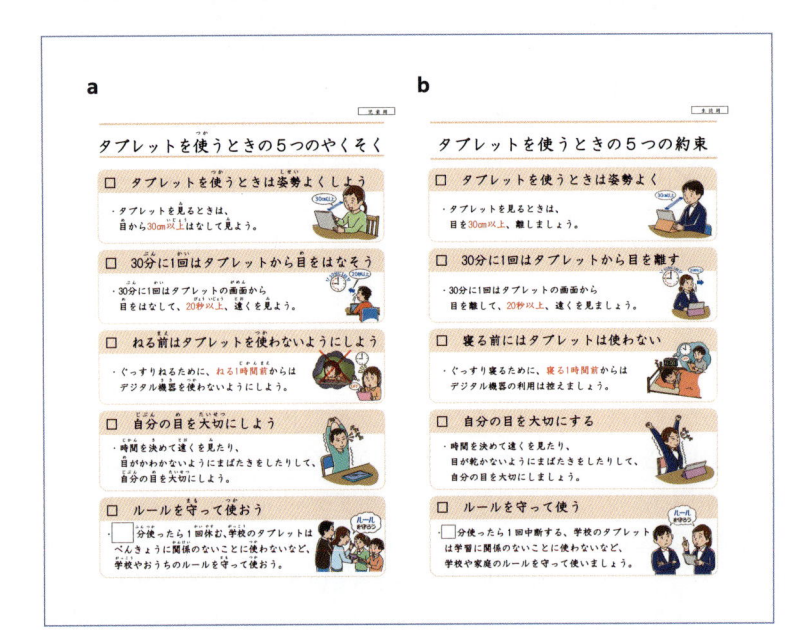

図2｜タブレットを使うときの5つの約束
a 小学生向け
b 中学生向け

（文献10）より）

年，その割合の増加を懸念する声が広まっている．さらに，裸眼視力1.0未満の者のなかでは近視の者が多いことも知られるようになってきた．

眼科の2050年問題として，世界の人口の約半数が2050年には近視となる，と試算されている[8]．裸眼視力1.0未満の者の割合が増加しているわが国でも，文部科学省は日本眼科学会，日本近視学会，日本眼科医会等と調査班を編成し，2021〜2023年の3ヵ年において児童生徒の近視の実態調査を実施し，報告した[9]．一方，教育は世界中がデジタル化の潮流のなかにあり，DX全盛である．

わが国のGIGAスクール構想もその一つである．文部科学省は，GIGAスクール構想の始動とデジタル教科書の導入を進めるにあたって，①タブレットなどによる1人1台端末の運用，②学校における高速大容量通信ネットワーク環境（校内LAN）の整備，そして③家庭などでのオンライン授業の実施などを掲げた．特に眼科学校医が注視すべきは①と③であろう．端末の使用にあたっては，すでにいくつかの眼科的留意点が示されている（表2，図2）．それを実践するには，教室での学習でも家庭でのオンライン学習のいずれでも，偏りのない眼科情報をえり抜くリテラシーを育む必要がある．

先の留意点のなかでも，近視実態調査の結果を踏まえて「1日2時間程度の屋外活動」「端末画面と目の距離は30 cm以上で」「端末使用時は背筋を伸ばし姿勢を正しく」「30分画面を見たら1回は目を離し，20秒以上遠くを見る」「端末画面への照明の映り込みを避ける」はいずれも大切な実践項目で，これをもとに児童生徒は啓発コンテンツを利活用しつつ眼の健康を学んでいく（図3）．これら学びの直接の指導や家庭でのサポートを担

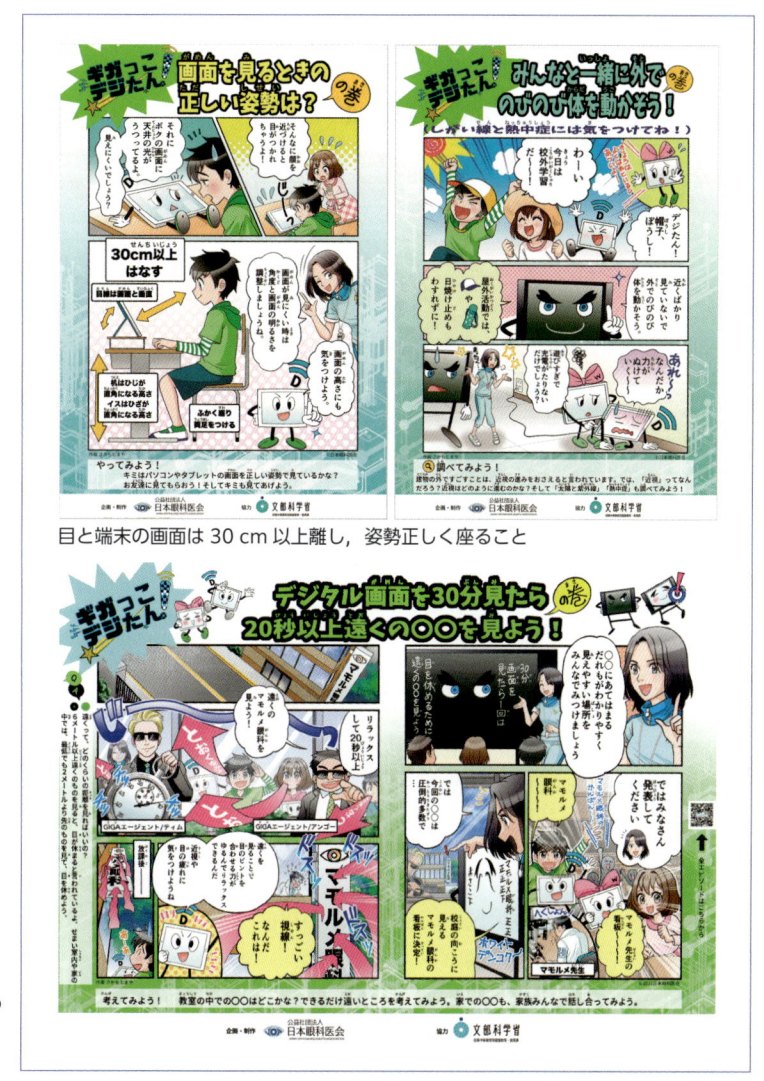

図3│目の健康啓発マンガ『ギガっこデジたん!』
（文献11）より）

うのは養護教諭など学校関係者や保護者となるが，眼科学校医－学校－保護者・児童生徒のトライアングルに，眼科学校医もまた積極的に介入し，近視の進行をはじめとする学校での目の健康啓発に関わっていく時代が到来したものと考えられる．

IV　視覚障害とデジタル教科書

　特別な支援を必要とする児童生徒等の日々の学習にも端末が浸透し始めており，デジタル教科書のもたらす効果が期待されている．支援学校へ進学する児童生徒と比較し，公立学校の通常学級に通いながら通級指導教室に通う子どもたちの割合が増えている．その一方で，視覚障害や学習障害は読み書きに時間を要することが少なくないために，日々の学習や日常生活で困難が生じうる．

　これまでは紙の拡大教科書を使用することが多かったが，大型で分冊化されている場合もあり，家に持ち帰るには難があった．しかしデジタル教科書であれば，アプリケーションと同様に一台の端末に複数の科目を管理でき，それぞれが利便性の向上を生む．文字や図表の拡大縮小，検索，ハイライト，白黒反転，UDフォントを含む多種類のフォント，文字サイズや行間変更等，児童生徒の障害の程度や見え方，場面に応じたカスタマイズ等が可能である（図4）．また音声読み上げも可能であり，その機能は自立を目指し，障害による困難を改善・克服しようと努力する子どもたちに

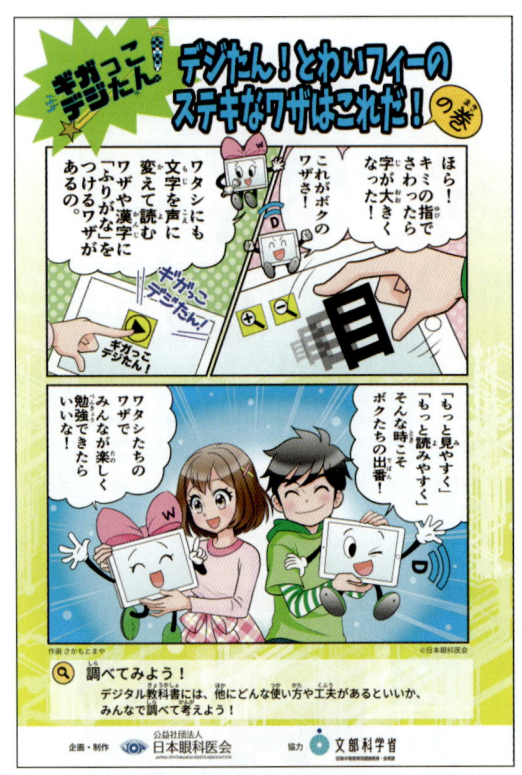

図4｜特別な支援に必要な端末機能の紹介

（文献11）より）

とって大切なツールとなりうる[12,13]．指導者側にとっても，一人ひとりの状況に応じた指導が可能となるため，その有用度は高い．

Ⅴ｜眼科学校医がやるべきこと

　これまで眼科学校保健は，大きなくくりで眼感染症のスクリーニングと視力測定が主とされてきた．しかしCOVID-19の登場で，その形態は大きく様変わりしたのではないか．いわゆる"red eye clinic"の終わりの始まりかもしれない．視診は，GIGAスクール構想で培われているICT機器と眼科独自の手順操作を融和させれば，個人情報保護の観点からもオンライン眼科学校健診を一考してもよいだろう．すでに地方では，健診する眼科医の人数が少なくなっている．「誰も取り残さない」としたGIGAスクール構想の基本的な考え方に則って，裸眼視力1.0未満の者の割合の増加，また近視の進行抑制のため，眼科学校医の「やるべきこと」の一部を時代に合わせて変えていくこと

も手段の一つだろう．

文献

1）文部科学省：学校保健安全法施行規則の一部を改正する省令の施行について（通知），令和5年4月28日
https://www.mext.go.jp/content/20230427-mxt_ope01-000004520_2.pdf（2024年5月閲覧）

2）東京都立学校：学校において予防すべき感染症の種類と出席停止期間の基準，令和5年5月8日改正
https://www.metro.ed.jp/kodaira-h/assets/filelink/filelink-pdffile-18521.pdf（2024年5月閲覧）

3）国立感染症研究所：アデノウイルス感染症 2008〜2020年．IASR 42：67-69，2021

4）Villahoz FG, et al：Conjunctivitis in COVID-19 patients：frequency and clinical presentation. Graefes Arch Clin Exp Ophthal 258：2501-2507, 2020

5）文部科学省：学校で児童生徒等や教職員の新型コロナウイルスの感染が確認された場合の対応ガイドライン（令和5年5月改定版）
https://www.mext.go.jp/content/20230427-mxt_kouhou01-000029522_1.pdf（2024年5月閲覧）

6）文部科学省：5類感染症への移行後の学校における新型コロナウイルス感染症対策について（通知），令和5年4月28日
https://www.mext.go.jp/content/20230427-mxt_ope01-000004520_1.pdf（2024年5月閲覧）

7）文部科学省：令和4年度学校保健統計（確定値）の公表について
https://www.mext.go.jp/content/20231115-mxt_chousa01-000031879_1a.pdf（2024年5月閲覧）

8）Holden BA, et al：Global prevalence of myopia and high myopia and temporal trends from 2000 through 2050. Ophthalmology 123：1036-1042, 2016

9）文部科学省：児童生徒の近視実態調査について，令和6年7月31日
https://www.mext.go.jp/b_menu/houdou/2024/attach/mext_01403.html（2024年8月閲覧）

10）文部科学省：端末利用に当たっての児童生徒の健康への配慮等に関する啓発リーフレットについて
https://www.mext.go.jp/a_menu/shotou/zyouhou/detail/mext_00001.html（2024年5月閲覧）

11）日本眼科医会：子どもの目・啓発コンテンツについて
https://www.gankaikai.or.jp/info/detail/post_132.html（2024年5月閲覧）

12）文部科学省，総務省：視覚障害のある児童・生徒に対するデジタル教科書等の教育効果に関する調査・分析
https://www.mext.go.jp/content/20210423-mxt_kyokasyo01-000014478_2.pdf（2024年5月閲覧）

13）文部科学省：第3編 障害の状態に応じた教育的対応．Ⅰ 視覚障害
https://www.mext.go.jp/component/a_menu/education/micro_detail/__icsFiles/afieldfile/2014/06/13/1340247_06.pdf（2024年5月閲覧）

8.成人・老人保健

駒井眼科院　**駒井　潔**

　成人・老人保健とは，成人期や老年期における人々の健康や健康障害に関する保健や医療のことである．成人・老人保健には，予防，診断，治療，リハビリテーション，介護などのさまざまな分野がある．ここでは，成人・老人眼科検診による眼疾患の早期発見および早期治療の重要性について述べる．

I　特定健診と眼科検診

　高齢者の医療の確保に関する法律に基づき，2008年度から特定健康診査・特定保健指導制度が開始された．この制度により，各医療保険者は40〜74歳の被保険者，被扶養者を対象として特定健診・特定保健指導を実施することが義務付けられた．特定健診は，メタボリックシンドローム（内臓脂肪症候群）に着目して，これらの病気のリスクの有無を検査し，リスクがある方が生活習慣をより望ましいものに変えていくための保健指導を受けることを目的とした健康診査である[1]．

　厚生労働省の「標準的な健診・保健指導プログラム（令和6年度版）」によると，特定健診の検査項目は**表1**のとおりである[2]．

　特定健診で眼底検査が勧められるのは，収縮期血圧140 mmHg以上または拡張期血圧90 mmHg以上，空腹時血糖値が126 mg/dL以上，HbA1c（NGSP値）6.5%以上，または随時血糖値126 mg/dL以上に該当するものが対象となる．

　眼科医であれば当然であるが，重篤な視覚障害の主な原因疾患である緑内障，糖尿病網膜症，加齢黄斑変性，白内障などは，加齢や生活習慣病が発症に関係する慢性的な疾患である．これらの眼疾患により75歳以上で重篤な視機能障害に至る場合も，その発症は40〜50代であることは少なくない．

　「成人眼科検診による眼科疾患の重症化予防効果及び医療経済学的評価のための研究」[4]によると，特定健診と眼科検診を同時に行った島根県松江市，宮城県仙台市，東京都世田谷区における結果では，特定健診の受診率が，全受診者に眼底写真撮影を行う眼科検診を実施した場合2.5%上昇し，年齢や先着順などの制限のある眼底写真撮影を行う眼科検診を実施した場合は2.0%，特定健診の全対象者に眼科における検査

	既往歴（服薬歴，喫煙習慣を含む）
基本的な項目	自覚症状（理学的所見） 身長・体重・腹囲・BMI 血圧 肝機能〔AST（GOT），ALT（GPT），γ-GT（γ-GTP）〕 脂質（トリグリセライド，HDLコレステロール，LDLコレステロールまたはnon HDLコレステロール） 血糖（空腹時血糖またはHbA1c） 尿糖・尿蛋白
詳細な健診の項目	心電図・眼底・貧血・クレアチニン

表1｜特定健診の検査項目
（文献3）より）

を実施した場合は7.4%，それぞれ上昇した．前述の3自治体で眼科検診を受診した1,360例のうち168例（12.4%）が緑内障と診断され，このうち78%は今回の検査で初めて緑内障と診断され，眼底写真撮影を行うことで緑内障患者の55%を発見することができ，眼底写真にOCTを加えると検出率は80%まで向上することが示唆された．しかし，特定健診での眼底検査対象者は，原則として当該年の特定健診の結果等において，血圧または血糖検査が受診勧奨判定値以上の者のうち，医師が必要と認めるものを対象とするとされており，前述のように特定健診受診者の必須項目には制度上できないとされている．

Ⅱ　眼科検診・眼底検査の重要性

　一般健康診断では法律で定められた眼科検診は視力検査だけである．眼疾患の早期発見には眼科学的検査，特に眼底検査が必要であることはいうまでもない．眼疾患のなかには，症状がかなり進行してからでないと自覚症状が現れないものが少なくない．

　成人・老人保健において，眼科は重要な役割を果たしている．加齢に伴って眼にさまざまな変化が起こり，視力の低下や視覚障害のリスクが高まる可能性がある．視力などの視機能は，日常生活やQOLに大きく影響するため，眼科学的検査や予防，治療を受けることが重要になってくる．眼科学的検査には，視力検査，眼底検査，眼圧検査，視野検査などがあるが，これらの検査は眼の状態や機能を評価し，眼疾患の有無や進行度を判断するのに必要であることはいうまでもない．眼科学的検査は，人間ドックや健康診断の一環として行われることもあるが，事業所の行う健康診断での眼科検診は視力検査に留まり，前述のように特定健診でも条件付きである．

　眼疾患のなかでも，成人・老人保健において特に注意が必要なものに，前述した緑内障，糖尿病網膜症，加齢黄斑変性，白内障などがある．これらの疾患は，加齢や生活習慣病と密接に関係しており，視力の低下や失明の主要な原因となっている．定期的に眼科を受診し，眼底検査を受

けることが大切であることを，公益社団法人日本眼科医会（以下，日眼医）は人気漫画のキャラクターを使って，ACジャパンの支援キャンペーンで強調した．

　さらに日眼医では，眼鏡作製技能士検定試験の学科試験項目の「企業倫理・コンプライアンス」において，①眼の状態が疑わしい場合，②幼児・学童に対する眼鏡処方，③遠用もしくは近用眼鏡を初めて作成する場合の眼科受診勧奨を織り込んだ[5]．これは，初期の緑内障，糖尿病網膜症，加齢黄斑変性，白内障などでは眼鏡調整によって良好な矯正視力が得られると，眼疾患の発見・治療が遅れる可能性が高いからである．さらに，2022年と2023年に日眼医の働きかけにより，厚生労働省労働基準局より「職場の健康診断実施強化月間」に向けた通知が発せられ，眼底検査の重要性が強調された[6]．

Ⅲ　アイフレイルと眼科学的検査

　近年，日本眼科啓発会議が中心となって，加齢により眼の脆弱性が増加し種々の内的・外的要因により視機能が低下する，またはそのリスクが高い状態を指す「アイフレイル」という概念が提唱された[7]．わが国では少子高齢化が進み，現時点で4人に1人は高齢者といわれている．アイフレイル対策活動において，まず初めに対応する眼科医の役目は大きい．アイフレイルの症状のなかに，将来的に重篤な視機能障害につながる初発症状がないかを診断する必要がある[8]．図1にもあるように，40歳を超えたら眼科医による眼の検査を受けることを推奨しており，特定健診の開始年齢と同じである．

　最後に，重篤な視機能障害を発症する疾患の早期発見，早期治療のために，各種健診での眼科学的検査，特に眼底検査の重要性を強調したい．

文献

1) 厚生労働省：標準的な健診・保健指導プログラム【平成30年度版】
   https://www.mhlw.go.jp/stf/seisakunitsuite/bunya/0000194155.html（2024年5月閲覧）

ツールを使ってチェック

40歳を過ぎたら一度は，眼科医による目の検査を受けましょう．
まずはセルフチェック！チェックツールでご自身の目の状況を確認できます．
※セルフチェックで診断ができるわけではありません．おかしいなと感じたら，
眼科専門医にご相談ください．

アムスラーチャート

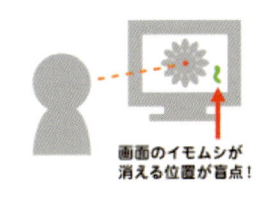

視野チェックシート「クロックチャート」

画面のイモムシが
消える位置が盲点！

視野セルフチェック「クアトロチェッカー®」

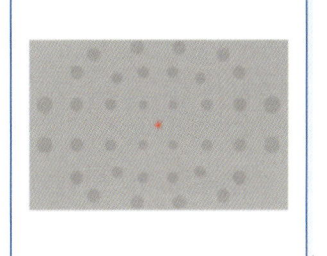

コントラスト感度簡易セルフチェック

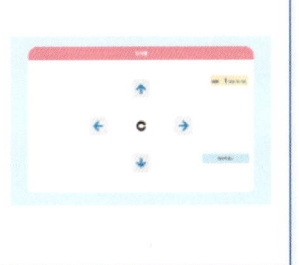

10秒＆目の症状チェック

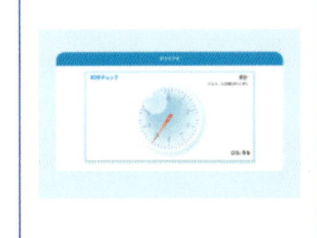

おうちでかんたん見え方チェック「アイミルン」

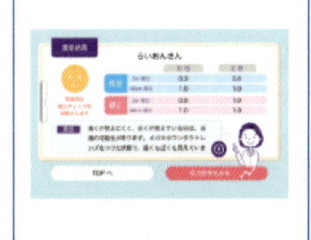

図1｜アイフレイルセルフチェックツール

（文献9)より）

2) 厚生労働省保険局医療介護連携政策課医療費適正化対策推進室：特定健康診査・特定保健指導の円滑な実施に向けた手引き（第4.1版），2024
https://www.mhlw.go.jp/content/12400000/001248033.pdf(2024年5月閲覧)

3) e-ヘルスネット：特定健康診査の検査項目
https://www.e-healthnet.mhlw.go.jp/information/metabolic/m-04-005.html(2024年5月閲覧)

4) 山田昌和：成人眼科検診による眼科疾患の重症化予防効果及び医療経済学的評価のための研究，2021
https://www.gankaikai.or.jp/info/20210305_gankakenshin.pdf(2024年5月閲覧)

5) 眼鏡作製技能士担当：眼鏡作製技能種に係る技能検定．日本の眼科 92：750-759，2021

6) 白根雅子：今年も厚生労働省労働基準局からの通知にて「眼科検診」が周知されました．日本の眼科 94：1304-1307，2023

7) 日本眼科啓発会議：アイフレイル・ガイドブック2023年度版
https://www.eye-frail.jp/wp-content/uploads/2021/09/eye-frail_guidebook_2023.pdf(2024年5月閲覧)

8) 辻川明孝：プチビジョンケアはアイフレイル対策活動の第一歩．日本の眼科 94：1516-1521，2023

9) アイフレイル啓発公式サイト
https://www.eye-frail.jp/(2024年5月閲覧)

9. 医薬品医療機器等法と医療機器

順天堂大学医学部附属静岡病院眼科　**土至田　宏**

I　医療機器の法規制の意義と歴史

　医薬品や医療機器は品質と安全性を確保する必要があり，そのために法律による規制が存在する．わが国で最初に規制を設けたのは徳川吉宗で，1722年（享保7年）6月に江戸伊勢町（現・日本橋）に薬品検査所である和薬種改会所を設置し，その後大阪・道修町などにも設置した[1]．享保の改革後，検査に合格した薬品以外の販売を禁じることで品質の確保を図った．徳川吉宗はほかにも，同年12月13日には医療施設である小石川養生所を小石川薬園（現・小石川植物園）内に設立している．

　近代日本においては，1870年（明治3年）に「売薬取締規則」が制定され，1886年（明治19年）6月25日には現在も続く「日本薬局方」初版が公布された．そして，1889年（明治22年）3月16日に法律第10号として「薬品営業並薬品取扱規則」が発令され，このときに「薬剤師」が誕生している．「薬事法」という名称の法律は，1943年（昭和18年）3月12日に初めて公布された[2]．医療用具（現・医療機器）については，戦後，低質で粗悪なものが流通していたことに鑑み，品質，有効性及び安全性において公的な規制が必要との判断のもと，1948年（昭和23年）7月29日制定の新薬事法で，化粧品とともに法的規制の対象となった[2]．なお，その翌7月30日に医療法，医師法，保健婦助産婦看護婦法が成立した．

　現行法である「医薬品，医療機器等の品質，有効性及び安全性の確保等に関する法律」の原形の「薬事法」は，1960年（昭和35年）8月10日に法律第145号として公布されたものである[3]．その後，医療及び医療機器の進歩とともに幾度もの改正が行われてきたが，2014年11月25日の同法の一部を改正する法律（平成25年法律第84号）の施行により現在の題名に改められた[2,3]．医薬品医療機器等法，薬機法などと略されることが多い（以下，医薬品医療機器等法と略す）．その主な変遷を表1に示す．

II　医薬品医療機器等法の目的

　医薬品医療機器等法の目的は，その第一章総則の第一条に，「医薬品，医薬部外品，化粧品，医療機器及び再生医療等製品の品質，有効性及び安全性の確保並びにこれらの使用による保健衛生上の危害の発生及び拡大の防止のために必要な規制を行うとともに，指定薬物の規制に関する措置を講ずるほか，医療上特にその必要性が高い医薬品，医療機器及び再生医療等製品の研究開発の促進のために必要な措置を講ずることにより，保健衛生の向上を図る」ことと記されている[2~4]．その全18章を表2に示す．

　この目的を達成するために，国，都道府県，製造販売業者等，医療関係者，医療機関開設者から国民に至るまで，各々の役割別に決まり事が定められている．医師，歯科医師，薬剤師，獣医師その他の医薬関係者は，医薬品等の有効性及び安全性その他これらの適正な使用に関する知識と理解を深めるとともに，これらの使用の対象者，及びこれらを購入し，または譲り受けようとする者に対し，これらの適正な使用に関する事項に関する正確かつ適切な情報の提供に努めなければなら

表1｜主な医薬品医療機器等法の改正の歴史

明治22年3月16日	薬品営業並薬品取扱規則
昭和18年3月12日	薬事法制定
昭和23年7月29日	薬事法改正．医療用具が法的規制の対象に
昭和35年8月10日	現行法の原形となる薬事法（法律第135号）制定．登録から承認に移行
昭和46年4月6日	公益財団法人医療機器センターの前身である財団法人医療技術研究開発財団が設立
昭和60年6月21日	財団法人（現・公益財団法人）医療機器センター発足
平成9年7月1日	国立衛生試験所が国立医薬品食品衛生研究所へ改組されるとともに医薬品医療機器検査センター設置
平成14年7月30日	薬事法一部改正．医療機器の安全対策・承認許可制度の見直し，市販後安全対策強化
平成16年4月1日	独立行政法人医薬品医療機器総合機構（PMDA）発足
平成16年4月1日	厚生労働省に医療機器審査管理室設置
平成17年4月1日	平成14年7月の薬事法一部改正の全面施行
平成25年11月27日	薬事法一部改正．安全対策強化，製造業登録制，使用成績評価，認証制度拡充，再生医療等製品の創設
平成27年7月1日	厚生労働省に医療機器・再生医療等製品審査管理担当の大臣官房参事官の設置
平成26年11月25日	平成25年11月の薬事法一部改正の全面施行．「医薬品，医療機器等の品質，有効性及び安全性の確保等に関する法律」へ法律名変更
平成28年6月21日	厚生労働省に医療機器審査管理課の設置

ない．また国民は，医薬品等を適正に使用するとともに，これらの有効性及び安全性に関する知識と理解を深めるよう努めなければならない．実質的な承認審査業務や安全対策業務は，厚生労働省の所管のもと，独立行政法人医薬品医療機器総合機構で行われる（動物専用医療機器は，農林水産省の所管）．

なお，再生医療等技術を用いて行われる医療に関しては，「再生医療等の安全性の確保等に関する法律（平成25年法律第85号）」でも規制されている．この法律は，再生医療等に用いられる再生医療等技術の安全性の確保及び生命倫理への配慮に関する措置その他の再生医療等を提供しようとする者が講ずべき措置を明らかにするとともに，特定細胞加工物の製造の許可等の制度を定めること等により，再生医療等の迅速かつ安全な提供及び普及の促進を図り，もって医療の質及び保健衛生の向上に寄与することを目的としている．なお，医薬品医療機器等法第80条の2第2項に規定する治験に該当するものは除外される．

III｜各章の概略

製造販売及び製造業に関する規制は，第4章で医薬品，医薬部外品，化粧品が，第5章で医療機器及び体外診断用医薬品が，第6章で再生医療等製品がそれぞれ対象である．第7章では医薬品，医療機器及び再生医療等製品の販売業に関して規制されている．医薬品等の規制は，第8章が基準及び検定，第9章が取り扱い，第10章が広告，第11章が安全対策に関するものである．第12章では生物由来製品の特例について，第13章では監督について，第14章では医薬品等行政評価・監視委員会について，第15章では指定薬物の取扱いについて，第16章では希少疾病用医薬品，希少疾病用医療機器及び希少疾病用再生医療等製品等の指定等について取り決めがある．第17章には雑則が，第18章には罰則が収載されている．

IV｜医療機器の定義と分類

「医療機器」とは，人若しくは動物の疾病の診断，治療若しくは予防に使用されること，又は人若しくは動物の身体の構造若しくは機能に影響を及ぼすことが目的とされている機械器具等（再生医療等製品を除く）であって，政令で定めるものと定義されている[3,4]．

表2｜医薬品，医療機器等の品質，有効性及び安全性の確保等に関する法律（平二五法八四・改称）

　医療機器はリスクによってクラスI〜IVに分類されており（表3），日本，米国，EU，カナダ及びオーストラリアの規制当局で構成された医療機器規制国際整合化会議（現在は参加国を追加して2011年に発足した国際医療機器規制当局フォーラムに移行）で議論されたクラス分類ルールに基づいている．クラスIは，不具合を生じた場合でも人体へのリスクが極めて低いと考えられるもので，法律上「一般医用機器」に該当する．クラスIIは，不具合が生じた場合でも人体のリスクが比較的低いと考えられるもので，「管理医療機器」に該当する．その流通管理制度として，販売・賃貸業を行うには届出が必要である．クラスIIIは，不具合が生じた場合，人体へのリスクが比較的高いと考えられるもの，クラスIVは患者への侵襲が高く，不具合が生じた場合，生命の危険に直結する恐れがあるもので，クラスIIIとIVは「高度管理医療機器」に該当し，流通管理制度上，販売・賃貸業を行うには許可が必要である．眼科関連の主なものを，レンズ類を中心に表4に示す．なお，これらは独立行政法人医薬品医療機器総合機構の医療機器基準データベースシステム[5]で検索可能である．

　そのほか，クラスI〜IVのうち，保守点検，修理その他の管理に専門的な知識及び技能を必要とすることから，その適正な管理が行われていなければ疾病の診断，治療または予防に重大な影響を与えるおそれのあるものを「特定保守管理医療機器」といい，臨床化学分析装置，人工腎臓装置などが該当する．また，設置にあたって組立てが必要な特定保守管理医療機器であって，保健衛生上の危害の発生を防止するために当該組立てに係る管理が必要なものを「設置管理医療機器」といい，レーザー手術装置，MR装置などが

表3｜医療機器の分類

リスクによる医療機器の分類		例	販売・賃貸業	医薬品医療機器等法	
クラスI	不具合を生じた場合でも，人体へのリスクが極めて低いと考えられるもの	救急絆創膏，メス，ピンセット，X線フィルムなど	−	一般医療機器	副作用又は機能の障害が生じた場合においても，人の生命及び健康に影響を与えるおそれがほとんどないもの
クラスII	不具合が生じた場合でも，人体のリスクが比較的低いと考えられるもの	補聴器，画像診断装置，電子血圧計，消化器用カテーテル，歯科用合金など	届出制	管理医療機器	副作用又は機能の障害が生じた場合において人の生命及び健康に影響を与えるおそれのあるもの
クラスIII	不具合が生じた場合，人体へのリスクが比較的高いと考えられるもの	透析器，人工骨，コンタクトレンズ，後房レンズ（眼内レンズ）など	許可制	高度管理医療機器	副作用又は機能の障害が生じた場合において人の生命及び健康に重大な影響を与えるおそれのあるもの
クラスIV	患者への侵襲が高く，不具合が生じた場合，生命の危険に直結する恐れがあるもの	ペースメーカ，心臓弁，ステントなど	許可制	高度管理医療機器	

該当する．そのほか，専ら家庭において使用される管理医療機器であって，厚生労働大臣の指定するもの以外の管理医療機器を「特定管理医療機器」という．

V｜眼科関連医療機器の特記事項

2005年4月1日施行の法改正で，それまでの「医療用具」が「医療機器」に名称変更となった[3]．同時にクラスIII，IVの医療機器と特定保守管理医療機器は，販売・賃貸業を行うにあたって届出制から許可制へ変更された．眼科関連で特記すべきは，コンタクトレンズ（CL）や眼内レンズは高度管理医療機器のクラスIIIに位置付けられたことである．これは，不具合が生じた場合に人体へのリスクが比較的高いと判断されたためである．許可なく販売を行うと法律違反となるが，CLについては2014年6月24日の「医療機関における業務範囲の明確化」の閣議決定で，「医療機関において医師が診察し，患者の療養の向上のために必要なCL等を患者に対して交付する場合を除く」こととなった．

CLが高度管理医療機器（クラスIII）となり，その販売の際に届出制から許可制に変更されたことで販売許可を得るために必要となった要項を**表5**に示す．CLの販売を行うには，各営業所への管理者の配置が必要となった．管理者の基準を**表6**

に示す．管理者となったあとも，医薬品医療機器等法施行規則において，高度管理医療機器等の販売業及び貸与業の営業所の管理者ならびに医療機器修理業の責任技術者に対して，厚生労働省令で定めるところにより厚生労働大臣に届出を行った者が実施する研修の継続的な受講が義務付けられた[3,4]．これにより，CLの販売営業所管理者についても継続的研修の毎年の受講が必要となり，販売業許可が有効である6年の間に少なくとも1回は，CLに関する専門的な知識を身につけられる講義を受講することと通知されている．

VI｜眼科関連医療機器の現況

第16章のうち，眼科領域の希少疾病用医療機器一覧を**表7**に，希少疾病用再生医療等製品一覧を**表8**に示す．特に再生医療の領域ではわが国が世界をリードしており，本稿執筆時点の2024年2月現在，角膜上皮幹細胞疲弊症を対象とした「ネピック®」「オキュラル®」「サクラシー®」の3製品と，両アレル性*RPE65*遺伝子変異による遺伝性網膜ジストロフィに対する遺伝子補充療法薬「ルクスターナ®注」が認可・発売済である．水疱性角膜症に対する「ビズノバ®」も2024年9月1日付で保険記載された．それぞれの専門学会ではガイドラインや適正使用指針を作成しているので参考にされたい．そのほとんどが有効な治療法

表4｜法律の分類による眼科関連医療機器(抜粋)

別表番号	類別	中分類	医療機器クラス分類	名称	解説
1-642	器72　視力補正用レンズ	生体内移植器具	クラスⅢ	前房レンズ	いわゆる眼内レンズ
1-643	器72　視力補正用レンズ	生体内移植器具	クラスⅢ	後房レンズ	いわゆる眼内レンズ
1-644	器72　視力補正用レンズ	生体内移植器具	クラスⅢ	ヘパリン使用後房レンズ	いわゆる眼内レンズ
1-645	器72　視力補正用レンズ	生体内移植器具	クラスⅢ	多焦点後房レンズ	いわゆる多焦点眼内レンズ
1-646	器72　視力補正用レンズ	生体内移植器具	クラスⅢ	挿入器付後房レンズ	挿入器付き眼内レンズ
1-1078	器72　視力補正用レンズ	生体内移植器具	クラスⅢ	有水晶体後房レンズ	ICL(implantable collamer lens)
1-1056	器72　視力補正用レンズ	コンタクトレンズ	クラスⅢ	再使用可能な視力補正用色付コンタクトレンズ	注：カラコンのことではなく，何らかの着色が施されたものすべて
1-1057	器72　視力補正用レンズ	コンタクトレンズ	クラスⅢ	再使用可能な視力補正用コンタクトレンズ	
1-1058	器72　視力補正用レンズ	コンタクトレンズ	クラスⅢ	単回使用視力補正用コンタクトレンズ	1日使い捨てコンタクトレンズ
1-1059	器72　視力補正用レンズ	コンタクトレンズ	クラスⅢ	単回使用視力補正用色付コンタクトレンズ	1日使い捨てコンタクトレンズ
1-1060	器72　視力補正用レンズ	コンタクトレンズ	クラスⅢ	治療用コンタクトレンズ	
1-1070	器72　視力補正用レンズ	コンタクトレンズ	クラスⅢ	角膜矯正用コンタクトレンズ	いわゆるオルソケラトロジーレンズ
1-1075	器72の2　コンタクトレンズ(視力補正用のものを除く)	コンタクトレンズ	クラスⅢ	再使用可能な非視力補正用色付コンタクトレンズ	いわゆるカラーコンタクトレンズ
1-1076	器72の2　コンタクトレンズ(視力補正用のものを除く)	コンタクトレンズ	クラスⅢ	単回使用非視力補正用色付コンタクトレンズ	1日使い捨てのいわゆるカラーコンタクトレンズ
1-1119	器72　視力補正用レンズ	コンタクトレンズ	クラスⅢ	輪部支持型角膜形状異常眼用コンタクトレンズ	CS-100
1-1181	器72　視力補正用レンズ	コンタクトレンズ	クラスⅢ	単回使用視力補正用色付薬剤含有コンタクトレンズ	
1-1182	器72　視力補正用レンズ	コンタクトレンズ	クラスⅢ	単回使用視力補正用薬剤含有コンタクトレンズ	
2-1136	器03　医療用消毒器	診療施設用機械装置	クラスⅡ	コンタクトレンズ消毒器	(現在発売中止)
2-1705	器72　視力補正用レンズ	コンタクトレンズ	クラスⅡ	眼科手術用レーザーレンズ	硝子体手術時に使用するコンタクトレンズ
2-1706	器22　検眼用器具	コンタクトレンズ	クラスⅡ	検査用コンタクトレンズ	特定の眼科疾患または状態の診断を支援するために眼の前面に装着する
2-1707	器72　視力補正用レンズ	コンタクトレンズ	クラスⅡ	単回使用検査用コンタクトレンズ	特定の眼科疾患または状態の診断を支援するために眼の前面に装着する
2-1708	器72　視力補正用レンズ	コンタクトレンズ	クラスⅡ	網膜電位計用角膜電極	網膜電図測定用
2-1962	プ02　疾病治療用プログラム	プログラム	クラスⅡ	コンタクトレンズ選択支援プログラム	トポグラフィー搭載プログラム
3-1142	器72　視力補正用レンズ	視力補正用眼鏡レンズ	クラスⅠ	眼鏡レンズ	

のなかった難治性疾患であるが，再生医療技術の導入による新たな治療法が現実のものとなり，治療戦略におけるパラダイム・シフトが生じた.

表5｜高度管理医療機器（クラスⅢ）であるコンタクトレンズ販売許可申請に必要なもの

①営業所の構造設備
②申請者（法人）の登記簿謄本
③申請者に関する医師の診断書
④高度管理医療機器等営業所管理者を証する書類
⑤その他

販売申請書を都道府県知事等*に提出する.
* 都道府県知事以外に, 保健所を設置する市または特別区の区域にある場合には, 市長または区長に申請する市区がある.
店舗の立ち入り検査後, 保健所等で書類を確認し, 許可の決裁をとり許可証が交付される.

表6｜厚生労働省令で定める営業所の管理者の基準

1. 高度管理医療機器等の販売に関する業務に3年以上従事した後, 厚生労働省令で定められた基礎講習を修了した者
   ただし, コンタクトレンズのみ（治療用コンタクトレンズを除く）を販売する場合, 高度管理医療機器等の販売に関する業務に1年以上従事した後, 厚生労働省令で定められた基礎講習を修了した者
2. 前項と同等以上の知識及び経験を有すると認めた者

表7｜眼科領域の希少疾病用医療機器指定品目一覧表

指定年度	指定日	指定番号	指定を受けた医療機器の名称	指定を受けた予定される使用目的または効果	指定を受けた者の氏名または名称
H17	H17.10.14	（17機）第11号	血球細胞除去用浄化器	難治性網膜ぶどう膜炎を有するBehçet病患者の眼発作抑制	JIMRO社
H26	H26.12.19	（26機）第27号	輪部支持型ハードコンタクトレンズ CS-100	重症多形滲出性紅斑（Stevens-Johnson症候群, 中毒性表皮壊死症）の眼後遺症の視力補正及び症状緩和	サンコンタクトレンズ社

表8｜眼科領域の希少疾病用再生医療等製品指定品目一覧表

指定年度	指定日	指定番号	指定を受けた再生医療等製品の名称	指定を受けた予定される使用目的または効果	指定を受けた者の氏名または名称	製造販売承認日	製造販売承認を受けた販売名	一般的名称	製造販売承認を受けた効能, 効果または成果	製造販売承認を受けた者の氏名または名称
H20	H20.6.11	（20機）第16号	他家培養角膜上皮細胞シート	角膜上皮幹細胞疲弊症患者の角膜上皮の修復または視機能の改善	アルブラスト社	—	—	—	—	アルブラスト社
H26	H27.3.25	（27機）第2号	EYE-01M	角膜上皮幹細胞疲弊症	ジャパン・ティッシュ・エンジニアリング社	R2.3.19	ネピック®	ヒト（自己）角膜輪部由来角膜上皮細胞シート	角膜上皮幹細胞疲弊症, ただし, 下記*の患者を除く	ジャパン・ティッシュ・エンジニアリング社
R1	R2.3.19	（R2機）第14号	LTW888	両アレル性RPE65遺伝子変異による遺伝性網膜ジストロフィ	ノバルティスファーマ社	R5.6.26	ルクスターナ®注	ボレチゲン ネパルボベク	両アレル性RPE65遺伝子変異による遺伝性網膜ジストロフィ	ノバルティスファーマ社
R1	R2.3.19	（R2機）第15号	COMET01	角膜上皮幹細胞疲弊症	ジャパン・ティッシュ・エンジニアリング社	R3.6.11	オキュラル®	ヒト（自己）口腔粘膜由来上皮細胞シート	角膜上皮幹細胞疲弊症	ジャパン・ティッシュ・エンジニアリング社
R2	R2.6.23	（R2機）第20号	TR9	角膜上皮幹細胞疲弊症	ひろさきLI社	R4.1.20	サクラシー®	ヒト羊膜基質使用ヒト（自己）口腔粘膜由来上皮細胞シート	角膜上皮幹細胞疲弊症	ひろさきLI社
R3	R4.2.28	（R4機）第22号	培養ヒト角膜内皮細胞（cultured human corneal endothelial cell：CHCEC）	水疱性角膜症	コーニアジェン・ジャパン社	R5.3.17	ビズノバ®	ネルテベンドセル	水疱性角膜症	オーリオンバイオテック・ジャパン社

*角膜上皮幹細胞疲弊症のうち, ネピック®では以下を除く.
Stevens-Johnson症候群の患者, 眼類天疱瘡の患者, 移植片対宿主病の患者, 無虹彩症等の先天的に角膜上皮幹細胞に形成異常を来す疾患の患者, 再発翼状片の患者, 特発性の角膜上皮幹細胞疲弊症患者

文献

1) 網島 聖：近代都市における同業者町の変遷：道修町の制度と主体. 鷹陵史学 46：3-23, 2020
2) 金井 淳：医療用具（眼鏡・コンタクトレンズを含む）, 眼科診療プラクティス23 眼科保健医療ガイド, 丸尾敏夫ほか編, 文光堂, 東京, 1996
3) 医療機器センター：第2章 医薬品医療機器等法, 令和5年度コンタクトレンズ販売営業所管理者講習会テキスト, 医療機器センター, 東京, 2023
4) 厚生労働省：医薬品, 医療機器等の品質, 有効性及び安全性の確保等に関する法律
https://www.mhlw.go.jp/web/t_doc?dataId=81004000&dataType=0&pageNo=1（2024年5月閲覧）
5) 医薬品医療機器総合機構：医療機器基準データベースシステム
https://www.std.pmda.go.jp/scripts/stdDB/JMDN/stdDB_jmdn_search.cgi?mode=1（2024年5月閲覧）

V. 保険診療

10. 資格・職業と視覚基準

順天堂大学眼科　**平塚義宗**

I　各職業に求められる視覚基準

　資格や職業に求められる視覚基準は，我々が従来思っていたほど厳しくはない．現在求められる視覚基準は圧倒的に「(遠見) 視力」によるものであり，裸眼または矯正時において，片眼だけでなく両眼での視力まで定められているものも多い．また，近見視力，視野，色覚，深視力などの基準が求められることもある．気になる「裸眼での視力」が求められる職業は，現在，自衛官 (航空) と競艇選手 (ボートレーサー) のみである (詳細は後述)．多くは矯正視力が1.0以上あれば，裸眼視力は問われない．**表1**に，求められる視力が高い順に主たる職業を示した．

　宇宙飛行士および客室乗務員は，左右それぞれの裸眼または矯正視力が1.0以上と募集要項に定められている．ただし，宇宙飛行士については，色覚異常がある場合は不合格となる．客室乗務員においては，矯正視力はコンタクトレンズのみとされているので注意が必要である．

　エアラインパイロット (第一種定期運送用操縦士資格を取得した者)・航空管制官・電車運転士 (動力車操縦者運転免許を取得した者) は，裸眼または矯正視力が左右それぞれ0.7以上かつ両眼で1.0以上であることが国土交通省による法令で定められている．自衛官 (航空) は裸眼視力がそれぞれ0.1以上で，矯正視力が1.0以上の条件が求められる (※1)．さらに，エアラインパイロット・自衛官 (航空) には，近見視力・視機能・視野・眼球運動・色覚などについての規定もある．矯正視力については眼鏡の使用のみ認められ，レンズ

の屈折度に関する規定もあるので注意が必要である．なお，オルソケラトロジーおよび屈折矯正手術は認められていない．

　加えて，エアラインパイロットについては眼疾患に関する規定も存在する (国土交通省が定めた航空身体マニュアル参照)．自衛官 (航空) については遠近両用眼鏡およびコンタクトレンズの使用は認められていない．

II　運転免許の視覚基準

　運転免許は，視覚基準の定められた最も身近な資格である．**表2**に，免許区分ごとの視力基準を示した．

　最も一般的である普通免許，およびその他免許〔中型第一種 (8トン限定)，準中型第一種 (5トン限定)，二輪，大型特殊〕，仮免 (普通) は，裸眼または矯正視力が各眼0.3以上，両眼で0.7以上が必要である．さらに，片眼視力が0.3未満の場合は，よく見えるほうの視力が0.7以上かつ視野が150度以上であることが必要と定められている (※2)．なお，視野が左右150度に達しないものについては，運転時に著しい危険を生じる恐れがあるときは周囲の安全確認に必要な安全教育を行うこと，とされている[1]．

　大型第一種，中型第一種，準中型第一種，けん引，第二種，各仮免については，視力のほか深視力についても規定が設けられている．主な職業はタクシー，大型バス，大型トラック，ダンプカーの運転手である．

　なお，原付および小型特殊免許については，両眼で0.5以上となっているが，一眼が見えない

表1｜各職業に求められる視覚基準

		視力（裸眼または矯正）			その他満たす必要のある条件
		各眼		両眼で	
宇宙飛行士		1.0	—	—	色覚：正常であること
客室乗務員		1.0*	—	—	*矯正視力の場合は，コンタクトレンズのみ
エアラインパイロット		0.7*	かつ	1.0*	*眼疾患がないこと *オルソケラトロジーによる矯正，屈折矯正手術を受けていないこと *矯正視力の場合は，±8.0ジオプトリーを超えない範囲の屈折度のレンズの常用眼鏡を使用すること 中距離視力：裸眼又は自己の矯正眼鏡の使用により各眼が80 cmの視距離で，近見視力表（30 cm視力用）により0.2以上の視標を判読できること 近見視力：裸眼又は自己の矯正眼鏡の使用により各眼が30 cmから50 cmまでの間の任意の視距離で近見視力表（30 cm視力用）の0.5以上の視標を判読できること 視機能・視野・眼球運動・色覚：航空業務に支障をきたすおそれのある異常がないこと
航空管制官		0.7	かつ	1.0	中距離視力：各眼が80 cmの視距離で，近距離視力表（30 cm視力用）の0.2の視標を判読できること 近見視力：各眼が30〜50 cmの視距離で，近距離視力表（30 cm視力用）の0.5の視標を判読できること 色覚：異常がないこと
電車（鉄道）運転士		0.7	かつ	1.0	視機能・視野・色覚：動力車の操縦に支障を及ぼすと認められる異常がないこと
警察官		裸眼：0.6 矯正：1.0	—	—	色覚：警察官として職務執行に支障がないこと
自衛官	航空（※1）	裸眼：0.1 矯正：1.0*	—	—	*近視矯正手術（オルソケラトロジーを含む）を受けていないこと *矯正視力の場合は，−6.0ジオプトリーから＋3.0ジオプトリーを超えない屈折度のレンズの常用眼鏡を使用すること（遠近両用眼鏡及びコンタクトレンズは不可） 中距離視力：裸眼または矯正で0.2以上 近見視力：裸眼または矯正で1.0以上 眼位，眼球運動，視野，調整力，夜間視力，色覚：異常がないこと
	—	裸眼：0.6 矯正：0.8	—	—	色覚：色盲または強度の色弱でないこと
海上保安官		0.6	—	—	色覚：職務遂行に支障をきたす異常がないこと
入国警備官		裸眼：0.6	または	矯正：1.0	色覚：職務遂行に支障をきたす異常がないこと
法務省専門職員 刑務官		裸眼：0.6	または	矯正：1.0	—
大型バス運転士（大型二種免許） タクシー運転士（普通第二種免許）		0.5	かつ	0.8	色覚：赤色，青色及び黄色の識別ができること 深視力：三棹法の奥行知覚検査器により2.5 mの距離で3回検査し，その平均誤差が2 cm以下であること
皇宮護衛官		0.5	かつ	0.8	色覚：職務遂行に支障をきたす異常がないこと
小型船舶操縦士		0.5	—	—	色覚：夜間に船舶の灯火の色を識別できること 視野：片眼が0.5未満の際は，他眼が0.5以上かつ視野左右150度以上であること
海技士	航海	0.5	—	—	色覚：職務遂行に支障をきたす異常がないこと
	機関	—	—	0.4	
	通信／電子通信	0.4	—	—	
消防官		0.3	—	—	視力：0.7以上であること（矯正視力を含む） 色覚：消防官として職務執行に支障がないこと，赤・青・黄の色彩の識別ができること

（※1）自衛官航空学生の募集要項を基準とする．

表2｜運転免許の視覚基準

免許区分	視力（裸眼または矯正）		深視力	色覚
	各眼	両眼で		
大型第一種	0.5	かつ 0.8	三棹法の奥行知覚検査器により2.5 mの距離で3回検査し，その平均誤差が2 cm以下であること	赤色，青色及び黄色の識別ができること
中型第一種				
準中型第一種				
けん引				
第二種				
仮免（大型／中型／準中型）				
中型第一種（8トン限定）	（※2）0.3	かつ 0.7	—	
準中型第一種（5トン限定）				
普通第一種				
二輪				
大型特殊				
仮免（普通）				
原付	（※3）	または 0.5	—	
小型特殊				

（※2）一眼の視力が0.3に満たない方，若しくは一眼が見えない方については，他眼の視野が左右150度以上で，視力が0.7以上であること.

（※3）一眼が見えない方については，他眼の視野が左右150度以上で，視力が0.5以上であること.

方については，他眼の視野が左右150度以上で，視力が0.5以上であれば免許の取得が可能である（※3）.

ちなみに深視力とは奥行知覚の検査であり，三棹法という方法で検査される．三棹法は，1866年にヘルムホルツが報告した検査法である．3本の棒を立て，両脇の2本を固定した状態で，中央の棒を前後に動かし，3本が横一列にそろったと感じたときの位置の正確さを調べる．動く棒への反応という一種の動的立体視とともに，動く棒を止めるボタンを押す眼と手の協調運動による反応速度の分析が目的であり，眼科診療で用いられる立体視検査（Stereo Fly testやDISTANCE Randot® Stereotestなど）の結果と有意な相関があることも示されている[2].

III　スポーツに関する視覚基準

スポーツでは，競艇選手・オートレーサー・競馬騎手・競輪選手・アマチュアボクサーなど，危険度の高い競技に独自の規定が設けられている

（表3）.

先述のとおり，競艇選手は，募集要項で「裸眼で各眼0.8以上，矯正（コンタクト・フェイキックIOL『有水晶体眼内レンズ』手術）は不可」とされている.

スポーツに関して屈折矯正手術の既往について言及されている基準は，現在，競艇選手だけだが，その他の職種についても今後職業選択を検討するうえで，事前に確認する必要があるかもしれない.

IV　視覚障害者の職業と視覚基準

我々が日常最も多く接している視覚障害のある方々は，どのような職業についているのだろうか．まず頭に浮かぶのは，あん摩マッサージ指圧師，鍼灸師などのあはき業であろう．独立行政法人高齢・障害・求職者雇用支援機構 障害者職業総合センターの全国調査（n=1,174）の結果[3]では，あん摩マッサージ指圧師が32.4%と最も多く，次いでビル・建物清掃員7.3%，総合事務員6.3%，工場労務作業員4.0%，施設介護員3.3%となっ

表3｜スポーツに関する視覚基準

	視力（裸眼または矯正）			色覚	その他満たす必要のある条件
	各眼		両眼で		
競艇選手	裸眼：0.8*	—	—	強度の色弱でないこと	*コンタクト・フェイキックIOL「有水晶体眼内レンズ」手術は不可
オートレーサー	0.6	または	1.0	正常であること	
騎手	0.5*	かつ	0.8*	支障がないこと	*矯正視力の場合は，ソフトコンタクトレンズであること
競輪選手	0.5	かつ	0.8	選手番号別の色を識別できること	—
アマチュアボクサー	裸眼：0.1 矯正：0.4*	—	—	—	*矯正視力の場合は，ソフトコンタクトレンズであること

ている．このほかにも，プログラマー，薬剤助手など，視覚障害者の職業の種類は多岐に及んでいる．これらの職業に対する明確な視覚基準は存在しない．

　最近では，企業の従業員を対象にマッサージを行うヘルスキーパーという職種が存在し，産業衛生や福利厚生の観点から，大企業を中心に雇用が拡大してきている．また，介護保険施設における就労も多く，あはき師の資格で就職可能な「機能訓練指導員」と呼ばれる職種になることも多い．障害者雇用促進法により，民間企業では現在2.3％の法定雇用率で障害者を雇用する義務があり，2026年7月からは2.7％に引き上げられることが決まっている．現在，PCの読み上げ・音声入力ソフトなどのサポートツールにより，PCを用いた職業に就くことが可能となってきており，今後，視覚障害者の職業の幅は広がっていく可能性がある．

V｜将来なりたい職業と視覚基準

　小学生が将来なりたい職業は1位YouTuber，2位芸能人，以下，漫画家・パティシエ・教師・医師・作家である[1]．男子中学生は，1位YouTuber，2位ITエンジニア・プログラマー，3位プロスポーツ選手，女子中学生は1位絵を描く職業（漫画家・イラストレーター），2位ボカロP（音声合成ソフト楽曲のクリエイター），3位YouTuberとなっている[5]．さらに高校生になると，男子は1位公務員，2位ITエンジニア・プログラマー，3位会社員，女子は1位看護師，2位公務員，3位保育士・幼稚園教諭となる[5]．当面，プロスポーツ選手の視覚基準にだけ注意しておけば，外来で困ることはないだろう．

　なお，以上の基準は現時点で示されているものであり，今後変更される可能性があることに留意が必要である．

文献

1) 警察庁交通局運転免許課長：運転免許試験の適正な実施について（通達），令和4年5月20日
2) Matsuo T, et al：Correlation between depth perception by three-rods test and stereoacuity by distance Randot Stereotest. Strabismus 22：133-137, 2014
3) 障害者職業総合センター：調査研究報告書　No.149 視覚障害者の雇用等の実状及びモデル事例の把握に関する調査研究，2019
4) ベネッセホールディングス：「進研ゼミ小学講座」小学生18,000人への意識調査 2023年総決算ランキング，2023 https://prtimes.jp/main/html/rd/p/000001211.000000120.html（2024年5月閲覧）
5) ソニー生命：中高生が思い描く将来についての意識調査2023 https://www.sonylife.co.jp/company/news/2023/nr_230725.html#sec6（2024年5月閲覧）

One Point Advice

目の愛護デー

かとう眼科医院　**加藤圭一**

目の愛護デー

　10月10日は目の愛護デーである。この時期に合わせて，全国で目に関する多くのイベントが開催されている。目の愛護デーは，1931年（昭和6年）に失明予防に関する運動を主目的とし，中央盲人福祉協会が視力保存デーとして提唱したことがはじまりである。その後1938年（昭和13年）に，日本眼科医会が9月18日を「目の記念日」として活動を行ったが，第二次世界大戦で一時中止となり，1947年（昭和22年）に活動が再開され，このときから10月10日が目の愛護デーと定められた[1]。現在では，日本眼科医会が厚生労働省から「目の愛護デー」の主催を依頼され，厚生労働省，都道府県，保健所を設置する市および特別区とともに活動を行っている[2]。2023年度は「守ろう目の健康，防ごうアイフレイル～年に一度の眼科検診で健康寿命をのばしましょう」を標語に，**表1**を重点目標とした運動を展開している。

実際のイベントについて

　目の愛護デーのイベントに足を運ぶ方は，目に興味をもつ層である。そもそも医療機関は，たまたまふらっと訪れるような施設ではなく，全員がなんらかの意図をもって受診するので，こういった目に興味をもつ層への対応は眼科医が得意とする分野といえる。一方で，大規模商業施設などの多くの人が行き交う場でイベントを行う場合，そのイベントを目指して来場する目に興味をもつ層に対してばかりではなく，たまたま通りかかったあまり目に興味をもたない層が「立ち寄ってみよう」と感じる工夫が必要になる。

　通りかかった人の目を引くには，例えば2022年度から日本眼科医会が行っているACジャパンのポスターや動画，アイフレイルチェックリストが掲載されているアイフレイルのポスターなどが有効であろう。ACジャパンのポスターや動画は日本眼科医会・広報に申請すると，ACジャパンへの使用申請を代行して

表1｜目の愛護デー運動の重点目標（2023年度）

①視覚障害の予防および視力の保持
②感染性眼疾患の予防・早期治療
③生活習慣病による眼疾患の早期発見，早期治療
④角膜移植に関する正しい知識の普及

くれる。ただし，放映期間中しか利用できないため，該当年度の7月1日から6月末日に使用が限定される。

　来場する方の眼疾患知識レベルはさまざまである。多くの方々に眼疾患の詳細や目の健康の大切さを知ってもらうためには，初歩的なレベルからの説明が求められる。講演会や展示の内容は，なるべく専門用語を避け，目についての知識がない方でも理解できるような構成を心がける必要がある。平易な内容を心がけていても，眼科関係者の表現は専門的になりやすく，できれば直接眼科に関係しない方にチェックしてもらい，誰でもわかりやすい内容や表現を目指すことが望ましい。

　講演や展示といった主催者側からのアプローチとともに，目の健康をチェックする参加型のコーナーも人気であろう。視覚障害や視野欠損体験など各種ツールを用いたもののほかに，アイフレイルチェックリスト（**図1**）は簡単に目の不調の気づきを与える良いツールとなる。アイフレイルチェックリストの展示（申請不要），チェックリストが印刷してあるリーフレットやアイフレイル啓発公式サイトの二次元バーコードの配布により，多くの方に自分の目の小さな異常に気づく機会を提供することは，来場者の満足度を向上させるであろう。

アイフレイル

　アイフレイルは，「加齢に伴い身体の様々な機能が低下することによって，健康障害に陥りやすい状態」[3]と定義され，アイフレイルチェックは知らず知らずに目に違和感を生じている方に，目の健康への気づきを与える良いチャンスとなる。チェックをして目の小

One Point Advice

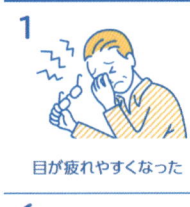
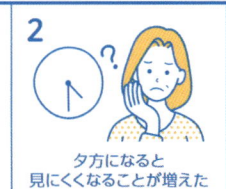
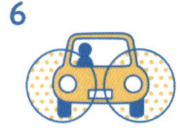
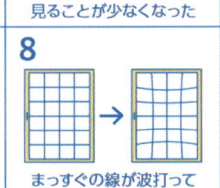
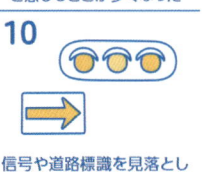
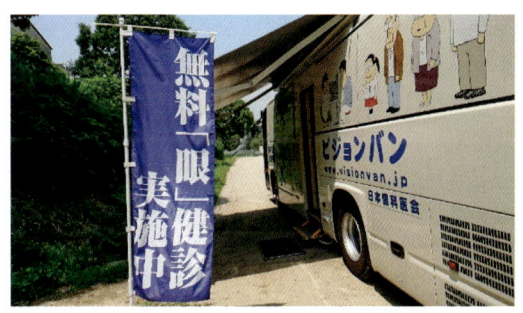

図1｜アイフレイルチェックリスト Ver.1.1（2023年11月改訂）

（文献3）より）

さな問題に気づいた来場者が，無料相談コーナーやイベント会場係となる眼科医にアイフレイルについての質問をしてくることが予想される．イベント中に相談できない方に眼科受診を後押しするのが，アイフレイルアドバイスドクターの紹介である．アドバイスドクターの登録条件は，眼科医ならば誰でもクリアできるものばかりなので，一人でも多くの眼科医にアドバイスドクターにご登録いただきたい．同時に，日頃力を合わせて診療に取り組んでいる視能訓練士に，アイフレイルサポート視能訓練士への登録を勧めていただきたい．いずれの登録もアイフレイル啓発公式サイト[3]から，いますぐ簡単に行うことができる．

アイフレイル啓発公式サイトの活用

　日本眼科啓発会議が運営するアイフレイル啓発公式サイト[3]では，医療従事者，自治体関係者，日本眼科啓発会議構成団体会員企業の方であれば自由に使えるポスター各種，三つ折りリーフレット，ホームページ用バナーおよびガイドブックなどを提供している．また，アイフレイルをテーマとした講演会を行う場合は，自由に使用可能なスライドも準備している（要申請）．さらに，このサイトには，アムスラーチャート・視野・コントラスト感度・ドライアイ・簡易視力などがチェックできる各種ツールが準備されており，このサイトを来場者に紹介することも，重要な眼疾患啓発につながる．

ビジョンバン

　ビジョンバン（**図2**）は災害地域の眼科医療復興を

図2｜ビジョンバン

手助けする医療支援車両であるが，平時にはイベントでの展示および眼検診に用いられている．目をイメージしやすいアニメキャラクターがペイントされており，その存在感はイベントの広告塔としても非常に優れている．ビジョンバンは，都道府県眼科医会から日本眼科医会への申請により利用可能である．また，保健所への申請により，OCT撮影，視力測定などを含めた精度の高い医療相談を行うこともできる．全国各地での活動にぜひビジョンバンを活用していただきたい．

文献

1）安藤伸朗：編集室だより．日本の眼科 83：1614,2012
2）日本眼科医会公衆衛生担当：目の愛護デーの実施について．日本の眼科 94：1244-1245，2023
3）アイフレイル啓発公式サイト
　https://www.eye-frail.jp/（2024年5月閲覧）

Advanced Techniques

先進医療

三重大学眼科　**近藤峰生**

先進医療とは?

　先進医療とは,厚生労働大臣が承認する,先進性の高い医療技術のことである.先進医療は,医療技術ごとに「適応症」と「実施する保険医療機関」が特定されたうえで実施される.国民の安全性を確保しつつ,選択肢を広げ,利便性を向上するという観点から,保険診療との併用が認められた医療技術の一つといえる.「先進医療に係る技術料」は公的医療保険制度の給付対象とならないため,「先進医療特約」などの民間医療保険に加入していない場合には技術料は全額自己負担となり,高額となる場合があるので注意が必要である.

わかりやすい先進医療の例は?

　ここでは,「癌に対する重粒子線治療」の先進医療について説明する.重粒子線治療では,癌に対して放射線治療をするにあたり,正常な組織への影響を最小限に抑え,癌の病巣に線量を集中化して治療することが可能である.この治療では大きく高額な装置が必要になるため,わが国では限られた施設で先進医療として行われている.ただし,2016年からは一部の癌に対する重粒子線治療は保険適用となっている.

先進医療における自己負担分は?

　先進医療では,通常の治療と共通する部分(診察・検査・投薬・入院料等)の費用は一般の保険診療と同様に扱われ,「先進医療に係る技術料」については患者が全額自己負担する(**図1**).例えば重粒子線治療の場合は,先進医療の技術料である約300万円は全額自己負担となる.このように先進医療技術のなかにはかなり高額のものがあり,医療保険会社は「先進医療特約」として先進医療に対して医療保険を提供しているところが多い.

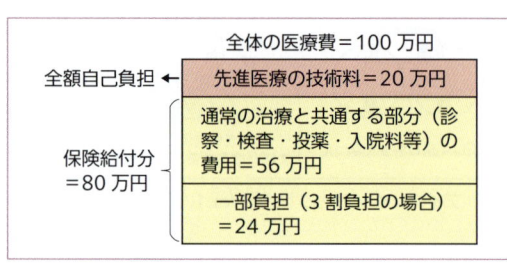

図1｜先進医療の費用
総医療費が100万円,うち先進医療に係る費用が20万円だったケースを図に示す.先進医療の技術料の20万円は,全額患者負担となる.通常の治療と共通する部分(診察・検査・投薬・入院料等)は,保険として給付される.保険給付分の患者負担が3割の場合を示してある.

先進医療にはAとBがある

　先進医療には,今後保険医療に移行する可能性が高い「先進医療A」と,Aよりも科学的証拠が乏しいとされる「先進医療B」に分類される.先進医療会議において,毎回各技術について技術的・社会的妥当性が検討され,保険収載されるか,先進医療として継続されるか,あるいは先進医療として取り消しされるかが中央社会保険医療協議会により決定されている.

眼科における先進医療は?

　2024年(令和6年)7月18日の時点では,全体で先進医療Aは26種類,先進医療Bは52種類があり,具体的な技術は厚生労働省のホームページで閲覧可能である[1].2024年7月18日の時点で眼科領域の先進医療は,「ウイルスに起因する難治性の眼感染疾患に対する迅速診断(PCR法):先進医療A」,「細菌又は真菌に起因する難治性の眼感染疾患に対する迅速診断(PCR法):先進医療A」,および「ハイパードライヒト乾燥羊膜を用いた外科的再建術:先進医療B」の3つである.

先進医療は,評価療養の一つ

　保険適用外の診療を受けるときには,基本的には検査や診察料など保険適用できる部分も含めて,医

療費の全額が自己負担となる（いわゆる「混合診療」の原則禁止）．ただし，保険適用外の診療を受ける場合でも，厚生労働大臣の定める「評価療養」と「選定療養」については，保険診療との併用が認められている（**図2**）.

「評価療養」とは，厚生労働大臣が定める高度の医療技術を用いた療養その他の療養で，将来，公的保険給付の対象とするべきかどうか評価を行うものである．先進医療は「評価療養」の一つに含まれる．「選定療養」とは，厚生労働大臣が定める患者の快適性・利便性に関する療養，医療機関や医療行為等の選択に関する療養である．入院時の差額ベッド代は「選定療養」に含まれる.

多焦点眼内レンズは先進医療から選定療養へ

眼科の先進医療として利用実績が多かった「多焦点眼内レンズを用いた水晶体再建術」は，2020年から先進医療から削除され，保険診療＋選定療養として行われることになった（**図3**）．この制度では，保険のきかない眼内レンズ代の一部や特殊な検査および説明については自由診療で行い，手術における技術料は健康保険で行うというものである.

水晶体再建術（1．眼内レンズを挿入する場合，ロ．その他のもの，12,100点）の部分が医療保険の給付対象となり，眼鏡装用率の軽減に係る部分が特別の料金として患者から徴収可能となる（**図2**）．患者から徴収する料金は，以下のように計算する.

▶多焦点眼内レンズに係る差額

多焦点眼内レンズの購入価格（製品ごと）から，保険診療での水晶体再建術で使用している眼内レンズ（自施設で使用しているもののうち，主なもの）の購入価格を差し引く.

▶本療養に必要な検査の費用

通常の水晶体再建術における術前検査に含まれず，かつ本療養に必要と考えられるものとして，角膜形状解析検査（105点），コントラスト感度検査（207点）の2つがあり，それぞれ術前後各1回の費用を徴収することができる.

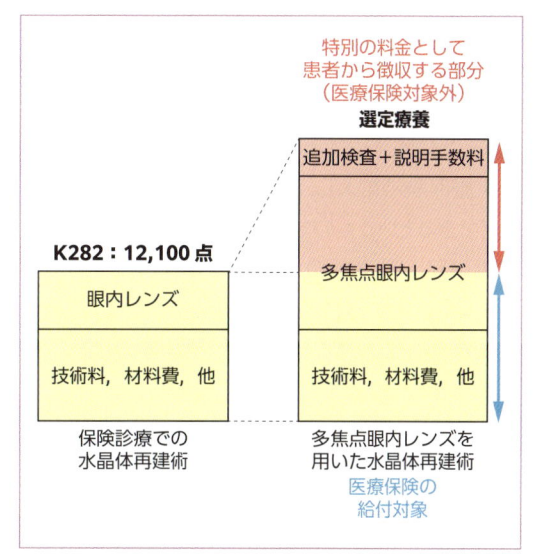

図2｜厚生労働大臣により，保険診療との併用が認められている医療

図3｜多焦点眼内レンズに係る選定療養のイメージ

（文献2）より）

▶術前の患者説明に関わる手数料

多焦点眼内レンズの特性や適応など，術前に十分な患者説明を行う必要があることから，その分を手数料として加算することができる．医療従事者の時給額の0.5～1時間分を目安とする.

上記の3点を合算したものが徴収額となる.

文献

1) 厚生労働省：先進医療の各技術の概要
https://www.mhlw.go.jp/topics/bukyoku/isei/sen-siniryo/kikan03.html（2024年6月閲覧）

2) 日本眼科学会：多焦点眼内レンズに係る選定療養の運用について（第2版）．2022
https://www.nichigan.or.jp/news/detail.html?itemid=516&dispmid=1050&TabModule796=0（2024年6月閲覧）

11. 保険外診療・混合診療

鈴木眼科　**鈴木　聡**

　わが国の医療制度は，国民皆保険制度が基盤となっている．この制度は，すべての国民が公的な医療保険に加入し，医療サービスを利用することができるというものである．国民皆保険制度は，健康保険，厚生年金保険，介護保険などのさまざまな保険を組み合わせて構成されている．

　医療サービスの提供は，患者の健康と福祉を向上させるための重要な役割を果たしている．しかし，医療サービスの提供には複雑な経済的および制度的要因が関与しており，その結果，さまざまな支払い方式や診療形態が生まれている．保険外診療と混合診療は，そのなかでも重要な2つの概念である．本稿では，これらの概念について，その特徴や影響について考察する．

I　保険外診療の概要

　保険外診療は，医療サービスを提供する際に公的保険制度や社会保障制度に頼らずに，患者から直接金銭を受け取る診療形態である．これは一般的に，高度な専門性を要するか，あるいは公的保険制度ではカバーされない特定の医療サービスや処置を提供する場合に利用されている．保険外診療は，プライマリケアから専門的な医療まで幅広い領域で行われている．高度な治療は保険外診療となることがあり，美容整形手術や高度な健康診断，特定の専門的な治療などが含まれる．眼科ではLASIK手術やオルソケラトロジー，近視抑制治療，フェムトセカンドレーザーによる白内障手術などがあたる．

II　混合診療の概要（図1）

　混合診療は，保険外診療と公的な医療保険が混在する形態の医療サービスである．つまり，診療所やクリニックが公的な医療保険での診療とともに，保険外の医療サービスも提供している状態を指す．患者は，公的な医療保険でカバーされる診療を受ける際には公費負担額のみを支払い，保険外のサービスを利用する際には自己負担で費用を支払うことになる．

　混合診療は原則として禁じられているが，保険

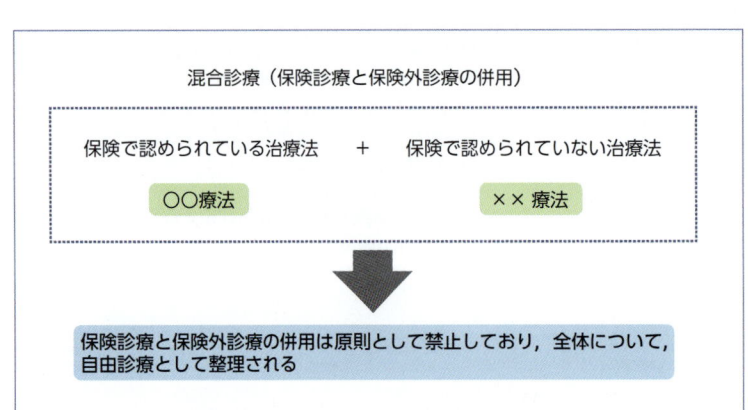

図1｜いわゆる「混合診療」

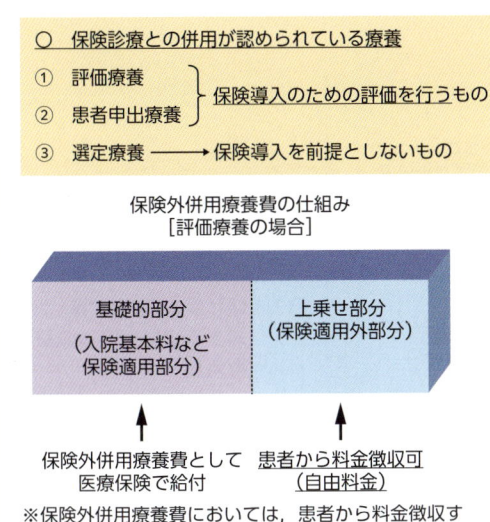

図2｜保険外併用療養費制度について

（文献1）より改変）

外診療と保険診療を併用する保険外併用療養が認められている事例もあり，保険外併用療養には評価療養と選定療養とがある．多焦点眼内レンズを用いた水晶体再建術は，選定療養として認められているものが多い（図2）.

 III　保険外診療と混合診療の問題点（図3）とメリット

1. 医療格差の拡大

保険外診療や混合診療が広まると，高額な医療サービスを受けることができるのは裕福な人々に限られる可能性がある．これにより，医療格差が拡大し，経済的に恵まれない人々が適切な医療を受ける機会を失う恐れがある．

2. 医療リソースの偏在

混合診療や保険外診療が増加すると，医療機関や医師が利益を追求するために特定の分野に偏ったサービスを提供する可能性がある．その結果，一部の地域や分野では医療リソースが偏在し，ほかの地域や分野では医療の質やアクセスのしやすさが低下する恐れがある．

3. 医療倫理の問題

保険外診療や混合診療では，医療機関や医師が利益を追求することが容易になるため，医療倫理に関する問題が生じる可能性がある．例えば，患者に不必要な治療を行うことや，リスクの高い手術を勧めることなどが挙げられる．

4. 医療費の増大

保険外診療や混合診療の増加は，医療費の増大につながる可能性がある．公的な医療保険制度ではカバーされないサービスを提供することで，患者や公的機関が負担する医療費（混合診療を認めることにより）が増加することが予想される．

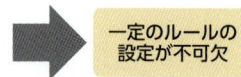

いわゆる「混合診療」を無制限に導入した場合…

本来は，保険診療により一定の自己負担額において必要な医療が提供されるにもかかわらず，患者に対して保険外の負担を求めることが一般化

➡ **患者の負担が不当に拡大するおそれ**

安全性，有効性等が確認されていない医療が保険診療とあわせ実施されてしまう

➡ **科学的根拠のない特殊な医療の実施を助長するおそれ**

一定のルールの設定が不可欠

図3｜いわゆる「混合診療」問題に対する厚生労働省の基本的考え方

5. 医療制度の健全性への影響

保険外診療や混合診療の拡大は，医療制度の健全性に影響を与える可能性がある．特に，医療資源の偏在や医療格差の拡大などの問題が顕在化すると，医療制度全体の信頼性や公平性が損なわれる恐れがある．

6. 患者の選択肢の拡大

一方で，保険外診療や混合診療の拡大は，患者の選択肢を拡大することもできる．特に，公的な医療保険でカバーされないサービスや高度な治療を必要とする患者にとっては，保険外診療や混合診療が選択肢として重要な役割を果たすことがある．

IV｜まとめ

保険外診療と混合診療は，わが国の医療制度において重要な位置を占めている．一方で，これらの制度の拡大に伴い，医療格差の拡大や医療リソースの偏在などの問題が生じる可能性もある．医療制度の健全性や公平性を確保するためには，適切な規制や政策が必要である．医療の質とアクセスを向上させるためには，保険外診療や混合診療を活用しつつ，患者の利益を最優先に考える必要がある．

文献

1) 厚生労働省：保険外併用療養費制度について
　https://www.mhlw.go.jp/topics/bukyoku/isei/sensiniryo/heiyou.html（2024年9月閲覧）

One Point Advice
セカンドオピニオン外来

九州大学眼科　**納富昭司**

セカンドオピニオンとは

　適切な医療を提供するためには，患者と主治医が十分に話し合い，治療について合意することが基本である．しかし，患者は時に「別の医師の意見を聞きたい」と思う場合がある．セカンドオピニオンは，そうした「第二の意見」を求める患者の権利を保障する制度である．

　留意すべき点として，セカンドオピニオンはあくまで相談であり，医療機関や主治医を変更する転医とは異なる．ほかの医師の見解を参照し，主治医との再度の相談を助けるものである．そのため，セカンドオピニオンを提供する医療機関では，新たな診察や検査を実施するのではなく，提供された診療情報提供書に基づき意見を述べる．また，健康保険の対象外となるため，費用は自己負担となる．

【セカンドオピニオンの本質を正しく理解する】
✓　セカンドオピニオンは患者の権利である
✓　転医とは異なるものである
✓　健康保険の適用は受けられない

セカンドオピニオンで提供すべき内容

　診断および将来の治療方針に関し，医学的かつ客観的な意見を述べることが求められる．主治医との信頼関係を維持したうえで，ほかの医師の見解を参考に将来の治療を検討するための制度であり，医療関連の紛争へと発展する可能性がある場合は，慎重な対応が必要である．

【セカンドオピニオンで避けるべき内容】
✓　現在受診している医療機関や医師の評価
✓　医療事故や訴訟に関わる事項
✓　自らの専門領域外の医療内容

　セカンドオピニオン後，主治医との話し合いを経て，ほかの医療機関での治療を選択し，転医となる場合もある．

セカンドオピニオン外来の実際

▶事前の準備

　スムーズに進行させるためには，診療情報の事前収集が重要である．そのため，予約制で行うのが望ましい．眼科領域における診断では特に画像検査が重要であるため，十分な解像度のデータを準備してもらう．

✓　予約制が望ましい
✓　事前に診療情報を確認しておく

　診察や追加の検査が必須と判断された場合は，通常の受診に切り替えるケースもある．

▶客観性と専門性の維持

　客観的かつ専門的な立場からセカンドオピニオンを提供する．また，診断や治療方針に対して，科学的根拠に基づく意見を提供する．専門的な見解の必要性からも，総合的な眼科診療を提供している医療機関での開設が望ましい．特に，問題点が複数の専門分野にわたるケースでは，それぞれの専門の医師の意見を取りまとめることも重要である．

✓　科学的根拠に基づく意見を提供できるよう準備しておく
✓　各専門の医師の意見を総合的に提供する

▶コミュニケーションの重視

　これまでの診断や治療について，患者が不安を感じている場合があるので，質問にはしっかりと耳を傾け，納得のいく答えを提供することを心がける．そのために，十分な時間を定めておくことが大事である．また，診察の記録を残すために，必要に応じて複数の医師や看護師が同席するほうがよい．可能であれば，患者の家族にも同席してもらうとよい．相談終了後は意見書を作成し，主治医宛に送付する．

✓　十分な時間を決めて確保しておく
✓　医療側も患者側も同席者を確保する

12.医師法・医療法・刑法

京都府立医科大学眼科　**笠井祐子**

　医師が関係することになる法律は多岐にわたるが，ここでは主に，医師と医療に関わる2つの基本的な法律である「医師法」（昭和23年法律第201号）と「医療法」（昭和23年法律第205号）を取り上げる．医師法は，医師の資格や業務を規律し，医療法は，病院等の医療施設を規律する．これらの法律は，医師でない者に医業を禁じ，医師の資格や病院等の開設について要件を定めるとともに，医師や病院等に一定の義務を課す．これらの定めが置かれているのは，医療が人々の生命や健康に大きな影響を及ぼすからであり，これらの法律は，人々の健康を保持することを目的としている．さらに本稿では，刑法の規定のうち医師が関係しうる若干のものについても説明を加える．

　ところで罰則に関しては，刑法等の改正により，医師法や医療法のものも含めて，現行法の懲役と禁錮が「拘禁刑」に一本化されることが決まっており，2025年6月1日に施行される．以下では，現行法上の「懲役」「禁錮」「懲役もしくは禁錮」という語の後に括弧を付けて「拘禁刑」と付記する．

　また，法律の運用の詳細については，厚生労働省令である医師法施行規則，医療法施行規則等の関係法令や，各種の通達を参照する必要がある．最新の情報については，厚生労働省の法令等データベースサービス（https://www.mhlw.go.jp/hourei/）や各年版の『医療六法』（中央法規出版）が便利である．本稿では，必要に応じて通達の日付を示す．なお，条文を引用する際に，原文の促音「つ」を「っ」に改めた部分がある．

I 医師法

　医師法の条文構成は**表1**のとおりである．以下では，そこに「→」で項目番号を示した各事項について，説明を加える．

1. 総則

　医師法第1条は，「医師は，医療及び保健指導を掌ることによって公衆衛生の向上及び増進に寄与し，もって国民の健康な生活を確保するものとする」と定め，医師の任務を端的に表現している．医師の提供する医療や保健指導が国民の生命や健康に大きな影響を及ぼすことから，この条文に始まる医師法は，以下に述べるように，医師の資格や業務について各種の規制をしているのである．また，医師法第1条の2は，国，都道府県，病院・診療所の管理者，大学，関係団体等が，医師が資質の向上を図ることができるよう，適切な役割分担と連携，協力をするよう努めなければならないと定めている．

2. 免許・試験

　医師になろうとする者は，医師国家試験（医師法第9〜16条）に合格し，厚生労働大臣の免許を受けなければならない（医師法第2条）．医師の免許制は，後述する「4」の「医師でない者の医業の禁止」と表裏の関係にあり，医行為が人体や保健衛生に対して危険を及ぼしうるものであり，医師が上記「1」のような任務を負うことを根拠としている．未成年者には免許が与えられない（絶対的欠格事由，医師法第3条）．また，免許が与え

第1章	総則(第1条, 第1条の2)→1
第2章	免許(第2〜8条)→2
第3章	試験(第9〜16条)→2
第4章	臨床研修等の医師の研修(第16条の2〜11)→3
第5章	業務(第17条〜24条の2) 　医師でない者の医業の禁止(第17条)→4 　臨床実習(第17条の2, 3)→4 　医師でない者の医師等の名称の使用禁止(第18条)→4 　応招義務(診療義務)・診断書等の交付義務(第19条)→5 　無診察治療等の禁止(直接診療義務)(第20条)→6 　異状死体等の届出義務(第21条)→7 　処方箋交付義務(第22条) 　保健指導義務(第23条) 　診療録の記載・保存義務(第24条)→8 　厚生労働大臣の医師に対する指示(第24条の2)
第6章	医師試験委員(第25〜30条)
第7章	雑則(第30条の2, 3)
第8章	罰則(第31条〜33条の4…第6条3項, 第17, 18, 20, 21, 22, 24条違反等)→2, 4, 6, 7, 8
附則	〔施行日, 経過措置等〕

表1｜医師法の条文構成

られないことがある者としては, ①視覚, 聴覚, 音声機能もしくは言語機能または精神の機能の障害により, 医師の業務を適正に行うのに必要な認知, 判断および意思疎通を適切に行えない者(医師法第4条1号, 医師法施行規則第1条), ②麻薬, 大麻またはあへんの中毒者(医師法第4条2号), ③罰金以上の刑に処せられた者(同条3号), ④医事に関して犯罪または不正の行為のあった者(同条4号)が挙げられる(相対的欠格事由).

医師免許に関する事項は, 厚生労働省に備える医籍に登録される(医師法第5, 6条). 医師は2年ごとに住所, 氏名, 主に従事している施設と業務の種別, 主たる業務内容等を, 都道府県知事を経由して厚生労働大臣に届け出なければならない(医師法第6条3項, 医師法施行規則第6条, 同規則第2号書式「医師届出票」). これを怠ると罰則の対象となる(50万円以下の罰金. 医師法第33条の3第1号).

厚生労働大臣による医師の処分については, 次のように定められている. 医師は, 上記①〜④の相対的欠格事由のいずれかに該当するときや, 医師としての品位を損なうような行為をしたときには, 戒告, 3年以内の医業の停止, または免許の取消しの処分を厚生労働大臣から受けることがある(医師法第7条1項). これらのうち, 医師としての品位を損なう行為には, 患者に不当に高額な治療費を要求することや, 患者に対して卑猥な行為をすることなど, 医師としてのモラルに反する行為が広く含まれうる. これらの処分をするにあたり, 厚生労働大臣はあらかじめ医道審議会の意見を聴かなければならない(同条3項). また, 医師本人には, 処分の手続のなかで意見を述べ, または弁明をする機会が与えられる(処分の手続について, 医師法第7条4〜17項, 行政手続法の関係規定参照).

戒告または医業停止の処分を受けた医師や, 免許取消しの処分を受けたあとに再免許を受けようとする者(再免許について, 同条2項参照)は, 医師としての倫理の保持や医師に必要な知識と技能に関する再教育研修を受けるよう, 厚生労働大臣から命じられることがある(医師法第7条の2).

3. 臨床研修等の医師の研修

診療に従事しようとする医師は, 2年以上, 都道府県知事の指定する病院(または外国の病院で

厚生労働大臣の指定するもの)で臨床研修を受けなければならない(医師法第16条の2第1項. その指定について,同条2〜7項参照). 臨床研修については,都道府県ごとおよび臨床研修病院ごとの定員が毎年度定められる(医師法第16条の3). 研修医は,臨床研修に専念し,その資質の向上を図るよう努めなければならず(同法第16条の5),臨床研修を修了すれば,申請により医籍に登録され,臨床研修修了登録証の交付を受ける(同法第16条の6,7). なお,臨床研修の義務付けは2004年4月1日に始まったが(平成12年法律第141号による改正),それまでに医師免許を受けた者および医師免許の申請を行った者は,医籍に臨床研修を修了した旨の登録を受けた者(臨床研修修了医師)とみなされている(同改正法附則第8条).

また,研修医以外の者も含む医師の研修に関し,国,都道府県,病院・診療所の管理者,大学,関係団体等が連携協力する責務等に関する定めが置かれている(医師法第16条の9〜11). 医師の研修を行う団体として,一般社団法人日本専門医機構,公益財団法人日本眼科学会等が医師法施行規則第19条の2で定められている.

4. 医師でない者の医業の禁止,名称の使用制限等

医師法第17条は,「医師でなければ,医業をなしてはならない」と規定し,それに違反した者は3年以下の懲役(拘禁刑)または100万円以下の罰金(これらは併科されうる)に処せられる(同法第31条1項1号). ここで「医業」とは,反復継続する意思をもって医行為に従事することをいい,生活上の糧を得る目的の有無を問わない(判例・通説). この「医行為」とは,医療および保健指導に属する行為のうち,医師が行うのでなければ保健衛生上危害を生ずるおそれのある行為をいう(最高裁令和2年9月16日決定,最高裁判所刑事判例集74巻6号581頁).

眼鏡店で検眼器を用いて検眼を行う行為は医行為にあたるとの通達がある(昭和29年11月4日付け回答. 眼鏡店で非医師が行いうる検眼は,

需要者が自己の眼に適切な眼鏡を選択する場合の補助等人体に害を及ぼすおそれがほとんどない程度にとどまるべきであり,通常の検眼器等を用いて度数の測定を行うことは許されないとする. ほかに,昭和32年6月13日付け回答も同旨). コンタクトレンズを使用させるために検眼し,処方箋を発行し,装用の指導等を行うことも医行為である(昭和33年8月28日付け回答).

最高裁平成9年9月30日決定(最高裁判所刑事判例集51巻8号671頁)は,眼科医が,医師免許のないOMA(ophthalmic medical assistant:かつて日本眼科医会が認定していた検査等の補助者で,法律上の資格ではない)に,コンタクトレンズの処方を目的とする検眼およびテスト用レンズの着脱を一任して行わせたケースにつき,これらの行為は医行為にあたるとして,この眼科医につき,このOMAとの共同正犯(刑法第60条,65条1項参照)としての医師法第17条違反罪(同法第31条1項1号)の成立を認めた〔事案の内容につき,原審の東京高裁平成6年11月15日判決(判例時報1531号143頁,判例タイムズ878号281頁)も参照〕.

なお,医療機関以外の高齢者介護・障害者介護の現場等において医行為かどうかの判断に疑義が生じることの多い行為に関する通達として,平成17年7月26日付け,令和4年12月1日付けの各通知がある. また,医師と医療関係職や事務職員等との間での役割分担の在り方やいわゆるチーム医療に関する通達として,平成19年12月28日付け,平成22年4月30日付けの各通知がある. さらに,人工知能(AI)を用いた支援プログラムの利用に関し,診断,治療等を行う主体は医師であり,最終的な判断の責任は医師が負うことに留意する必要がある旨の平成30年12月19日付け通知がある.

ところで,2023年4月から,厚生労働省令で定める共用試験に合格した医学生は,臨床実習において医師の指導監督のもとに,医師として具有すべき知識および技能の修得のために医業(医師法施行令第13条が定める処方箋の交付を除く)をすることができるとの規定(医師法第17条の2

第1項)が施行されている．この規定により，医業をする者の守秘義務も定められている(医師法第17条の3．罰則について同法第33条の2)．

医師でなければ，医師またはこれに紛らわしい名称を用いてはならず(医師法第18条)，これに違反した者は50万円以下の罰金に処せられる(同法第33条の3第1号)．このように医師の名称独占が認められているのは，無資格者が医師等の名称を用いることで一般人が誤解をして被害を受けるのを防ぐという意味が大きいが，医師という名前には大きな責任が伴うことを医師に自覚させる意味ももっている．

5. 診療義務(応招義務)・診断書等交付義務

診療に従事する医師は，診療活動の求めがあった場合には，正当な事由がなければ，これを拒んではならない(医師法第19条1項)．また，診察，検案または出産立会をした医師は，それぞれ診断書，検案書または出生証明書等の交付の求めがあった場合には，正当な事由がなければ，これを拒んではならない(同条2項)．このような医師の義務は，その業務の公益的性格からくるもので，医師による医業の独占から導かれるものである．

医師法第5章に定められたほかの義務も同様であるが，この診療義務は，医師が国に対して負う公法上の義務であって，患者に対して負う私法上の義務ではないと解されている．つまり，患者からの診療の求めがあったからといって，医師法の規定によって当然に契約が成立して医師が患者に対して私法上の診療義務を負うことになるわけではない．したがって，正当な事由なく診療を拒絶しても，それは，医師法第19条1項の公法上の義務に違反するが，当該患者に対する損害賠償責任が直ちに発生するわけではない(医師と患者との間に具体的な医療契約が締結されて初めて，その患者に対してその医師が私法上の診療義務を負うことになる)．もっとも，具体的な医療契約の締結がなくても，患者の求めに対して正当な事由なく診療に応じなかったことで医師が不法行為責任を負うべき場合はある．

診療の求めがあっても，これを拒絶できる正当

の事由があれば診療義務はないが，その患者について診療報酬の未払残金があるとか，医師自身が単に疲れているといったことでは，この正当事由にあたらない．これに対し，医師自身が病気であるとか，ほかの患者の手術中で手が離せないとかの状況は正当事由にあたる．また，専門外であるとか休日・夜間であるとかの理由で，体制の整ったほかの病院や診療所での受診を指示するのであれば，正当事由があるということになろう．ただし，その場合でも応急措置等が必要なことはある(昭和24年9月10日付け通知参照)．

いわゆる「働き方改革」に関し，医師の長時間労働と診療義務との関係が論じられてきている．労働基準法の適用が，診療義務の存在によって当然に排除されるわけではない．勤務医にも2024年4月1日から時間外労働(残業)および休日労働の上限規制が適用されるようになった(医師の働き方改革について，厚生労働省ウェブサイトの「医師の働き方改革」のページ参照)．応招義務をはじめとした診察治療の求めに対する適切な対応の在り方等に関する通達として，令和元年12月25日付け通知がある．

6. 無診察治療等の禁止

医師は，自ら診療しないで治療をしたり，診断書や処方箋を交付したりしてはならない(医師法第20条．違反には50万円以下の罰金が科されうる．同法第33条の3第1号)．直接の対面診療をしなければならないということであり，再診について情報通信機器を用いてすることに関しても，患者に対する診療が中断されていたり，新たな病状の出現があるなど疾患がどのように変化したかを測知できなかったりするなど，医師法第20条に照らして厳重な注意が必要な場合は多い．原則は対面診療にあることを確認したい．

このことを前提としつつも，近年，情報通信機器の発達・普及に伴い，一定の範囲で遠隔診療を許容する通知が発せられてきている(平成9年12月24日付け，平成29年7月14日付け等)．そして，平成30年3月30日付けで『『オンライン診療の適切な実施に関する指針』の策定につい

第1章	総則（第1〜6条）→1
第2章	医療に関する選択の支援等（第6条の2〜8）〔医業の広告につき→2〕
第3章	医療の安全の確保（第6条の9〜27）〔医療事故の報告につき→3〕
第4章	病院，診療所及び助産所（第7条〜30条の2）
第5章	医療提供体制の確保（第30条の3〜38条）
第6章	医療法人（第39条〜69条の3）
第7章	地域医療連携推進法人（第70〜71条）
第8章	雑則（第72〜76条）
第9章	罰則（第77〜94条）
附則	〔施行日，経過措置等〕

表2｜医療法の条文構成

て」，令和5年6月30日付けで「オンライン診療その他の遠隔医療の推進に向けた基本方針について」がそれぞれ発せられ，新型コロナウイルス禍での対応も踏まえ，オンライン診療の実施に関する基本方針やその提供の在り方が示されている．

7. 異状死体等の届出義務

　医師法第21条は，「医師は，死体又は妊娠4月以上の死産児を検案して異状があると認めたときは，24時間以内に所轄警察署に届け出なければならない」と定めている（違反には50万円以下の罰金が科されうる．同法第33条の3第1号）．この異状死体等の届出義務について，最高裁（平成16年4月13日判決，最高裁判所刑事判例集58巻4号247頁）は，死体を検案して異状を認めた医師は，その死体が自分の診療していた患者で，自分がその死因等について診療行為における業務上過失致死などの罪責に問われるかもしれない場合にも，医師法第21条の届出義務を負い，それは憲法第38条1項の「何人も，自分に不利益な供述を強要されない」との定めに違反しない旨の判断を示した．

8. 診療録の記載・保存義務

　医師は，診療をしたときは，遅滞なく診療に関する事項を診療録に記載しなければならず，診療録については5年間の保存義務が課せられている（医師法第24条．違反には50万円以下の罰金が科されうる．同法第33条の3第1号）．その始期は，患者に対する一連の診療の完了時点であると解されている．診療録作成から5年間ではないことに注意が必要である．診療録の記載について電子媒体によることが認められており，それと関連して，診療録は，紙媒体のものも含め，一定の基準を満たせば，病院・診療所等以外の場所で保存すること（外部保存）も可能である（平成14年3月29日付け通知）．その基準として，患者のプライバシー保護に十分留意し，個人情報の保護が担保されること，外部保存が病院・診療所等の責任で行われるべきことなどが挙げられている．

　患者との関係での診療記録の取扱いについては，医療従事者と患者との間の良好な信頼関係の構築，インフォームド・コンセント，個人情報の保護，訴訟での提出等の観点から留意が必要である．

II｜医療法

　医療法の条文構成は表2のとおりである．以下では，そこに「→」で項目番号を示した各事項について説明を加える．

1. 総則

　医療法は，医療を受ける者による医療に関する適切な選択を支援するために必要な事項，医療の安全を確保するために必要な事項，病院，診療所および助産所の開設および管理に関して必要な事項や，これらの施設の整備，医療提供施設

相互間の機能の分担や業務の連携を推進するために必要な事項を定めること等により, 医療を受ける者の利益の保護や良質かつ適切な医療を効率的に提供する体制の確保を図り, 国民の健康の保持に寄与することを目的としている(医療法第1条).

医療法の総則は, このような同法の目的のほか, 医療提供の理念(同法第1条の2), 国および地方公共団体の責務(同法第1条の3), 医師等の責務(同法第1条の4)について定めており, その内容は, 医師が普段から十分に意識しておかなければならないものである.

これらのうち, 医療提供の理念について, 医療法第1条の2第1項は, 「医療は, 生命の尊重と個人の尊厳の保持を旨とし, 医師, 歯科医師, 薬剤師, 看護師その他の医療の担い手と医療を受ける者との信頼関係に基づき, 及び医療を受ける者の心身の状況に応じて行われるとともに, その内容は, 単に治療のみならず, 疾病の予防のための措置及びリハビリテーションを含む良質かつ適切なものでなければならない」と定め, 同条第2項は, 医療が国民自らの健康の保持増進のための努力を基礎として, 医療を受ける者の意向を十分に尊重し, 医療提供施設, 医療を受ける者の居宅等において, 医療提供施設の機能に応じ効率的に, かつ, 福祉サービスその他の関連するサービスとの有機的な連携を図りつつ提供されなければならないとする. そして, 医療法第1条の4第1項は, 医師等の医療の担い手は, 同法第1条の2に規定された理念に基づき, 医療を受ける者に対し, 良質かつ適切な医療を行うよう努めなければならないと定め, 同法第1条の4第2項は, 医療の担い手が医療を提供するにあたり, 「適切な説明を行い, 医療を受ける者の理解を得るよう努めなければならない」として, インフォームド・コンセントの必要性を明記している.

なお, 医療法の総則は, 「病院」「診療所」「地域医療支援病院」「特定機能病院」「臨床研究中核病院」等の定義や要件を定めている(同法第1条の5〜5条)ので参照されたい.

2. 医業等の広告

医業等の広告については医療法第6条の5から6条の8まで, 医療法施行令第3条の2, 医療法施行規則第1条の9から1条の10まで等に規定があり, 患者, その家族, 地域住民への情報提供を充実させるなどの観点から, 近時, 広告可能な事項が大幅に拡充されてきている. 診療科名, 診療日・診療時間等の基本的な事項のほか, 例えば, ①当該病院または診療所において診療に従事する医師, 薬剤師, 看護師等の氏名, 年齢, 性別, 役職, 略歴, ②患者またはその家族からの医療に関する相談に応ずるための措置, 医療の安全を確保するための措置, 個人情報の適正な取扱いを確保するための措置等に関する事項, ③診療録等の情報の提供に関する事項, ④当該病院または診療所において提供される医療の内容に関する事項など, 多岐にわたる. 診療科名については「眼科」のほか, 「眼科」と医学的に不合理でない一定の事項とを組み合わせた診療科名(例えば「小児眼科」)が可能である(医療法施行令第3条の2第1項1号ニ, 医療法施行規則第1条の9の4第2項参照).

専門性については「公益財団法人日本眼科学会認定眼科専門医」等の広告が可能である. 他方, 提供する医療内容に関し, ほかと比較して優良である旨の広告や誇大広告は禁止される. 関連する告示・通達として, 「医療法第6条の5第3項及び第6条の7第3項の規定に基づく医業, 歯科医業若しくは助産師の業務又は病院, 診療所若しくは助産所に関して広告することができる事項」(平成19年3月30日厚生労働省告示第108号), 「広告可能な診療科名の改正について」(平成20年3月31日付け通知), 「医業若しくは歯科医業又は病院若しくは診療所に関する広告等に関する指針(医療広告ガイドライン)等について」(平成30年5月8日付け通知), 「広告が可能な医師等の専門性に関する資格名等について」(平成19年6月18日付け通知)がある.

3. 医療の安全の確保, 医療事故の報告・調査

医療法が2014年に改正され, 2015年10月1日から, すべての病院, 診療所および助産所(この項目において以下「病院等」という)を対象に, 医療事故調査制度が発足している. 医療事故が発生した医療機関において院内調査を行い, その調査報告を民間の第三者機関(医療事故調査・支援センター)が収集・分析することで再発防止につなげ, 医療の安全を確保しようとするものである. 病院等の管理者は, 医療事故(そこに勤務する医療従事者が提供した医療に起因し, または起因すると疑われる死亡または死産であって, 当該管理者がこれを予期しなかったもの)が発生した場合には, 遅滞なく, その日時, 場所, 状況等を医療事故調査・支援センター(医療法第6条の15第1項. 一般社団法人日本医療安全調査機構が指定されている)に報告しなければならない(同法第6条の10第1項). 病院等の管理者は, 医療事故が発生した場合には, 速やかにその原因を明らかにするために必要な調査(医療事故調査)をしなければならない(同法第6条の11第1項. 同条第2項は, その際に医療事故調査等支援団体に支援を求めることについて定める). そして, より一般的に, 病院等の管理者は, 医療の安全を確保するために, 指針の策定, 研修等をする責務を負う(同法第6条の12).

Ⅲ 刑法

ここでは, 秘密漏示罪(守秘義務), 虚偽診断書等作成罪, 業務上過失致死傷罪について説明する.

1. 秘密漏示罪(守秘義務)

医師の守秘義務については, 医師法や医療法ではなく, 刑法に規定がある. 刑法第134条1項(秘密漏示罪)は, 医師, 薬剤師等またはそれらの職にあった者が, 正当な理由がないのに, その業務上取り扱ったことについて知り得た人の秘密を漏らしたときは, 6月以下の懲役(拘禁刑)または10万円以下の罰金に処すると定める.

医師が証人として患者の法廷に立つ場合でも, 本人の了解なくしては, 例えば疾患名などについて, 証言してはならない. 証言等拒絶権について民事訴訟法第197条1項2号や刑事訴訟法105条, 149条に定めがある.

2. 虚偽診断書等作成罪

文書偽造罪でいうところの「偽造」とは, 作成者の名義を偽ること, つまり, 権限がないのに他人名義の文書を作成することであり, それが処罰の対象となる. 作成した文書の記載内容が事実と異なることは, 「偽造」ではなく「虚偽文書作成」である. 刑法は, 文書偽造罪(作成名義人を偽ることを罰する)として, 公文書偽造罪(刑法第155条)や私文書偽造罪(刑法第159条)を規定している一方で, 虚偽文書作成(内容が事実と異なる文書の作成)については, 虚偽公文書作成罪(刑法第156条)を定めるものの, 私文書については一般的な虚偽文書作成罪の規定を置いていない. つまり, 私人が自分の名義で虚偽の内容の文書を作成しても, 一般的には罰せられないのである. しかし, 医師については, その作成する文書の重要性を考慮して, 特に, 虚偽文書作成が罰せられる. すなわち, 虚偽診断書等作成罪(刑法第160条)であり, 医師が公務所に提出すべき診断書, 検案書または死亡証書に虚偽の記載をしたときは, 3年以下の禁錮(拘禁刑)または30万円以下の罰金に処せられる.

3. 業務上過失致死傷罪

医療過誤により患者を死傷させた場合には, 業務上過失致死傷罪(刑法第211条)に問われることがある. 業務上必要な注意を怠り, よって人を死傷させた者は, 5年以下の懲役もしくは禁錮(拘禁刑)または100万円以下の罰金に処せられる. ここでいう「業務」とは, 人に対する危険を及ぼすおそれのある行為を反復継続して行う意図のもとに行うことをいい, 報酬を得る目的の有無を問わない. 医師の患者への医療行為は, 当然のことながら業務にあたる.

One Point Advice

診療記録の保存

やなぎだ眼科医院　**柳田和夫**

診療録と診療記録の違いは?

　診療録(カルテ)とは,患者の住所,氏名,年齢および性別,診療を実施した年月日,病名および主要症状,治療方法(処方および処置)や経過などを医師が記載し,記録保存する文書である.

　診療に関する諸記録として,処方箋,手術記録,看護記録,診療日誌,検査所見記録,エックス線写真,紹介状,同意書,領収書,退院した患者に係る入院期間中の診療経過の要約,その他の診療の過程における患者の身体状況,病状,治療などについて作成,記録または保存された書類,画像などがあり,これらと診療録(カルテ)を合わせて診療記録という.

5年経過した診療記録は破棄してよいか?

　医師法第24条2項に「診療録にあっては,病院又は診療所に勤務する医師のした診療に関するものは,その病院又は診療所の管理者において,その他の診療に関するものは,その医師において,5年間これを保存しなければならない」と定められている.この医師法には,その起算日は明記されていないので,初診から5年以上経過した診療記録は破棄してもよいと解釈することもできる.しかし,保険医療機関及び保険医療養担当規則(療担規則)第9条には,「保険医療機関は,療養の給付の担当に関する帳簿及び書類その他の記録をその完結の日から3年間保存しなければならない.ただし,患者の診療録にあっては,その完結の日から5年間とする」と定められている.「完結の日」について明確な定義はないが,一連の診療が終了し,通院が不要となった日と判断するのが妥当と考える.例えば,急性結膜炎や麦粒腫のような急性疾患では,その疾患が治癒し,通院の必要がなくなったときが「完結の日」と判断される.

　診療録の保存期間5年の起算日は,「完結の日」となっているため,診療が継続している場合や緑内障や糖尿病網膜症のように「完結の日」を決めることが

困難な慢性疾患では,初診から5年経過したり,最終受診日から5年経過したりしても,診療録は破棄できないことになる.もし保存期間を把握せず,破棄したり紛失してしまったりした場合,法律違反とみなされ罰則が与えられる可能性もある.

　診療記録の保存期間は,医師法,医療法や療担規則で定められている.診療録の保存期間は5年であるが,診療録以外の診療記録のなかには保存期間が3年と2年のものがある(**表1**).

　診療記録の保存期間は,紙カルテでも電子カルテでも同じである.記録保存の形式が紙媒体から電子媒体に移行しており,電子媒体では保存場所や保存期間を気にすることなく容易に保存できるようになったため,日本医師会では診療記録は永久保存を勧めている[1].

保存の方法にはどのようなものがあるか?

　紙媒体の診療記録を保存する方法として,紙媒体のまま当該医療機関で保存する方法,紙媒体のままあるいは電子媒体により外部保存する方法,紙媒体をスキャンして電子媒体として保存する方法がある.

　従来は当該医療機関で責任をもって紙媒体のまま保存することが当然であった.ただし,紙媒体のまま保存する場合,膨大な書類を保存するスペースの確保が必要である.

　この状況に対し,厚生労働省より「診療録等の保存を行う場所について」が発出され,一定の条件の下では,紙媒体のままあるいは電子媒体により診療録等を当該医療機関等以外の場所に保存することが可能になった.外部保存を行う場合,保存は,その義務を有する病院,診療所等の責任において行うこと,患者のプライバシー保護に留意し,個人情報の保護が担保されること,必要に応じて直ちに利用できる体制を確保しておくことなどの条件を満たす必要がある.

　また,厚生労働省「診療録等の電子媒体による保存について」が発出され,一定の条件のもとでは,診

保存期間5年	●診療録（カルテ） ●救急救命処置録 ●エックス線装置等の測定結果記録 ●放射線障害が発生するおそれのある場所の測定結果記録 ●保険医による一定の様式の診療録
保存期間3年	●調剤済みの処方箋 ●保健医療機関の療養の給付の担当に関する帳簿・書類その他の記録
保存期間2年	●病院日誌 ●各科診療日誌 ●処方箋 ●手術記録 ●検査所見記録 ●エックス線写真 ●病院の入院患者・外来患者の数を明らかにする帳簿 ●特定機能病院・地域医療支援病院の紹介状 ●特定機能病院・地域医療支援病院の退院した患者に係る入院期間中の　診療経過の要約 ●エックス線装置等の使用時間に関する帳簿 ●診療用放射線照射装置等の入手に関する帳簿

表1｜厚生労働省「法令上作成保存が求められている書類」（一部抜粋）

療録等の電子媒体による保存が可能となった．診療録等をスキャンして電子媒体として保存する方法は，省スペースや業務効率化には有用であるが，電子保存の3原則である真正性，見読性および保存性を満たしていることが求められる．この3原則について，厚生労働省「医療情報システムの安全管理に関するガイドライン 第5版」には以下のように記載されている．

真正性：正当な権限において作成された記録に対し，故意または過失による虚偽入力，書き換え，消去及び混同が防止されており，かつ第三者から見て作成の責任の所在が明確であること

見読性：電子媒体に保存された内容を，診療・患者への説明・監査・訴訟等の要求に応じて，それぞれの目的に対し支障のない応答時間や操作方法で，肉眼で見読可能な状態にできること

保存性：記録された情報が法令等で定められた期間にわたって真正性を保ち，見読可能にできる状態で保存されていること

　過去に蓄積された診療録等をスキャナ等により電子化する事例として，2つの場面が想定される．診療録等を電子化したあと，古い紙媒体を破棄する場合と，紙媒体をそのまま保存する場合である．いずれの場合も，スキャンによる情報量の低下を防ぎ，保存義務を満たす情報として，必要な情報量を確保するために，一定の規格・基準を満たすスキャナを用いることが求められる．スキャンしたあと，紙媒体を破棄する場合には，相応の対策を行うことが求められる．まず，患者等にスキャンして保存する旨を院内掲示などで情報提供し，異議があった場合には，スキャナによる読み取りを行わないなどの配慮が必要である．さらに，実施前に実施計画書を作成することが求められ，その計画書の中には，運用管理規定，作業責任者，患者等への周知の手段と異議申し立てに対する対応方法，事後の監査人と監査項目，フィルムや紙媒体を破棄するまでの時間や方法などを含めておく必要がある．診療録等をスキャナで読み取ったあと，作業責任者は遅滞なく電子署名を行い，電子署名を含めたスキャン文書全体にタイムスタンプを付与することが求められる．さらに，スキャナによる読み取り作業終了後に外部監査人による厳格な監査を受ける必要がある．省スペースや業務効率化のために診療録等をスキャナ等で電子化するが，紙媒体もそのまま保存する場合は，電子化した情報は参照情報であり，保存義務等の要件は課せられない．

　診療記録を電子媒体として保存する場合，保存性を確保するために，医療機関には外部・内部からの侵入やシステム障害による記録の破壊等に対して対策をとることも求められている．

文献

1) 日本医師会：医師の職業倫理指針，第3版，2016
　https://www.med.or.jp/dl-med/teireikaiken/201610
　12_2.pdf(2024年5月閲覧)

V. 保険診療

13.視能訓練士法

井上眼科病院　**南雲　幹**

I 制定の経緯

　視能訓練士法は,「視能訓練士(certifid or-thoptist：CO)」の法的身分を確立させるため,その資質を向上し,もって医療の普及および向上に寄与することを目的として1971年(昭和46年)に制定された.本法は,視能訓練士の職業倫理の指針となりうるものであり,患者や社会への責務,そして視能訓練士の権利に対して正当な評価がなされるように定められている.制定の経緯は『医療六法 令和5年版』[1)]の「視能訓練士法の概要」にその詳細が記載されている.

　本法をもとに制定された視能訓練士法施行令(政令)と,厚生労働大臣が担当する行政事務について法律・命令を施行するための視能訓練士法施行規則(省令),そのほか養成に関する省令として視能訓練士学校養成所指定規則がある.本稿では主に眼科臨床における視能訓練士の業務に関する必要な知識を中心に解説したい.

II 視能訓練士が従事する現在の主な業務

　現在の視能訓練士の主な業務は「視能矯正」「多岐にわたる視機能検査」「3歳児健診・成人検診などにおける視機能検査」「ロービジョンケア」の4分野となっている.視能訓練士が従事している主な業務を**表1**に示す.視能訓練士法が制定されてから50年を経て,視能矯正に特化していたその業務内容は大きく変革し,その業務領域は広範囲に及び,多岐にわたる検査業務が主体となっている[2)].

表1｜視能訓練士が従事する主な業務

入力系	●視力検査 ●静的量的視野検査 ●眼軸長計測検査 ●角膜内皮検査 ●前房・隅角検査 ●色覚検査 ●眼瞼検査 ●光干渉断層計検査(前眼部OCT・後眼部OCT・OCTA)　など	●屈折検査(自覚的・他覚的) ●眼鏡合わせ検査 ●涙液検査 ●角膜厚検査 ●臨界融合頻度検査(CFF) ●瞳孔検査 ●超音波検査	●眼圧検査 ●コンタクトレンズ検査・装着指導 ●電気生理学的検査 ●角膜形状検査 ●光覚検査 ●眼球突出検査 ●眼底検査
統合系	●両眼視機能検査	●網膜対応検査	
出力系	●眼位検査 ●輻湊検査	●固視検査 ●AC/A比測定	●眼球運動検査
その他	●斜視および弱視視能矯正 ●ロービジョンケア(補助具選定など) ●レーシック等の関連業務 ●公的申請書類の下書き ●治験に関する諸検査や関連業務	●問診 ●オルソケラトロジーに関する検査 ●手術室間接業務 ●研究業務 ●臨床実習生指導や教育　など	●散瞳薬の点眼 ●眼内レンズなどの説明 ●3歳児健診や公的検診業務 ●院内での各種委員会業務

(文献2)より改変)

表2｜業務内容に関する視能訓練士法・視能訓練士法施行規則（抜粋）

視能訓練士法	（定義） 第2条　この法律で「視能訓練士」とは，厚生労働大臣の免許を受けて，視能訓練士の名称を用いて，医師の指示の下に，両眼視機能に障害のある者に対するその両眼視機能の回復のための矯正訓練及びこれに必要な検査を行なうことを業とする者をいう． （業務） 第17条　視能訓練士は，第2条に規定する業務のほか，視能訓練士の名称を用いて，医師の指示の下に，眼科に係る検査（人体に影響を及ぼす程度が高い検査として厚生労働省令で定めるものを除く．次項において「眼科検査」という．）を行うことを業とすることができる． 2　視能訓練士は，保健師助産師看護師法（昭和23年法律第203号）第31条第1項及び第32条の規定にかかわらず，診療の補助として両眼視機能の回復のための矯正訓練及びこれに必要な検査並びに眼科検査を行うことを業とすることができる． （特定行為の制限） 第18条　視能訓練士は，医師の具体的な指示を受けなければ，厚生労働省令で定める矯正訓練又は検査を行なってはならない．
視能訓練士法施行規則	（法第18条の厚生労働省令で定める矯正訓練又は検査） 第15条　第18条の厚生労働省令で定める矯正訓練又は検査は次のとおりとする． 矯正訓練：抑制除去訓練法／異常対応矯正法／眩惑刺激法／残像法 検査：散瞳薬の使用／眼底写真撮影／網膜電図検査／眼球電図検査／眼振電図検査／視覚誘発脳波検査

表3｜法における視能訓練士の業務（視能訓練士法・視能訓練士法施行規則）

	矯正訓練および検査	眼科検査
医師の**具体的指示**により行うもの ＊具体的指示とは 相対的医行為を実施する際に伴うさまざまな判断（実施の適否や実施方法など）について，指示を受けた者が裁量的に行う必要がないよう，できるだけ詳細な内容をもって行われる指示のこと	矯正訓練 　抑制除去訓練法 　異常対応矯正法 　眩惑刺激法 　残像法 検査 　散瞳薬の使用 　眼底写真撮影 　網膜電図検査 　眼球電図検査 　眼振電図検査 　視覚誘発脳波検査	検査 　散瞳薬の使用 　眼底写真撮影 　網膜電図検査
医師の指示により行うもの	上記以外の両眼視機能の回復のための矯正訓練およびこれに必要な検査	眼科に係る検査を行うこと，ただし人体に影響を及ぼす程度が高い検査として厚生労働省令で定めるものは除く ＊厚生労働省令で禁止されているものは涙道通水通色素検査（色素を点眼するものを除く）

（文献3）より改変）

III｜法における業務範囲

　業務については，「視能訓練士の名称を用いて，医師の指示の下に視能訓練士法・視能訓練士法施行規則の業務を行うことができる」と名称独占であることが示されている（表2）．また視能訓練士法第17条第2項では，「視能訓練士は，保健師助産師看護師法第31条第1項及び第32条の規定にかかわらず，『診療の補助』として両眼視機能の回復のための矯正訓練及びこれに必要な検査並びに眼科検査を行うことを業とすることができる」とされている[3]（表3）．

IV｜診療の補助

　「診療の補助」は，保健師助産師看護師法（以下，保助看法）により看護師・准看護師の独占業務とされ，「診療の補助」を行いうるのは医師のほか，医師の指示のもとに看護師，准看護師と保健師，助産師に限られている．もちろん看護師も無制限に医行為をできるわけではなく，可能な業務は，絶対的医行為である医師が常に自ら行わなければならない行為以外の相対的医行為（医師の指示のもと，診療の補助として行うことができる行為）とされている．看護師以外の医療関係職

表4｜看護師が行う診療の補助における医師の指示について

> ● 医事法制上，医行為（当該行為を行うに当たり，医師の医学的判断及び技術をもってするのでなければ人体に危害を及ぼし，又は危害を及ぼすおそれのある行為）について，自身の判断により実施できるのは医師に限定されている.
> ● しかしながら，看護師も「医学的判断及び技術に関する内容を含んだ専門教育を受け，一定の医行為（診療の補助）については，その能力の範囲内で実施できるか否かに関する医師の医学的判断を前提として，看護師も実施することができること」とされている.
> ● 保助看法では，すべての医行為を「診療の補助」として行ってよいと示しているわけではない. また，医師の指示が成立する前提条件として，①対応可能な患者の範囲が明確にされていること，②対応可能な病態の変化が明確にされていること，③指示を受ける看護師が理解し得る程度の指示内容（判断の基準，処置・検査・薬剤の使用の内容等）が示されていること，④対応可能な範囲を逸脱した場合に，早急に医師に連絡を取り，その指示が受けられる体制が整えられていることの4項目を挙げている.

種が医行為を実施できる根拠は，各資格法で「保助看法の規定（診療の補助の業務独占）にかかわらず，診療の補助として，〜を行うことができる」旨が規定されている. 2019年11月に厚生労働省（以下，厚労省）で行われた「第2回 医師の働き方改革を進めるためのタスク・シフト/シェアの推進に関する検討会」において，「看護師が行う診療の補助における医師の指示について」を**表4**のようにまとめている.

V｜視能訓練士の業務における診療の補助

視能訓練士の業務における「診療の補助」については，保助看法にかかわる業務独占を一部解除して視能訓練士が診療の補助に該当する行為を適法に業とし，医師の指示のもとで行うことが認められている. よって，視能訓練士が「診療の補助」に該当する業務を行う範囲は業務独占と考えてよい[4]. ただし，眼科領域で行われているすべての「診療の補助」行為が視能訓練士により実施可能ということではない.

現行法上で視能訓練士が「診療の補助」として実施できるのは，①両眼視機能の回復のための矯正訓練，②これに必要な検査，③涙道通水通色素検査を除く，人体に及ぼす影響の程度が高くない眼科検査である. 診療の補助として行うこ

とができる眼科検査とは，一般的に眼科で行われている検査と考えられ，涙道通水通色素検査以外の眼科で行われる多くの検査は視能訓練士が実施可能である. ただし，侵襲を伴う可能性がある検査（例えば角膜電極を用いる網膜電図，コンタクトレンズ処方に関する検査など）を実施するにあたっては，業務にあたる視能訓練士は知識や技能を十分に有し，「検査後には眼の状態を医師が確認する」など，医療安全を最優先に考えて行う必要がある. また問診，検査内容および訓練の説明など，医師に代わって行うことは可能である. 診断書，診療録および処方せんについては，2007年12月の厚労省の通知において「診察した医師が作成する書類であり，作成責任は医師が負うこととされているが，医師が最終的に確認し署名することを条件に，医師の補助者として記載を代行することも可能である」とされている.

①②③以外の業務の実施にあたっては，医行為の範疇に含まれるのか，医行為に該当しないものなのかという解釈に委ねられることになり，その判断基準や境界線は明確にはなっていない. 実施にあたっては医師からの要望があり，かつ安全な眼科診療を提供していくことを前提に，関連学会など関係者でも検討しコンセンサスを得たうえで，視能訓練士の業務の拡大に努めることが理想である.

VI｜医療政策の改革とこれからの視能訓練士の業務

わが国の医療政策は，少子高齢が加速し人口減少化が進む社会状況の変化に合わせて大きな転換期を迎えている. 2024年には医師の過重労働を減らすため，医師の働き方改革の新制度が施行された. 医師の時間外労働の上限規制導入にあたっては，医師から医師以外の医療職への業務移管（タスクシフト），および医療職種間の業務移管（タスクシェア）が推進されている. 2019年に行われた厚労省の「医師の働き方改革に伴うタスクシフト/シェアの推進に関する検討会」では，各医療職の現行法に照らし合わせて各職種の業務の整理が行われ，実際に以下の医療職（診療

表5｜視能訓練士に現行制度上推奨された業務

①白内障及び屈折矯正手術に使用する手術装置への検査データ等の入力
手術室における白内障及び屈折矯正手術に使用する手術装置の設定・準備や，患者情報および術前の視機能検査で得たデータの手術装置の入力については，必ずしも医師が行う必要はなく，眼科検査等に関する専門的知識を有する視能訓練士を積極的に活用することが考えられる．ただし，手術前に医師が入力データの最終確認を行う必要がある．

②視機能検査に関する検査結果の報告書の記載
検査結果の報告書については，作成責任は医師が負うこととされているが，医師が最終的に確認または署名（電子署名を含む.）することを条件に，視能訓練士が書類を作成することは可能である．

（文献5）より）

表6｜免許について（視能訓練士法 第2章 免許 抜粋）

（免許）
第3条　視能訓練士になろうとする者は，視能訓練士国家試験に合格し，厚生労働大臣の免許を受けなければならない．
（登録および免許証の交付）
第6条　免許は，試験に合格した者の申請により，視能訓練士名簿に登録することによって行う．
2　厚生労働大臣は，免許を与えたときは，視能訓練士免許を交付する．

放射線技師・臨床検査技師・臨床工学技士・救急救命士）における関係法令が一部改正された．その際，視能訓練士には現行制度上推奨される業務として厚労省から2項目が示された[5]（表5）．近い将来，人口減少の加速化に伴う医療職の人員不足も否めず，医師の働き方改革の実現にあわせて各医療職種の専門性を活かしたタスクシフトのみならず，医療職種間のタスクシェアが推進されている．

　また厚労省では，高齢者の尊厳の保持と自立生活の支援の目的のもと地域包括ケアシステムの構築を推進しており，訪問診療や介護施設などにおいて医師とともに，あるいは医師の包括的指示のもとで高齢者の視機能管理を行うことが望まれている．眼科診療での視能訓練士の役割を核として，今後は保健・介護・福祉の領域での業務を広げ，国民の眼の健康維持に貢献すべきと考える．

　視能訓練士法が制定されてから50年を経て，

その業務内容は社会状況に合わせ変革しており，今後も変革は余儀なくされるであろう．眼科診療では，眼科医とともに視能訓練士はその実力を発揮することで診療の質を向上させ，患者に還元することに貢献してきた．

　視る能力のエキスパートとして，時代を経ても揺るがない核となる専門性を確立するとともに，社会状況や国民のニーズに合わせた「法的および社会的地位が認められた職種」であり続けるために，業務の領域や内容について常に検討していく必要がある．

VII｜免許

　免許については，視能訓練士法第3条と第6条に示されている（表6）．視能訓練士になろうとする者は，視能訓練士国家試験に合格し，厚生労働大臣の免許を受けなければならない．第6条では「免許は，試験に合格した者の申請により，視能訓練士名簿に登録することによって行い，厚生労働大臣は，免許を与えたときは，視能訓練士免許を交付する」とある．視能訓練士の国家試験に合格した者は，住所地の保健所に免許登録に必要な書類（申請書・住民票の写し・健康診断書）を速やかに申請する．保健所への申請後，各都道府県庁を経由して厚労省で免許登録されると登録証明書はがきが発行され，その後，本免許証が交付される．登録証明書はがきが発行されるまでは有資格者と認められていない．

文献

1）医療六法 令和5年度版，二 視能訓練士．中央法規出版，東京，2757-2782，2022
2）日本視能訓練士協会：視能訓練士実態報告書2020年，III 勤務状況，2 業務内容，2021
https://www.jaco.or.jp/wp-content/themes/jaco_renew/assets/pdf/2020survey.pdf（2024年5月閲覧）
3）臼井千恵：視能訓練士法．眼科プラクティス10 眼科外来必携，文光堂，東京，291-295，2006
4）臼井千恵：視能訓練士法．眼科 46：411-416，2004
5）厚労省医政発0930第16号：現行制度の下で実施可能な範囲におけるタスク・シフト／シェアの推進について，令和3年9月30日

14. 臓器の移植に関する法律

澤眼科医院　**澤　　充**

I　角膜・強膜の移植に関する法的要件

1. 法的要件

　角膜・強膜の移植（以下，角膜移植）は眼科臨床での一般的手術であるが，通常の手術と大きく異なることはドナー眼が必要なことである．このドナー眼を得るためには，「臓器の移植に関する法律（臓器移植法）」の厳格な遵守が求められている．また，臓器移植法以外に「『臓器の移植に関する法律』の運用に関する指針（ガイドライン）」（以下，ガイドライン）およびこれらに関係する法規として，民法，刑事訴訟法，自殺対策基本法などがある．これらの法律について，医師は事例ごとに適切な知識が必要とされる．

2. あっせん

　あっせんは厚生労働大臣の認可を受けたアイバンクのみが可能であり，あっせんには眼球と強膜とがあり，各々別にあっせん許可を得る必要がある．

II　角膜移植についての法律とその改正経緯

　「角膜の移植に関する法律」が1958年（昭和33年）にわが国で最初に制定された移植に関する法律である．本法律は当時，売血の問題なども念頭に，心停止による自由な意思に基づく角膜提供と売買の禁止，公平な角膜のあっせんと眼球（角膜）の摘出は医師に限定するなど，その後の臓器移植法の基本が議員立法で制定された．

　その後，1979年（昭和54年）に心停止後の腎臓の移植を可能とした「角膜及び腎臓の移植に関する法律」に改正された．提供のあり方，医師の役割には変更がない．

　1997年に，脳死下での臓器提供を可能にするために臓器の移植に関する法律（臓器移植法）が制定された．臓器移植法では人の死の定義，死の判定，年齢制限などが成文化される一方で，角膜移植法の一部は附則に規定されている．

　2010年に改正臓器移植法が制定された．改正臓器移植法は，臓器移植法のもとでの臓器移植の実態を踏まえ，臓器の提供要件などの緩和を目的としたものである．

　本稿では改正臓器移植法を中心に解説する．

III　臓器（角膜）移植における臨床医（眼科医）に求められる知識

　臓器移植法に基づいて，その目的と対象となる臓器について述べる．

第1条：目的

・移植医療の適正な実施

・臓器の摘出と臓器売買の禁止

第2条：基本理念

・提供の意思の尊重と任意の提供

・被移植者への公平な機会の賦与

　この目的と基本理念は最も重要なものであり，角膜移植を行うにあたり，あっせんされた角膜がこの要件を満たしていることを確認する必要がある．

第5条

　臓器移植法で定める臓器は心臓，肺，肝臓，

表1｜年齢と臓器の提供

	12週未満	12週〜6歳未満	6歳〜15歳未満	15歳〜18歳未満	18歳以上
承諾 （本人の拒否表示を除く）	家族の書面による意思表示・同意			（本人の同意） 家族の書面による同意	
親族優先提供				本人の書面による意思表示 （自殺は対象外・一親等以内）	
虐待防止のチェック	虐待防止委員会等による評価				
脳死判定 （本人の拒否表示を除く）	対象外	小児判定基準 （24時間以上の 間隔）	脳死判定基準（6時間以上の間隔）		

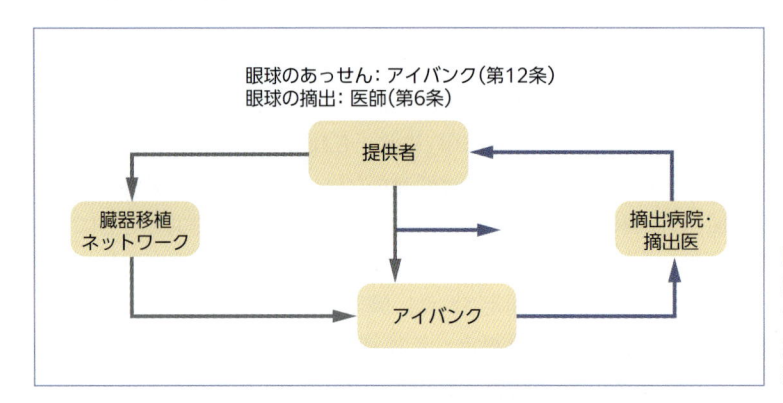

図1｜眼球の提供・摘出
臓器移植ネットワークは角膜のあっせんについての認可を受けていないため，当該地域アイバンクに献眼情報を連絡する．

腎臓，その他厚生労働省令で定める内臓および眼球である．

第6条：臓器の摘出

臓器の摘出における意思の確認要件と死の判定についての補足は以下に示す．

IV 提供者の死の確認（表1）

心停止による死（3要件：呼吸停止，心拍停止，瞳孔散大）と臓器提供を前提とした死は同一に扱われる．心停止による死亡診断は医師1名で可能であるが，脳死判定は一定の要件を満たす施設で複数（2名以上）の医師による生体反応の評価が必要であり，かつ年齢により判定法が異なる．15歳以下からの臓器提供が可能となっているが，脳死判定については，6歳以上は従来どおり6時間の間をあけて2度判定を行う．6歳未満の場合は24時間あけて判定することとなった（第6条）．

V 死亡診断書と死体検案書

眼球の摘出は医師が行う必要があり，その際に医師は死亡診断書または死体検案書を確認し，そのコピーを摘出医師または医師が所属する医療機関で保存し，そのコピーをアイバンクに報告する（図1）．

死亡診断書と死体検案書は同一の書式であり，医師が交付する．死亡診断書は医師が生前に診療していた傷病に関連して死亡したと認める場合に交付することが可能である．

死体検案書は，それ以外の場合（生前に医師の診療を受けていなかった場合や，生前に診療を受けていたのとは異なる傷病で死亡した場合，死亡した状態で発見され死因が不明な場合など）に交付するものである．後者は医師法第21条において異状死とされるもので，現在では医療関連死もこれに含むとするのが一般的である．

異状死は自殺，事故，犯罪による死亡などが含まれ，資格を有する医師（監察医），監察医務院などでの検視後に交付される．事件性の有無を判断するため，刑事訴訟法に規定された手続きが必要であるが，当該死者であってもこの手続きを経たのちに司法警察員等の許可あれば眼球の提供を受けることが可能である（第7条では提供で

きない要件としての表記となっている）〔平成25年臓器移植と検視その他の犯罪捜査に関する手続きとの関係等について（厚生労働省）〕．

VI 提供意思の確認

1. 提供意思の要件

臓器提供は，本人が提供しない旨を書面で意思表示をしている場合を除き，家族の総意をまとめる方の同意により提供が可能である．すなわち，角膜の移植に関する法律での要件と同じになり，眼球はご遺体の一部として遺産としての位置づけとなっている．しばしば提供者と提供者家族が疎遠で同意書が得られない場合がある．この場合は，本人が生前に提供の意思を書面で表示している場合であっても，同意の確認が不可能として提供を受けることはできないと考えられる．一方で，全く身寄りであっては，本人が生前に書面によって意思表示している場合，本人の埋葬などに対応する施設長などの同意で提供が可能である．

同意書は摘出医療機関（医師）が原本を保存し，そのコピーをアイバンクに提供・報告する．ただし，脳死下臓器提供の場合は提供の同意書は臓器移植ネットワークが原本を有しているので，眼球についてはそのコピーを摘出医療機関が保存することで可である．12週以上18歳未満の提供の場合は家族の同意で提供を受けることが可能であるが，虐待がないことを証明する委員会の書類が必要である．また，対象者が知的障害に係る療育手帳を保持していることを理由に「有効な意思表示が困難となる障害を有する者」であると一律に判断せず，主治医等の意見を踏まえて眼球提供を受けることとする．

本項とは別問題であるが，3〜5歳程度までの角膜は，角膜内皮細胞密度が高いが，組織そのものが脆弱（軟らかい）なために，移植術後に移植角膜の変形を生じる例があり，注意を要する．

2. 親族優先提供

親族優先提供は一親等以内〔特別養子縁組を含む（民法第817条）．通常の養子縁組は不可〕でかつ提供者が15歳以上（民法での遺言作成能力を有する年齢）で可能である．一親等以内は親子，夫婦間を指し，兄弟姉妹，祖父母，孫は二親等となる．自殺した提供者は優先提供を認められない（自殺対策基本法）．優先提供対象者として対象者以外を含めた意思表示は，無効もしくは対象適用者をアイバンクでのあっせんによる移植待機症例へと変更することで可能となる．なお，この親族優先提供に関しては，可能な限り速やかに提供者と被提供者との関係を証明できる公的書類を整備する必要がある．

VII 感染症に関する事項

厚生労働省から通知されている眼球提供者（ドナー）適応基準は表2のとおりである．すなわち，被移植者に重篤な疾病被害を感染させる可能性のある提供者の死因について記載されている．アイバンク関係者は医療経験，医療知識に乏しいのが現状であり，医師はこうしたアイバンク関係者に単に病名を教えるのではなく，アイバンク関係者からの問い合わせに対し疾病の原因，症状，所見などを説明できる責務がある．クロイツフェルト・ヤコブ病などは検査が不能であり，本疾患への感染の有無を確認するために，アイバンク関係者は家族，担当医から病歴や海外渡航歴などの詳細を聴取する必要がある．また，肝炎に関してA・B・C型があるが，それらの原因ウイルス，感染性などの知識も必要である（表3）．あわせて死亡時採血液に対する感染症検査法と，その感度と特異性についての知識を有する必要がある．

VIII 医療機関・移植術実施医師の責務

移植術を行った医師は，移植記録を作成し原本を5年間保存するとともに，そのコピーをあっせんアイバンクに報告する（5年間の記録保存は通常の病歴と同様の期間）（第10条．摘出に関する責務と同様）．

また，「病院又は診療所の管理者は，第6条の規定により死体から摘出された臓器であって，移植術に使用されなかった部分の臓器を，厚生労働省令で定めるところにより処理しなければなら

表2｜眼球提供者(ドナー)適応基準(2023年12月1日改正)

1　眼球提供者(ドナー)となることができる者は，次の疾患又は状態を伴わないこと.
(1)原因不明の死
(2)全身性の活動性感染症
(3)HIV抗体，HTLV-1抗体，HBs抗原，HCV抗体などが陽性
(4)クロイツフェルト・ヤコブ病及びその疑い，亜急性硬化性全脳炎，進行性多巣性白質脳症等の遅発性ウイルス感染症，活動性ウイルス脳炎，原因不明の脳炎，進行性脳症，ライ(Reye)症候群，原因不明の中枢神経系疾患
(5)眼内悪性腫瘍，白血病，ホジキン病，非ホジキンリンパ腫等の悪性リンパ腫
2　次の疾患又は状態を伴う提供者(ドナー)からの眼球の提供があった場合には，移植を行う医師に当該情報を提供すること.
(1)アルツハイマー病
(2)屈折矯正手術既往眼
(3)内眼手術既往眼
(4)虹彩炎等の内因性眼疾患

(5)梅毒反応陽性
(6)HBc抗体陽性

付記1　2の(1)のアルツハイマー病については，クロイツフェルト・ヤコブ病と症状が類似していることから，鑑別診断を慎重に行うこと.
付記2　2の(4)の梅毒反応陽性については，提供者(ドナー)が当該状態であっても，提供された眼球より強角膜移植片が作成された場合であって，かつ，当該移植片が3日以上4℃で保存されたものであるときは，感染力がないことに留意すること. また，その場合は，当該移植片につき当該方法で保存したものである旨を併せて移植を行う医師に情報提供すること.
付記3　全層角膜移植に用いる場合は，角膜内皮細胞数が2,000個/mm^{2}以上であることが望ましい.
付記4　上記の基準は，適宜見直されること.

表3｜肝炎

	A型	B型	C型
潜伏期	15〜45日 平均30日	30〜180日 平均60〜90日	15〜160日 平均50日
発症	急性	しばしば潜行性	潜行性
好発年齢	小児・若者	全年齢	全年齢だが成人に多い
感染経路 　糞便・食物 　他の非経皮的経路 　経皮(血液)	○ ○/− −	− ◎ ◎	不明 ◎ ◎
重症度	軽度	しばしば重度	中等度
予後	通常　良好	高齢者・体力低下者　重度	一部　肝硬変
慢性化	−	5〜10%	10〜50%
予防	免疫グロブリン	B型肝炎ワクチン	不明

(文献1)より改変)

ない(第9条. 省令では焼却処理)」となっている.

文献
1) Jameson JL, et al：Harrison's Principles of Internal Medicine, 19th ed. McGraw-Hill Education, New York, 2017

V. 保険診療

15.介護保険制度と眼科

井上眼科病院　**鶴岡三惠子**

I 介護保険制度

2000年に初めて施行された介護保険制度は，施設介護から在宅介護に重点を移し，核家族化が進むなかで，高齢者の介護を家族が過度に担うことなく，社会全体で支えていくことを目的としている．2023年の国民生活基礎調査によると，65歳以上のいる世帯は全世帯の49.5%を占めている．家族形態では，夫婦のみの世帯が40.3%と最も多く，子と同居しているが33.8%，単独世帯が21.6%と報告された．

介護保険法は「2040年問題」に対応すべく，

おおむね3年ごとに改正が行われる．介護保険の利用には，市区町村に要介護認定の申請を行い，要介護または要支援の状態と認定を受ける必要がある．表1に介護保険の概要を，表2に介護度を示す．

II 眼科医が主治医意見書を作成するときの注意事項

主治医意見書[1]は，要介護認定の申請に必要な書類の一つで，担当医が本人の病状や日常生活の状況を記入するものである（図1）．主治医意見書は心身の全体的な状況を把握している医師

加入		40歳以上は自動的に加入
第1号被保険者	年齢	65歳以上
	対象者	要支援・要介護者に支給
	保険料	市町村単位で徴収
第2号被保険者	対象年齢	40～64歳
	対象者	特定疾病（眼科は糖尿病網膜症）のみ支給
	保険料	医療保険の保険料と合算して徴収
給付方法		現物給付（介護サービス）

表1｜介護保険の概要

	介護度	給付限度額	サービス	認知機能	介助
軽い	要支援1	50,320円	介護予防サービス	－	必要なし
	要支援2	105,310円			必要なし
	要介護1	167,650円	介護サービス	＋	一部介助
	要介護2	197,050円			一部介助
	要介護3	270,480円		＋＋	全面介助
	要介護4	309,380円			
重い	要介護5	362,170円			

表2｜介護保険の介護度

主治医意見書

記入日　令和○年 ○月○○日

申請者	（ふりがな） がんか　ぷらくてぃす	男・女	〒 ○○○－○○○○
	眼科　実践		東京都○○区○○　　○○
	明・大・昭 ○○年○○月○○日生（○○歳）		連絡先

同意するにレ印をつける

上記の申請者に関する意見は以下の通りです。

主治医として、本意見書が介護サービス計画作成等に利用されることに　☑同意する。　□同意しない。

医師氏名 _____
医療機関名 _____
医療機関所在地 _____

できるだけ直近を記載する

（　）
（　）

（1）最終診察日	令和　　　年　　　月　　　日
（2）意見書作成回数	□初回　☑2回目以上
（3）他科受診の有無	□有　☑無

主治医（医療機関）から申請者に対する回数を記入する

（有の場合）→□内科　□精神科　□外科　□整形外科　□脳神経外科　□皮膚科　□泌尿器科
□婦人科　□眼科　□耳鼻咽喉科

同一医療機関でも受診していればチェックする

1．傷病に関する意見

（1）診断名（特定疾病または生活機能低下の直接の原因となっている傷病名については1．に記入）及び発症年月日

1.　（例）緑内障 _____　発症年月日　（昭和・平成・令和　不詳　年　　月　　日頃）
2. _____　発症年月日　（昭和・平成・令和　　年　　月　　日頃）
3. _____　発症年月日　（昭和・平成・令和　　年　　月　　日頃）

診察開始日ではないので，不詳でもよい

（2）症状としての安定性　　　□安定　☑不安定　□不明

（「不安定」とした場合、具体的な状況を記入）
視力・視野障害の進行を認める

（3）生活機能低下の直接の原因となっている傷病または特定疾病の経過及び投薬内容を含む治療内容
〔最近（概ね6ヶ月以内）介護に影響のあったもの 及び 特定疾病についてはその診断の根拠等について記入〕

（例）緑内障にて点眼加療中
矯正視力は右0.2、左0.06
視野は中心2度程度で、視覚の身体障害者手帳で
視野2級である。
※ 介護保険の視力調査は左図の程度となっている

介護保険の視力調査
1. 普通（日常生活に支障がない）
2. 約1m離れて左図が見える
3. 目の前の左図が見える
4. ほとんど見えない
5. 見えているのか判断不能

2．特別な医療　（過去14日間以内に受けた医療のすべてにチェック）

処置内容	□点滴の管理　□中心静脈栄養　□透析　□ストーマの処置　□酸素療法
特別な対応	
失禁への対応	

視覚の障害者手帳を取得していれば，ランクJ（何らかの障害を有するが，日常生活はほぼ
自立しており独力で外出する）もしくはランクA（屋内の生活は概ね自立しているが，介
助なしには外出しない）のいずれかには該当する

3．心身の状態に関する意見

（1）日常生活の自立度等について
・障害高齢者の日常生活自立度（寝たきり度）　□自立　☑J1　□J2　□A1　□A2　□B1　□B2　□C1　□C2
・認知症高齢者の日常生活自立度　□自立　□I　□IIa　□IIb　☑IIIa　□IIIb　□IV　□M

（2）認知症の中核症状（認知症以外の疾患で同様の症状を認める場合を含む）
・短期記憶　□問題なし　☑問題あり
・日常の意思決定を行うための認知能力　□自立　□いくらか困難　☑見守りが必要　□判断できない
・自分の意思の伝達能力　☑伝えられる　□いくらか困難　□具体的要求に限られる　□伝えられない

（3）認知症の行動・心理症状（BPSD）　（該当する項目全てチェック：認知症以外の疾患で同様の症状を認める場合を含む）
□無　☑有　□幻視・幻聴　□妄想　□昼夜逆転　□暴言　□暴行　☑介護への抵抗　□徘徊
☑火の不始末　□不潔行為　□異食行動　□性的問題行動　□その他（　　　　　）

（4）その他の精神・神経症状
☑無　□有　症状名：　　　　　　　　　　　〔専門医受診の有無　□有（　　　）□無〕

図1｜主治医意見書

が作成することが望ましい．

2022年の国民生活基礎調査によると，通院者を傷病別でみると「眼の病気」が男性では4位，女性は3位となった．眼科医療のみを受けている

（5）身体の状態

利き腕　（☑右　□左）身長＝□□□ cm 体重＝□□□ kg（過去6ヶ月の体重の変化　□増加　☑維持　□減少　）

　□四肢欠損　　　　（部位：＿＿＿＿＿＿＿＿＿＿＿＿＿＿＿）

　□麻痺　　　　　　□右上肢（程度：□軽　□中　□重）　□□□□□（□軽　□中　□重）

> 身長・体重：おおよその数値でOK　増減：過去6ヵ月で「3%」の変化で判断（50 kg で ±1.5 kg）

　□筋力の低下　　　（部位：＿＿＿＿＿＿＿＿＿＿＿＿　程度：□軽　□中　□重）

　□関節の拘縮　　　（部位：　右膝　　　　　　　　　　程度：☑軽　□中　□重）

　□関節の痛み　　　（部位：＿＿＿＿＿＿＿＿＿＿＿＿　程度：□軽　□中　□重）

　□失調・不随意運動 ・上肢 □右 □左　　・下肢 □右 □左　　　・体幹 □右 □左

　□褥瘡　　　　　　（部位：＿＿＿＿＿＿＿＿＿＿＿＿　程度：□軽　□中　□重）

　□その他の皮膚疾患（部位：＿＿＿＿＿＿＿＿＿＿＿＿　程度：□軽　□中　□重）

4．生活機能とサービスに関する意見

（1）移動

屋外歩行　　　　　　　　　　　　☑自立　　　□介助があればしている　　　□していない

車いすの使用　　　　　　　　　　☑用いていない □主に自分で操作している □主に他人が操作している

歩行補助具・装具の使用(複数選択可)　☑用いていない □屋外で使用　　　　　□屋内で使用

（2）栄養・食生活

食事行為　　　　　　　　　☑自立ないし何と□

現在の栄養状態　　　　　　☑良好

→　栄養・食生活上の留意点　（

> 転倒・骨折・移動能力の低下などにチェックし，サービス利用によって維持改善が期待できるとする

（3）現在あるかまたは今後発生の可能性の高い状態とその対処方針

　□尿失禁　☑転倒・骨折　☑移動能力の低下　□褥瘡　□心肺機能の低下　□閉じこもり　□意欲低下　　□徘徊

　□低栄養　□摂食・嚥下機能低下　　□脱水　□易感染性　□がん等による疼痛　□その他（　　　　　　）

→　対処方針　（　　　　　　　　　　　　　　　　　　　　　　　　　　　　　　　　　　　　　　）

（4）サービス利用による生活機能の維持・改善の見通し

　☑期待できる　　　　　　　□期待できない　　　　　　□不明

（5）医学的管理の必要性（特に必要性の高いものには下線を引いて下さい。予防給付により提供されるサービスを含みます。）

　□訪問診療　　　　　　　□訪問看護　　　　　　□訪問歯科診療　　　　□訪問薬剤管理指導

　□訪問リハビリテーション □短期入所療養介護　　□訪問歯科衛生指導　　□訪問栄養食事指導

　□通所リハビリテーション □老人保健施設　　　　□介護医療院　　　　　□その他の医療系サービス（　　　）

　□特記すべき項目なし

（6）サービス提供時における医学的観点からの留意事項 (該当するものを選択するとともに、具体的に記載)

　□血圧（　　　　　　　　）□摂食（　　　　　　　　　　）□嚥下（　　　　　　　　）

　☑移動（　視覚障害　　　）☑運動（　視覚障害　　　　　）□その他（　　　　　　　）

　□特記すべき項目なし

（7）感染症の有無（有の場合は具体的に記入して下さい）

　☑無　□有（　　　　　　　　　　　　　　　　　　　　　　　　　　　）　□不明

5．特記すべき事項

　要介護認定及び介護サービス計画作成時に必要な医学的なご意見等を見守りに影響を及ぼす疾病の状況等の留意点を含め記載して下さい。特に、介護に要する手間に影響を及ぼす事項について記載して下さい。なお、専門医等に別途意見を求めた場合はその内容、結果も記載して下さい。（情報提供書や障害者手帳の申請に用いる診断書等の写しを添付して頂いても結構です。）

> できない活動を具体的に記載する。
>
> （例）「入浴やトイレ移動などで全介助を要する場合がある。家族はその対応に疲弊している」
>
> 　　「視野障害による転倒・骨折の可能性が高い。認知機能低下が顕著、判断力の低下および危険の認識が困難で、家族は対応に困っている」
>
> など介護が必要であると説明し、患者の生活をイメージできる内容とする。
>
> 認知機能低下の疑いがある症例については、
>
> （例）「認知機能について専門医の受診が望ましい」と記載。
>
> 認定調査委員会では、医療関係者以外の委員も審査判定を行うため、専門用語を避けてわかりやすく記載する。

図1｜主治医意見書（続き）

患者の場合は，眼科医が主治医意見書を作成することとなる．視覚障害と認知機能には強い関連が存在する[2]．主治医意見書の内容が眼科診療科目に限定されないように，特に認知機能評価（図

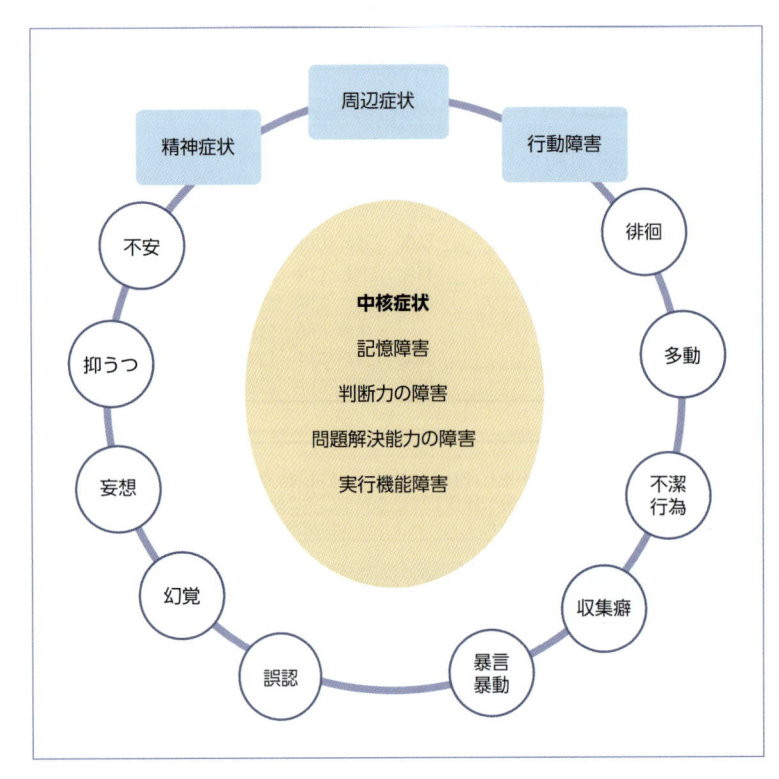

図2｜認知症の中核症状と周辺症状

2009年より，認定調査員の項目から「幻視，幻聴，暴言，暴行，火の不始末，不潔行動，異食行動」が除外された．このため，主治医の意見が重要となる．

J	何らかの障害等を有するが，日常生活はほぼ自立しており独力で外出する 1. 交通機関等を利用して外出する 2. 隣近所へなら外出する
A	屋内での生活は概ね自立しているが，介助なしには外出しない 1. 介助により外出し，日中はほとんどベッドから離れて生活する 2. 外出の頻度が少なく，日中も寝たり起きたりの生活をしている
B	屋内の生活は何らかの介助を要し，日中もベッド上での生活が主体であるが，座位を保つ 1. 車いすに移乗し，食事，排泄はベッドから離れて行う 2. 介助により車いすに移乗する
C	1日中ベッド上で過ごし，排泄，食事，着替えにおいて介助を要する 1. 自力で寝返りをうつ 2. 自力では寝返りもうてない

表3｜障害高齢者の日常生活自立度

(文献3)より改変)

2)に注意が必要である．障害高齢者の日常生活自立度[3]（表3）および認知症高齢者の日常生活自立度[4]（表4）を評価する際，主治医意見書では「認知症以外の疾患で同様の症状を認める場合を含む」とされていることに注意する．この項目は要支援2と要介護1の判定や，非該当の判定において重要である（図3）[5]．介護を必要とする場合は，これらの項目は丁寧にチェックする．

文献

1) 第3回介護情報利活用ワーキンググループ：介護情報の各様式，主治医意見書，令和5年1月25日
　https://www.mhlw.go.jp/content/12301000/001043220.pdf(2024年5月閲覧)

2) Shang X, et al：The association between vision impairment and incidence of dementia and cognitive impairment：a systematic review and meta-analysis. Ophthalmology 128：1135-1149, 2021

3) 厚生労働省：障害高齢者の日常生活自立度(寝たきり度)
　https://www.mhlw.go.jp/file/06-Seisakujouhou-12300000-Roukenkyoku/0000077382.pdf(2024年5月閲覧)

4) 厚生労働省：認知症高齢者の日常生活自立度
　https://www.mhlw.go.jp/topics/2013/02/dl/tp0215-11-11d.pdf(2024年5月閲覧)

5) 厚生労働省：要介護認定 介護認定審査会委員テキスト

表4｜認知症高齢者の日常生活自立度

ランク		判定基準	見られる症状・行動の例
Ⅰ		何らかの認知症を有するが，日常生活は家庭内及び社会的にほぼ自立している．	
Ⅱ		日常生活に支障を来すような症状・行動や意思疎通の困難さが多少見られても，誰かが注意していれば自立できる．	
	Ⅱa	家庭外で上記Ⅱの状態が見られる．	たびたび道に迷うとか，買い物や事務，金銭管理などそれまでできたことにミスが目立つ等
	Ⅱb	家庭内でも上記Ⅱの状態が見られる．	服薬管理ができない，電話の対応や訪問者との対応などひとりで留守番ができない等
Ⅲ		日常生活に支障を来すような症状・行動や意思疎通の困難さがときどき見られ，介護を必要とする．	
	Ⅲa	日中を中心として上記Ⅲの状態が見られる．	着替え，食事，排便・排尿が上手にできない・時間がかかる，やたらに物を口に入れる，物を拾い集める，徘徊，失禁，大声・奇声を上げる，火の不始末，不潔行為，性的異常行動等
	Ⅲb	夜間を中心として上記Ⅲの状態が見られる．	ランクⅢaに同じ
Ⅳ		日常生活に支障を来すような症状・行動や意思疎通の困難さが頻繁に見られ，常に介護を必要とする．	ランクⅢに同じ
M		著しい精神状態や問題行動あるいは重篤な身体疾患が見られ，専門医療を必要とする．	せん妄，妄想，興奮，自傷・他害等の精神症状や精神症状に起因する問題行動が継続する状態等

（文献4）より改変）

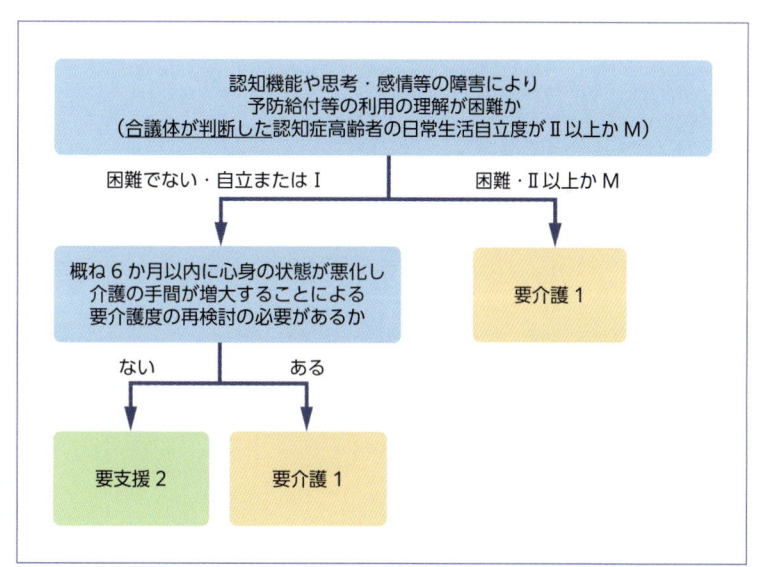

図3｜要支援2と要介護1の判定
（文献5）より）

2009改訂版，2021
https://www.mhlw.go.jp/content/000819417.pdf
（2024年5月閲覧）

VI. リスクマネージメント

1. 院内感染対策

宮田眼科病院　**子島良平**

I 院内感染対策の重要性

　院内感染とは，医療機関において患者が原疾患とは別に新たに罹患した感染症，または医療従事者等が施設内において感染した感染症を指す．院内感染はヒトからヒトへ直接，または医療従事者や医療器具，環境などを介して発生する．このため院内感染については，個々の医療従事者の判断ではなく医療機関全体が足並みをそろえ対策を行うことが求められる．2019年から猛威を振るった新型コロナウイルス感染症（COVID-19）を経験した現在，院内感染対策の重要性について誰もが認識している．しかしながら，多くの医療施設では突然起こったパンデミックに対し，慌てて対策をとったというのが現状であろう．

　「備えあれば憂いなし」とのことわざもあるが，そもそもどのように備えればよいのかわからなければ対応のしようがない．院内感染対策は多岐にわたるため，紙幅の制限からすべてを記すことはできないが，本稿ではそのなかでも核となる院内感染対策の基本，院内感染対策の体制，アウトブレイクへの対応について述べる（表1）．

II 院内感染対策の基本

1. 院内感染対策の取り組み方

　院内感染対策の基本事項には，標準予防策をはじめとした手指衛生・職業感染予防・環境整備・器具の消毒や滅菌・抗菌薬の適正使用など多くの項目がある．すでに院内感染対策を行っている施設ならまだしも，まだ系統立てて院内感染対策

表1｜院内感染対策の核となる概念

- 院内感染対策の基本
- 院内感染対策の体制
- アウトブレイクへの対応

院内感染対策では院内感染対策の基本，院内感染対策の体制，アウトブレイクへの対応の3つを核にすると理解しやすい．

に取り組んでいない施設では，何から手をつければよいのかわからず途方に暮れるのは必然である．そこで院内感染対策の第一歩として，自らの施設では何ができて何ができないかを把握することをお勧めする．

　筆者の施設（宮田眼科病院，以下当院）では，2012年頃から院内の全部署で感染対策を進めてきた．その際，千寿製薬社が発行している「感染リスクをスパイラル診断」および「ひと目でわかる感染対策　院内チェック」というパンフレットを利用した（図1）．「感染リスクをスパイラル診断」では，洗浄・消毒・滅菌・清掃・リネン類・医療廃棄物の6つの事項について，それぞれで行うべき10項目が記載されている（図2）．最終的に6つの事項をレーダーチャートに記すことで，自施設での院内感染対策の状態をある程度把握できる．

　また，「ひと目でわかる感染対策　院内チェック」には，受付，待合室，診察室など場面ごとでのチェックリストが設けられており，さまざまなシチュエーションで要求される感染対策がわかるように工夫されている（図3）．

　2014年に当院で行ったスパイラル診断の職種ごとの結果をみると，感染対策については看護師が最も理解しており，次いで医師，その他のスタッ

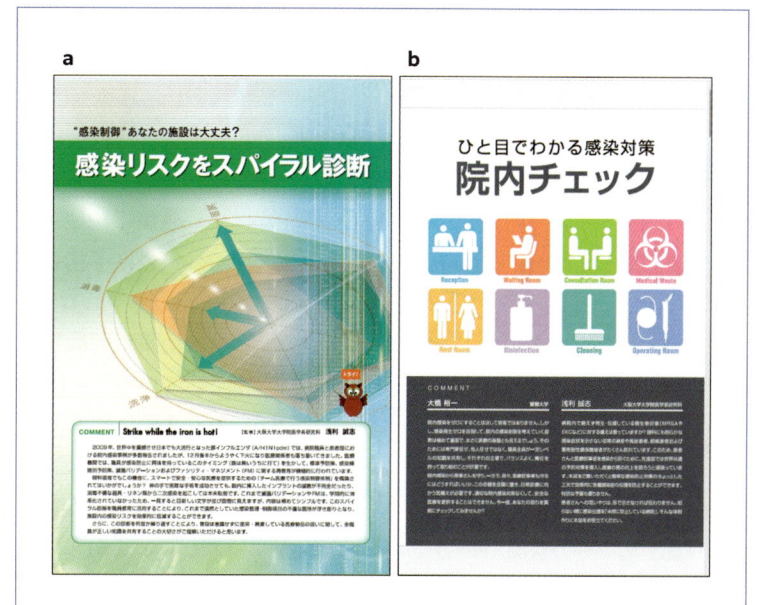

図1｜院内感染対策導入で利用できるパンフレット

千寿製薬社が発行している「感染リスクをスパイラル診断」（**a**）および「ひと目でわかる感染対策 院内チェック」（**b**）というパンフレットを導入に利用した.

（画像提供：千寿製薬株式会社）

各項目の内容について，施設内で実施していることは評価欄に〇印を付けてください.

項目	内容	評価
1	使用済みの小物は現場で一次洗浄せずに中央化している	
2	洗浄スタッフは個人防護用具（PPE）を着用している	
3	小物に付着した血液や体液成分などは乾燥・固化防止のための工夫をしている	
4	乾燥した小物は酵素洗剤に浸漬後に洗浄している	
5	酵素洗剤は1日に1回は交換している	
6	細部の汚染個所はブラッシングなどの物理的洗浄法を行っている	
7	洗剤の選択は使用用途に応じて決めている	
8	洗剤の濃度は科学的根拠に基づいて決めている	
9	洗剤使用時の浸漬温度・洗浄温度は科学的根拠に基づいて決めている	
10	上記1～9の項目をマニュアル化している	

〇の数

ポイント

図2｜「感染リスクをスパイラル診断」に記載されている項目

項目をチェックすることで，できていること・いないことが理解できる. 図は洗浄についてのチェック表.

☐ スタッフはマスクを着用していますか.（**SP**）
☐ 咳をしている患者にマスクの着用を勧めていますか.（**SP**）
☐ スタッフは定期的に手を洗っていますか.（**SP**）
☐ 手指衛生（手洗い，消毒）のあと，手荒れ防止に留意し保湿用ハンドクリームを用いていますか.（**SP**）
☐ 保湿用ハンドクリームは個人用として配布されていますか.（**SP**）
☐ キーボードにカバーを装着し，1日に1回は消毒・交換していますか.（**TBP**）
☐ パソコンなどの配線は清掃が可能なように整理されていますか.（**FM**）
☐ 流行性角結膜炎（EKC）など感染性の強い疾患を疑った場合には，トリアージ（優先診療）または他の患者から離れた場所への誘導・隔離ができていますか.（**TBP**）
☐ トリアージを行う場合には患者や家族に理由を説明していますか.（**TBP**）

SP：標準予防策，**TBP**：感染経路別予防策，**FM**：ファシリティマネジメント

図3｜「ひと目でわかる感染対策 院内チェック」のチェックリスト

さまざまなシチュエーションで要求される感染対策がわかるように工夫されている. 図は受付でのチェックリスト.

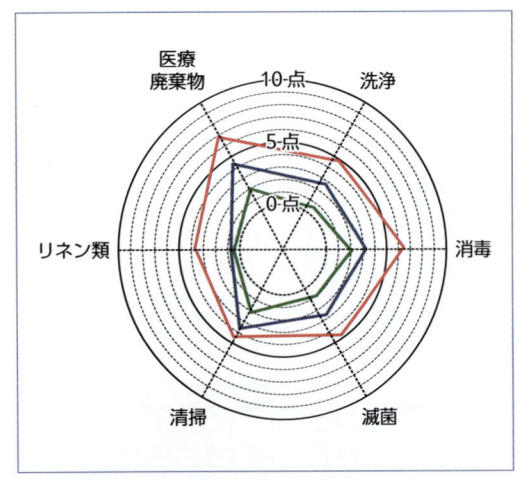

図4｜2014年に当院で行ったスパイラル診断の職種ごとのレーダーチャート結果
—— が看護師,—— が医師,—— がその他の職種の結果を示す. 感染対策について職種ごとの理解度がわかる.

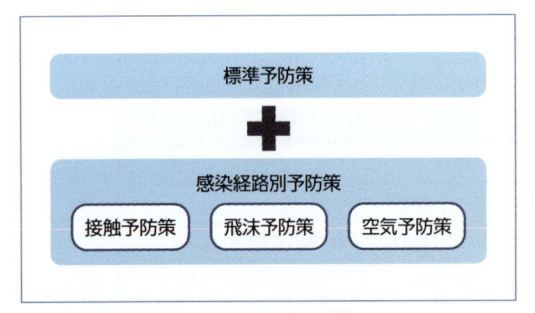

図5｜標準予防策と感染経路別予防策
標準予防策はすべての患者が対象であり, 感染経路別予防策は感染力の強い, 重症化するリスクのある疾患を疑う患者に対し行う.

フ(医事課や検査室など)という結果となった(図4). また, 医師でのスパイラル診断では, 必ずしもベテランの医師が感染対策を理解しているわけではないという結果も得られた. このような状況を踏まえ, 当院では後述する感染制御チーム(infection control team:ICT)を立ち上げ, 継続的な院内感染対策を進めた.

2. 院内感染対策の実際

院内感染対策で行うべき事項には, 標準予防策など多くのポイントがある[1]. ここからはそれぞれについて概説していく.

1)標準予防策

標準予防策とは, 米国の疾病管理予防センター(Centers for Disease Control and Prevention:CDC)の提唱するガイドラインに記載されている感染対策であり, その内容はすべての患者(感染症に罹患している, していないにかかわらず)の血液や体液(汗を除く), 排泄物などを扱う際は感染予防策を行うという考え方である. 標準予防策には手指衛生や職業感染予防などの概念も含まれ, 2007年のガイドライン改訂では, 標準予防策に呼吸器衛生・咳エチケットなどが追加されている[2]. また, CDCは感染力の強い, 重症化するリスクのある疾患に対しては, 接触予防策・飛沫予防策・空気予防策をまとめた感染経路別予防策もあわせてガイドラインに記載している. 標準予防策と感染経路別予防策は相補的な意味合いをもっており, 院内感染対策の基本となる(図5).

2)手指衛生

現在の手指衛生はアルコール擦式消毒が基本とされており, 目に見える汚れがある場合には石鹸および流水での手洗いが推奨されている. 手指衛生のタイミングとして世界保健機関(WHO)は, 患者に触れる前, 清潔/無菌操作の前, 体液に曝露された可能性のある場合, 患者に触れたあと, 患者周辺の物品に触れたあとの5つのタイミングを推奨している(図6). アルコール擦式消毒と石鹸による手洗いを続けて行うと手荒れの原因となるため注意が必要である.

3)職業感染防止

職業感染防止の基本として, 医療従事者が血液や体液に曝露された場合に備え, 緊急報告および処置ができる体制をとりマニュアルを整備しておく. また, 曝露源の患者からのHBV(B型肝炎ウイルス), HCV(C型肝炎ウイルス), HIV(ヒト免疫不全ウイルス)の感染リスクの評価を行う必要がある. 実際の職業感染では, 注射針や鋭利な器具などの受け渡しの際の切創が問題となることが多い. 対策としては, 注射針のリキャップを原則として禁止する, 器具の受け渡しの際は直接手渡しを行わないようにするなどがある. また, 使用済み注射器や鋭利な器具専用の耐貫通性の安全廃棄容器を用意しておく(図7).

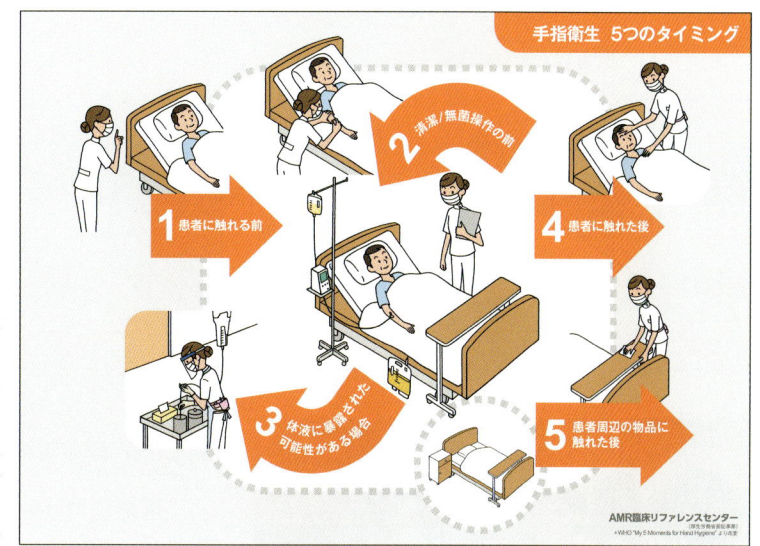

図6｜WHOが提唱する手指衛生5つのタイミング
患者に触れる前, 清潔/無菌操作の前, 体液に曝露された可能性のある場合, 患者に触れたあと, 患者周辺の物品に触れたあとのタイミングでの手指衛生が推奨されている.
(画像提供:AMR臨床リファレンスセンター)

ワクチンに関しては, 水痘, 麻疹, 風疹, 流行性耳下腺炎などの疾患に対し抗体価が低い医療従事者は, ワクチン接種を受けるようにしておく. また, 医師や看護師など血液や体液に曝露される可能性のある医療従事者は, B型肝炎ワクチンの接種を受けておくことが求められる.

4）環境整備

医療機関における環境整備の基本となるのは, 清掃による汚染の除去である. 診察室や待合室はもちろん, 洗面所やトイレなども毎日清掃を行う. 床などに対する広範囲な消毒は不要であるが, 血液などで汚染されている場合にはその部分を適切な方法で清掃除去したあとに消毒を行う. ドアノブなど定期的に手が触れる箇所は, 清拭またはアルコール消毒を行うことが望ましい. 環境微生物検査については, 院内感染が起こった際の感染経路を把握するなどの目的がある場合には実施してもよいが, 定期的な検査は不要である.

5）器具の消毒・滅菌

2008～2009年にかけ, LASIK術後に角膜感染症が多発した事件について記憶している方も多いと思う. その事件は手術器具の消毒・滅菌の不具合が原因とされており, 院内感染対策における消毒・滅菌がいかに重要であるかがわかる.

実際の消毒・滅菌では再使用する器材を消毒する際に, 事前に洗浄をしっかりしておく必要が

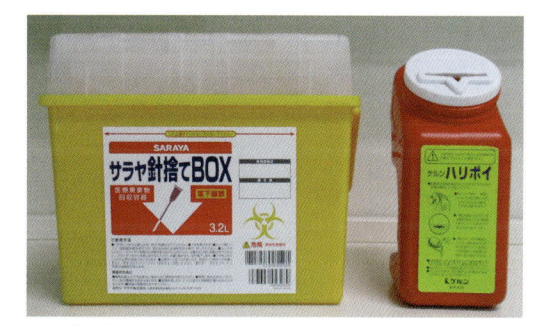

図7｜耐貫通性の安全廃棄容器
使用済み注射器や鋭利な器具は専用の耐貫通性の安全廃棄容器に廃棄する（注射針を外す必要はない）.

ある. 洗浄についてはスタッフによるばらつきや安全性の面から, 器材を使用した部署で行うのではなく中央材料室などで一括し取りまとめたうえで, 適切な個人防護用具を着用し行うことが望ましい. 滅菌については化学的・生物学的インジケータを用いて滅菌工程を評価, 記録しておく必要がある.

6）抗菌薬の適正使用

近年, 薬剤耐性菌が大きな問題となっており, 院内感染対策の観点から抗菌薬の適正使用が求められている. 具体的には, 抗菌薬投与前に起因菌検出のための検査を行うこと, 細菌感染症でない症例では抗菌薬の投与を中止すること, エビデンスに基づいた周術期抗菌薬の予防投与などである. 周術期の抗菌薬予防投与について, 現時

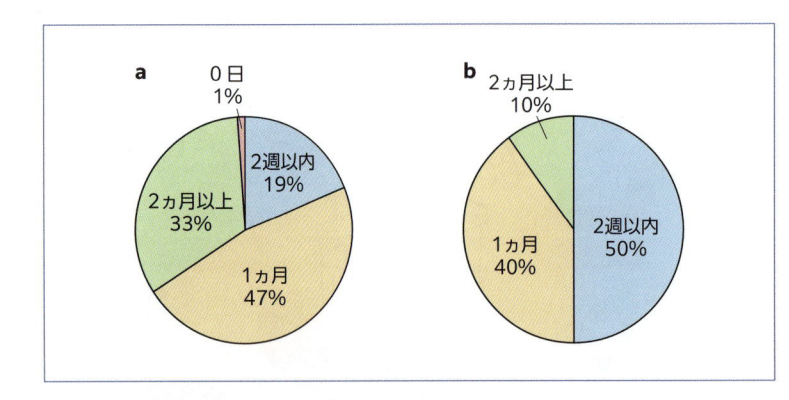

図8｜白内障術後抗菌点眼薬の使用期間
a 2014年
b 2023年
白内障術後抗菌点眼薬の使用期間は2023年のサーベイでは2週以内が50％程度であり，術後の抗菌点眼薬の使用期間は短縮傾向にある.
（文献3）を基に作成）

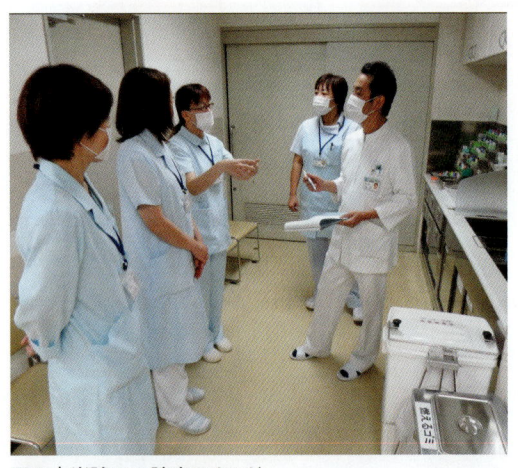

図9｜当院での院内ラウンド
医師，看護師，薬剤師および臨床検査技師の4職種で定期的に院内をラウンドし，改善点を指摘している.

点では眼科領域においてはコンセンサスが得られていないのが現状だが，術後の抗菌点眼薬の投与期間は短縮傾向にあり[3]，その動向を注視しておく必要がある（図8）.

Ⅲ　院内感染対策の体制

ここまで院内感染対策の基本について述べてきた. 当然のことながら，院内感染対策はどこかのタイミングで1回限り行えばよいというものではなく，日々の診療とあわせて持続的に行う必要がある. しかし，多忙を極める外来をこなしながら，院内感染対策を継続していくことは難しい. そこで，対策を持続できるような院内感染対策委員会やICTといった体制を構築していく必要がある.

1. 院内感染対策委員会

医療法では院内感染対策の促進として，①院内感染対策のための指針，②院内感染対策のための委員会（院内感染対策委員会），③従業員に対する院内感染対策のための研修，④院内における感染状況の報告などの措置を講ずることが求められている（②の院内感染対策委員会については無床診療所では必須とはされていない）.

院内感染対策委員会の構成は院長，院内感染管理担当者，医療安全管理担当者，看護師長，事務長などであり，その業務には月に1回程度の定期的会議を行い，感染対策を検討すること，ICTの活動の支援，また日常業務の調査，見直しなどを行い記録することが求められる.

2. 感染制御チーム（ICT）

ICTは医師，看護師，薬剤師および臨床検査技師で構成される感染対策の専門チームであり，目安として300床以上の病院において設置が求められる. ICTの業務には，院内の各部署を定期的にラウンドし（図9），現場の改善に関する介入や教育，啓発および重要事項を定期的に院長に報告するなどがある.

院内感染対策委員会やICTは，いずれも現時点では無床の診療所においては設置する義務はない. しかし先述したように，院内感染対策は持続的に行うことが重要である. 医師と看護師のみでも構わない. 感染対策について話し合うチームを作り，定期的にミーティングを行い，それを記

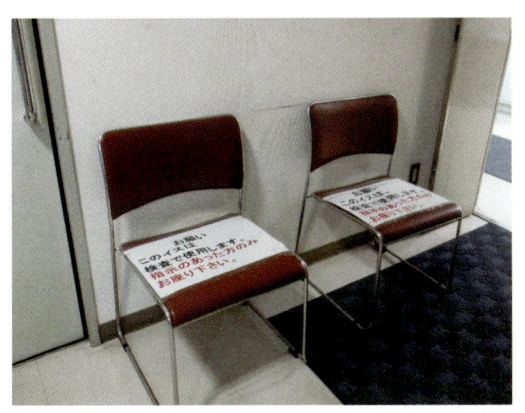

図10｜アデノウイルス結膜炎患者への対応
アデノウイルス結膜炎もしくは疑い患者は指定の場所で待機してもらい，速やかに診察を行うようにしている.

録することで少しずつでも院内感染対策を続けることが重要である.

Ⅳ　アウトブレイクへの対応

　眼科領域におけるアウトブレイクを起こす疾患として，アデノウイルス結膜炎が挙げられる[4].　アデノウイルスはウイルス自体の物理的抵抗性の強さから，しばしばアウトブレイクを引き起こし病棟閉鎖などにつながり社会的問題となる.　アデノウイルスのアウトブレイクは，医師やスタッフの手指，検査器具などがウイルスに汚染されることから始まることが多い.　このため，日頃から適切な手指衛生を行い診察時に手袋を使用する，眼圧計のチップをディスポーザブルに変更するなどの対処が必要となる.　また，アデノウイルス結膜炎の患者では会計をほかの患者と分ける，診察券を消毒する，可能であれば専用スペースを設けるなどで，院内感染のリスク軽減が図れる(図10).
　アデノウイルスは比較的良好な消毒薬感受性を

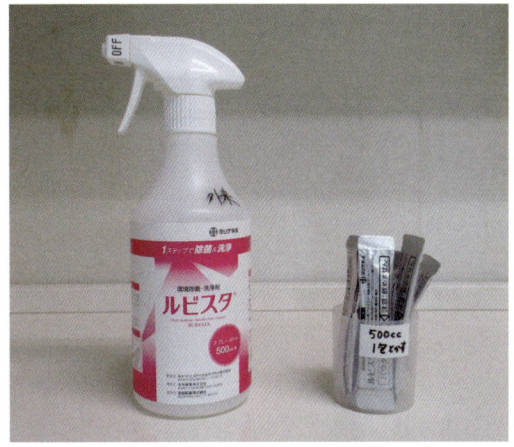

図11｜ペルオキソ一硫酸水素カリウムを含有する洗浄剤
スプレーや洗浄剤を混ぜてふき取るタイプのものなどがあり，用途に応じて使用する.

もつとされているが，80％のエタノールでも作用するためには10分間以上を要するため注意しておく.　ペルオキソ一硫酸水素カリウムを含有する洗浄剤はアデノウイルスに対する良好な消毒効果が報告されており[5]，これを消毒に利用してもよい(図11).

文献

1) 厚生労働省：医療施設における院内感染の防止について https://www.mhlw.go.jp/topics/2005/02/tp0202-1.html(2024年5月閲覧)
2) Siegel JD, et al：2007 Guideline for Isolation Precautions：Preventing Transmission of Infectious Agents in Healthcare Settings. Am J Infect Control 35：S65-164, 2007
3) 佐藤正樹ほか：2023 JSCRS Clinical Survey. IOL＆RS 37：358-381, 2023
4) 内尾英一ほか：ウイルス性結膜炎のガイドライン.　日眼会誌：107：1-32, 2003
5) Hashizume M, et al：Disinfectant potential in inactivation of epidemic keratoconjunctivitis-related adenoviruses by potassium peroxymonosulfate. Eur J Ophthalmol 31：379-384, 2021

One Point Advice

ディスポと再滅菌の使い分け

宮田眼科病院　**子島良平**

ディスポーザブル製品の取り扱い

　ディスポーザブル製品とは「そのまま直ちに使用でき，一回限りの使用で捨てるもの」と，旧薬事法第42条第2項に定義されている．すなわち，ディスポーザブル製品は患者に使用したあと，すべて廃棄処分しなければならない1回限りの使用であるため，単回使用機器(single-use device：SUD)と呼ばれている．しかしながら，資源の有効活用や医療廃棄物の削減といった観点から，近年ではR-SUD(reprocessed single-use medical device)という概念が高まりつつある．2017年には厚生労働省が，一度使用した使用済みSUDを医療機器製造販売業者がその責任のもとで適切に収集し，分解，洗浄，部品交換，再組み立て，滅菌等の処理を行い，再び使用できるよう，R-SUDに関する法令を制定した．しかし，実際にはまだ眼科領域でそれらを使用する機会は少なく，今後の動向が注目される．

消毒と滅菌の使い分け

　外来の診療では多くの種類の器材が用いられており，SUDでない器材は洗浄後に消毒，滅菌という再生処理が行われ，再び利用される．その再生処理が不適切な場合には，感染リスクが消失していない危険な器材となるため，適切な消毒・滅菌業務を確立することが重要となる．

　消毒とは疾病，感染症伝播が抑止可能な量まで病原微生物を減少させることで，滅菌とはすべての微生物を死滅あるいは完全に除去することである．すべての使用済み器材は標準予防策に基づいて取り扱い，消毒と滅菌いずれを行うかについては，患者の疾患によってではなく，その器材の使用目的によって選択することが重要である[1]．その目安として，現在も多くのガイドラインが準拠しているスポルディングが提唱した分類がある．スポルディングの分類とは，汚染による感染の危険度に応じて医療器材を「クリ

ティカル」「セミクリティカル」「ノンクリティカル」の3段階に分類したもので，それぞれに応じた処理方法が設定されている(**表1**)．また，スポルディングは消毒の水準についても，微生物の範囲に応じて「高水準」「中水準」「低水準」の3つに分類しており，これについても成書などで確認していただきたい．

器材の再生処理に重要なこと

▶洗浄

　洗浄は，効果的な消毒，滅菌を行い器材の機能を維持するために重要な役割を果たす．適切な洗浄を行うことで器材表面の付着微生物を減少させることができ，その後の消毒や滅菌の確実性が向上する．逆に，不適切な洗浄は消毒薬の効果を減弱させ，滅菌不良の原因になる．洗浄を行う際は，それを阻害する因子(**表2**)について理解しておくことが重要である．外来の現場で器材を使用したあとは速やかに洗浄することが望ましいが，何らかの理由ですぐ洗浄できない場合は，予備洗浄剤を散布するか洗浄剤への浸漬などを行い，洗浄効果を妨げない工夫が必要である[2]．

▶滅菌法の選択

　滅菌はスポルティング分類ではクリティカルに相当し，さまざまな方法がある．高温，高湿に耐えられる器材に対しては，高圧蒸気滅菌が運転コストの安さ，残留毒性の心配がなく滅菌効果が高いということから第一選択となる．外来でも使用される小型高圧蒸気滅菌器は，欧州の規格では対象滅菌物ごとにN，S，Bタイプの3クラスに分類されている．分類ではClass Nは非包装の固形器材用，Class Sは小型滅菌器製造者が指定する製品用，Class Bは包装された固形，管腔器材および多孔質製品用としているため，器材の種類，包装・非包装によって取り扱いに注意が必要である(**表3**)．高圧蒸気滅菌に耐えられない器材は，酸化エチレンガス滅菌や過酸化水素ガス低温滅菌などの低温滅菌が選択される．各滅菌器

表1｜スポルディングの分類表

使用目的	分類	処理方法	器具の例
無菌の組織や血管に挿入する	クリティカル	滅菌 ● 高圧蒸気滅菌 ● 酸化エチレンガス滅菌 ● 過酸化水素ガス低温滅菌 ● 過酸化水素低温ガスプラズマ滅菌 ● 低温蒸気ホルムアルデヒド滅菌 ● 化学的滅菌 　（過酢酸, グルタラール）	手術器材 通水針　など
粘膜または健常でない皮膚に接触する	セミクリティカル	高水準消毒 ● 過酢酸, グルタラール, フタラール ● 熱水消毒 中水準消毒 ● 次亜塩素酸ナトリウム ● エタノール	人工呼吸器 麻酔回路 圧平プリズム 各種レンズ　など
健常な皮膚とは接触するが, 粘膜とは接触しない	ノンクリティカル	低水準〜中水準消毒または洗浄, 清拭 ● 両性界面活性剤 ● ベンザルコニウム塩化物 ● クロルヘキシジングルコン酸塩	血圧計 細隙灯顕微鏡の額当て, 顎台 環境表面　など

再生処理する器具の使用目的によって分類, 処理方法を選択する.

表2｜洗浄を阻害する因子

因子	行為	結果
一次消毒	感染リスクを下げる目的で, 汚染された器材を洗浄前に消毒薬に浸漬させる	血液や体液などの蛋白質を変性させ固化する
蛋白質の熱変性	洗浄不十分のまま高温処理をする（高圧蒸気滅菌など）	蛋白質が熱変性を起こし, 器材の表面で固化する
汚染物の乾燥	使用済み器材の放置	汚染物が乾燥し固化する 長時間ではサビ発生の原因となる

確実に消毒, 滅菌を行うために洗浄効果を阻害する因子を理解し, このような行為を行わないように心がける.

の適応器材や毒性について理解し, 適切に使用することが求められる.

文献

1) 吉田製薬文献調査チーム：消毒対象物による消毒薬の選択. 消毒薬テキスト, 第4版, 大久保　憲監修, 協和企画, 東京, 30-71, 2012
2) 島崎　豊ほか：洗浄. 医療器材の洗浄から滅菌まで, ヴァンメディカル, 東京, 23-55, 2013

表3｜欧州における小型高圧蒸気滅菌器の分類

クラス	対象
Class N	真空ポンプを備えず重力を利用して空気を置換する滅菌器. 非包装の固形物のみが対象ですぐに使用する
Class S	Class NとClass Bの中間で空気除去性能を備えた滅菌器. 滅菌器の製造元が指定する被滅菌物
Class B	真空ポンプを備え, 包装内や管腔構造の空気除去が可能な滅菌器. 包装した器材, 内腔物が滅菌可能

使用している滅菌機器がどのクラス分類に属するか把握し, 包装や器材を選択する.

東邦大学医療センター大森病院眼科 **鈴木 崇**

One Point Advice

届出義務のある感染症

感染症法での感染症の分類

1999年4月に，それまでの伝染病予防法，性病予防法，後天性免疫不全症候群の予防に関する法律にかわり，「感染症の予防及び感染症の患者に対する医療に関する法律」（感染症法）が施行され，感染症法では，感染症の特徴に応じて一～五類に分類（**表1**）されており，届出と報告の義務が設定されている[1]．一類感染症は感染力および罹患した場合の重篤性からみた「危険性が極めて高い」感染症とされ，エボラ出血熱などがある．二類感染症は感染力および罹患した場合の重篤性からみた「危険性が高い」感染症で，結核などがある．三類感染症は，特定の職業への就業によって感染症の集団発生を起こしうる感染症で，コレラなどがある．四類感染症は，動物，飲食物等の物件を介してヒトに感染する感染症で，狂犬病などがある．五類感染症は，国が感染症発生動向調査を行い，その結果等に基づいて必要な情報を国民一般や医療関係者に提供・公開していくことによって，発生・まん延を防止すべき感染症で，インフルエンザや新型コロナウイルス感染症などがある．

一～四類感染症は，診断した場合，直ちに管轄保健所に届出をする義務がある．また，五類感染症の一部においても届け出義務があり，なかでも侵襲性髄膜炎菌感染症，風しんおよび麻しんは直ちに届出が必要，その他の感染症は7日以内に届出をすることが決められている．眼科医が，届出が必要な疾患に遭遇することは少ないが，結核や梅毒においては，症状としてぶどう膜炎などの眼合併症によって発見・診断されることもあり，これらの疾患を疑った場合は，即座に内科受診をしてもらい，確定診断後，内科から届出をしてもらう可能性が高い．

五類感染症の一部には，定点として指定された医療機関から，発生状況を指定の期間（週または月）ごとにとりまとめて，保健所に届出する感染症がある．なかでも，眼科定点医療機関（全国約700ヵ所の眼科医療機関）が，週単位（月～日）で届出するものとして，急性出血性結膜炎と流行性角結膜炎がある．そ

表1｜一～五類感染症の一覧

分類（疾患数）	説明	主な感染症 （眼合併症を起こす感染症）
一類（7）	感染力および罹患した場合の重篤性からみた「危険性が極めて高い」感染症	エボラ出血熱，南米出血熱など （痘そう：角膜潰瘍，網脈絡膜炎，視神経炎）
二類（7）	感染力および罹患した場合の重篤性からみた「危険性が高い」感染症	急性灰白髄炎，重症呼吸器症候群（SARS）など （結核：ぶどう膜炎，ジフテリア：眼瞼結膜炎）
三類（5）	特定の職業への就業によって感染症の集団発生を起こしうる感染症	コレラ，細菌性赤痢，腸チフスなど
四類（44）	動物，飲食物等の物件を介してヒトに感染する感染症	E型肝炎，腎症候性出血熱，ブルセラ症など （ライム病：結膜炎，虹彩毛様体炎，滲出性網膜剝離）
五類（49）	国が感染症発生動向調査を行い，その結果等に基づいて必要な情報を国民一般や医療関係者に提供・公開していくことによって，発生・まん延を防止すべき感染症	アメーバ赤痢，細菌性髄膜炎など （咽頭結膜熱：結膜炎，水痘：角結膜炎，急性出血性結膜炎：結膜炎，メチシリン耐性黄色ブドウ球菌感染症：結膜炎，角膜炎，眼内炎，先天性風しん症候群：網脈絡膜炎，流行性角結膜炎：結膜炎，流行性耳下腺炎：角膜内皮炎，視神経炎，梅毒：ぶどう膜炎，淋菌感染症：結膜炎，新型コロナウイルス感染症：結膜炎，後天性免疫不全症候群：網膜炎）

表2｜感染症法における急性出血性結膜炎の届出基準等

（1）定義	エンテロウイルス70型及びコクサッキーウイルスA24変異型の感染によって起こる急性結膜炎である
（2）臨床的特徴	潜伏期は1日で強い眼の痛み，異物感で始まり，結膜の充血，特に結膜下出血を伴うことが多い．眼瞼の腫脹，眼脂，結膜浮腫，角膜表層のび慢性混濁などがみられ眼痛，異物感がある．約1週間続いて治癒することが多いが，この疾患に罹患したのち6〜12ヵ月後に四肢の運動麻痺を来すことがある
（3）届出基準	ア　患者（確定例） 　指定届出機関の管理者は，当該指定届出機関の医師が，（2）の臨床的特徴を有する者を診察した結果，症状や所見から急性出血性結膜炎が疑われ，かつ，（4）により，急性出血性結膜炎患者と診断した場合には，法第14条第2項の規定による届出を週単位で，翌週の月曜日に届け出なければならない イ　感染症死亡者の死体 　指定届出機関の管理者は，当該指定届出機関の医師が，（2）の臨床的特徴を有する死体を検案した結果，症状や所見から，急性出血性結膜炎が疑われ，かつ，（4）により，急性出血性結膜炎により死亡したと判断した場合には，法第14条第2項の規定による届出を週単位で，翌週の月曜日に届け出なければならない
（4）届出のために必要な臨床症状（ア〜ウのうち2つ以上）	ア 急性濾胞性結膜炎 イ 眼脂，眼痛，異物感などを伴う眼瞼腫脹 ウ 結膜下出血

表3｜感染症法における流行性角結膜炎の届出基準等

（1）定義	アデノウイルスD種の8，37，53，54，56，64/19a型などによる眼感染症である
（2）臨床的特徴	約1〜2週間の潜伏期の後，急性濾胞性結膜炎の臨床症状を示して発病する．結膜の浮腫や充血，眼瞼浮腫が強く，流涙や眼脂を伴う．結膜出血点の存在は特異性が高い．耳前リンパ節の腫脹と圧痛を来す場合が多い．角膜にはび慢性表層角膜炎や多発性角膜上皮下浸潤がみられ，異物感，眼痛を訴えることがある．偽膜を伴うことも多い．通常，発病後2〜3週間程度で治癒する．感染性が大変強く，家庭内感染や院内感染を起こすことが多い
（3）届出基準	ア　患者（確定例） 　指定届出機関の管理者は，当該指定届出機関の医師が，（2）の臨床的特徴を有する者を診察した結果，症状や所見から流行性角結膜炎が疑われ，かつ，（4）または（5）を満たすことにより，流行性角結膜炎患者と診断した場合には，法第14条第2項の規定による届出を週単位で，翌週の月曜日に届け出なければならない イ　感染症死亡者の死体 　指定届出機関の管理者は，当該指定届出機関の医師が，（2）の臨床的特徴を有する死体を検案した結果，症状や所見から流行性角結膜炎が疑われ，かつ，（4）または（5）を満たすことにより，流行性角結膜炎により死亡したと判断した場合には，法第14条第2項の規定による届出を週単位で，翌週の月曜日に届け出なければならない
（4）届出のために必要な臨床症状等 急性濾胞性結膜炎の臨床症状があり，かつ，ア〜エのうち1つ以上に該当すること	ア 家族に流行性角結膜炎の患者がいること イ 耳前リンパ節腫脹・圧痛の臨床所見があること ウ 多発性角膜上皮下浸潤の臨床所見があること エ 偽膜あるいは多数の結膜出血点の臨床所見があること
（5）届出のために必要な検査所見	迅速診断キットによるアデノウイルス抗原の検出 PCR法によるアデノウイルス遺伝子の検出

れぞれ，感染症法にある届出基準，臨床症状に応じて，届け出が必要である（**表2，3**）．ちなみに，咽頭結膜熱は小児科定点医療機関（全国約3,000ヵ所の小児科医療機関）が届出をするため，眼科医療機関は届出の必要がない．インフルエンザ/COVID-19においては，定点医療機関（全国約5,000ヵ所の内科・小児科医療機関）および基幹定点医療機関（全国約500ヵ所の病床数300以上の内科・外科医療機関）が届出することになっている．届出された感染症の患者発生状況（報告数，推移等）について，国立感染症研究所から週1回，感染症発生動向調査として週報が公表される．眼科医としては，特にアデノウイルス感染症（流行性角結膜炎や咽頭結膜熱）において，全国的な流行の傾向を把握することが可能であり，感染状況を把握することは診断にも有用となるため，時々国立感染症研究所のホームページを確認しておくほうがよい．

文献

1）厚生労働省：感染症法の対象となる感染症の分類と考え方について
https://www.mhlw.go.jp/content/10906000/000957753.pdf（2024年5月閲覧）

2. ショック

獨協医科大学埼玉医療センター救命救急センター **松島久雄**

Ⅰ 眼科外来で注意すべきショックの徴候

ショックとは血圧が急激に低下し，さまざまな障害が起こる急性の症候群である．何らかの原因による血圧低下に伴い，各種臓器の機能障害が起こり意識障害をもたらす．

眼科外来で最も遭遇する可能性が高いのはアナフィラキシーショックである．排尿後の迷走神経反射や処置に伴う眼心臓反射は，徐脈と低血圧によりショックの徴候を引き起こす．継続する胸部圧迫感や絞扼感，背中や肩甲骨の間まで広がる違和感，肩，首，腕，または顎まで広がる痛みなどの訴えがある場合には，急性心筋梗塞を念頭に対応すべきである．高齢の患者が多いことから，徐脈性不整脈や心筋梗塞は容易に心原性ショックに移行する．

このような外来診療で遭遇する患者急変には，ショックの徴候に誰かが気づき直ちに初期対応を実践できるかがリスクマネージメントのポイントとなる．混み合う外来診察のなかで，外来スタッフを含む多職種で患者の容体変化に気づき対応することができるように，トレーニングすることが必要である．血圧が低下することによる徴候としては，顔面蒼白，冷汗，頻呼吸，意識レベルの変容が挙げられる．これら典型的なショック徴候をまとめてショックの5Pという（図1）．外来で働くすべてのスタッフがこの徴候を共通認識することで，ショックの早期発見につながる．

Ⅱ ショックの初期対応

顔面蒼白，冷汗，頻呼吸，意識レベルの変容のいずれかを認め，橈骨動脈が触知できない場合はショックと判断し，初期対応を開始しなければならない．血圧が低いことを確認するために自動血圧計で血圧測定を行っても，測定不可となってしまうことが多い．再測定を繰り返しても正しい測定ができないことが多く，時間ばかりが経過していく．橈骨動脈を触知できない場合は血圧が80 mmHg以下であり，ショックと判断し直ちに

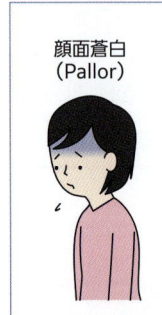 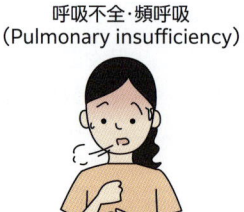 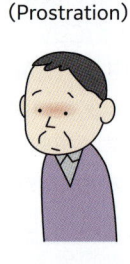 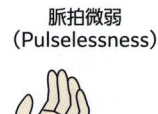 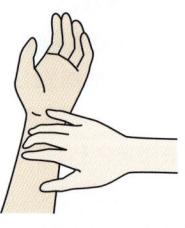

| 顔面蒼白
(Pallor) | 発汗・冷汗
(Perspiration) | 呼吸不全・頻呼吸
(Pulmonary insufficiency) | 虚脱・不穏
(Prostration) | 脈拍微弱
(Pulselessness) |

図1｜ショックの5P

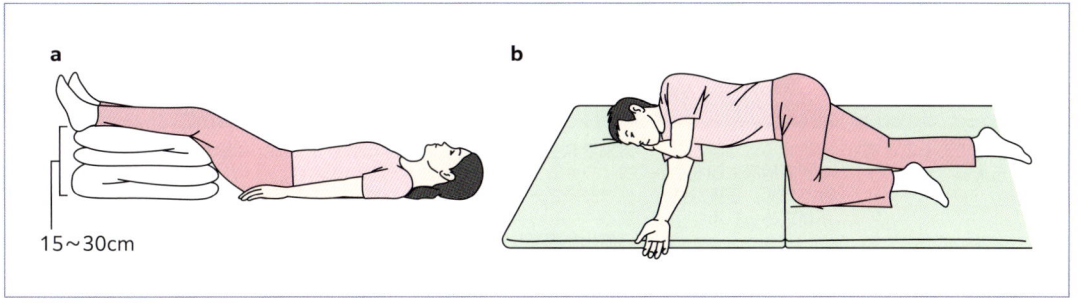

図2｜初期対応で実施すべき体位変換
a ショック体位：ショックと判断した場合，初期対応として実施すべき体位．下肢挙上により静脈還流が増加し，血圧上昇の効果が期待できる．
b 回復体位：橈骨動脈は十分に触知でき，正常な呼吸をしているが意識レベルが悪い場合に実施すべき体位．気道を確保し，吐物による誤嚥を予防する．

行動すべきである．

　眼科外来で実施できるショックに対する処置は限られている．行うべき初期対応としては，仰臥位にしたあとに下肢を挙上させたショック体位にすることである（図2a）．血圧が低下している状況で，すぐに血圧上昇の効果が期待できる下肢挙上は実施すべきである[1]．ショック体位にして数分後も状態回復の兆しが認められない場合，院内の救急対応システムまたは119番へ連絡する．徐脈や胸痛が継続する場合は心原性ショックの可能性があるため，救急要請は早めにすべきである．呼吸はあり橈骨動脈は十分に触知できるが，意識レベルが悪い場合には回復体位を検討する[2]（図2b）．回復体位の目的は気道確保と吐物の誤嚥防止である．顎先を挙上させ，気道開通を維持させる．血圧や呼吸が時間経過により不安定となる場合があるため，体位変更後も注意深い観察が必要である．回復体位で30分以上経過する場合には，圧迫による神経障害を回避するため体位を逆向きに変換する．

III 眼科外来でのショック患者に備えた事前準備

　眼科外来で突然訪れるショック患者の対応には，多職種による連携が求められる．患者急変時における実施すべき対応と役割を明確にしなければならない．

　ショックと判断した場合に，外来のどこで初期対応を実施するのかを事前に決めておく．ショック患者の対応をするために，仰臥位になれるスペースを確保する．混み合った外来では，プライバシー保護やその後の救急搬送を念頭に置いて場所を決めておくべきである．初期対応の場所への移動手段も検討すべき項目の一つである．ストレッチャーや移動用のボードを使用することが理想であるが，徒手搬送や毛布やシーツを活用した移動方法もある．酸素投与，静脈路確保，モニター装着に関しては，外来で対応できるのであれば実施することが望ましい．さらなる容体悪化に備えて，AEDを近くに準備しておくと安心である．

　119番通報時の通信指令センターとの通話手順を図3に示す．通報時には慌ててしまい，伝達すべき内容を上手に伝えられないことが多い．必要な情報を正確に伝達できるよう事前にメモなどを準備し，状況を聞かれた際にはショック状態であることを確実に伝える．出動する救急隊から状況確認のため直接連絡がくることもあるので，すぐに応答可能な携帯電話の番号も伝達できるようにしておく．到着した救急隊が患者とすぐに接触できるよう，救急隊を院内に誘導する担当も決めておく．

　医療機関から119番通報の場合は，原則転院搬送の扱いとなる．地域で決められた転院搬送依頼書（図4）の記入，病院関係者による救急車への同乗が推奨される．事前に転院搬送依頼書を準備し，誰が同乗できるのかを決めておくべきである．円滑にショック患者を転院させるためには，近隣の救急対応病院とあらかじめ連携しておき，

火事か救急か → 救急車が向かう住所 → 詳しい状況 → 年齢と性別 → 通報者の名前と連絡先

- 火事か救急か
  - 救急であることを伝える
- 救急車が向かう住所
  - 出動する救急隊と共有する地図に印をつけるため，正確な住所が求められる
- 詳しい状況
  - 外来で発生したアナフィラキシーショックであることを強調する
  - 心停止か判断するため，意識と呼吸について質問されることが多い
- 年齢と性別
  - 正確な年齢がすぐにわからない場合は，大まかな年齢を伝える
- 通報者の名前と連絡先
  - 現場状況を確認するために，救急隊員から再度連絡が入ることがある

図3｜119番通報時の通話手順
そのほかにも，傷病者の持病や転院先が決まっているかなど質問が続くこともある．住所と状況を確認したタイミングで救急車の出動指令が出るため，慌てず落ち着いてその後の質問には答える．

令和　年　月　日

○○○○消防本部　殿

機関名 ＿＿＿＿＿＿＿＿

下記のとおり転院搬送の要請基準を確認し、当医療機関の管理と責任の下、転院搬送を依頼します。

○転院搬送依頼情報欄（要請元医療機関において記入してください。）

1 転院搬送依頼情報	転院先医療機関名	傷病者氏名	担当医師サイン（自筆で記入してください。）
2 要請基準の確認（全てに該当しなければ搬送できません。□に✓チェックしてください。）	□緊急に処置が必要であること □要請元医療機関での治療が困難であること □他の搬送手段が活用できないと判断されること		具体的な転院理由（該当する□に✓チェックし、その他の場合は、その内容を記入してください。） □高次医療機関への搬送 □緊急手術が必要 □緊急の専門処置が必要 □その他（　）
※ 早期医療機関収容を目的とした、搬送先選定困難な傷病者の一時受入後の転院搬送依頼に該当する場合は、□に✓チェックしてください。□			

○転院搬送情報欄（下記の情報を救急隊に引き継いでください。）

【要請元医療機関情報】
同乗者氏名〔　〕職　種〔　〕

【転院先医療機関情報】
医師氏名〔　〕担当科〔　〕

【傷病者情報】
傷病者生年月日　T･S･H･R　年　月　日（　歳）
傷病者住所〔　〕 電話番号〔　〕
転院元医療機関診断名〔　〕　主な既往症〔　〕
【医療機関測定のバイタルサイン】（　時　分）
意　識：JCS Ⅰ Ⅱ Ⅲ―（　）　血　圧：　／　mmHg
呼吸数：　回／分（呼吸困難 有・無）　瞳　孔：R　mm（＋・－）L　mm（＋・－）
SpO₂：　%（O₂　L投与）　体　温：　℃
脈拍数：　回／分（整・不整）　その他：（　）
【現在実施中の処置・引継内容等】
〔　〕

図4｜転院搬送依頼書（例）
地域により要請基準や記載すべき内容は異なる．事前に書類の入手方法，要請基準，記載内容を確認しておくことが望ましい．
（文献3）より改変）

発生時には医師が転院先へ具体的な状況を直接連絡することが望ましい．

Ⅳ アナフィラキシーショック

眼科外来におけるアナフィラキシーの誘因として多いのは，蛍光眼底検査で投与する造影剤が挙げられる．そのほかにも抗菌薬，局所麻酔薬，ラテックスなどの関与が考えられるが，頻度は少ない．

静脈内注射によるアナフィラキシーは，投与開始から5分以内に症状が確認される．蛍光眼底検査のときには，少なくとも造影剤の投与開始から5分間は注意深い観察が必要である[4]．アナフィラキシーで誘発される主な器官症状を表1に示す．

発症器官	臨床症状
皮膚粘膜	全身の紅斑・膨疹・蕁麻疹・掻痒感・眼結膜充血・口腔内腫脹
消化器	強い腹痛・嘔吐・便失禁・下痢・嘔気・嚥下障害
呼吸器	呼吸困難・チアノーゼ・喘鳴・嗄声・咽頭絞扼感・咽頭掻痒感・鼻閉・鼻汁・咳・くしゃみ・呼吸数増加
循環器	血圧低下・不整脈・失神・失禁・動悸
神経	不穏・不安・めまい・頭痛・視野狭窄（トンネル状）

表1｜アナフィラキシーの多彩な臨床症状
赤字の症状を確認した場合は直ちにアドレナリンの準備を開始する.

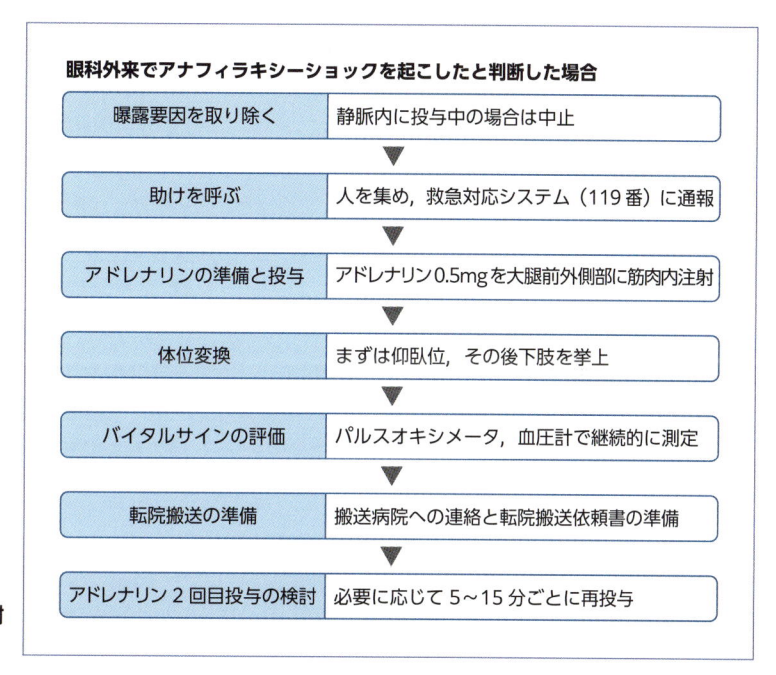

図5｜アナフィラキシーショック対応フローチャート

全身の紅斑や膨疹，せきやくしゃみが一般的な症状であるが，強い腹痛や血圧低下に伴う不穏で気づくことも多い．息苦しいなど呼吸器症状が出現した場合，のちに重篤化する可能性があり早期対応が求められる.

　アナフィラキシーを疑ういずれかの症状を認め橈骨動脈が触知できない場合は，直ちにアナフィラキシーショックの初期対応を開始すべきである．眼科外来を想定したアナフィラキシーショックの初期対応について，フローチャートを図5に示す．まずはアナフィラキシーショックの誘因を中止する．応援要請と同時にアドレナリン0.5 mgを準備し，大腿前外側部に筋肉内注射を実施する[1,4]（図6）．骨格筋は血流が豊富でアドレナリン血中濃度の上昇が比較的早いことから，大腿前外側部（外側広筋）への筋肉内注射が推奨される[5]．ためら

わずにアドレナリンを投与することが重症化を防ぐ最大の鍵となる．効果判定や追加投与を判断するためにも，実施時間は必ず記録しておく.

　血圧上昇を期待し，同時進行でショック体位にしてから，詳細なバイタル測定を実施する．アドレナリン投与から5分以上経過しても症状の改善がみられない場合は2回目のアドレナリン投与を検討する[1]．外来で状態が安定したとしても，アレルギーを専門とする医療機関での診療と経過観察が必須である．今後の診療のためにも，アナフィラキシー誘因の特定や発作時に自分で投与可能なエピペン®の処方が必要かなど十分な対策を取るべきである.

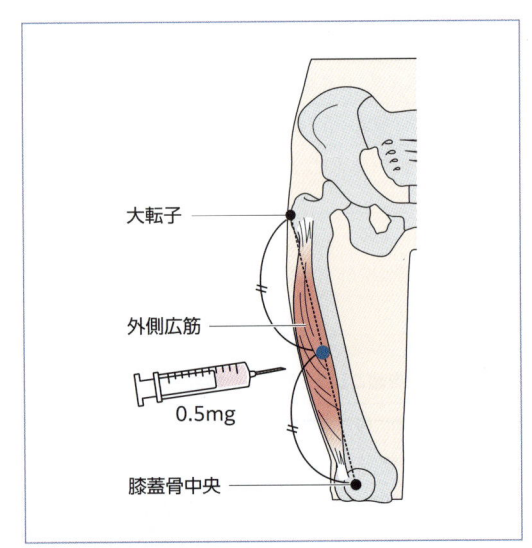

図6 | アドレナリンの投与方法
- 筋肉内注射の部位は大腿前外側部（外側広筋）．
- 脱衣に時間がかかる場合は衣服の上から消毒せずに注射する．
- 針は太さ23〜25 G，長さ25〜32 mmを使用する．
- 筋肉内へ確実に到達するよう，垂直の角度で針全体を挿入する．
- 投与量はボスミン®注1 mgまたはアドレナリン注0.1%シリンジ〔どちらも規格の半量0.5 mL（0.5 mg）〕．

V | アナフィラキシーショック薬物治療 Q&A

Q1. アドレナリン筋肉内注射の投与量と追加投与のタイミングは？

A アドレナリンの推奨投与量は0.01 mg/kgであるが，13歳以上および成人では簡素化して1回0.5 mgとしてよい[1]．効果は短時間で消失するため，症状が治療抵抗性を示す場合は5〜15分ごとに繰り返し投与する．

Q2. アドレナリン筋肉内注射による有害事象は？

A 適切な量（0.5 mg以下）であれば有害事象が起きる可能性は非常に低く，生命に危険が及ぶような合併症は来さないと考えられる[4]．想定される有害事象として，血圧上昇，動悸，めまい，頭痛，手足の震えなどが起こりうるが，一時的で約15分程度で元の状態に戻る．

Q3. 外来にエピペン®を準備すべきか？

A エピペン®は，一回投与型の自己注射剤で安全に使用するにはトレーニングが必要である．また，使用期限が1年間と短く，薬価も高いことからあらかじめシリンジに充填されている医療用アドレナリン注射液を準備することを勧める．

Q4. アドレナリン以外の治療薬投与は？

A アドレナリンが最優先で，グルココルチコイドや抗ヒスタミン薬の投与は推奨されていない．グルココルチコイドは遅延性または二相性のアナフィラキシー防止や緩和に使用するが，効果は立証されておらず発生後直ちに投与する必要はない[1,4]．

文献
1) 日本アレルギー学会：治療．アナフィラキシーガイドライン2020．21-26，2022
2) 日本蘇生協議会監修：第8章 ファーストエイド．JRC蘇生ガイドライン2020．351-353，2021
3) 東京消防庁：転院搬送依頼書
   https://www.tfd.metro.tokyo.lg.jp/drs/ss/154.pdf
   （2024年5月閲覧）
4) 日本医療安全調査機構：再発防止に向けた提言と解説．注射剤によるアナフィラキシーに係る死亡事例の分析．12-25，2018
5) Simons FER, et al：Epinephrine absorption in adults：intramuscular versus subcutaneous injection. J Allergy Clin Immunol 108：871-873, 2001

VI. リスクマネージメント

3. 医事紛争の実態

美川眼科医院　**西村知久**

I 医事紛争とは

「医事紛争」という言葉に明確な定義はないが，医療を行う側と医療を受ける側に裁判などのトラブルが発生する場合に使用されている．これには，医療者側に過失がある場合もあれば，医療者側に過失がなくても患者側が一方的に苦情を申し立てる場合も含まれる．

医療過誤とは医療行為に過失があり，患者に一定程度以上の障害を与え，患者の障害と過失の間に因果関係があることをいう．医療事故とは，医療過誤とともに医療側が注意や対策を行っていても不可避であった場合も含まれる．医事紛争は，医療を行う側と医療を受ける側において医療結果や期待される結果が不一致であった場合に発生するものである．

II 医療事故訴訟の状況

わが国では，2000年頃からメディアで報じられるような医療事故が立て続けに発生し，その多くは刑事事件にもなった（図1）．手術を担当した医師が逮捕される案件も生じ，逮捕に対して医療界は逮捕の正当性を疑問視した[1]．

そのような状況において，厚生労働省は2001年10月に医療安全対策ネットワーク整備事業（ヒヤリ・ハット事例収集等事業）を開始した．その後，医療法等が改正されて2015年10月から医療事故調査制度が施行された．この制度は，医療現場の安全の確保を目指して，医療事故調査の相談・支援，院内調査結果の整理・分析，医療事故の再発防止のための普及・啓発などの取り組みを行っている．この結果については，毎年，年報として取りまとめられ，日本医師会の会員には

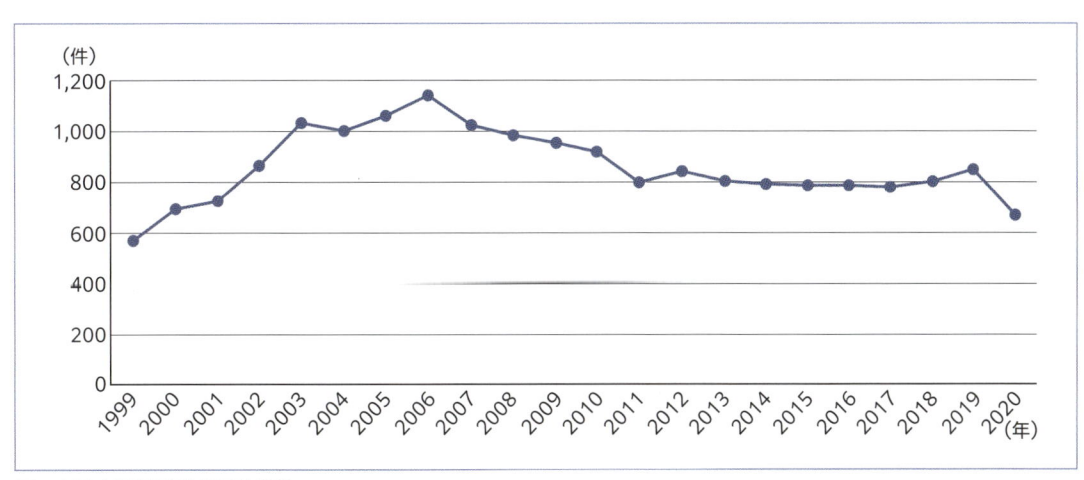

図1｜医療関係訴訟（民事）件数

（文献1）より）

表1｜医事関係訴訟事件（地裁）の診療科目別既済件数

（平成28年～令和4年）

診療科目 ＼ 年	平成28年	平成29年	平成30年	平成31年令和元年	令和2年	令和3年	令和4年
内科	170	179	194	192	174	238	193
小児科	8	10	7	8	7	16	13
精神科（神経科）	33	28	37	35	30	26	26
皮膚科	14	12	17	13	11	8	10
外科	114	112	122	129	78	98	141
整形外科	87	100	85	108	73	87	87
形成外科	25	30	24	35	32	27	26
泌尿器科	11	8	16	19	23	16	10
産婦人科	52	54	47	44	38	51	41
眼科	15	22	19	26	19	17	11
耳鼻咽喉科	14	8	10	10	9	10	5
歯科	91	88	98	84	76	100	93
麻酔科	6	9	4	8	5	9	9
その他	110	91	90	110	72	117	127
合計	750	751	770	821	647	820	792

（文献3）より）

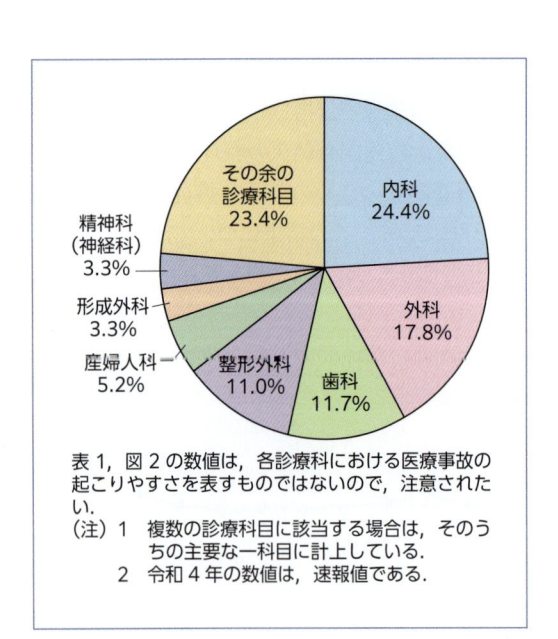

表1，図2の数値は，各診療科における医療事故の起こりやすさを表すものではないので，注意されたい。
（注）　1　複数の診療科目に該当する場合は，そのうちの主要な一科目に計上している。
　　　　2　令和4年の数値は，速報値である。

図2｜診療科目別既済件数割合（2022年）

（文献3）より）

毎年冊子が提供されており，医療事故調査・支援センターのホームページからもダウンロードできるようになっている[2]．この年報を読むとどのような場面で医療事故が発生したのかなどがわかり，眼科においても周術期の管理などに役立てることができる．

Ⅲ｜診療科別の医療関係訴訟件数

地方裁判所における医事関係訴訟事件の診療科目別既済件数（表1，図2）によると，眼科は年間20件前後となっており，2016～2022年（平成28年～令和4年）までの平均をとると全診療科の2.4％となっている．全診療科における眼科医の比率が約4％と考えると，比較的，医療訴訟の少ない診療科といえる．その理由は，眼科は外科や内科と比べると，生死に関わる治療を担当する機会が少ないためと考えられる．

近年，白内障手術を中心とした眼科手術件数は増加してきており，全診療科のなかで最も多くの観血的な手術を行っている．そのような状況から，医療訴訟までには至らなくても，医事紛争に巻き込まれることも多くなっており，注意や対策が必要となってきている．

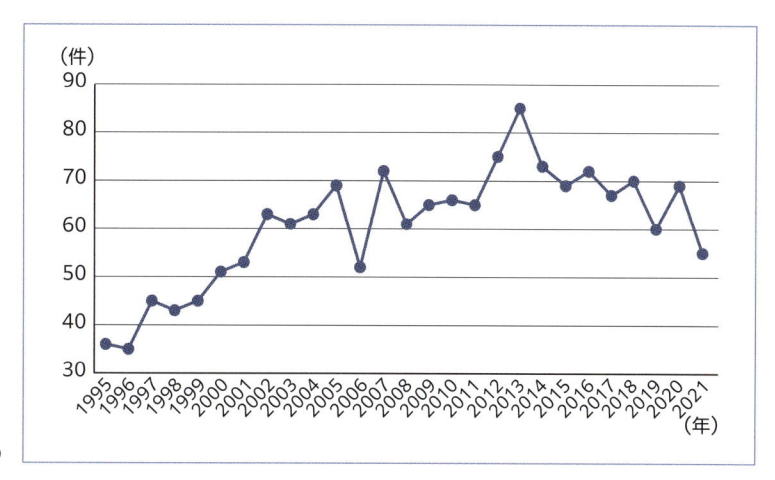

図3｜眼科医事紛争報告件数
（文献4～6）より）

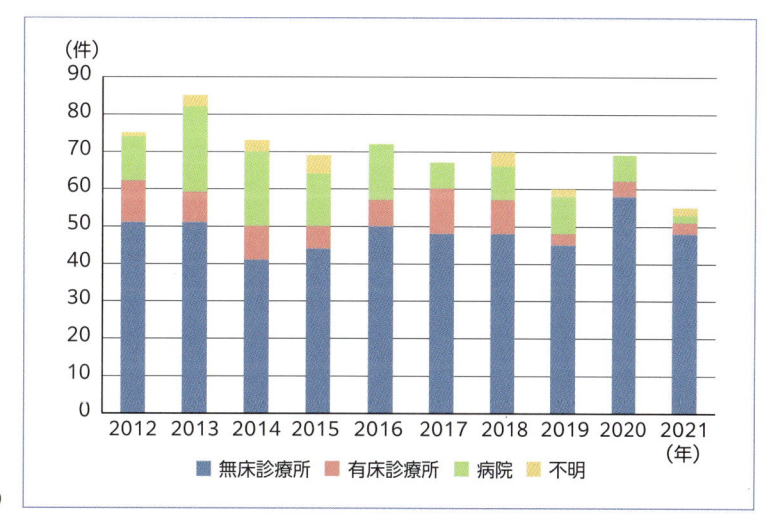

図4｜医療機関別報告件数
（文献4～6）より）

Ⅳ｜眼科における医事紛争の状況

　日本眼科医会では，各都道府県眼科医会に協力してもらい，1983年度（昭和58年度）から眼科における医事紛争の実例調査を行ってきた[4～6]．なお，報告については地区医師会に報告された事例を集計しているが，諸般の事情から，必ずしも全例調査とはなっていない．今回は，集計が済んでいる1995～2021年度（平成7年度～令和3年度）までの直近27年間の事例を提示する．わが国では，2000年頃から社会の注目を集める医療事故が起こったため，眼科においてもそれ以前は40件程度であった医事紛争が60～70件ほどに増加した．2013年の85件をピークとして，それ以降は減少に転ずる傾向となっている（図3）．

　医療機関別の報告件数では，地区医師会を介しての集計であるので，無床診療所での割合が多くを占めており，眼科医療機関における無床診療所，有床診療所，病院の割合に一致したものと考える．医療機関の規模にかかわらず，医事紛争が発生している（図4）．

　医事紛争がどのような場面で発生したのかを3年ごとの集計でみてみると，白内障手術や硝子体手術など手術に関する事例が多くなっているが，なかには患者の転倒や外傷などの診療内容とは直接関係ない事例も数件報告されている（図5）．

　医事紛争の結果については，解決の方法として最も多いのは示談であり，裁判中や交渉中の未解決事例も多く，医事紛争の解決には長い時間を要しているのが現状である（図6）．

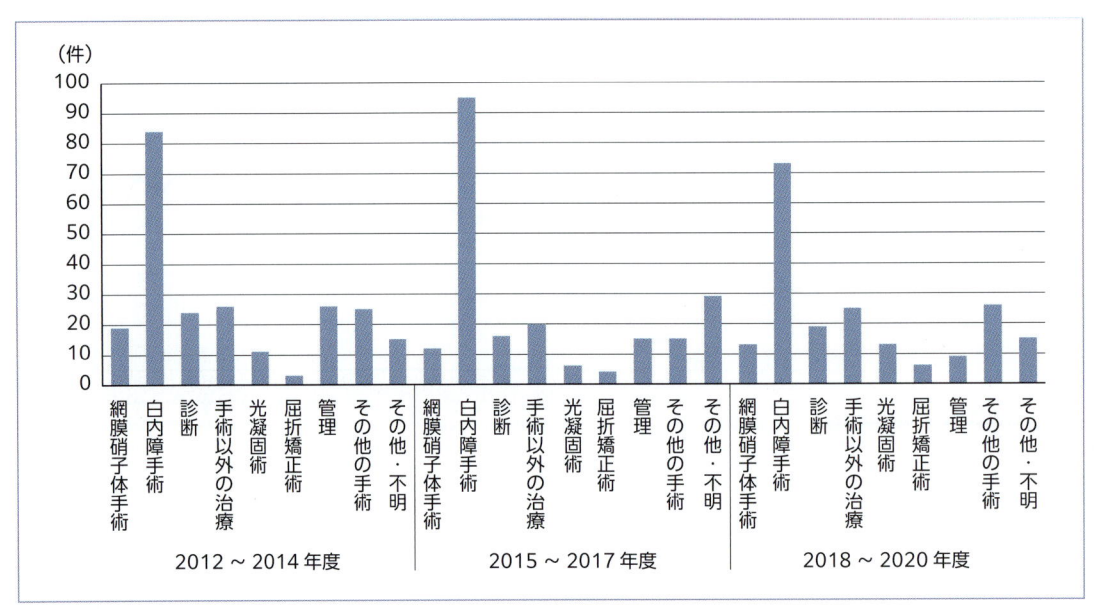

図5｜医事紛争発生場面　　　　　　　　　　　　　　　（文献4〜6)より)

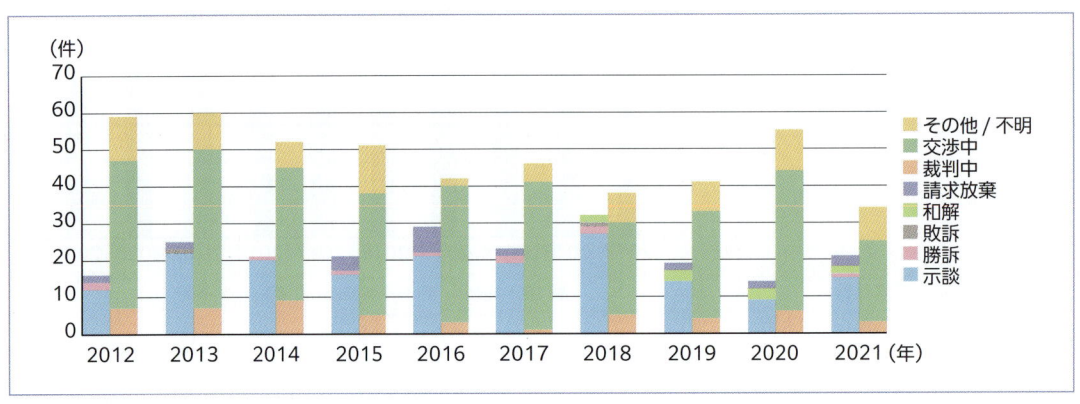

図6｜医事紛争の結果
各グラフの左側：解決，各グラフの右側：未解決.　　　　　（文献4〜6)より)

示談金の支払い事例について，3年ごとの統計を示すが，年間でみると約16件あり，99万円以下が全体の61%，100〜999万円が30%，1,000万円以上も9%あり，最高額が5,000万円であった(図7). 高額の示談金支払いのケースもあるため，それに見合う保険の加入が必要となる.

事例の概要と注意事項については，白内障手術に関連した事例が最も多くを占めており，そのなかでも後嚢破損に伴うものが最も多く報告されている. 後嚢破損が起こった場合に，術中に残存核や残存皮質を確実に除去し，硝子体の郭清を行うことにより，術後の網膜剥離や続発緑内障などの合併症を防ぐことができる. 自院で硝子体

の処理などが難しい場合は，患者にしっかりと説明を行ったうえで，硝子体手術ができる施設に紹介することが大切である. 術後の見え方に関する不満も多く報告されており，多焦点眼内レンズを使用する機会も増えてきているので，術前にレンズの特性や見え方，焦点距離などについてしっかりと説明を行って，患者の納得を得ることが重要である.

説明した内容については確実に診療録に残しておくことが，トラブル発生時の助けになる. 術後眼内炎の報告も続いており，患者への術後管理の説明の徹底や，スタッフを含めた清潔管理，器具の滅菌やメンテナンスを日頃から確実に行う必

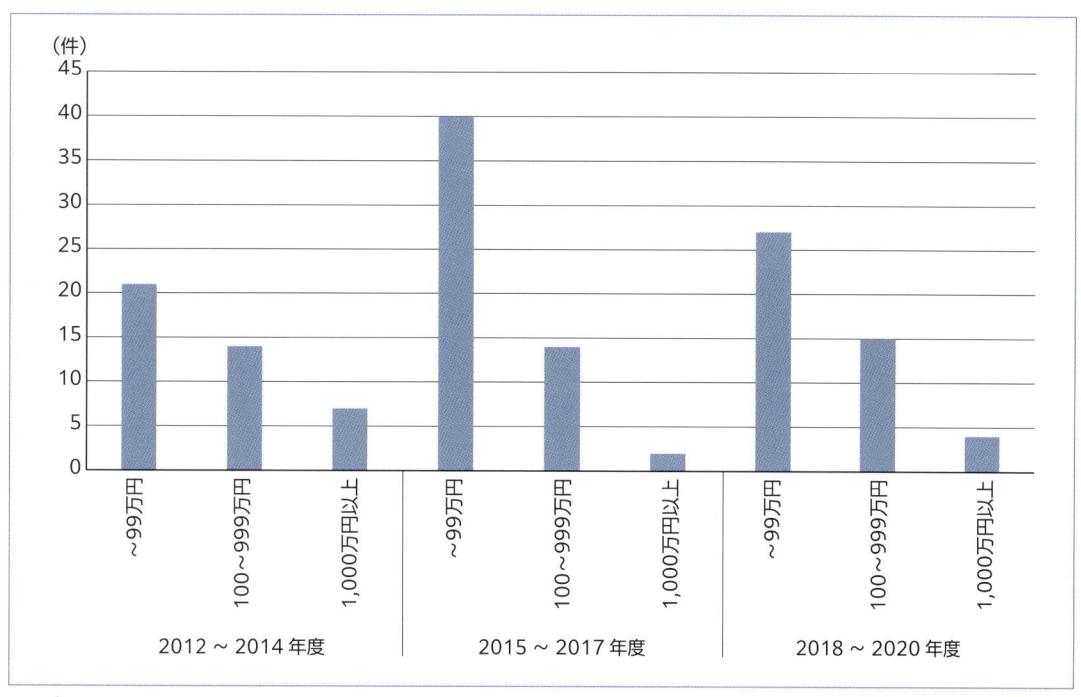

（件）

2012～2014年度：～99万円／100～999万円／1,000万円以上
2015～2017年度：～99万円／100～999万円／1,000万円以上
2018～2020年度：～99万円／100～999万円／1,000万円以上

図7│示談金の支払い事例

（文献4～6）より）

要がある．それ以外では，診断に関するものがあり，眼底検査を行わなかったために緑内障や眼底疾患を見落とすケースがある．視力がよくても患者の同意を得て一度は眼底検査を行うことが，疾患の早期発見の面からも肝要である．眼内レンズの度数間違い，薬剤の種類や濃度の間違いなどの事例も報告されており，ダブルチェックを行うなどスタッフを含めたシステム作りが大切である．

Ⅴ 大学病院などで医事紛争が起こった場合の対応

　大学病院などにおいて医療事故などが発生した場合は，各病院で医療安全管理マニュアルの制定などの対策がとられており，その内容に従い決められた手順で事故対応や処理が行われる．例として，佐賀大学医学部附属病院での対応を示す．表2に影響度レベルを示すが，レベル0～3aのケースに関しては，インシデントとして各診療科や病棟などに配置されたセーフティーマネージャーから医療安全管理室に報告をすることとなっている．レベル3b以上のケースでは，医療安全管理室から病院長に報告されるとともに，医療安全管理委

員会および事故調査部会・検証部会でも協議される（図8）．なお，大学病院などの特定機能病院については，専任の安全管理者の配置（佐賀大学の場合は，医療安全管理室に専任の医師が配置）が義務づけられている．

　医療事故が発生した場合には，医療安全管理室，患者相談窓口，診療科，顧問弁護士，病院加入の損保会社が連携して事案にあたり，大まかな役割分担は，医療安全管理室が病院見解のまとめを行い，患者相談窓口が患者・家族との窓口となり，顧問弁護士や損保会社への連絡を行う．各診療科は患者への診療を継続し，顧問弁護士が患者対応のアドバイスを行い，示談や訴訟の代理人となる．損保会社は，賠償可能額の算定を行い，保険金の支払いを行うこととなる．

　医療事故が発生した場合には，各診療科から医療安全管理室に連絡を入れる．その後に各診療科でカンファレンスを行い，まずは事故の内容や背景，その後の対応の方法に関して協議を行い，事故内容を共有する．それに加え，緊急時や重大事態が発生した際は医療事故検証委員会が見解や対応を協議し，緊急時や重大事態以外

表2｜報告様式および影響度分類

報告様式	レベル	傷害の継続性	傷害の程度	内容	具体例
インシデントレポート入力	0	―		エラーや医薬品・医療用具の不具合がみられたが，患者には実施されなかった	未然に防げた事例
	1	なし		患者への実害はなかった	何らかの影響を与えた可能性は否定できない
	2	一過性	軽度	処置や治療は行わなかった	患者観察の強化，バイタルサインの軽度変化，安全確認のための検査などの実施
	3a	一過性	中等度	簡単な処置や治療を要した	消毒，湿布，皮膚の縫合，シーネ固定，鎮痛剤の投与など
直後の口頭連絡アクシデントレポート入力	3b	一過性	高度	濃厚な処置や治療を要した	予期せぬ心肺停止，バイタルサインの高度変化，人工呼吸器の装着，手術，入院日数の延長，外来患者の入院，骨折など
	4a	永続的	軽度〜中等度	永続的な障害や後遺症が残ったが，有意な機能障害や美容上の問題は伴わない	
	4b	永続的	中等度〜高度	永続的な障害や後遺症が残り，有意な機能障害や美容上の問題は伴う	
	5	死亡		死亡（原疾患の自然経過によるものを除く）	
診療報告入力・合併症・ハリーコール	①原疾患の悪化において急変によるハリーコール（報告除外対象）②原疾患に対する医療行為に関連した急変によるハリーコール③レベル判定し，レベル3b以上，またはそれ以外でも診療内容に問題がある場合，将来紛争化する恐れがある場合，病院として対策を講じる必要がある場合				
医療統計	院内で新たに発生した脳梗塞あるいは脳出血，意識障害など22項目の合併症や事例．22項目以外でも新たに発生したもの				

・このなかには不可抗力によるもの，過失によるもの，予期せぬ事態なども含まれる．その他には，患者および家族からの苦情なども含まれる．
・影響度レベルの判断は，「発生時」に判断して対応する．その後，症状固定の段階で2回目のレベル判定を行う．
（佐賀大学医学部附属病院　医療安全管理委員会「医療安全管理ポケットマニュアル」より）

では，医療安全管理室会議・医療安全管理委員会にて，見解や対応を協議することとなる．訴訟には発展せず補償を行う場合には，患者相談窓口が損保会社に賠償可能額を確認し，弁護士にアドバイスを受けたうえで，患者・家族と示談交渉をする．交渉困難な場合は弁護士に交渉依頼を行う．

医療者側に明らかな過失があって訴えられた場合には，弁護士に委任して訴訟対応を行ってもらい，判決に従って患者に賠償を行う．医療者側に過失がないにもかかわらず訴えられた場合には，弁護士に委任して訴訟対応してもらい，訴訟の場で争うこととなる．

Ⅵ　開業医などで医事紛争が起こった場合の対応

実際に開業医が，医事紛争に巻き込まれそうな場合は，都道府県医師会や地区医師会に早めに相談して，対応に関してのアドバイスをもらうことが望ましいと考える．日本医師会では，日本医師会医師賠償責任保険制度が確立されており（図9），医事紛争の早い段階から対応を行ってくれる．今後，日本医師会医師賠償責任保険制度のシステム刷新が予定されており，Webでの手続きや確認なども可能となる見込みである．このような観点からも，日本医師会への入会をお勧めする．

また，勤務医である場合，日本眼科医会が取り扱っている勤務医師賠償責任保険は，常勤の医療機関はもちろんのこと，非常勤の医療機関，

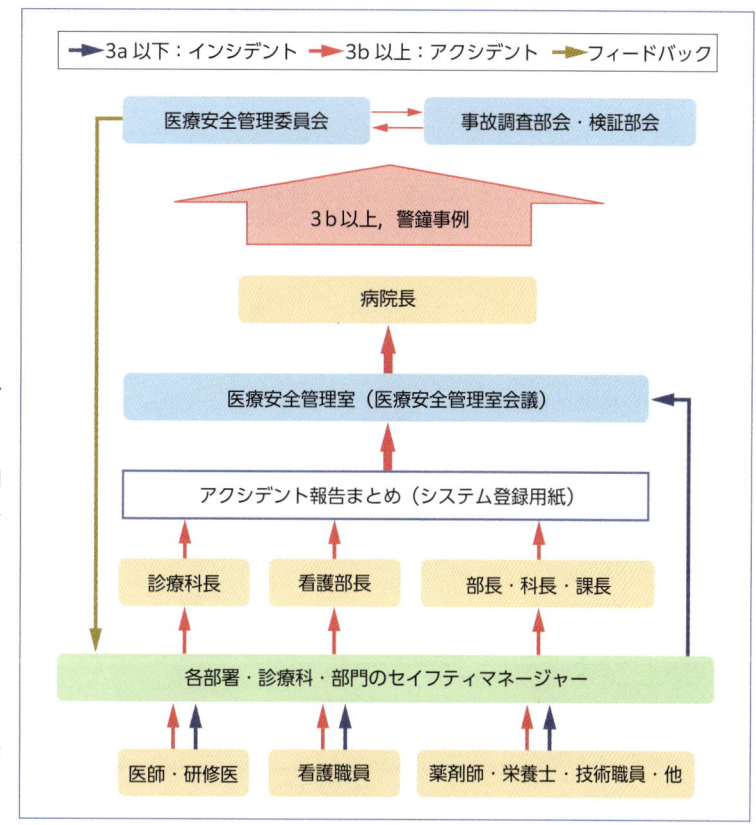

図8 | インシデント・アクシデント報告の流れ

【報告基準】

・影響度レベル3a以下は，72時間以内にセーフティ速報システムに入力し報告.

・影響度レベル3b以上は，ただちに電話報告し，24時間以内にセーフティ速報システムに入力し報告.

・アクシデント報告まとめ（システム登録用紙）は，発症後1週間以内に報告・提出.

(佐賀大学医学部附属病院　医療安全管理委員会「医療安全管理ポケットマニュアル」より)

学校医，産業医などのすべての個人的な医療従事中の事故に関して補償の対象となっている. さらに，日本眼科医会内に医事紛争に関する相談窓口も設置しているので，眼科の専門的な知識が必要な折には利用することをお勧めする.

VII 医事紛争への対策

明らかな過失がない場合は，もちろん責任に問われることはないが，過失があった場合には，傷害と過失の因果関係の程度により，損害賠償の程度も変わる. 過失があっても，傷害と過失の因果関係がなければ，責任を問われることはないと考えられる. ただ，裁判となった場合，裁判官の心証によっては被害者救済的な判断がなされることもあり，医療行為に関して，医学的に論点がずれているところを争点とされることもあり，十分な対策を行う必要がある.

医事紛争では，医師の過失が明確ではない場合でも，医師の説明義務が不十分であれば論点となることもある. 峰村は，医療訴訟で問題とされる医師の説明義務は，患者が自身で受ける治療について自ら比較検討のうえで決定できるようにし，それにより患者の自己決定権を保証するための義務であると述べている[8]. 具体的な内容を表3に示す. この内容について適切に説明し，適切に診療録に残すことが求められる. ただ，患者の状況は千差万別であり，一律な説明を行って説明内容を記載した書類を交付し，画一的な承諾書にサインをしてもらったとしても，完全ではなく，個々の症例における問題点や合併症の頻度などを追記する必要があると考える.

患者に対して，誠実に対応することは大切であるが，言葉の使い方によっては，こちらの考えや思いが正しく相手側に伝わらないこともあるので，医事紛争のようなデリケートな状況では，第三者である専門家にアドバイスを求めることも，事を大きくしないためにも肝要である.

眼科の場合，死亡に至るケースは少ないと考えられるが，周術期や手術中にはそのリスクもあり，マニュアル作成も含めた事前の周到な準備と，

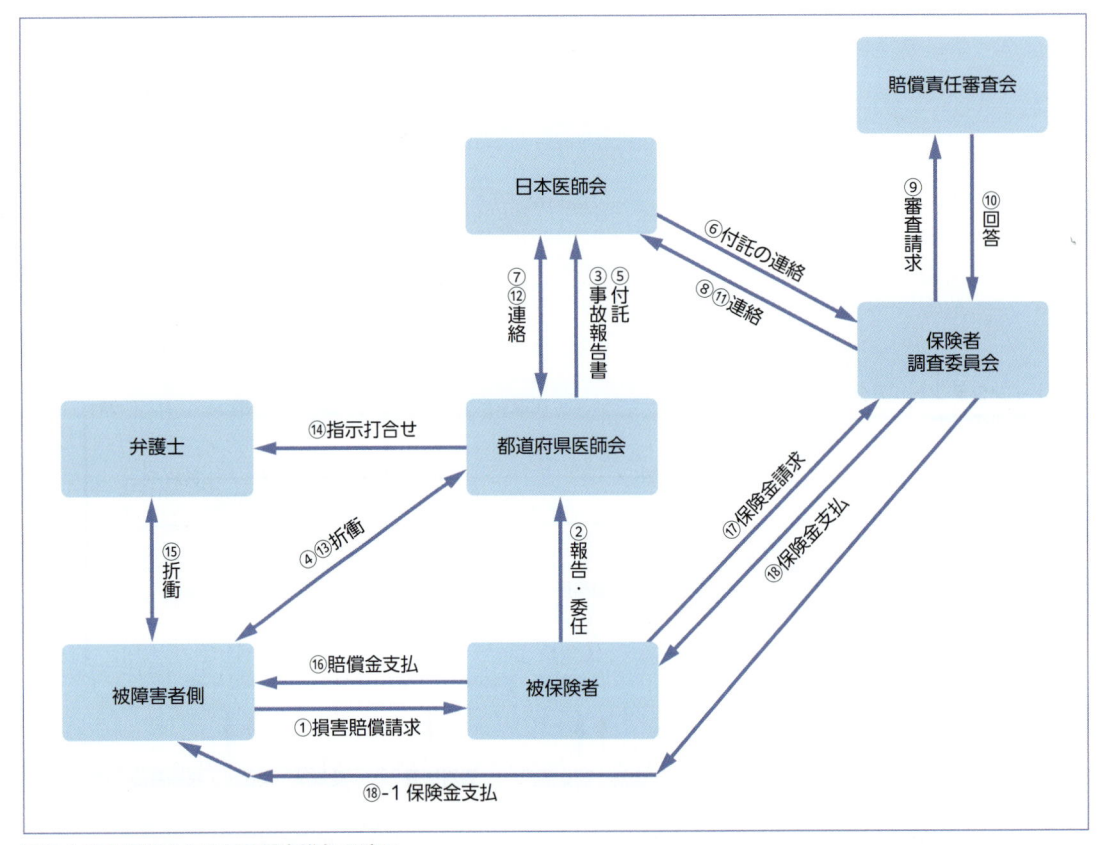

図9｜日本医師会における医事紛争の流れ

(文献7)より)

種々の事象が起こったときの対策をスタッフととも
に繰り返し確認し，実際の行動シミュレーション
を行っておく必要がある．多くの患者が高齢者で
ある眼科においては，突発的な事象が発生するこ
とも少なくないので，日頃からの準備を怠ることな
く，安心・安全な医療を心がけることが大切であ
る．

表3｜医師の説明義務

①病名および病状
②実施予定の治療内容
③実施予定の治療に付随する危険性
④他に選択可能な治療方法があればその内容と利害損失
⑤予後

(文献8)より)

文献

1) 中村崇明：医療事故訴訟の状況─医療安全に向けた取組
と課題．調査と情報─Issue Brief─ 1173，2022
2) 日本医療安全調査機構：医療事故調査・支援センター
2022年 年報，2023
https://www.medsafe.or.jp/uploads/uploads/files/nen
pou_r4_all.pdf(2024年5月閲覧)
3) 裁判所：医事関係訴訟事件(地裁)の診療科目別既済件数
https://www.courts.go.jp/saikosai/vc-files/saiko
sai/2022/220701-iji-toukei4-shinryoukamokubetsuki
sai.pdf(2024年5月閲覧)
4) 松下卓郎：日本眼科医会眼科医事紛争事例調査(平成24

年度・平成25年度・平成26年度)の報告．日本の眼科
87：1627-1629，2016
5) 松下卓郎：日本眼科医会眼科医事紛争事例調査(平成27
年度・平成28年度・平成29年度)の報告．日本の眼科
90：1568-1570，2019
6) 原　信哉：日本眼科医会眼科医事紛争事例調査(平成30
年度・令和元年度・令和2年度)の報告．日本の眼科 93：
1444-1446，2022
7) 第8回医療裁判外紛争解決(ADR)機関連絡調整会議：資
料2「日医医賠責保険制度」(社団法人日本医師会提出資料)
https://www.mhlw.go.jp/stf/shingi/2r9852000002wm
26-att/2r9852000002wm4q.pdf(2024年5月閲覧)
8) 峰村健司：過去の裁判例・紛争例から検討するインフォー
ムド・コンセント．あたらしい眼科 40：785-789，2023

4. インシデント・アクシデント報告

ツカザキ病院眼科　**田淵仁志**

インシデントとアクシデントは，わが国の医療現場において定着している用語である．一般的な理解として，インシデントはアクシデントの前段階であり，アクシデントとは事故として発生してしまった事象を指す．

Ⅰ　アクシデントは重大である

アクシデントという英語には「偶然」というニュアンスが含まれている点は，実は奥が深い．というのは，アクシデントは重大な事象であることは認めるけれど，偶然生じたものだといってしまいたい現場の気持ちが想起されるからである．重大な医療ミスを引き起こした事象であっても，それと同じような方法で業務を行っていたのにミスにならなかったり，ミスになっても患者に害を与えなかったりする経験を医療従事者は全員がもっている．

「今回は仕方がない，運が悪かった」といってしまいたいというのが現場の本音であろう．

ところが実際は，アクシデントは訴訟リスクにも直結する重大な事案である．一部に医療過誤を"犯罪"だとみなす考え方が今現在も厳然と存在する事実を，医療従事者は全員知っておかなければならない．しかも残念なことに，医療従事者が思い描く「原因究明や業務改善につながる真実の追求」は，法的な解釈と手続きの前にかき消され，結果として「罪を誰かに与える」ということが目的化しているのが現実である[1]（図1）．

Ⅱ　インシデント・アクシデントレポートは"報告すること"自体が難しい

医療従事者にとって，左右の間違いなど，起きてはならない単純ミスが起きた場合に，それを包

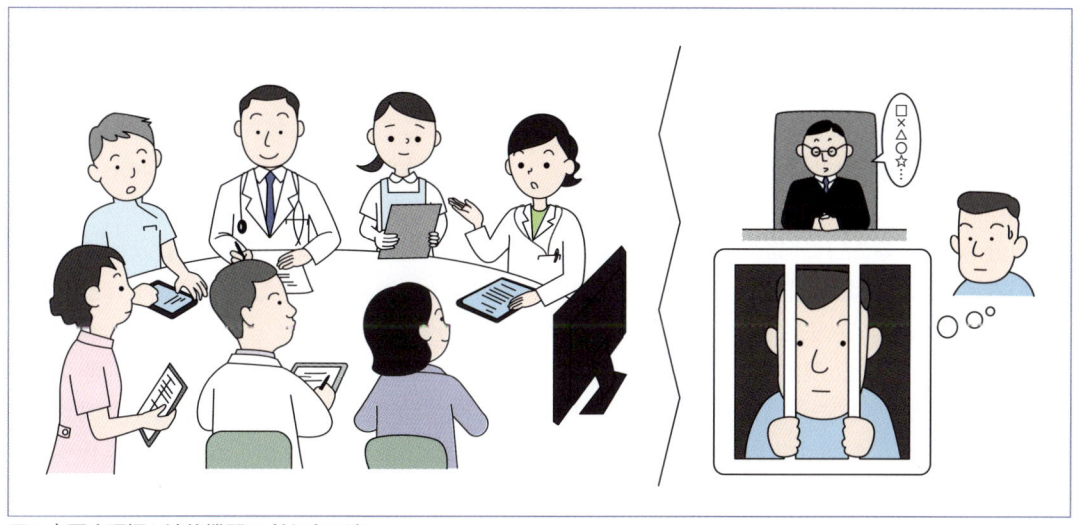

図1｜医療現場と法的機関の考え方の違い
医療現場では原因を究明しミスを予防したい．一方で法的機関では被害者感情を重視し誰かを罰したい．

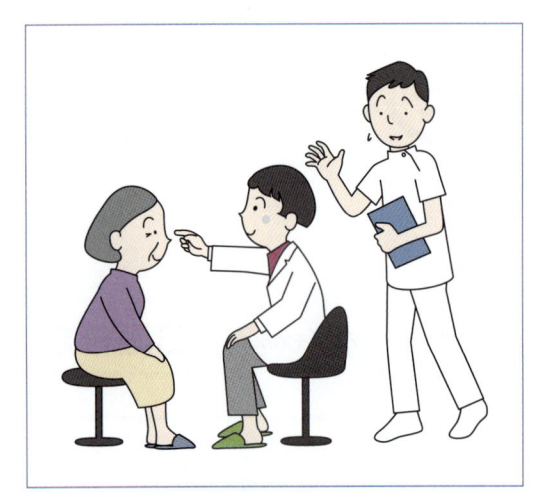

**図2 | 上下関係のある環境では上司の間違いを指摘する
　　　ことは難しい**
僚眼に処置を進めているのが上司の場合，それを指摘することは通常は難しい．上下関係の最大の問題点であり，せっかくダブルチェックできるのに，部下が上司を助けることができない心理環境がそれを抑止してしまう．

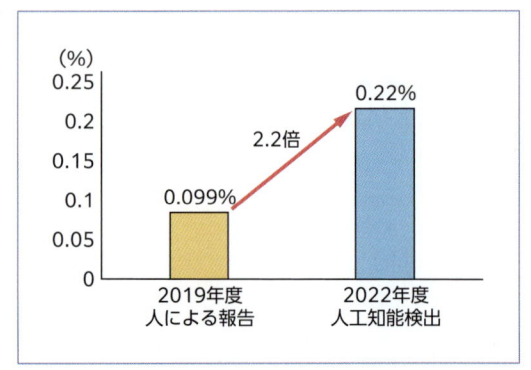

**図3 | ツカザキ病院眼科における人工知能ミス検出率と
　　　インシデントレポート報告率**
当院眼科で社会実装している人工知能安全管理システムで検出されたニアミスは，2022年度で20件（総手術9,021件）（0.22％）だった．一方で，システム導入前の2019年度のインシデントレポートによる報告数は10件（総手術10,137件）（0.099％）であった．

み隠さず報告することには最大級の抵抗感がある．職業倫理上，医療従事者は皆，真剣にかつ集中力を切らすことなく患者のためになるように職務にあたっており，新人には任せられないような高度な医療を行えることに自分のプロフェッショナルとしての矜持をもっている．そのようななかで，自分の不注意で新人でもやらないようなミスを起こし，患者に害を与えたなどという想定外の状況を冷静に受け止めて，自ら報告するなどほぼ不可能に近い（だからといって免罪されるわけではない．報告の義務が医療従事者には必ずある）．

　だからこそ，周囲が報告しなければならないのであるが，自分ではなくほかの人のミスを目撃した場合も実際には簡単ではない．例えばミスを犯した当事者が上司であった場合に，それを部下である自分が報告することは，先輩後輩関係で成立しているわが国の職場慣習上では難しい．結果として，「そのミスはなかったことになる」ということはあってはならないが，現実的に起きているはずである（図2）（報告されていないことを調査するのは無理であるため，あくまで筆者の推定である）．

　筆者の施設では，人工知能技術を用いて全眼科手術において顔認証，眼内レンズ認証，左右認証を行っているが，1年間で人工知能技術が検出した眼内レンズ準備ミスは13件，左右逆覆布ドレーピングは7件で計20件（0.22％）であり，一方で人工知能システム導入前の報告件数は10件（0.099％）であった[2]（図3）．つまり，人工知能はヒトの報告の2.2倍のニアミスを同定したということになり，その原因の一つとして「なかったことになっている」という可能性があると筆者は考えている．

III 改善サイクルを回すことが仕事であり，個人攻撃は禁忌である

　訴訟リスクがあり，そのレポートが裁判の根拠にされてしまう可能性が，さらにインシデント報告の抑制に拍車をかける．それでもなお，どうにかしてミスは集積されなければならない．なぜなら，ミスの報告を起点にして組織運営の改善サイクルは回るからである．実は，ミスの共有ほど医療従事者全員のモチベーションを刺激する事象はない．何とかしなければという医療者の純粋な職業精神に火を付けるからである．医療者の良心を感じるのは，改善行動にチームとして向き合う瞬間であるというのが筆者の日頃の感想だが，共感いただけるのではないかと思う．

　インシデントレポートは，医療従事者として働く

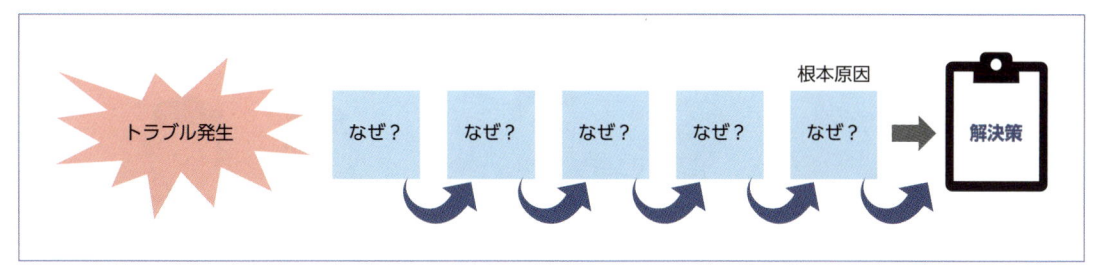

図4｜なぜなぜ分析

トヨタ自動車による世界的に有名な改善手法で, 5 why analysisとも呼ばれる. 5回の「なぜ?」で問題の根本原因を見つけ, 根本原因に対する解決策を提示し, 解決策が有効かどうかを検証するというステップで行われる. 5回にこだわる必要はもちろんないが, 根本原因が見つかるまで行うことが原理原則である. その際に注意すべき点として, ①問題は具体的になっているか, ②個人の問題にしていないか, ③事実に基づいて分析しているか, ④実行可能な解決策を選択しているかの4点が特に重要である.

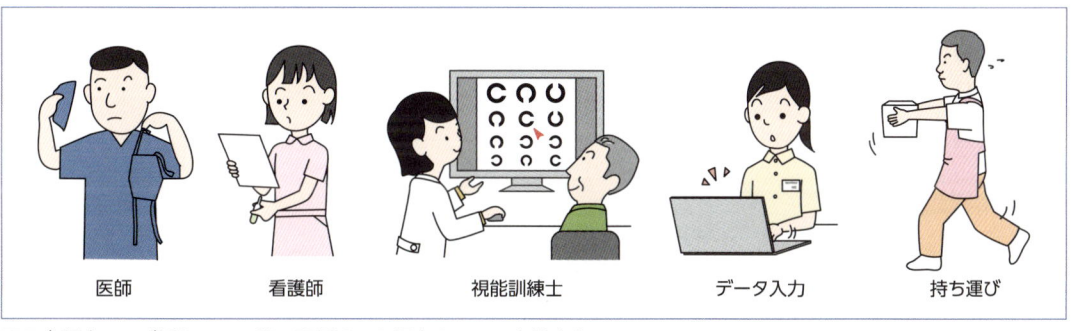

| 医師 | 看護師 | 視能訓練士 | データ入力 | 持ち運び |

図5｜眼内レンズ挿入ミスの際に関係すると想定される一次的事象

ミスの原因を個人に帰結することは, インシデントレポートの趣旨から外れる. 眼内レンズ挿入ミスにおいては, 各職種, データ入力, 持ち運びなどの多くの要因が関係する.

者の「患者に害をなしてはならない」という共通意識を活かせる良い機会でもある. ただし, ここで「個人攻撃」を行うのは医療組織として禁忌である. 個人の責任を追及するのは, 被害者感情に応えるに相応しい処罰を下す必要があると考える法務機関の仕事である. 医療機関においてミスの原因を個人に帰結させることは, 「自分とは無関係, 自分なら起こさない」という感情をほかのメンバーに生じさせるだけで, 次のミスを生じさせないという視点からは何の役にも立たない.

Ⅳ　ミスは複合的な理由で生じる　ミスの原因を単純化してはならない

ミスの原因を誰か一人の責任にしてしまうことの遠因として, そうしないと延々と原因になる要素が出てきていつまでも話が終わらない, という現実の社会の複雑さがある. 生産工場であれ, 医療現場であれ, たくさんの人が時空を超えてつながっているのであるから単純であるわけがない. だから個人攻撃をしたところで次のミスを未然に防ぐという意味で何の解決にもならないのである.

世界最大の自動車会社に君臨し続けるトヨタ自動車のなぜなぜ分析[3]（図4）というものが有名であるが, ミスの原因を見つけたら, その原因はなぜ起きたのかとさらに探るということを繰り返して, 5次元遡るまで考えることを推奨している. そこまでしないと本当に次のミスは減らないのだと, 我々医療関係者も大いに学ばなければならない.

例えば, 眼内レンズを不幸にも入れ間違えたとしよう. ドクターの確認に問題があったのかもしれない. そもそも眼内レンズの計算の時点で入力されたデータが間違っていたのかもしれない. レンズの確認をしたあとにレンズが入れ替わったのかもしれない. 看護師が間違えて手術室に持ってきたのかもしれない. これらはすべて同次元の理由であり（図5）, もっと手前の次元には, ドクター

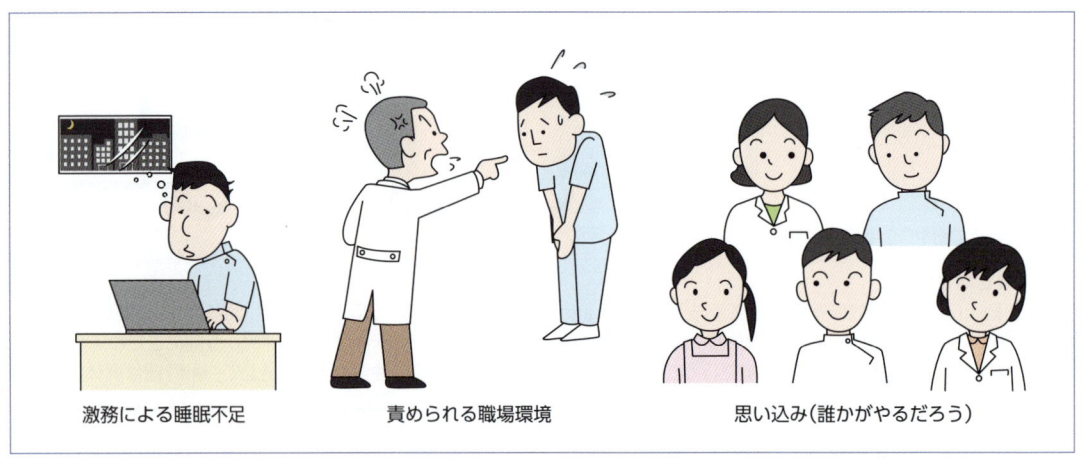

激務による睡眠不足　　　　責められる職場環境　　　　思い込み(誰かがやるだろう)

図6｜ミスを引き起こす遠因となりうる事象
ミスの原因になりうる主たる3つの背景として，担当者の集中力低下を生じさせる激務環境，ミスを責めたてる心理的危険性のある職場環境，さらには複数の担当者が互いに「誰かがやるだろう」という思い込みのせいで，多人数だとかえってミスの検出力が下がる．

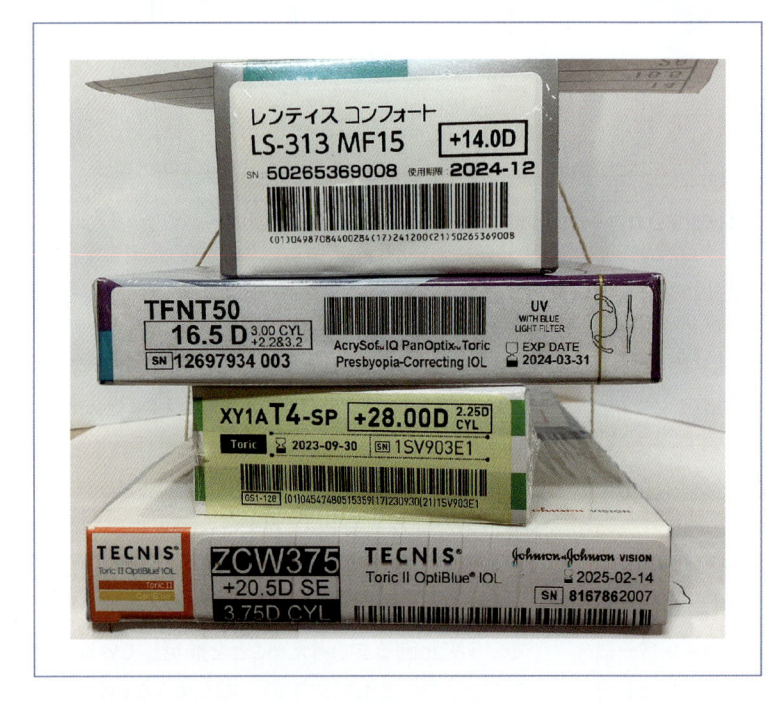

図7｜眼内レンズの型番，度数の表示
眼内レンズの型番と度数を識別するためのレンズ箱の側面を4つ縦に並べたもの．レンズの箱の形状，度数やレンズ型番の印刷位置，フォントの大きさなどが不統一である．さらには，レンズ識別とは無関係の数多くの数値が記載されており，眼科専門でない看護師には難解である．

は寝不足だったのかもしれない(働き方改革)，看護師がドクターのことを嫌っていたのかもしれない(心理的安全性)[4]，看護師がチェックしてくれていると思っていた(思い込みバイアス)など，ミスに大きく影響する人間関係(心理的問題)が存在する(図6)．さらには，そもそも眼内レンズの型番や度数の印刷が専門家以外には全くわからない不親切な記載方法であり，まるで間違えてくださいと言わんばかりの環境が改善されずに放置されて

いる問題も存在する(図7)．

V 良い病院はミスが多い

ミスを起点に改善点を出し，それを一つひとつ実際に改善してく過程は"楽しい"．それこそが仕事であると感じるやりがいのあるものである．ミスの報告が多い病院が良い病院であることを初めて発見したのが，エイミー・C・エドモンドソンである[5]．ミスの報告が改善のサイクルの起点にな

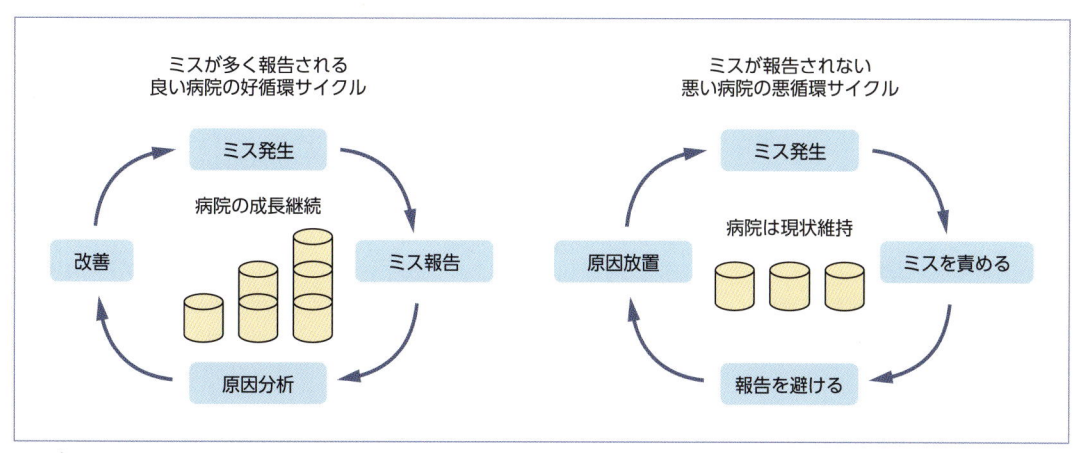

図8｜ミスを起点とした好循環と悪循環サイクル
ミスが報告されることで良い病院は改善サイクルが回り，病院が成長していく．一方で，ミスを責める，個人攻撃をしてしまう病院においては，ミスの報告が避けられるため，ミスの原因が放置される．このタイプの病院の成長は困難で現状位置となる．

るのだから，それはまさに好循環の帰結である．逆にミスをなかったことにする環境では，いつまでも改善サイクルが回らないままで，良い病院との差は年々開くばかりなのである（図8）．良い病院ならミスがなくなるのか？　というと，まず，良い病院の場合は患者から信任を得て規模が拡大し業務量が拡大していくから，いくらミスの発生率が小さくなってもその実数は変化がない．重大ミスは「偶然」の要素もあり，なくなることはないのである．それでも負けじと改善サイクルを回していくのが，医療人の務めである．

文献

1) シドニー・デッカー著，芳賀　繁監訳：ヒューマンエラーは裁けるか―安全で公正な文化を築くには，東京大学出版会，東京，2009
2) Tabudhi H, et al：Surgical safety management with AI：A prospective study in a large-scale ophthalmic surgery center, International Forum on Quality and Safety in Healthcare, 2024
3) 小倉仁志：なぜなぜ分析 実践編，日経BP，2010
4) 坂本すが監修，田淵仁志編著：医療・看護現場の心理的安全性のすすめ―成果につながる，実践にいかすQ&A．メディカ出版，大阪，2023
5) エイミー・C・エドモンドソン著，野津智子訳：チームが機能するとはどういうことか―「学習力」と「実行力」を高める実践アプローチ．英治出版，2014

和文索引

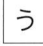

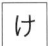
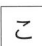
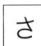

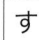
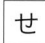
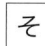
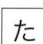

欧文索引

検印省略

新篇眼科プラクティス　17

眼科外来ハンドブック

定価（本体 15,000 円＋税）

2024年11月8日　　第1版　第1刷発行

監修者	大鹿 哲郎（おおしか てつろう）
編集者	園田 康平（そのだ こうへい）・近藤 峰生（こんどう みねお）・稲谷 大（いなたに まさる）
発行者	浅井 麻紀
発行所	株式会社 文光堂

〒113-0033　東京都文京区本郷7-2-7
TEL（03）3813-5478（営業）
　　（03）3813-5411（編集）

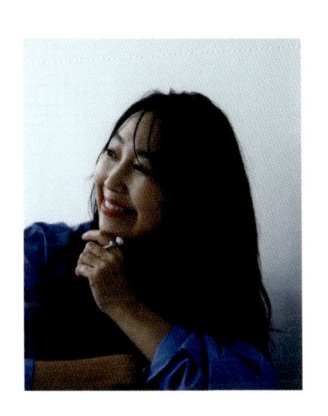

福田麻琴（ふくだ・まこと）

スタイリスト。1978 年生まれ。1998 年に文化服装学院を卒業後、アパレル会社勤務を経てスタイリストの森美幸氏に師事。2003 年に独立。『LEE』（集英社）や『VERY』（光文社）、『GLOW』（宝島社）などの女性誌や WEB マガジンを中心に広告、CM、カタログ、タレントのスタイリストとして活躍。2009 年にフランスへ留学。その経験を活かしたフレンチテイストに抜け感を加えたベーシックスタイルにファンが多く、1 児の母としても同世代の女性から支持を得ている。著書に『ただ着るだけでおしゃれになる ワンツーコーデ』（西東社）、『私たちに「今」似合う服 新しいベーシックスタイルの見つけ方』（大和書房）などがある。

Instagram：@makoto087

撮影協力　ユニクロ

ブックデザイン　徳吉彩乃
写真　魚地武大(TENT)
福田麻琴
取材・執筆　吉岡美奈
スタイリングアシスタント　太田恵理
本文DTP　キャップス
編集　田中早紀

上品な1色、洗練の2色。
大人のユニクロコーデ

2025年2月 1日　第1刷発行
2025年3月12日　第2刷発行

著　者　福田麻琴
発行人　関川 誠
発行所　株式会社宝島社
〒102-8388
東京都千代田区一番町25番地
電話：営業　03-3234-4621
　　　編集　03-3239-0646
https://tkj.jp
印刷・製本　サンケイ総合印刷株式会社